新 版

誤れる現代医学

〈第 2 版〉

橋本行生

鳥影社

序論・新版 誤れる現代医学

(一) 対米隷属路線

　かつて私は、ゆきづまっていた自分の肝臓病を玄米菜食で劇的に治したという体験をしました。昭和 38 年当時の肝臓病の治療法はほとんど無いに等しく、全国的にまことにお粗末で、大病院であっても実にレベルが低かったのです。私は大病院に入院して画一的な、安静・高蛋白高カロリー食・強肝剤などの点滴静注等々の治療を受けました。まもなく私は肥満体となり、肝機能は改善されるどころか、かえって入院前よりも悪化しました。私は病院から見放され、病院治療に絶望して退院しました。

　そこで私は熊本の小川亂先生という優れた指導者にめぐり会い、完全菜食・玄米食・減食と運動をご指導いただき慢性の肝臓病が劇的に治ったという体験をすることになりました。いま思えば、私の肝臓病はちょっとした肝機能障害ではじまり、安静にして高蛋白高カロリー食を給付された結果、現在でいう脂肪肝になっていったと思われます。

　当時、東大物療内科の高橋晄正講師が推計学という武器を用いて、さかんに薬害をマスコミに訴えておられたころです。私の体に連日点滴静注をされつづけたいわゆる強肝剤とビタミン剤等は効かないどころか、かえって私の肝機能検査成績は悪化する一方でした。当時の日本の標準的な慢性肝臓病の治療法は間違っていたのです。

　間違いのもとは、米国の論文[1] の誤った一般化にあったと思われます。米国で有効とされた高蛋白高カロリー食は、アルコール性肝硬変症や伝染性肝炎で低蛋白血症（栄養失調）の傾向にあった患者に対する治療法でした。それを日本の内科学会は無批判に受け入れその適応を、慢性の肝臓病全般に拡大して全国的に実施するようになっていたのでした。その誤治療の被害者は私だけではなく、全国的には無数であったと思われます。

　安静にして高蛋白・高カロリー食を摂れば栄養失調の患者にはよくても、そうでなければ過食の弊害がでてきます。それに対して一過性に、玄米菜食・少食・絶食療法が有効なのは当然です。単なるカロリー栄養学ではなく、食

物が健康の基礎をつくるという食物養生法（食養）という医療哲学があることを私は知らされます。

それから数十年が経過し高齢化とともに、動物性蛋白質の摂取の重要性と「フリーラジカル・スカベンジャー（活性酸素種の中和・消去・還元剤）」の摂取をもとにした「食養」に到達しています。

単なるコレステロール悪玉説ではなく LDL 中の不飽和脂肪酸のラジカル化が諸悪の根源であること、固形がんに対する抗がん剤は全身投与をすべきではなく腫瘍にのみ選択的に到達・滞留すべく作成し実施しなければならないこと等々の、日本で得られた優れた研究業績があります。それを日本人自らが無視し、米国発の治療指針はそれが誤りであっても後生大事にいただく、という傾向は現在もなおつづいています。日本の指導者たちは、米国側からの強制的な指示はないのに、卑屈にも自主的に米国側に追随しようとします。

昭和 20 年の敗戦後、日本を占領した国連軍と称する米軍は、精神的にも日本が二度と立ち上がれないように War Guilt Information Program（戦争贖罪周知徹底計画）をはじめとする徹底的な占領政策を遂行しました。それは、出版物の厳重な検閲からはじまり、公教育から民族のアイデンティティを抹殺し、マスメディアを管理支配すること等々により、祖国の伝統や文化を侮蔑し、嫌悪し国を守ることを右翼すなわち悪であるとし、日本人自身が日本民族を否定するような精神改造、洗脳を施しました。人々がこのような客観的な事実を認めることができないこと自体が、深く洗脳されていることを示しています。

その結果日本の知識人は宗主国米国の文化を崇拝し、日本は悪かった日本は駄目だという劣等感を深く植え付けられることになります。アメリカは己の一元的な価値基準で日本の文化、歴史、伝統を断罪し、全面的に精神的武装解除をするというやり方を押し通しました。

かつて、米国での研究生活が終わって帰国してきた生理学の研究者の先輩に、アメリカは良い、日本は駄目だと繰り返し言う人がいました。彼は陸軍士官学校在学中に敗戦となり、医学部に入り直した人でした。そのような人がアメリカに行き、かぶれて帰って来るのは私にとっては生涯忘れられない屈辱でした。

日本人は対米敗戦後、精神的な武装解除まで為されたという歴史的事実す

ら継承されずに育てられてきたのです。

㈡ 「あなたこそあなたの主治医」

　かつて旧国立東静病院在職中に出版した、私の『誤れる現代医学』[2] の「誤れる」という主題の一つは、当時接触していた東大全共闘の一派から得た「素人の医者化＝医療の主役は患者である」という思想でした。そのリーダーは度々国立東静病院に私を訪ねて来ては、私と論議を繰り返していきました。最後は彼らの方から去っていきましたが、彼らから得た考え方は、その後の私の思想の根底をつくる一つの要素になりました。それは、「あなたこそあなたの主治医」です。

　いま医療が医療職の専権事項のようになって、素人が手出しのできない事項であり、また素人が手出しをしようとしても不可能な専門職となった感があります。しかしそれは救急医療であり、また特殊な操作技術を要する医療機器による、特殊な診断と治療にかぎられるものであると思われます。本来の医療は人間の生活能力の一つでした。

㈢ 治療学総論

　それは、息・食・動・想といわれる生活能力を基盤とするもののことでした。それは正しく呼吸をし、食べる糧（かて）を得て調理して食べる、合理的な手足の動かし方をし、精神の陶冶（とうや）をはかる、等々の人間としての広範な生活能力に含まれるものでした。

　この事実は、医療職の特権の座に安住していた医師自身が、患者になったときに明らかになります。とくに操体法やツボを使って、各種のトラブルを物理的に即座に治療する能力がなければ、日常的に不自由きわまりないものがあります。また、食べ物をコントロールするだけで治すというまことに奥の深い、根の深い世界もあるのです。

　医師自身ががんになると、病院での治療だけでは不十分であることに彼はすぐ気づき、自分自身がしなければならないことがあるのではないかと焦ります。

　担当医は保険診療の枠内のことしか知らず、息・食・動・想の基本をはじめ、学校外医学の広大な世界があることは知りません。治りにくい悪性腫瘍や自己免疫疾患となれば、なおさらのことです。彼は「治療学総論」を求めなければならないのですが、そういう発想をもつことすらできません。日本の現代医学には、**治療学**という用語すら存在しないのです。

近代西洋医学の祖、クロード・ベルナール（1813-1878）は、「医学に関する問題を完全に包含するためには、実験医学は、生理学、病理学、**治療学**の基本的3部門を含んでいなければならない」[3]、と、たびたびこれら3部門を並記して書いています。

　『誤れる現代医学』の2つ目の主題は、治療学総論の必要性でした。現代医学に治療学総論が欠けていることに、今も変わりはありません。具体的な日本語の治療学総論には、古典的名著である板倉　武先生著の『治療学概論』[4]があるのみです。板倉先生亡き後、東大では『治療学概論』の講義は継承されずじまいとなり、アメリカ医学の跳梁跋扈するところとなります。しかし板倉先生の打ち樹てられた『治療学概論』は金字塔であったと考えられます。治療学総論は最も重要な医療哲学であります。

㈣　医学の科学性と、科学の精神

　『新版　誤れる現代医学』の第三の主題は、日本の臨床医学が基礎医学／基礎的な研究とかけ離れているということです。大学医学部を卒業しても基礎医学の研究室に入るものが極めて稀である日本の現状は、臨床医学と基礎医学との断絶を如実に示しています。臨床医学と基礎医学との間にある断絶は深く、それは将来の大きな禍根となるであろうと憂慮され、すでにそれは絶望的です。

　かつて東京醫学校・東京大学醫学部で26年間教鞭を執ったドイツ人、エルヴィン・ベルツが教授在任25周年記念の祝賀会（明治34年11月22日）において有名な講演を行いました。それは、日本人の科学の受け入れ方の誤りを鋭く指摘したものでした。当時は開国してからまもなくのころですから、欧州において数百年の歳月をかけて発達してきたScienceなる学問が、日本に根付くのは無理なはなしではありました。薩長の成り上がりの若輩たち維新の指導者に、Scienceの精神が分かるはずがありませんでした。

「（前略）わたしの見るところでは、西洋の科学の起源と本質に関して日本では、しばしば間違った見解が行われているように思われるのであります。（中略）

　西洋各国は諸君に教師を送ったのでありますが、これらの教師は熱心にこの（科学の）精神を日本に植えつけ、これを日本国民自身のものたらしめようとしたのであります。しかし、かれらの使命はしばしば誤解されました。もともとかれらは科学の樹を育てる人たるべきであり、またそうなろうと

思っていたのに、かれらは科学の果実を切り売りする人として取扱われたのでした。かれらは種をまき、その種から日本で科学の樹がひとりでに生えて大きくなれるようにしようとしたのであって、その樹たるや、正しく育てられた場合、絶えず新しい、しかもますます美しい実を結ぶものであるにもかかわらず、日本では今の科学の『成果』のみをかれらから受取ろうとしたのであります。この最新の成果をかれらから引き継ぐだけで満足し、この成果をもたらした精神を学ぼうとはしないのです。(後略)」[5]

　明治34年のベルツの警告はいまもなお生きており、痛烈であります。ベルツが提起している「科学の精神」というものは、重要な概念です。先人の努力に依って獲得された科学的な知識をただ覚えるだけではなく、科学的な精神を体得することこそ重要です。

　科学的な精神とは少なくとも、眼前の物事を自分で考えます。必要な実験を計画し、実施します。誰かが必要な実験をし、得られた結果を因果律・原理・統計等をもって客観的に分析し何らかの結論に到達している論文を書いて発表していればそれを読み、その論理をたどる能力が求められます。論文の結果を鵜呑みにするのではなく、科学的な論理の示すところに赴くのであります。

　基礎医学の研究室では、未知の生物現象やその実態を解明するのが仕事です。人は研究において、科学する方法と精神を学びます。科学的な方法をもっていなければ、道（未知）を切り拓くことはできないのです。

　これに対し、科学的な研究を経由しない日本の医学部学生の教育内容は、既成知識の詰め込みに終始しており、若者たちは未知の新しい現象や疾患の根底にあるものを探求し見出す方法と思考力を育成されていないのです。教える教授たちにも真の科学的精神を体得していない人が多すぎます。精神力を養成していない彼らは、金権という餌に容易に釣られます。若者たちは科学の既成知識しか知らず、科学する精神を学ぶ機会を与えられずに医師になります。

　小・中・高と知識の詰め込み教育ばかりを受けていては、本質的に自ら物事を考えて独創的な仕事をすることなどできない日本人が、拡大再生産をされて増えていきます。尻にベルツが警告してくれていたにもかかわらず、明治維新以降150年もそんな教育をしつづけてきたこの国には救い難いものがあり、そういう意味でも、この国はもう終わりに近づいています。

　多分、ドイツ人ベルツは明治維新の真実を何も知らず、真に日本と日本人

のために警告をしたものと思われます。しかしながら、英国の植民地である
アメリカの、そのまた金融植民地が日本です。日本は明治維新において、外
国勢力なかんずく英国の手で明治政府を立ち上げさせられた金融植民地国家
なのです。公教育では教えられるべくもありませんが、明治政府と天皇絶対
制は、外国勢力の手で巧妙にでっち上げられたいかがわしい傀儡でした[6]。

　傀儡の明治政府を背後から操っていた黒幕の傀儡師は、植民地国家の日本
人に真の科学的な精神を植え付けることを宜しとしなかったはずです。真の
科学的な精神は、独立不羈の精神のもとになります。奴隷主が奴隷に、自主
独立の精神を植え付けることなどあり得ません。

　しかし敗戦後、まだ誰でも容易には海外に行けなかった昭和37年、真の
科学的な精神を以て42歳の女ひとりで渡米し、堂々と米国の分析科学者と
わたりあって、海水中の微量の放射性セシウム137の測定においてその非
を悟らしめた、猿橋勝子博士のような独立自尊の立派な科学者がおられたこ
とを知るべきであります[7]。

　私もかつて、昭和40年にオーストラリア・メルボルンのモナシュ大学生
理学教室（基礎医学）に研究者として赴任したことがあります。そこには私
の他には日本人は一人もおらず、日本人と会うのは私が初めてである（教授
一人を除いて）という人たちばかりでした。人々は好奇の目で私に接してき
ました。人々は私を通してかつての交戦国、日本という国を理解することに
なります。私は日本人を代表する小さな日本大使でした。

　そこでは、近い将来に臨床医となるべき医学部の学生（大学院ではない）たち
が、生理学の研究室に出入りして実験研究をし、論文を書いていました。そ
のうちの一人は、論文を書くために引用論文を読む、引用した論文がさらに
引用している論文を読む、どんどん遡って最初の原典に行き当たるという、
勉強の仕方をやっていました。私と親交をむすぶようになったその学生は優
秀でした。私は、上司と彼との3人の連名でNature誌に小論文を発表しました。

　そこには英国、ドイツ、チェコスロヴァキア等から若い生理学の研究者た
ちが集っていました。私は自分の研究生活とは別に、白人である彼らとの日
常的な付き合いを通して自分の、日本人としてのアイデンティティの確立の
端緒をつかむことができたと思います。日本人としてのアイデンティティの
確立は異人種との、白人とくに英国系の白人との切磋琢磨によって得られる

ものと思われます。

　潜在的に日本人は世界の覇者、英国系の文明に対する劣等感があると思われます。国際的には、使用する言語からして英語を使わなければなりません。私たちはなるべく早い段階で彼らに対する劣等感を克服し、真の日本人としてのアイデンティティを確立しなければなりません。これは大きなテーマです。

　私にとってはその後、「食養」（食物養生法）に加え、土台が西洋医学とは全く異なる漢方診療にかかわるようになったのは大きな力となりました。

『新版 誤れる現代医学』を上梓するにあたって痛感されることはまず、日本の臨床医学への分子生物学の導入が遅れているということです。活性酸素/酸素ラジカル/フリーラジカルという基礎的な概念は生物学において、いまや最も重要な概念となっていますが、日本の臨床医学の現場ではほとんど取り入れられておりません。臨床の医師たちががん・動脈硬化・感染症等において、事の本質を容易に理解できない所以（ゆえん）がそこにあると思われます。

● クモ膜下出血とフリーラジカル

　例外のお1人は、東京大学脳神経外科および埼玉医科大学総合医療センター脳神経外科の浅野孝雄教授でした。20世紀初頭からはじめられていた破裂脳動脈瘤に対する手術治療においては、術後数日（4～14日）を経て神経症状が悪化することがあることは知られていました。すなわち、くも膜下出血の初期脳損傷に遅れて発生する血管攣縮（れんしゅく）（持続的収縮）は致命的なものとなり、その成因と治療法の研究は心ある脳神経外科医の主要な命題でした。

　1970年代に浅野教授はその研究の糸口を活性酸素/フリーラジカルに求め、フリラージカル仮説を提唱されています[8]。当時、疾患の真因を活性酸素/フリーラジカルに求めるという研究の方法論は、大学医学部では世界的にも稀であり、日本の臨床医学において浅野医師以前の先例は寡聞にして知りません。

● 高血圧・動脈硬化とフリーラジカル

　動脈硬化の真因も同様にして、血管内皮細胞のアンギオテンシンⅡ（生理的な血圧を維持する昇圧物質）はNADPHオキシダーゼを活性化して活性酸素スーパーオキサイド（$\cdot O_2^-$）を産生します。スーパーオキサイド（$\cdot O_2^-$）は内皮細胞由来の一酸化窒素ラジカル（$\cdot NO$）と反応して最強のフリーラジカル/パーオキシナイトライトとなって、内皮細胞の酸化傷害から動脈硬化をもたらします。

　製薬メーカーのお先棒をかついでコレステロールを悪玉と称し、血清コレ

ステロール値を下げるような稚拙なことに憂き身をやつすのではなく、活性酸素／フリーラジカル消去剤たる野菜スープ・お茶等の摂取を患者さんたちにすすめなければなりません。しかし、このことが日本の臨床医学の第一線に導入されていないのです。

● 発がんとフリーラジカル

いま、がんの成因にもフリーラジカルが深くかかわっていることが明らかになっています。国立がんセンター研究所に生物物理部が創設され、京都大学工学部福井研究室から永田親義博士が派遣され初代部長として赴任されたのが1962年でした。福井謙一教授は量子力学の専門家で、フロンティア理論というものによりノーベル化学賞を受賞しておられます。そのお弟子さんの永田博士はフリーラジカルの専門家でした。永田博士は発がんにおけるフリーラジカルの役割を研究する使命を帯びて、国立がんセンターに赴任されたのでした。

永田博士らは早い段階で人が吸うタバコの煙の中には大量の過酸化水素が発生しており、人体内に吸入された過酸化水素は各細胞核（全身）の近傍で2価鉄イオンに遭遇するとフリーラジカルの水酸化ラジカル（·OH）となり、核のDNAの鎖を切断し、塩基と結合するなどの傷害をあたえることを見出されています[9]。

私が不思議に思うのは、国立がんセンターの生物物理の研究部で発見されたこの重要な事実が、同センターの臨床で生かされていない、無視されているということです。国立がんセンターの臨床において、がんの予防と再発防止のためにフリーラジカルを消去するスカベンジャーの摂取が重要であるという大きな柱がたてられていないということです。日本では基礎医学と臨床医学が乖離しているのです。何という後進性でしょうか。

● インフルエンザとフリーラジカル

本書『新版 誤れる現代医学』の第Ⅱ部「第7章 インフルエンザと天然痘」の章では、ウイルス感染症の核心にはフリーラジカルが存在することを紹介しています。インフルエンザ肺炎にさせられたマウスにおいて、ウイルスが死滅したあとになってから、ウイルス感染が引き金となって発生した活性酸素／酸素ラジカル／フリーラジカルが猛威を奮い、宿主であるマウスを斃死させるのです。マウスの直接死因はウイルスではなく、フリーラジカルです。

マウスの動物実験では、インフルエンザ肺炎は感染初期から活性酸素スー

パーオキサイド（$\cdot O_2^-$）が発生しそれが、同じように発生してくる一酸化窒素ラジカル（·NO）と反応して最強のフリーラジカルであるパーオキシナイトライト（$ONOO^-$）となってウイルスを死滅させます。ウイルスが死滅してもそのフリーラジカルを産生する食細胞内の酵素は生きつづけており、フリーラジカルの攻撃（酸化）は肺の組織に対してつづけられ、ついにマウスは死亡します。インフルエンザ肺炎にさせられたマウスはウイルスによって死亡するのではありません。したがってマウスを救命するには、抗ウイルス剤を使うという発想ではなく、フリーラジカルを消去（還元）する薬剤フリーラジカル・スカベンジャーを投与しなければならない、となります。人間のウイルス感染症においても同様です。

この重要な事実を世界で初めて見いだしたのは、当時熊本大学医学部の故前田浩（ひろし）教授と赤池孝章（たかあき）氏[10)]（現東北大学教授）でした。しかしこの重要な事実が感染症の臨床にいまだに導入されていないのです。インフルエンザに感染しても、重症化しないためには野菜スープやビタミンC等のフリーラジカル消去剤を摂取すればよいのに、効きもしないワクチンの予防接種とタミフルを使用し、危険な解熱剤を用いるという非科学的な医療が行われています。

㈤「戦う医療」から「支える医療」へ

『新版 誤れる現代医学』の第四の主題は、日本の医療の崩壊と再生です。北海道の夕張市は2007年の財政破綻後、171床の総合病院を閉鎖し19床の診療所に縮小して救急指定を返上しました。外来を主とし、老健・特養ホーム・在宅往診の「支える医療」に転進します。市民と医師たちの必死の努力によって医療崩壊どころか、夕張市民の各種疾患の標準化死亡率は横ばいか低下し、1人当たりの高齢者医療費も激減しました。夕張市民は**病院への依存・呪縛**から脱却し、**病気になりにくい生活習慣と病気予防の自由を獲得した**、といいます。

また長野県の泰阜（やすおか）村は、在宅医療と介護保険の充実で「支える医療」の先駆的な存在となっています。長寿県となり、それを維持している長野県にとっては、もはや長寿は人生の最高の目標ではない、と思われます。より高い目標は真の生甲斐（いきがい）を見出すことであります。

「支える医療」にも限界があります。家族が老人を施設に入れることを欲し、介護職員等支える側にも限界があります。我々の前途は多難と思われます。

参照

1）Patek, A.J. et al. Dietary Treatment of Cirrhosis of the Liver. *J.A.M.A.* **138**: 543, 1948
2）橋本行生『誤れる現代医学』創元社、昭和46年
3）クロード・ベルナール、三浦岱栄訳『実験医学序説』岩波文庫、1977、13刷
4）板倉武『治療学概論』吐鳳堂、昭和24年
5）トク・ベルツ編、菅沼竜太郎訳『ベルツの日記（上)』239頁、岩波文庫、2003、改訂第7刷
6）高橋五郎・小池壮彦『日本の正体』ミリオン出版、2011
7）本書第Ⅰ部「第5章 低線量長期内部被曝とダメージ・コントロール」[4. 猿橋勝子博士の心意氣]
8）本書第Ⅱ部「第10章 脳卒中の研究」
9）永田親義『がんはなぜ生じるか ─原因と発生のメカニズムを探る』105頁、講談社ブルーバックス、2007
10）本書第Ⅱ部「第7章 インフルエンザと天然痘」

第2版にあたって

　第2版にあたり、第8章「新型コロナウイルス感染症重症化の真因はウイルスではなく活性酸素種／フリーラジカル傷害」と、最終章の「死に方の研究」の2章を加えました。

　新型コロナウイルス感染症に対する予防ワクチン（メッセンジャーRNA）の医療関係者に対する優先接種を、86歳の私自身は申し込みませんでした。かなり集団免疫が確立している日本人には、危険な部分が多く安全性が十分検討されていないこの種のワクチンを、マスコミに煽（あお）られ先を争い慌てて打つ必要はありません。このコロナ遺伝子ワクチンは、私たちの遺伝子に病原性のある遺伝子を注入するもので、私たちの体自身で病原体を産生する設計になっているものです。* 今後どのような事態が発生してくるか、要注意です。このような危険なワクチンを拒否する自由はまだ残されています。*参照：﨑谷博征『今だから知るべき！ワクチンの真実』秀和システム、2021

　少くとも高齢者や基礎疾患がある人々には、自然免疫を活性化する免疫療法をすすめます。それは穏（おだ）やかで安全に継続され、単にコロナウイルスだけに対応するものではなく、他の感染症にも悪性腫瘍にも広範囲に対応するものです。また野菜スープ、早朝の尿、脂溶性ビタミンC等々のサプリメント類を飲用します。5分づきの米飯、鶏卵、無化肥無農薬の多種類の調理した野菜を食べ、温灸による全身のリンパ管マッサージや乾布まさつをします。ワクチンだけに頼るのではなく、全身の健康法が大切です。

　そうして人は必ず死ななければならないのです。日々、その死に備えることが、もっとも大切な課題であると思われます。

2021年6月5日　　　　　　　　　　　　　　　　橋本 行生

新 版
誤れる現代医学
〈第2版〉

目 次

第 I 部

第1章　生き方の基本「息・食・動・想」

　私たちは自分で自分の体と心の構造を知り、その育て方と使い方を学んで生きていかねばならないのですが、そういう基本的な発想が現代ではなおざりにされています。私たちはいかにも確かに自分のことを自分が一番よく知っているつもりでいますが、実は決してそうではありません。ひとは自分の呼吸・食物・体の動かし方と精神の4本の柱の本質について深く理解することに努め、自分自身の生き方をつくりあげていくものです。以下、故橋本敬三先生の觢にならい、「息食動想」についての考え方を要約してみます。

1.　息
　1番目の「息」は呼吸であり、その要点を3つに整理します。
　❶まず「鼻で息を吸う」習慣を身につけることが大切です。口からは、息は吸わないようにします。「口呼吸は万病のもと」です。本来の口は発声と食事のためのものであり、呼吸をするためのものではありません。
　これに対して鼻腔は、呼吸をするためにあります。肉眼では必ずしも見えませんが、吸おうとする空気にはかなりの塵埃が浮かんでいます。有害な塵埃や微生物を濾過するために、鼻腔には鼻毛がびっしりと密生しています。それに鼻腔粘膜から分泌された粘液が付着しており、そこを通過する空気中の塵埃などのかなりの部分は鼻毛に吸着されます。
　鼻腔には上顎洞、前頭洞、蝶形骨洞、篩骨洞という副鼻腔が開口しています。咽頭の奥から喉頭の奥にかけて咽頭扁桃、耳管扁桃、口蓋扁桃、舌扁桃が存在し、いずれも免疫担当の組織です。
　口腔では唾液腺から唾液が分泌され粘膜がぬれているということが重要です。そのためには話をするとき、飲食をするとき以外は、口を閉じておかねばなりません。口が開いていると唾液腺から唾液が分泌されず、口で息を吸うと、口腔から咽頭にかけての粘膜が乾燥します。粘膜が乾燥すると、粘液でぬれているべき粘膜本来の細菌ウイルスに対する防禦機能が発揮されず、それらの繁殖をゆるしてしまいます。

睡眠中に口が開いていると、口の中がカラカラに乾いてしまいます。それを防ぐために夜ねるときは口唇にテープをはります。そうすることで睡眠中にも口は閉まっており、朝まで口の中が潤っています。

　唾液は消化酵素や滅菌剤、免疫物質など沢山の有効成分を含む貴重な薬液です。

　微生物に突然変異を起こさせる物質を変異原といいます。この変異原性と発がん性はよく相関しています。変異原性のつよい物質は発がん性があるとみなされます。各種の発がん物質の変異原性をしらべて、そこに唾液を加えると変異原性が著しく減少するという実験結果が得られています。唾液には各種の発がん物質の発がん性を減少させる作用があることが認められています。唇と頬をちょっとひきしめるだけで唾液は、口の中に溢れるように分泌されて出てきます。口中はこの唾液で潤い、また唾液は飲みこみます。

　❷息を長く吐くことは、迷走神経による気管支平滑筋の収縮を維持させることです。迷走神経は上腹部に分布する副交感神経の運動神経群を束ねたものですから、気管支平滑筋のみならず胃腸の内臓平滑筋をも収縮させます。括約筋群は弛緩し、各腺からの分泌、インスリンの分泌は増加します。一方、心臓迷走神経は心臓の洞房結節に作用して脈拍数を減らし、心房の収縮力を低下させます。血圧は下がる傾向となります。

　たいていの動作は、息を吐きながら行うと安全です。長く息を吐ける実力があると、楽に動作ができます。それに対し、動作をしながら無意識に息を吸うのは危険なことです。

　利き腕の右手を使って仕事をするときには、必ず対側の左足に重心をおかなければなりません。使う上肢と下肢の左右を交差させてバランスをとります。この場合、誤って右脚に重心をかけると、使う右手と右脚で、右半身に重心がかかります。左重心は自然の体形ですが、右重心は不自然で危ない体形です。息を吸いながら右重心の体形になって仕事をすると、ぎっくり腰などが発生するおそれがあります。

　毎日の些細な事柄ですが、一挙手一投足においてどのように呼吸するかに気をつけます。息はさっと吸って、ゆっくり吐きます。

　❸よく研究された呼吸の方法を「呼吸法」といいます。

　中村明一氏によれば、呼吸法には大別して４種類あるといいます。胸式呼

吸、腹式呼吸、逆式腹式呼吸、密息です。中村氏は大量の空気を吸って吹（吐）かなければならない尺八の奏者で、骨盤を後傾させる密息に最大の呼吸量があるといわれます[1]。

　私は専ら逆式腹式呼吸実修をやっています。逆式というのは、息を吸うことよりも吐くことが第一義であるとする意味で逆式という人があります。中村氏の分類によれば、呼気で腹がふくらむ腹式呼吸法が逆式とされています。通常の腹式が呼気で腹がへこむのに対し、下腹がふくらむので逆式というのです。

　調和道の丹田（逆式）腹式呼吸法の呼気はさらに複雑で、上腹部の緊張を無くし、下腹部に腹圧をかけて緊張させかつ膨隆させます。上腹部の緊張をとるために、"落とす"といって上腹部をへこませます。このとき骨盤は後傾します。

　私は骨盤前傾を終始基本的な姿勢として維持したいので、この骨盤が後傾する操作を敢えて致しません。骨盤は立てたままでやや前傾しながら、上腹部の腹筋群は収縮させず、下腹部の表層腹筋群を収縮（伸張性収縮）させて腹圧をつくります。

　この際前傾すなわち股関節の屈曲によって、腸腰筋（大腰筋＋腸骨筋）などの深部筋の鍛錬も計ります。大腰筋は腰椎から発し、骨盤を超えて大腿骨上部に付着する長大かつ強力な骨格筋です。逆式呼吸法の呼気で、これを鍛えることには重要な意味があります。

　大量の空気を吸い吐くところの長息は、肺気腫をひきおこし増悪させるおそれがあるので私は致しません。常時行う長息は、長くて20秒以内にとどめています。

　精神が緊張したりイライラしたりするときには、臍上の腹直筋がかたくなっているのがわかります。落ち着くためにそこをやわらかくしておく必要があります。息を吐きながら前傾し下腹部に腹圧をかけることにより、下腹部の筋肉はひきしまってきますが、みぞおちの力をぬき肩の力をぬいて上半身の緊張をほぐすようにつとめています。

　逆式腹式呼吸で息を吐くときに収縮させる表層の腹筋群には、腹直筋と内腹斜筋・腹横筋・外腹斜筋があります。このうち上下に走る腹直筋は連続した1本のものではなく、横に走る白い腱画でいくつかに区切られています。

この腱画はふつう臍から上に2本、臍のところに1本、臍から下に1本あります。腹直筋が上から下まで連続した1本のものではなく、腱画によって区切られ肋間神経下位群それぞれの神経支配が異なっているから、腹直筋の上下の使い分けが可能なのだと考えられます。臍から上の腹直筋には力をいれず、臍から下の腹直筋には力をいれて収縮させかつ腹圧をかけます。下腹部を緊満させるには、吐くごとに体を少し前傾しなければできません。吸うときに体はおこしてもとにもどします。

この場合ただ単に下腹部の腹筋を収縮させるのではなく、ボールやタイヤに空気を充填するように下腹部を緊満/膨張させるのであり、内部の腹圧をたかめることが主眼です。腹筋はボールやタイヤの外側のゴム製品に相当し、腹式呼吸で息を吐くのはボールの空気圧（膨張力）をさらに高めるように腹筋を緊張させる感じです。

この場合、下腹部の筋肉は収縮しながら、かつ内部の腹圧によって膨隆/伸展させられます。実測したわけではありませんが、そうするとここで伸張性収縮が行われていると考えられます。伸張性収縮とは、ひとつの筋肉に収縮と伸張という正反対の仕事を同時に行わせるものです。伸張性収縮はその筋肉の筋力と弾力性を向上させますから逆式腹式呼吸の年季がはいれば、腹壁の筋肉が鍛えられて肥大します。下腹部がおのずから前へ少しせりだしてきます。

とくに深い呼吸をしなくても、また息を吸うときも、かるく腹圧をかけていることが可能となり常時、下腹部が緊満した状態がつくられます。これで骨盤を前傾させた姿勢を維持します。

2. 食

1日のうちである程度の空腹感をおぼえる時間帯をもつことです。よく噛んで食べることが大切です。

未精製の穀食（白米にしない）で、動物性蛋白は蛋白価が100である鶏卵をもってよしとします。このほかに魚や肉の動物性蛋白質、それに果物・納豆・ヨーグルトなどの発酵食品をとります。白砂糖と塩分の摂取は極力減らします。塩分摂取量上限は7g/日を目標にします。

減塩の理由は、高血圧になるのを防ぐためと、細胞外液の酸性化を防ぐた

めです。

　自分が摂取している塩分と蛋白質の量を知るための計算法は、本書第Ⅰ部「**第3章 尿を飲む**」(59頁)に記載しています。まず24時間内に排出される尿の全量を捨てずに容器に蓄めます。その全量の容積を記録します。24時間内の全尿をよく攪拌して10ccほどを清潔な専用容器に入れて、医師を通して検査センターに出しＮａの量（mEq/L）を測定してもらいます。

　多種類の野菜食をよしとします。十分な抗酸化物質（野菜と野菜の煮汁、お茶、カロテノイド・ビタミンＣとＥのサプリメント等）の摂取を第一とします。

　具体的な各栄養分の摂取量は、本書第Ⅱ部「**第10章 脳卒中の研究**」の表2(332頁)をご参照下さい。

　食用油は、豊富な抗酸化物質を含む純粋な一番しぼりの未精製油が理想です。これに対し、通常の市販の精製油を使用して鉄分を含む赤味の肉・魚を揚げた食品は、過酸化脂質ラジカルが発生しているという意味で最悪のものです。過酸化脂質ラジカルは、脳卒中や心筋梗塞になる動脈硬化のもとをつくるものであり、また各細胞の遺伝子に酸化傷害を与える発がん物質ですから、諸悪の根源です。

　市販の食用油は、ほとんどが精製油です。種子に本来含まれている有益な抗酸化物質群が加工によって除去されているため、精製油は空気中の酸素に触れ加熱されることで、容易に酸化される危険な代物です。

　わが身を守るためには、精製された食用油による製品を食べないことです。しかし現今の外食産業や弁当には、この危険な食用油が繁用されています。これでは、病気は日々生産されているということになります。

　真の一番しぼりでつくられた未精製の食用油が理想的ですが、その製造業者はまだ特殊な少数派です。オリーブ油の未精製品（エキストラバージン）のみならず、国産の酸化されにくい未精製の食用油は存在します。完全に一番しぼりの未製精油には色と匂いがついており、フリーラジカルを中和するビタミンEをはじめ豊富なスカベンジャーが含まれています。(製油所:本書123頁)

　脂肪が酸化されて脂質過酸化物（LOOH）となります。脂質過酸化物は通常は、不飽和脂肪酸（LH）の酸化反応で生じる過酸化物です。脂質過酸化物は2価鉄イオン（鉄錯体）から電子を1個奪って、自らはアルコキシル

ラジカル（LO・）というフリーラジカルになります。

$$[Fe^{2+}] + LOOH \rightarrow LO \cdot + OH^- + [Fe^{3+}]$$

またヘム鉄と反応した過酸化脂質から、アルキルパーオキシラジカル（LOO・）という強力なフリーラジカルが発生することが、前田浩教授たちの手により証明されています。この場合の電子供与体となるヘム鉄とは、赤血球の中の血色素や赤身の筋肉蛋白のミオグロビン分子の中にある、鉄原子を保持するための檻のような構造体をしているポルフィリンという分子と鉄原子との複合体のことです。

アルキルパーオキシラジカルは、水溶液の中での寿命が長く、細胞膜との親和性がつよく膜に傷害を与え、細胞内に侵入して核酸（DNA）や糖を酸化し、細胞を殺します。

酸化された食用油による赤身の魚や肉類の揚げ物を食べると、少なくとも腸管内膜上皮ではアルキルパーオキシラジカルをはじめとする強力なフリーラジカルが発生し、上皮粘膜に傷害を与えます。また血流にのって全身にまわり、全身の組織細胞に傷害をもたらします。悪性新生物はもとより動脈硬化にいたるまで、諸悪の根源となるものです。

この極めて有害な過酸化脂質ラジカルを中和することができるのが、各種野菜の煮汁成分です。植物の細胞膜はセルロースでできているので生では堅く、効率よく中味を抽出するには熱水で加熱します。

本書第Ⅰ部「**第5章 低線量長期内部被曝とダメージ・コントロール**」の**図3**（156頁）は、脂質が酸化された有害な過酸化脂質ラジカルを中和して消去する、各種野菜の能力（抗ラジカル活性）を、それら5分間の煮汁について前田浩教授たちが測定されたデータです。棒グラフの縦軸に高いものほど有効成分が多く含まれていることを示しています。

3. 動

世の中に膝や腰が痛むという人々は多いのですが、その根本的な対策は骨盤を前傾、股関節を外旋（股関節が外を向いている外股）させ、やや左重心（左脚に重心をおく）とし、腹筋を鍛錬して腹圧を維持し、より良い姿勢と歩き方を研究することにあります。右重心は万病のもとです。

私たちは、生活の中で年がら年じゅう座り・立ち・歩いていますので長い

間には、意識せずに好い加減な座り方・立ち方・歩き方をしていくか、より良い習慣を身に付けていくかで、大きな差が出てきます。

　筋骨格系の異状が発生したら整形外科へ行けばよい、という安易な考え方は正しくありません。私たちは自ら姿勢を正す努力をし、手足の使い方を研究し、四肢・脊柱に支障がおきないように努力をしなければなりません。

　大学医学部整形外科に由来する一般病院整形外科にあるのは「骨関節外科学」であり、そこは主に手術を中心とした治療をするところです。それは局所療法です。そこには人が座り、立って作業をし、歩き、走ることから発生する全身の総合的な筋骨格系の異常に対する診断学と治療学の体系はありません。

　体全身にとっての合理的な自然な動かし方の研究とその一般化は明治維新以降、武術の衰退により、ほとんど顧みられませんでした。その傾向に追い打ちをかけたのが、昭和20年以降のアメリカによるこの国の属国化です。

　主としてアメリカ医学である現代医学には、身体全体のバランスを基本として筋骨格系の異状を矯正し非観血的（手術せずに）に治療する全人的な学問体系は存在しないのです。この欠陥と、生体の構造に則った自然な使い方を無視し、ただ筋肉を鍛えるだけのトレーニングによるスポーツの流行および多発する選手の怪我とは関係があると思われます。

　一方、市井の鍼灸・指圧・あんま・マッサージ・整体治療等々をするところには、患者さんの愁訴がうまく治せる治療師たちが少なからずおられます。

骨盤の前傾

　椅子やソファに深く腰掛け、背もたれに寄りかかると、骨盤（股関節）は後傾します。自動車の座席も骨盤（股関節）が後傾するようにつくられています。

　椅子には浅く腰かけ、坐骨結節よりも少し前に体重をかけて腰を立てます（骨盤前傾）。背もたれにもたれないで胸をはり、上体は少しそらし顔を上げます。背もたれのない丸椅子を常用し、腰を立てる骨盤前傾の姿勢を自分のものにします。正座しても、あぐらをかいても、同様です。

　腰を立てた骨盤前傾の姿勢を長時間にわたって保つためには、腹筋がひきしまっていなければなりません。腹筋を鍛える方法には種々ありますが、毎

日の丹田逆式腹式呼吸の実践は有益です。とくに息を吐きながら前傾し、下腹部を膨らませることによって伸張性収縮をする表層の腹直筋等の他、前傾すなわち股関節の屈曲をさせる腸腰筋などの深部筋の鍛錬をはかります。逆式腹式呼吸法の鍛錬により、とくに深い息をしなくても常時、下腹部に腹圧がかかるようにしておきます。このようにして鍛えられてひきしまった下腹部の筋肉と背筋の両方で脊柱を支えます。

　脊柱の背筋だけでは、骨盤を前傾させたまっすぐな姿勢を長時間維持することは困難です。腹筋が第二の脊柱となるべく鍛えていきます。背筋を鍛えるだけでは腹筋は鍛えられませんが、腹筋を鍛えれば背筋は鍛えられます。

　ものをにぎるときは、肘関節が曲がっていれば脇をしめて（上腕《肘と肩関節》を外旋し）薬指を主軸とし中指と小指で支えます。肘が伸びていれば小指が軸となります。親指と人差し指は使いません。重い物を水平に押したり、手に下げて持つときは、近位指節間関節を曲げた中指を主軸とし薬指を添えて使います。

　骨盤を立て（やや前傾し）、両足先は少し開いて膝と股関節を外旋させ、足裏の❶踵と❷親趾の付け根（母趾球：第1中足骨骨頭）、❸小趾の付け根の下（小趾球の下：第5中足骨の基部）の3点を意識し着地して立ちます。
　<u>10本の足趾を利かせておくと前方には倒れません。両足、とくに左足（左股関節）が外旋（外股）していると前後両方に倒れにくくなります。前後ともに転倒しやすいのは内股の場合です。したがって足趾を利かせて外股にして立てば、前後ともに倒れにくくなります。</u>

　踵はアクセルであり、足趾はブレーキです。趾という漢字は、足偏に止まる、と書きます。

　股関節を直接外旋させる短外旋筋群には梨状筋・内閉鎖筋・上双子筋・下双子筋・大腿方形筋があり、これに外旋と伸展併用の大殿筋、外旋と内転併用の大内転筋、さらに下肢を前方に挙げる（股関節の屈曲と外旋）強力な深部筋である腸腰筋（大腰筋＋腸骨筋）等々が、股関節の外旋のために働きます。

　これに対し股関節を内旋させる筋肉は数も少なく筋力も弱い。股関節の外旋力は内旋力にくらべはるかに強力であり構造上、外旋優位となっています[2]。

　左右10本の足趾は座っているとき横になっているときに、いつも力を入れて屈曲・伸展を繰り返し鍛えておきます。大きな荷重に耐えねばならない

ときには小趾側の付け根（第5中足骨）の外側足底部を使います。母趾球への過度の荷重は、母趾球に接する第1中足指節（MP）関節を傷めます。

　外側足底部で最も強いのは小趾の付け根の外側下方／第5中足骨の粗面のあたりです。手も手刀として用いられる小指の第5中手骨外側部が最も強く、足の外側でも最も強い第5中足骨粗面のあたりを、空手の足蹴りでは足刀といいます。

　足先と膝が10〜15度外旋していると、踵から小趾球側外側エッジに重心がかかります。

主軸は支持脚の左足、運動脚の右足は副

　手の利き腕は右が圧倒的に多く、右手の一側優位性が明確です。利き腕に関係なく足の一側優位性は左足（左股関節）にあります。**直立を支える左足は支持脚**であり、ヒトの立位歩行においては左脚が基本となります。足の左と右は性質が異なります。意識してまっすぐ歩く場合も左脚がまっすぐ進むのであって、右脚はそれについていくものです。（平沢弥一郎）

　かつてF.ショーターというマラソン選手がいました。彼が平沢弥一郎氏に言ったといいます。「僕は左脚で走る。右脚はサブ（副）。走行中に左脚が疲れてきたら、右脚が代行し、やがて左脚にもどる。そのくりかえしのなかで、左脚が走る時間が長いほどいい記録がでる。」

　気がつくと、私どもは左脚が右脚よりも優位であることを無意識に知っており、そのようにして使っています。体の重心は左脚側にかけたほうが自然体で、癖として重心を右側にかけると内臓を含めていろいろの病気発生の素地をつくります。

- ●右から左に振って操作する草刈り機も、外旋した左足に重心をかけて、左足を主軸にして使います。右から左に振りながら、刈刃の左上部が草を切るように把手を握った左腕を少し外旋させます。
- ●スコップもその左肩に外旋させた左足をのせて全体重をかけ、左前の地面を掘ります。掘った土は、外旋した左腕でスコップの柄を下から持って、すくいます。
- ●左足が主軸となって体を支え、右足でその内容を表現する舞踏や演劇がある由です。

いずれも、その**左脚 (左股関節)・上腕（肩、肘関節）は外旋させること
で強い力を発揮**します。左股関節の外旋性は特記すべきものですが、右股関
節は左股関節の外旋と同方向の内旋がしやすいものです。2 軸歩行をする幼
児が左側に逸れていくのも、人が眼を閉じて歩けば左側に逸れるのも、歩行
2 軸上の左股関節の強い外旋性によるものと考えられます。

　あらゆる動作において、左足は安定保持と方向性、右足はスピードのコン
トロールと全身の器用な運動性の役割を分担しているとされます。右の利き
腕で仕事をするときには、必ず重心は左足におきます。

　地面が凍って滑りそうな場所を通過するときは、より安全な地点に支持脚
の左足をおいて左足に重心をかけながら趾に力を入れて踏ん張り、右足が滑
らないように前進します。よく注意して右足をちょっと踏み足趾をたてて、
素早く次のより安全な地点に左足を移して重心をかけ前進します。滑りやす
く、転倒しやすいのは、右足ではないかと思われます。

左右両軸歩行 / ２本軸歩行 / ナンバ

　まず両側の踵に重心をおき、左足の踵で地面を押して前傾し左膝の力を
ちょっと抜いて、第 1 歩の右足と右手掌を上にして前に出します。右足が少
し外旋して前に出て着地すると同時に骨盤の右上部も前に出ます。右股関節
が少し外旋していれば、自然に骨盤の対側左上部も（内旋して）前に出ます。
このとき前傾し右足の膝を少し曲げて力を抜きます。

　後ろの左足は、前重心に引っ張られて前に出ます。上にした左手掌と少し
外旋させた左足を前に出して着地すると、骨盤の左上部が前に出ます。左股
関節が外旋していれば、骨盤の対側右上部も（内旋して）自然に前に出ます。
このとき左足の膝を少し曲げて力を抜きます。左足の踵を踏んで前傾してい
れば、後ろの右足は前重心に引っ張られて前に出ます。

　この 2 軸感覚の動作では、股関節が外旋していれば、体幹 / 骨盤は左右に
ねじれずに、面として前進します。後ろの足の先で地面を蹴りだすのではな
く、重心がかかった前の足に後ろの足は引っ張られてついていく感じになり
ます。これが転倒しにくい安定した歩き方の基本になると考えられます。

〈参照〉
平沢彌一郎
『足のうらをはかる』ポプラ社、昭和48年、4版
「Stasiology からみた左足と右足」神経研究の進歩、**24**巻3号、623頁、1980
「直立歩行を支える左足」サイエンス、**11**（6）、1981
『足の裏は語る』ちくま文庫、1996
『保健体育　新しい人体論』放送大学教育振興会、昭和60年
常歩研究会（小田伸午、木寺英史、小山田良治ほか）
『スポーツ選手なら知っておきたい「からだ」のこと』木寺・小田、大修館書店、2005
『剣士なら知っておきたい「からだ」のこと』木寺ほか、同、2006
『サッカー選手なら知っておきたい「からだ」のこと』中村ほか、同、2006
『身体運動における右と左』小田伸午、京大学術出版会、2006、4刷
『本当のナンバ　常歩』木寺英史、スキージャーナル、2004
『常歩式スポーツ上達法』常歩研究会編、スキージャーナル、2007
『錯覚のスポーツ身体学』木寺英史、東京堂出版、2011
『日本刀を超えて』木寺英史、スキージャーナル、2014
『怪我をしない体と心の使いかた』小田ほか、創元社、2016
ほか
『「ナンバ歩き」で驚異のカラダ革命』甲野善紀他、立風書房、平成16年
『ナンバ走り』矢野龍彦他、光文社新書、2003
『ナンバ健康法』金田伸夫、三笠書房、2004
『暮らしのなかの左右学』小沢康甫、東京堂出版、2009

4.　想、心の持ち方

　4番目の想は、心の持ち方であり、これは本心の発露および潜在意識の浄化が目標となります。

　心の持ち方として最も大切なのは、人は自分の本心に忠実にしたがって生きることであると思われます。

　自分が心の底で、ほんとうに思っていること、自分のほんとうの気持ちを、大切にするという生き方です。自分で自分の心の底が分かればよいのですが、分からなければどうしても目先の欲望や感情を、ほんとうの自分の気持ちであると勘違いをします。自分の心の底／本心というものは、ほんとうに、それを大切にする気持ちがなければ分かるものではありません。

　良心は本心にちかいものですから、良心のささやきに背かないように、自分の本心を裏切らないようにして生きることが大切です。自分の本心を裏切ると、治る病気も治らなくなります。本心がよろこんでいると真の健康に至ります。

　本心に忠実にとは肉体的・外面的な、欲望や感情のおもむくままに行動することではありません。ここでいう本心とは精神的・内面的な、ほんとうの自分自身のことです。良心の呵責といわれる場合の良心は、本心の一種です。

それは単なる我・自尊心ではありません。本心と単なる我あるいは自尊心とのちがいは、人が他者からの非難・批判をうけたときによくわかります。良心の呵責がない人は、不幸な人です。

　良心の呵責は、はじめはそれと気が付かないことが多いと思います。根の深い病気になり、その真の病因が良心の呵責である場合があります。本人が良心の声に耳を傾け、その言うところに従って、はじめて難治の病気が根本的に快癒するみちがひらけることがあります。

　他者から非難（批判）された場合、我・自尊心は一途に相手を恨み憎しみ、報復することを誓います。それに対し、たとえ一時的には腹がたっても、自分が正しく相手の言うことは的がはずれているとは思っても、自分にも欠点と過ちがあったことを限りなく反省し、攻撃を加えた相手に報復したくなる気持ちを捨てるようにつとめます。やがて、このような貴重な体験をさせてくれた相手に感謝の念をすら抱くようになれば、それが本心の働きです。

　人にとって最も大切な本心は、ふつう簡単にはわかりません。本心の姿はかくれています。しかしその人の危急存亡の秋に際し、本心はあらわれてその人を導きます。一般には、名誉・名声や社会的な地位も得て有名になり、相当な資産をも獲得していきますと、その人の本心は姿をかくし次第に深く埋もれていきます。残るのは肥大した自尊心という我だけです。

　本心は潜在意識の世界に生きています。潜在意識の世界は睡眠中にあらわれていることがあり、夢の中でもあります。本心との自問自答がしやすいのは、起床前の半覚醒の状態です。自分はいまのままでよいのか、自分は真に幸せなのか。そうすると本心が何か答えます。

　一般に自分を飾らず卑下もせず、ありのままに誠を以て堂々と生きるためには自信がいります。裏を返せば、権威や権力に対して阿諛迎合をすることなく、自分を偽らずありのままの生き方をし、己の本心をもって堂々と生きている人には真の自信があります。この真の自信があればこそ、人は他者から与えられた屈辱にも耐え、復讐もせず、見直し聞き直しに徹することができると思われます。

　本心は私的なものではなく、公的な存在です。本心は名利を求めず、自分を売り出すようなことを潔しとしない点で際立っています。本心はたとえ自分に実績があったとしてもそれをかくし、その功績を他に帰するようなこと

をします。それがほんとうの自分自身、本心の働きです。そのような、強固な信念をもって自己の本心に忠実に生きたとみられる人物が、稀ではありますが日本史の中にも見出されます。そのひとりは"骨を埋め名を埋めた"幕末の卓越せる肥後の思想家、林櫻園です[3]。

　当時の門弟は千数百名といわれていますが、その名は熊本以外ではほとんど知られていません。櫻園は末輩の弟子たちをも、さん付けで呼んでいたといわれます。櫻園は生前から非常に韜晦的な行き方をしたひとでした。韜晦、すなわち自分がもっている優れた才能や実力・実績などを目立たないように包み隠す精神美のある人は、かつての日本には少なからず存在していました。

　狷介で横井の舌剣といわれたような鋭い言辞を弄し、酒乱の傾向があったがその高い見識を買われてできたばかりの明治新政府の参与となって暗殺された横井小楠と、林櫻園とは同時代の人です。

　常に物事を本質的に考え、現実と妥協して便宜的に筋を曲げるようなことをしない。反功利主義（功利主義：その行為によって得る利益を第一に考える行き方）である。徹底的な理想主義であるにもかかわらず現実を直視する。等々において両者は共通していましたが、両者の思想と人柄とは異なり、対照的でした。林櫻園には、思想的に日本人としての真のアイデンティティが確立していた、と私は考えます。

　櫻園が最も恐れたのは、圧倒的な異種の文明がはいってきて、日本の伝統的な文明を圧殺し、取り返しのつかない混乱と崩壊をもたらすことでありました。

　櫻園は横井小楠のような楽観主義を全く信じていませんでした。西洋文明はそれから政治制度や技術だけを抽出できるものではない、もっと根本的な浸食力を持っている、と櫻園は考えていました。その強力な浸食力に対して日本人は、己の主体性を失わないでおられるか、その点、櫻園は悲観的でした。横井小楠の考え方は甘く、櫻園の危惧は正しかった、というのが歴史の示すところであると考えられます。

　櫻園のいう「国を開くも鎖すも我望む儘」という主体性の保持が最も大切だったのであり、この主体性を武力脅迫によって蹂躙された結果としての開国が、その後のこの国の精神的な亡国の道行きへの端緒となったと考えられます。もし櫻園が生きて現在の、アメリカの植民地と化した惨憺たる日本の

現状を知ったならば、その因は明治維新の開国の仕方の誤りにあった、と嘆き悲しむことと思われます。

　草創期の徳川幕府が武断主義から文治政治へと転換した際の立役（たてやく）は、仁心無私の政治家保科正之（ほしなまさゆき）でした。彼は、厳罰主義ではなく徳を以て天下を治めることを旨としました。

　幕閣においては老中たちの上位にあって、玉川上水の開削、殉死（じゅんし）の禁止、末期養子（まっご）の禁の緩和、大名証人（人質）制度の廃止。会津藩においては前藩主が行っていた釜熬（かまいり）・焼松炙（やきまつあぶり）・牛による股裂（またざき）等々の残虐な死刑の禁止、間引き（産子殺し）（うぶご）の禁止、社倉の設置、乞食・行倒れの救済等々。保科正之は数多くの善政を敷（し）いた不世出（ふせいしゅつ）の名君とされます。

　二代将軍徳川秀忠の庶子保科正之は幼少のころ、故あって保科家に養育されました。正之は、不遇な少年時代に育ててくれた保科家の恩義を終生重んじます。

　三代将軍家光は、嗣子家綱の後見を異母弟の正之に託して死にます。四代将軍家綱は、自分の父親代わりとして相次ぐ難局にしっかりと対処してくれる正之に感謝し、徳川一門である松平の姓を名乗ること及び三つ葉葵（あおい）の家紋を用いることを求めましたが、正之は固辞します。また、朝廷からは従三位左近衛権中将（さこんえごん）（じゅさんみ）に任じると伝えられましたが、辞退しています。

　大老格であった井伊直孝の死去後、その代わりに誰を老中にするかと家綱に諮問された正之は、榊原忠次（さかきばらただつぐ）をすすめたといわれます。しかし榊原忠次は正之とは仲がよくなかったそうです。にもかかわらず個人的な感情を抜きにして、公的な言動をすることができた保科正之は器（うつわ）の大きな人でした。

　その晩年、彼は迫り来る己の死を前にして、幕閣の最高指導者として遂行した数々の己の業績の痕跡を敢えて消す（文書を焼却する）作業をさせたといいます４）。徳川宗家に対する忠誠ではありますが、この保科正之の仁心無私、清廉潔白な潔い**精神美**は後世にまで、会津士魂として多大な影響をもたらしました。

　本論は「生き方の基本」と題しています。これに対し、「死に方の基本」というテーマがあり得ます。保科正之はその堂々たる死に方によって、死に方は如何にあるべきかをも示しています。

　謀略により徳川幕府を倒したうえで成立した明治維新でしたから明治政府

により、保科正之の言行は埋没させられてきました。明治政府の指導者たちに己の利権を追求するものが多かったのにくらべ、公的で無私の人格高潔な保科正之の事績が埋もれているのは、日本の歴史教育上まことに惜しいことです。

　それでも高徳の士、保科正之の高邁<ruby>邁<rt>こうまい</rt></ruby>な精神は数百年の歳月に耐え、今もなお心ある人々の中に生きつづけています。

　本心すなわち「魂」は永遠を知っています。それは永遠性の中に生きています。そのひとが己の本心にしたがって歩むみちが、『凡庸の道』であります。ひとが己の本心に忠実に生きることが、そのひとの真の幸せに通じるみちであると考えられます。

参照

１）中村明一『「密息」で身体が変わる』新潮選書、2006
２）糸満盛憲ほか編『最新整形外科学大系 骨盤・股関節』中山書店、2006
３）橋本行生『魂が救われるために 第六巻』232 頁、自家出版、平成 23 年
４）中村彰彦『保科正之言行録 ─仁心無私の政治家』211 頁、中公新書、1997

第2章　呼吸法の生理学

「息・食・動・想」

　身心の用い方の基本をまとめて、故橋本敬三先生は「息食動想」と言われました。このように大局的に物事をとらえておられた橋本敬三先生はえらいお方でした。そこでは、まずはじめに息（呼吸）が挙げられています。

1. 呼吸法の要諦

　呼吸法についての要点を3つに整理すると次のようになります。

　1番目は「鼻で呼吸をする」ということです。道を歩いていても、口をあけて口呼吸をしている人が目につきますが、口呼吸には多くの弊害があります。「口呼吸は万病のもと」といわれるくらいです。口呼吸は口腔内を乾燥させます。口を引き締め、つとめて鼻で息をするということは、鼻の奥におのずから備わっている免疫機構を乾燥させて殺さないようにする、免疫療法の第一歩です。

　2番目に、呼吸法は吐き方の修練です。「吐く息は副交感神経の興奮」をともないます。

　3番目は、逆式腹式呼吸法の腹式呼吸をします。息を吐くときには上腹部は弛緩させ、下腹部の腹筋をつよく収縮させて腹圧（下腹部をふくらませる）をかけます。

2. 鼻呼吸で扁桃腺を守る

　鼻の入り口の鼻孔は小さいですが、その中の鼻腔は広くなっており、鼻甲介により上・中・下の3つの部屋にわかれています。

　本来の口は発声と食事のためのものであり、呼吸をするためのものではありません。唾液腺から唾液が分泌されるということが重要であり、そのためには口を閉じておかねばなりません。

　口が開いていると唾液腺から唾液が分泌されず、口で呼吸をすると、口腔か

ら咽頭にかけての粘膜が乾燥します。粘膜が乾燥すると、粘膜本来の細菌やウイルスに対する防禦機能が発揮されず、それらの繁殖をゆるしてしまいます。

　また唾液は消化酵素や殺菌作用、免疫物質など沢山の有効成分を含む貴重な薬です。唇と頬をひきしめるだけで唾液は、口の中にあふれるように分泌されてきます。この唾液を飲みます。

　睡眠中に口をあけていると、口の中がカラカラに乾いて細菌やウイルスが繁殖し、一晩かかって虫歯や歯槽膿漏（しそうのうろう）が進行します。それを防ぐために夜ねるときは口唇にサージカルテープをはるか、ぬれマスクをはめます。そうすることで朝まで口の中がうるおい、さわやかです[1]。

　また、口のまわりの筋肉を動かして鍛えることによって唾液の分泌はうながされ、睡眠中にも口を閉じることができるようになると、口の「あいうべ」体操が提唱されています[2]。

　図1の左図は、咽頭から前の方をみた図です。咽頭には扁桃腺が5つあります（図1の右図）。上から咽頭扁桃、耳管扁桃、小扁桃、口蓋扁桃、舌扁桃です。俗に扁桃腺とよぶのはこのうちの口蓋扁桃です。これらの扁桃腺はリンパ節の働きをしており、入ってくる空気や食べ物に含まれる有害な微生物を除去する免疫の場です。扁桃腺は不要なものだから切ってすてる

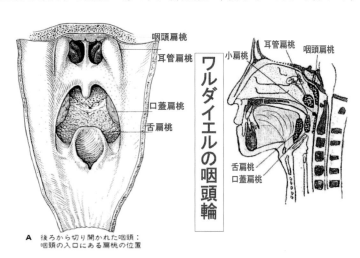

図1：ワルダイエルの咽頭輪

（西原克成「呼吸器の発生と鼻呼吸」有田秀穂編集『呼吸の事典』25頁、朝倉書店、2006）より改変

という考え方は正しくありません。扁桃腺は重要なポイントです。これら5つの扁桃腺が鼻の奥と口の奥の咽頭のまわりをとりかこんで、外から入ってくる空気の汚れや有害な微生物から体をまもる仕組みは、「ワルダイエル（Waldeyer）の咽頭輪」とよばれています。

　口と鼻の奥はつながっており、共通です。そのさきから気管と食道へ分岐しますが、その分岐点には喉頭蓋という蓋があります。食べ物が食道に落ちてゆくときには喉頭は上昇し、喉頭蓋は披裂喉頭蓋筋（ひれつこうとうがいきん）の収縮により後下方へ沈下して気道を塞ぎ、食べ物が気管へ落ちてゆかないように切り替えられます。喉頭蓋で蓋をして気管が閉まったときは空気も流入できませんので、呼吸は停止しなければなりません。無意識のうちに、反射によって呼吸は停止し気管が塞がれたときに、食物を飲みこむようになっています（嚥下（えんげ）反射）。

　呼吸をするときには気管の蓋は開けられ、食道上端は常時閉じていて空気が胃に入らないようになっています。この嚥下反射は複数の脳神経がつかさどり、反射中枢には延髄の複数の脳神経の核が関与しています。

　おしゃべりをしながら急いでものを食べるのは危険です。食べものを咀嚼（そしゃく）して嚥下するか、呼吸をする（しゃべる）か、どちらか一つしかできません。同時に2つはできません。

　この精密な一連の自律神経反射がうまくゆかないと、飲食物が気道へ入り、嚥下（誤嚥）性肺炎のもとになります。また手足の筋肉がおとろえると、この喉頭蓋の筋肉もおとろえて、ものを飲みこむときに喉頭蓋がちゃんと閉まらなくなります。

3. 鼻呼吸で鼻・副鼻腔を活用する

「ワルダイエルの咽頭輪」などの免疫機構が有効に働くためには、粘膜が乾燥していてはならず、口は閉めて呼吸は鼻からすることが必要です。粘膜や扁桃腺が粘液でしっとりとぬれていなければ、中のリンパ球そのほかの免疫細胞が生きて活躍することはできません。

　鼻には鼻腔のほかに副鼻腔があり、鼻全体の容積は大きいものです。鼻腔や副鼻腔の粘膜にはリンパ腺がびっしりとはりめぐらされており、そこでも免疫療法はおのずから行われています。

　副鼻腔には左右の上顎洞、前頭洞、蝶形骨洞、篩骨洞があります。各副鼻

腔の鼻腔への開口部が 1 個ずつあります。副鼻腔には出入孔は一つしかなく通気性がわるいので副鼻腔の炎症、慢性副鼻腔炎はなかなか治りません。膿がたまると蓄膿症といいます。

　副鼻腔の重要な仕事は、鼻から吸入した空気の加湿器・加温器・空気清浄器の働きです。吸入した空気の温度も体温とおなじになるように温めて加湿し、さらにゴミを濾過し、きれいな空気にします。このように鼻の中では、吸いこんだ空気をあたたかいきれいな 100% の湿度のものにして肺内へおくります。

　加湿は、微生物などの外来性異物が気道へ侵入するのを阻止するのに役立ちます。湿気を帯びた粒子のうち、直径 10 μm（千分の 10mm）以上の大きい粒子は鼻腔から喉頭までの粘膜に沈着し、直径 5 ～ 9 μm の粒子は喉頭から気管・気管支の粘膜に沈着し、1 ～ 4 μm の微粒子は肺胞に到達します。粘膜に沈着したものは粘液で洗い流し、のみこんで胃へ落とし胃酸で殺菌します。

　口呼吸をしていては、このようなおのずから備わっている鼻腔および副鼻腔の働きは得られません。まことにもったいないことです。加湿も加温も清浄化もされない汚い空気がそのまま肺に入っていき、そういうことが何十年も重なれば積もり積もって上気道や肺の疾患の素因となり得ます。

　鼻腔と副鼻腔の間の出入孔は小さな穴です。この小さな穴は、一つの副鼻腔に空気の出入のための 1 ヵ所のみです。この穴はつまりやすい。つまると副鼻腔の中の空気がよどんで微生物が繁殖し、蓄膿症になります。私はそれで顔を洗うときに、鼻の中も洗うようにしております。鼻に水を吸いこんで吹きだし、洗い流します。鼻の中を洗ってみると、汚れた空気を吸いますので日々相当な汚れがたまっているものです。鼻と耳は耳管によってつながっており、鼻から水を下手にあまり深く吸いこむと耳管に入り中耳炎になってしまいますから、要注意です。

　鼻をとおして息をすることが重要です。私はしゃべるときもいったん間をおき、口を閉めて鼻で息を吸うようにつとめています。話しているうちに次第に興奮してきて吾れを忘れ、早口でしゃべりだすと口を閉める間がなく、口で息を吸ってしまいます。

　鼻で息を吸うためには、早口でしゃべるわけにはまいりません。落ち着いて話し、間をおき、そこで鼻から吸えばよいのです。そんなふうに自分を訓練しなければならないと思っています。

4. 肺は受動的に拡張し収縮する

　肺の気管支の一番先端にあるのは「肺胞」であり、空気を吸ったり吐いたりして空気と血液の間でガス交換をしています。この肺胞の数は左右両肺で約3億個あります。1本の終末気管支には約200の肺胞がついており、1個の肺胞には約2000の毛細血管が巻きついています。

　肺胞の直径は吸気位で約0.3 mm（300 μm）であり、毛細血管に接する肺胞の壁と血管内皮細胞の壁の厚さは0.5 μm以下です。まことに薄いこの壁を介して容易に、空気中の酸素が肺胞から血管内の血液中の赤血球（直径約7 μm）内へ拡散します。

　図2（35頁）は肺胞、肺胞毛細血管の断面図です。図中、水色の膜が肺胞内腔をおおっていますが、これが肺胞を容易にふくらませるための、表面張力を下げる表面活性剤（肺胞サーファクタント）です。これは、リン脂質（ジ・パルミトイル・フォスファチジルコリン）とアポ蛋白の複合体で、肺胞上皮細胞から分泌されています。リン脂質は酸化されると有害なフリーラジカル（過酸化脂質ラジカル）になりますから、その対策として肺胞には高濃度のビタミンC（抗酸化剤）が含まれています。

　この表面活性剤のリン脂質が酸化された過酸化脂質ラジカルが、肺がんのもとになるのではないかと書いている人がいます[3]。この見方は正しいだろうと私は思います。煙草を吸うか吸わないかにかかわらず、呼吸により酸素が入ってくる以上、活性酸素による肺胞の傷害は避けられません。構造上多量のリン脂質が存在する肺胞は、発がん上最も危険な場所であるといえます。

　肺、肺胞は自分自身の力で伸び縮みをして呼吸が行われているのではありません。

　静脈に注射針を刺入して注射器の内筒・ピストンをひっぱって採血する場合にたとえます。注射器のピストンをひくと注射器内の体積が増えますが、中の空気の量は一定ですので、空気の密度が薄くなり注射器内の気圧が下がります。その圧が静脈圧より低くなると、静脈内の血液が採血管の中に流入します。

　空気や水は圧の高いところから低いところへ流れます。この点、動脈圧は十分に高いので、動脈には注射針を刺入するだけでどっと動脈血は採血管の

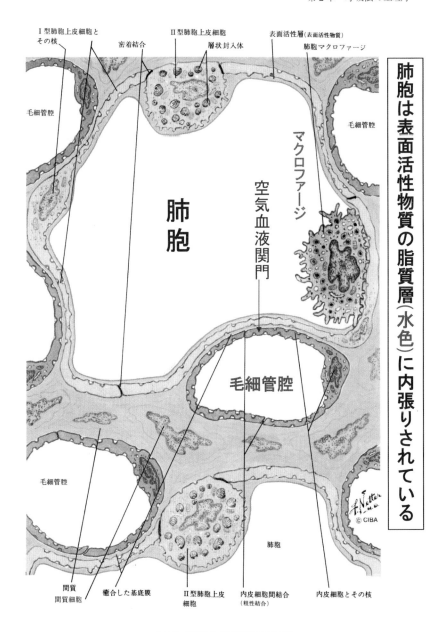

図 2: 肺胞と肺胞毛細血管

（F. H. Netter『The Ciba collection of medical illustrations；呼吸器』29 頁、日本チバガイギー、昭和 56 年）より一部改変

中へ流入してきます。

　肺でいうと、この注射器の内腔に相当するのが肺の外側にある胸膜腔です。胸壁と肺のあいだには、胸膜腔（肋膜腔）というせまい隙間があります。本来の胸膜腔には空隙はなく、そこは潜在的な空間です。したがって胸膜腔は心嚢腔とともに本来的に陰圧であり、腹腔が陽圧であることと対蹠的です。

　がんの末期には胸膜腔や心嚢腔に滲出液がたまりますが、通常はわずかな潤滑油に相当する液体が入っているだけです。

　胸郭を拡大し横隔膜を下降させて、この胸膜腔の陰圧を増大させれば、外気が肺胞内へ流入し肺は自然にふくらんできます。胸膜腔の陰圧を増大させるためには、注射器でいうピストンの役目をする横隔膜を下げ胸廓をひろげてやればよいわけです。

　私たちの体は、横隔膜というつよい筋肉の仕切りによって内臓が上下にわけられています。横隔膜の上には心臓と肺がのっており、下には肝臓・脾臓・胃や腸があり、この横隔膜に穴をあけて食道や血管が通過しています。外肋間筋が収縮して胸廓が拡大し、横隔膜が収縮すると下方に下がり胸膜腔のスペースがひろくなり、陰圧が増大します。これにより鼻から外気へつながっている空気がどっと入ってきて、肺がふくらみます。これが息を吸うときです。

　これに対し、内肋間筋が収縮して胸郭がしぼみ横隔膜が弛緩して上へ上昇すると、胸腔の体積は縮小します。そのぶん胸膜腔の陰圧は減少します。その結果、肺はしぼみます。

　呼吸をしているのは肺の肺胞が伸縮して行われているのではなく、随意筋である骨格筋（横紋筋）の呼吸筋の収縮によって胸膜腔内の陰圧を増減させ横隔膜を下げたり上げたりして、受動的に肺を伸縮させているものです。

　肺胞のまわりには弾性線維があり、ふくらんだ肺が呼気のときにしぼむのに役立っています。肺が自然にしぼむときに追加するようにして、腹直筋だけでなく内外腹斜筋・腹横筋をも意識し努力して収縮させて、息を吐くのが逆式腹式呼吸法です。脊髄の下部胸髄（T_7-T_{12}）からでる肋間神経下群（lower group）により腹直筋、内腹斜筋、腹横筋は支配されています。

5. 呼吸の様式と横隔膜

　呼吸には、胸式呼吸と腹式呼吸がありますが、通常この2つの様式が組み

あわされて行われています。胸式呼吸は胸郭をふくらませて行うものです。
12 本ある肋骨は、外肋間筋という筋肉の収縮により 3 通りの開きかたをす
るようになっています。上 3 分の 1 はハマグリの殻が上下に開くように、
中 3 分の 1 は鳥が羽を横から上にひろげるように、下 3 分の 1 は左右に開
きます。これにより、胸郭全体の体積が増えて息が吸えるようになっています。

　腹式呼吸というものも、胸式呼吸をしたうえでのはなしです。横隔膜は息
を深く吸うときに縮んで下に下がり、息を吐くときにゆるんで上にはねあが
るようになっていますが、この横隔膜の上下運動は無意識に睡眠中も 24 時
間、一年中、一生涯つづけられています。

　横隔膜の運動（収縮）は横隔神経により支配されています。横隔神経は主
に第 4 頸髄（C4）からでていますが、第 3 と第 5 頸髄（C3・C5）の分枝の
支配もうけています。横隔膜の自律運動は、体性神経（第 4 頸神経由来の横
隔神経）とそれを支配する延髄の呼吸中枢の働きによって行われています。
睡眠中は、呼吸中枢により横隔神経が働き、弱い胸式呼吸と横隔膜がかすか
に上下するだけです。

　横隔膜はその起始部により 3 部にわけられます。胸骨剣状突起の内面より
おこる胸骨部、第 7 〜 12 肋骨の内面より起こる肋骨部、第 1 〜 4 腰椎より
おこる腰椎部とからなり、中央の円屋根型に胸腔に突出した腱中心におわり
ます。横隔膜の筋肉が収縮してひらたくなれば円屋根が低下して、胸腔は拡
大し吸気が行われます。

　ご自分の体に対しご自身で超音波エコー機器を用いて実験された、久保田
武美氏によって重要な知見が発表されました[4]。

　まず久保田氏によると呼吸様式は次のとおりです。腹式呼吸（吸気で腹が
ふくれ、呼気で腹圧をかけない、肋間神経下群の興奮による腹筋群の収縮を
ともなわない）の呼気の場合、横隔膜は弛緩して腱中心を天井に 6cm 上昇
します。ここで逆式腹式呼吸（呼気時に上腹部を凹、下腹部を凸にして強い
腹圧をかける）をすると、横隔膜の上昇の程度が 4cm になるそうです。逆
式腹式呼吸の場合のほうが、順腹式呼吸の場合よりも、横隔膜の上昇の程度
が 2cm 短い。これを久保田氏は、横隔膜の上昇制限、伸張性収縮と書いて
おられます。この実験では、横隔膜のベースラインは吸いおわった高さを 0
にし、1 分間の呼吸数は 30 回とわりにはやいペースで行われています。

横隔膜の上昇の程度が短いぶん、呼気で排出される空気の量も少ないのかどうか、実測されていないので不明です。努力して強い腹圧をかけて息を吐いても、腹圧をかけずに自然に息を吐いた場合にくらべ、吐きだす空気の量が多くなるのではなさそうです。少なくとも、逆式腹式呼吸の利点は換気量にあるのではなさそうです。

横隔膜の肋骨部は第7〜12肋骨の内面よりそれぞれの筋尖をもっておこりますが、これら6本の筋尖は腹横筋の起始筋尖と交互に嚙み合っておこります。逆式腹式呼吸の呼気の場合、腹横筋も強く収縮しますので、この腹横筋の収縮は横隔膜の弛緩・上昇を妨げるものと考えられます。これら腹壁の筋肉の収縮に拮抗して呼気の場合、弛緩・伸展していく横隔膜は伸びながらも抵抗（収縮）します。この伸張性収縮は単なる収縮よりも強い力であり[5]、その筋肉の弾力性を増加させるといわれます[6]。逆式腹式呼吸を行えば、この伸張性収縮が、24時間一年中一生の間休みなく働く横隔膜という筋肉を鍛えます。

また、この逆式腹式呼吸の呼気は股関節を前屈させるため、表層筋のみならず深部筋である腸腰筋（大腰筋＋腸骨筋）をも鍛えていると考えられます。腸腰筋は股関節の屈曲と外旋を司る強大な筋肉です。

6. 自律神経（交感神経と副交感神経）について

私たちの体の筋肉運動は神経によって支配されているのですが、その神経には大きくわけて2つの系統があります。一つは横紋筋を支配する体性神経（脳脊髄神経／随意神経）であり直接、意思によってこの神経をつかい、横紋筋を収縮させます。手足や口を動かすタイプのものです。もう一つは平滑筋を支配する自律神経（不随意神経）とよばれる自動装置です。胃・腸などの内臓の平滑筋を動かしている神経です。心臓は特殊な横紋筋であり、自律神経に支配されています。自律神経の働きによってとくに意識しなくても内臓は規則正しく合目的に動いてくれています。

呼吸それ自体の主役は呼吸筋といわれる横紋筋であり、それは体性神経が動かしています。

それらの体性神経は、吸気のときには胸郭を拡大させる外肋間筋（の収縮）を支配する上部胸髄由来の肋間神経上群と、弛緩して中央部が上昇している

横隔膜を収縮させて引き下げる頸髄由来の横隔神経が働きます。

　呼気のときには、胸郭を縮小させる内肋間筋（の収縮）を支配する上部胸髄由来の肋間神経が働きます。呼気のときには、順式腹式呼吸では単に横隔膜が弛緩するだけで横隔膜が上昇します。逆式腹式呼吸の呼気の場合は、さらに腹直筋・内外腹斜筋・腹横筋などの腹部の筋肉を収縮させる下部胸髄由来の肋間神経下位群が働きます。

　ヒトが無意識のうちに呼吸しているのは主役である体性神経を、その上位にあって支配し動かしている延髄の呼吸中枢（呼吸ニューロン）の自律的な働きのおかげです。呼吸における自律神経の働きは、呼吸の調節という脇役です。**図 3**（40 頁）に呼吸における神経支配 / 神経調節を図示します。

　自律神経には 2 つの系があります。交感神経系と副交感神経系です。たとえば心臓の拍動数と収縮力を増やす（血圧上昇）のが交感神経、逆に心臓の拍動数と収縮力を減らすのが副交感神経です。胃腸の運動を低下させるのが交感神経であり、胃腸の運動を亢進させるのが副交感神経です。両者はたがいに拮抗しています。

　拮抗とは、おたがいに相反する性質があり、それらが馬の 2 本の手綱のようにたがいに協力しながら働いていることをいいます。交感神経系と副交感神経系は、常にどちらも働きながら、どちらが強いか弱いかで仕事をしています。

　交感神経系は緊張・攻撃型であり、厳しい場面に遭遇した場合にさかんになり、血圧を上げたり脈拍をふやしたりして危機にたちむかう神経です。反対に副交感神経系は休養・回復型の神経であり、脈拍は減り血圧は下がり、胃腸の働きがさかんになって消化吸収が活潑になります。免疫力をつかさどるリンパ球は副交感神経の影響をうけています。

　しかし例外もあり、括約筋（幽門括約筋、総胆管末端のオッディ括約筋、回盲括約筋）や膵臓では交感神経により、その α 受容体を介して収縮や分泌抑制を、β 受容体を介して弛緩や分泌促進がみられます。また唾液腺分泌に対しては交感神経、副交感神経いずれも促進的に働きます。

　がんの免疫療法では、副交感神経系の働きを優位にさせ、交感神経緊張型にならないようにすることが重要となります。俗にいうストレスは交感神経緊張型にさせ、副交感神経系の働きがおろそかになり、相対的にがんに対す

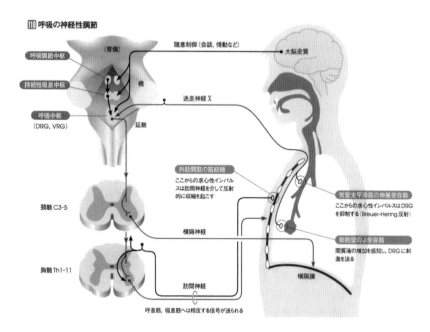

図 3: 呼吸の神経性調節

（牛木辰男他『カラー図解 人体の正常構造と機能 I 呼吸器』68 頁、日本医事新報社、2004）

る免疫力が低下します。現代社会では、どうしても交感神経の方が緊張しやすい状況にあります。そこで、自分の意志や努力で副交感神経の働きのレベルを上げるにはどうしたらよいか、というテーマにとりくみます。

　自律神経が支配する筋肉を平滑筋といい、主たる呼吸筋（横紋筋）とは異なります。血管や内臓を構成している筋肉はすべて平滑筋です。肺における平滑筋は、肺の気管から気管支、細気管支、肺胞の直前までずっと存在しています。終末細気管支のさきの気管小枝にも、平滑筋が収縮すれば気管支が閉じ得るほどに多くの平滑筋が巻きついています。肺胞そのものには平滑筋はありませんが、肺胞の直前の肺胞管には平滑筋が括約筋のようにとりまいています。

　肺の場合、交感神経は平滑筋を弛緩させ、副交感神経は平滑筋を収縮させます。それで、迷走神経（副交感神経）が興奮すると、まず気管小枝が収縮してせばまり、そして肺胞管平滑筋が収縮しひっぱられると肺胞は扁平にな

り中の空気がおしだされます。これは息を吐く状態です。

　この平滑筋の中に伸展受容体（**図4**［43頁］）という感覚受容器（センサー）が存在します。このセンサーが問題の一つの核心です。

　呼吸の調節には血液ガスによる化学的調節が重要ですが、ここでは自律神経による呼吸の調節をとりあげます。求心性自律神経の出発点である刺激受容体によってわけると、つぎの3種類があります。

A、成人の場合は息をある程度（1L以上）深く吸うと、伸展された気管支平滑筋内の伸展受容体から発せられた信号は迷走神経有髄神経を上行し、延髄の孤束核に密集する背側呼吸ニューロン群を抑制し、吸息から呼息へときりかえます。これを「ヘーリング・ブロイエル（Hering-Breuer）の反射」といいます。

B、咽頭や太い気道の粘膜に存在する刺激受容体が、有毒ガス・タバコ・粉塵・つめたい空気などによって刺激されると迷走神経有髄線維を介して、気管支を収縮させて咳をおこし呼吸数を増やします。

C、肺胞毛細血管に隣接した肺胞壁に存在する刺激受容体で、血中の特定の化学物質に反応する、迷走神経無髄C線維を介した反射があります。

　ここではとくにA、に着目します。ヒトは息は長く吸えないように、吸うことにブレーキがかかるようになっているのです。この「ヘーリング・ブロイエルの反射」はイヌやネズミ、人間の新生児に著しいといいます。私たちは意識的に深い呼吸はできるのですが、それでも長く吸うことはできません。吸う息は制限されています。息は過剰には吸えないのです。急速に吸うほど、吸気は早く停止します。これで肺胞がパンクしないように保護されていると思われます。

　これに対し、吐く息は訓練すれば長く吐くことができます。意識し努力して長く吐くことはできます。

　呼気には、吸気のヘーリング・ブロイエルの反射のような歯止めがかけられていません。ここが吐く息の修練をする呼吸法のみそです。

　息を吸うと、気管支・肺胞管・肺胞はふくらみます。するとそれら（肺胞を除く）にはりついている平滑筋が伸展され、付着している伸展受容体（センサー）が興奮してインパルス（信号）を発しつづけます。そのインパルスが副交感神経の知覚神経（太い有髄神経）の中を伝って副交感神経の束であ

る迷走神経の中を上行し、延髄の孤束核の主として中部から尾部にいたります。その吸気のときの詳細はややむずかしいのですが、以下のような次第です。

❶吸気によって肺が伸展しますと、血圧は上昇し脈拍が増えます。それは、まず気管支平滑筋の伸展受容体から発せられたインパルスが上行して延髄の呼吸中枢にある孤束核へ伝わります。そして延髄の吻側延髄腹外側（血管運動中枢）から胸髄の中間外側核（交感神経節前ニューロン）をへて、インパルスは遠心性の交感神経を下降して心臓を刺激します。迷走神経心臓枝の働きは抑制され、脈拍は増えます。このとき血管運動中枢は刺激されて血圧は上昇します。

❷吸気のときの吸息中枢の抑制（ヘーリング・ブロイエルの反射）が、反射性血管運動中枢の抑制→血管トーヌスの抑制（血管拡張）をきたすことにより、血圧が低下します。

実際は❶+❷の総和により、吸気時には一瞬ですが血圧は上がり脈拍は増えます。反対に、呼気のときに脈拍数は減り血圧は下がります。呼吸と心臓の働きは関連しています[7]。

7. 腹式呼吸の長い呼気が副交感神経（迷走神経）を興奮させる

呼気の重要な作用の一つに、副交感神経（迷走神経）の興奮があります。私たちが緊張しているときは、交感神経が興奮しています。脈拍が速くなり血のめぐりがさかんになり血圧は上がります。たたかうときや緊張するときには交感神経がさかんに働いています。

一方、副交感神経は食事とそのあと、消化液を分泌させ胃腸をさかんに動かすために働きます。夜眠るときなどリラックスしたときにも働いています。この副交感神経を意識的に興奮させる方法は通常はありません。覚醒して交感神経優位の状態のときに、意識してとくに副交感神経を興奮させようとしても普通は無理なはなしです。

それを唯一可能にさせるのが、とくに逆式腹式呼吸の呼気の場合です。息を深く吸いこんで肺が大きくふくらむときに、肺胞につながる気管支もふくらみます。この気管支には気管支を収縮させるために筋肉が巻きついています。気管支がふくらむと巻きついているこの筋肉がひっぱられて伸展されま

す。本来は縮むための筋肉がひき伸ばされるのです。このとき、この筋肉に内蔵されているスプリング（ばね）のようなセンサー（感知器）伸展受容体（下記・**図4**）が伸展されてインパルス（信号）を発します。気管支がふくらむ

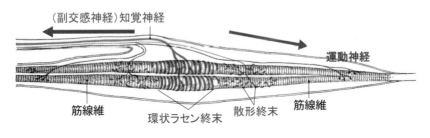

（副交感神経）知覚神経

運動神経

筋線維　　環状ラセン終末　散形終末　筋線維

図4: 伸展受容体（センサー）

(Taschenatlas der Anatomie 越智淳三訳『解剖学アトラス 第3版』535頁、文光堂、1998、9刷) より作成

⇒気管支平滑筋がひっぱられて伸展される⇒伸展されたことを感知するセンサー（伸展受容体）からインパルスが発生し、そのインパルスは迷走神経（副交感神経）の中を上行して延髄の孤束核にいたります。そうして迷走神経心臓枝を抑制して頻脈が生じます。また血管運動中枢（吻側延髄外側部）を刺激して血圧を上昇させます。これは先述したとおりです。

　深く吸った息は、延髄の孤束核（**図5**［44頁］の青色）に密集する背側呼吸ニューロン群において抑制され、吐く息に切り替えられます（ヘーリング・ブロイエル反射）。息を吐くときには、延髄の（後）疑核とその周辺にある腹側呼吸ニューロン群の興奮が、脊髄の呼息性ニューロンにつたわり肋間神経を介して内肋間筋や腹壁筋を収縮させます。これが体性神経による呼気です。

　一方、自律神経による呼気は、延髄の疑核（**図5**［44頁］の赤色）にある副交感神経（迷走神経）の運動神経の起始核（運動核）の興奮が迷走神経を下降して気管支平滑筋を収縮させ、気管支粘膜からの分泌を促進させます。呼気が長くつづけば、この迷走神経の興奮もつづくと考えられます。

　また力づよい呼気は心臓の働きを落ち着かせ、脈拍を減らして血圧を下げます。これは疑核および隣接した迷走神経背側核に起始核がある心臓迷走神経（副交感神経）からのインパルスが下降し、心臓の洞房結節に作用して心

拍数を減少させ、心房に作用して収縮力を低下させた結果です。

　実証されたわけではありませんが呼気については、つぎのように推測されます。呼気のとき迷走神経の運動神経の、気管支平滑筋へいく起始核の興奮は心臓のみならず、疑核とそれに隣接する迷走神経背側核というせまい場所ですからそこに密集している各内臓にいたる迷走神経の起始核をも、いっせいに興奮させるのではないかと考えられます。この興奮は食道・胃・腸などの上半身のほかの迷走神経の各起始核（運動核）にも容易に伝播するのでは

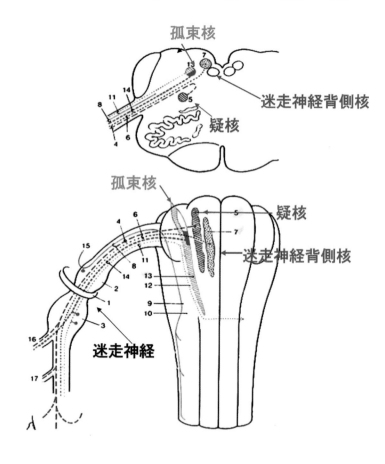

図 5: 延髄内への迷走神経の入口と出口

（Taschenatlas der Anatomie 越智淳三訳『解剖学アトラス 第 3 版』444 頁、文光堂、1998、9 刷）の改作

ないかと考えられます。そして共通の 1 本の迷走神経の中の各々の運動神経
をつたわって興奮のインパルスが下降していきます（**図 6**）。興奮のインパ
ルスが運動神経（運動線維）をつたわって下降するルートを遠心路といいま
す。**図 6 と図 7**（46頁）ではその遠心路を赤色で示しています。

　その結果、気管支～肺胞管の平滑筋の収縮および、心臓の拍動数と収縮力
の減少のみならず、食道・胃・小腸・胆嚢・胆管・大腸（横行結腸 上部か
ら 2/3 まで）の平滑筋収縮（蠕動）の促進、胃・小腸の粘膜からの分泌促進、

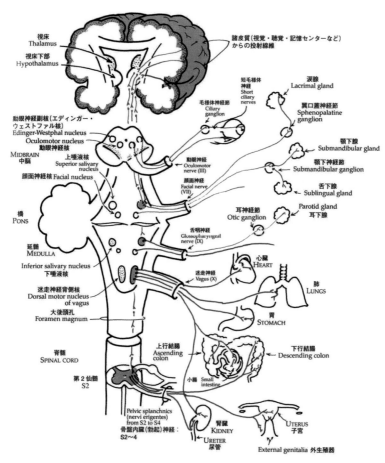

図 6: 副交感神経（運動神経）が支配する内臓

（依藤宏訳『リープマン神経解剖学 第 3 版』63 頁、メディカル・サイエンス・インターナショナル、2008）

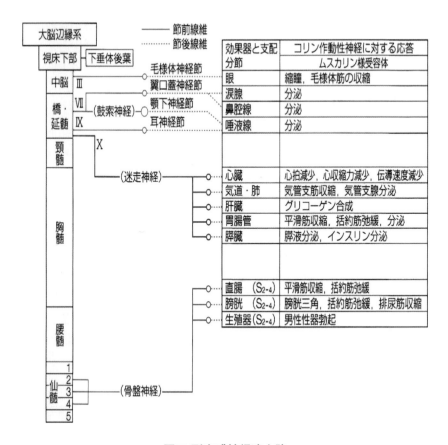

図 7: 副交感神経遠心路

（黒澤美枝子「自律神経系」、小澤瀞司ほか『標準生理学 第 7 版』402 頁、医学書院、2009）より改変

膵液分泌の亢進、さらに肝臓でのグリコーゲン合成、膵臓からのインスリンの内分泌増加、胃・回盲部の括約筋弛緩などが生じるのではないかと、考えられます。

好中球を支配するのは交感神経で、がん細胞を攻撃する細胞傷害性Tリンパ球（CTL）の活性化は副交感神経によるといわれます。したがって呼吸法は、がんに対する免疫力の増進にも役立つものであると考えられます。

ふつうは自分の意思でコントロールできないこの迷走神経（副交感神経）の働きを、自分の意志でコントロールするみちが、長く息を吐くところにあ

るのではないか、ということです。逆式腹式呼吸の修練をすると、息を長く吐くことが容易となります。これらの副交感神経による効果を得るためには、長息（長い呼気）がよいと考えられます。これに対し、後述しますセロトニン神経の活性化のためには、呼吸筋のリズミカルな運動である短息（短い呼気）が向いているかと思われます。

　息を深く吸うと、気管支平滑筋内のセンサー（伸展受容体）から信号が発生し、それが呼吸ニューロンに到達します。するとつぎは息を吐くだけで、ふつうは自分の意思ではどうにもならない遠心性の副交感神経の働きが、迷走神経を介して各腹部内臓におよぼされます。迷走神経は複数の副交感神経がとおる、副交感神経の最大の束です。

　人は健康上、交感神経系の緊張（トーヌス）もある程度は常に必要であり、副交感神経系のみが異常に興奮しすぎるとワゴトニーといって血圧が低下しショックにおちいり、これもよくありません。しかし随時、適度に副交感神経系を興奮させる術を知っていることはたいしたことであると思います。なぜなら、副交感神経系の活動のレベルを上げることは通常はできないからです。

　こういう副交感神経への関与は、普通は自分の意思では不可能です。しかし意志の力で長い呼気ができさえすれば、あとは副交感神経（迷走神経）の興奮を連動させられるのではないか、と考えております。毎日つづけて一年中やっていれば、効果がでてくると思われます。

8.　迷走神経ショックにも有効な深い呼吸

　静脈に針を刺され採血されるときに恐怖のあまり、針の刺入だけでショック状態におちいってしまう患者さんがごく稀にあります。これは副交感神経の過度の興奮による迷走神経ショック（神経原性ショック・ワゴトニー）といい、怖がりで気の小さな患者さんにみられます。血圧が急に下がって気が遠くなり、倒れます。副交感神経が過度に緊張した結果、交感神経の働きが抑制され、動脈の緊張が低下して血管が拡張し血圧が低下します。すばやく意識のあるうちにベッドにねかせ深呼吸を反復させると、まもなく血圧が上がってショックから回復します。

　先述しましたように、吸気で肺がふくらみ気管支平滑筋がひっぱられる

と、そこにある伸展受容体が伸展されて信号が発せられて延髄に上行し一瞬、血管運動中枢が刺激されて血圧は上昇します。これは息を吸うというほんの一瞬のあいだの出来事ですがそれをくりかえせば、血圧が急激に下がってショック状態におちいったときは、この吸気の一瞬の血圧上昇の反復が効いてくるのではないか、と考えられます。

　また、延髄あるいはそれより上位の呼吸ニューロンには、交感神経系と副交感神経系の両者のバランスを調整する働きがあるのではないかと思われ、深呼吸はそれを賦活しているのかもしれません。

9. 逆式腹式呼吸法

　呼吸法の3つ目の要点は、吐く息によって下腹部に腹圧をかけ、そこの臍下丹田の位置に体を支える中心点をおき、心身ともに安定した状態をつくるものと理解されます。臍下丹田に力をいれるのではありません。精神的な安定は先述したように、副交感神経の活動のレベルを上げることでも得られます。

　この場合、下腹部の筋肉は収縮しながら、かつ内部の腹圧によって膨隆・伸展させられていると考えられます。実測したわけではありませんが、そうするとここでも伸張性収縮が行われていると考えられます。伸張性収縮はその筋肉の筋力と弾力性を向上させますから腹式呼吸の年季がはいれば筋肉は肥大し、ひきしまった下腹部がおのずから前へ少しせりだしてきます。はじめからなかなかうまくできることではありません。しかし実修をずっとつづけていると、できるようになってきます。

　呼吸というのは無意識に1日24時間行っているものですが、わざわざ意識して呼吸をすることだけに専念する時間が必要です。短い時間ですが私は毎朝30分、早朝に行う実修を日課としています。みぞおちをやわらかくし下腹部を充実させるという逆腹式呼吸法は、毎日毎日実修を繰り返さなければ、みぞおちのやわらかい状態と下腹部がひきしまり前へせりだした状態を維持することはできません。

　丹田（腹式）呼吸法には、速く短く吐いたりゆっくり吐いたりの変化があります。健康であれば、吸うことに努力する必要はありません。吸う息は肺胞の表面活性剤により、努力しなくても入ってくる仕組みになっています。

息が楽に吸えるだけでもありがたい極みです。

　臍下丹田に重心をおくということは、いろいろな困難な状況におちいったときに、自分の平常心をとりもどし、正しい判断をくだして、勇気をもって立ち上がるためにも重要なことです。単なる観念的な精神論ではなく、呼吸法によって、それも下腹部の筋肉を鍛えて「肚をつくる」ことにより精神力を充実させることができるといわれています。

　私どもは日常の仕事の中で、緊張しなければならないことに遭遇します。そういうときに人頼りをせず、自分で自分をしっかりと立て直さなければなりません。そのためにはまず意識して呼吸をする、ただそれだけのことでも、精神が統一されて好都合です。

　つぎに「腹がすわっていること」が必要であり、「腹をすえるため」に丹田腹式呼吸法は必要不可欠であると考えられます。呼吸法の呼気は、重心を下腹部の丹田におくための練習です。息を吐くときに下腹部の腹筋に力をいれ、重心を丹田にもってくるための練習をしていると、息を深く吐くことによって得られる副交感神経優位の状態とあいまって、いざというときにも興奮していない冷静な安定した精神状態を維持できると思われます。

　"肚がすわる"という言葉は、観念的に度胸があるという意味でつかわれていますが、腹式呼吸法では観念的なものではなく、呼吸法それ自体で下腹部に体の中心点ができれば肚がすわる、と説かれています。

10. 呼吸と動作の関係について

　動作と呼吸は密接に関係しています。たいていの動作は、息を吐きながら行うと安全です。息を長く吐く実力があると、楽に動作ができます。それに対し、動作をしながら無意識に息を吸うのは危険なことです。吸気とバランスがくずれた動作がいっしょになったときに、ぎっくり腰などが起こるのではないかと考えられます。日々の無数の小さな動作において、どのように呼吸するかに関心があります。

　しゃべるときには間をおいて、間で息を吸い、息を吐きながら声をだします。長く吐く実力があると結構です。朗々とよく通る声をだすにはまた発声法の特別な修練が必要です。

　座るときも呼気で行うと具合がよいです。息を吸いながら立つほうが良い

場合もあれば、息を吐きながら立つ方が良い場合もあります。字を書いたり、細かい仕事をするときは、息は細く長く吐きながらするほうが良いと思います。歩いたり走ったりする場合は、1回吸ったあとつづけて数回の断続的な呼気をいたします。そうすると息苦しくありません。

さきほど呼吸の様式と横隔膜のところで、伸張性収縮というものに触れました。呼気のときには弛緩して伸張しながら中央部が上昇する横隔膜は、腹式呼吸であれば横隔膜の付け根のところで腹壁の筋肉が収縮しながら（横隔膜を）下方からひっぱります。それに抵抗するかたちで横隔膜はみずからも伸展しながら収縮をするというものです。この伸張性収縮は筋力と弾力性を向上させるといわれます。

私はこの1月3日にめずらしく映画館にゆき、『最後の忠臣蔵』を観ました。私は大石内蔵助という人物に関心があり、忠臣蔵についてはつとめて勉強するようにしています。この映画は故池宮彰一郎氏の小説『四十七人目の浪士』の最後の章を映画化したもので、「誠」というものが主題となっています。映画は、ほぼ原作に忠実につくられていました。私はこの映画を観ながら涙をながし、正月早々スカッといたしました。

そして大石内蔵助の忘れ形見を演じる女優さんの姿勢のよさに目をみはりました。呼吸をするための補助筋肉には、姿勢を維持するための筋肉と同じものがあります。深く息を吸うときには胸をはり、背骨が後ろにそるようになってきますが、この背骨を両側から支える筋肉は、息を吸うときに働く呼吸補助筋でもあります。

臍から4〜5cm下あたりを丹田といい、むかしからここに体の重心をおく大切な場所であるといわれています。精神を安定させるうえでこの丹田が重要な場所であるとされています。肥田式強健術として一世を風靡した肥田春充氏は、重心を丹田におくために姿勢を最も重視し、それは一見そりかえったような姿勢になっています。

頭は首の真上にあり、胸郭をもちあげ、自分の中心をまっすぐにとおる中心線を意識します。背筋をのばすことによって重心は下腹部に安定します。

姿勢がよいということは、素晴らしく格好よくみえるものですが、健康上も大切なことであるとされています。病人はたいてい姿勢がわるく、背中がまがり、顔を前へつきだしています。健康で長生きする人、元気な人は姿勢

がしゃんとしています。

11. 血栓形成を阻止し血管を拡張させる プロスタグランジン I₂ は深い呼吸で増産される

　プロスタグランジン I_2（プロスタサイクリン）というのは、血管を拡張させて血圧を下げ、血小板の凝集を抑制して血栓をつくらせないようにするホルモンに似た重要な物質です。

　肺胞毛細血管は心臓の右心室からの肺動脈に由来し灌流血管であり、気管支毛細血管は左心室からの気管支動脈に由来する栄養血管です。前者は収縮性にとぼしく、伸展性に富んでいます。一つの肺胞をとりかこむ肺胞毛細血管の数は約 2000 と推定されています。ガス交換に関係するこの肺の毛細血管床の総面積は広大であり 500 〜 1000㎡あるといわれ、それはテニスコートの半分ほどの面積です[8]。ここで酸素や二酸化炭素のガス交換が行われ、重要なプロスタグランジン I_2 等の産生も行われています。そこで一呼吸一呼吸において壮大な生命現象が展開されているのです。

　この肺胞毛細血管の内腔は内皮細胞のみです（**図 8** [52 頁]）。全身の血管内皮細胞の大部分は肺内に存在しています。この血管内皮細胞は単にその表面を物質が通過するだけではなく、重要ないくつもの物質を産生しています。肺はただ呼吸だけをしているのではないのです。

　血管内皮細胞で生成され分泌される強力な血管収縮（昇圧）物質にエンドセリンがあります。エンドセリンは、血管が伸展されたり低酸素症になると血管内皮細胞から分泌されます。これと反対に強力に血管を拡張（降圧）させる物質に、一酸化窒素（NO）とプロスタグランジン I_2 があり、血管内皮細胞から分泌されます。同じ刺激が NO（一酸化窒素）とプロスタグランジン I_2 をともに分泌させます。また、プロスタグランジンは血小板の凝集を抑制します。血管が伸展されたとき（吸気時）に血管収縮物質エンドセリンが分泌されますから、その反対に血管が弛緩（縮小）したときに（呼気時）血管拡張物質 NO やプロスタグランジン I_2 が分泌されるのではないかと推測しています。

　血液を凝固させる血小板は、巨核球からつくられます。骨髄由来の巨核球が、肺の毛細血管の内皮細胞を通過するときに断片化されて血小板がつくら

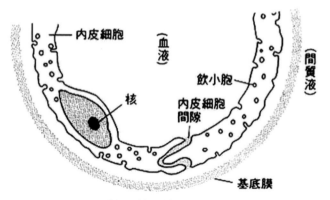

図 8: 毛細血管の断面と内皮細胞

(小幡邦彦ほか『新生理学 第 4 版』377 頁、文光堂、2008、4 刷)

れます。肺は血小板を最も多くつくる臓器であるとされます。この血小板自身が血管内皮細胞とともに、プロスタグランジン I_2 を産生します。

　プロスタグランジン I_2 は肺循環を通過するさいに代謝・分解されません。プロスタグランジン I_2 は主として肺から産生され全身へ放出されています。肺は、プロスタグランジン I_2 を産生する重要な臓器です。

　肺胞毛細血管の伸展と縮小は心臓の拍動に支配されていると考えられますが、直接的には肺胞の伸縮の影響をも受けていると思われます。深呼吸をすると、肺胞毛細血管の伸縮幅が大きくなると考えられます。人体において、血中のプロスタグランジン I_2 の量が深呼吸によって増加することが実際に認められました[9]。

　呼吸法により深い呼吸をつづけていると、増産されたプロスタグランジン I_2 が全身にまわり、血栓性の疾患（脳梗塞、心筋梗塞などのアテローム血栓、心房細動やエコノミークラス症候群等における静脈血栓）の予防になり得るものと考えられます。これも呼吸法の実践による大きな利点となります。**表 1**（53 頁）にプロスタグランジン I_2 の作用をまとめてみました。

　プロスタグランジン I_2 という物質は化学的にも合成されており高価な薬です。難病である原発性肺性高血圧症に対し点滴静注によって投与されていますが、深い呼吸で肺内からこの物質がおのずから分泌されてくるということは重要な知見です。

表1: プロスタグランジンＩ₂の作用

- 肺動脈・毛細血管の内皮細胞で産生される
  呼気で血管が収縮したとき産生される
- 血小板凝集の抑制＝血管内血栓形成の阻止
  血栓性アテロームの阻止
- 血管拡張→ 血圧の低下（原発性肺性高血圧の薬）
- 気管支平滑筋の弛緩＝気管支拡張→抗喘息
- 胃酸分泌の抑制＝抗潰瘍

　プロスタグランジンＩ₂には血小板の凝集を阻止する作用がありますから、血栓をつくらせないようにする働きがあります。小さな血栓は脳などの重要器官へいく（脳血栓をおこす）まえに、肺循環を通過する際に除去されてしまうといわれます。

12.　セロトニン神経の働きを活性化させる
丹田（腹式）呼吸法

　脳内には、精神に関係する３種の神経系があります。快感を誘発する働きのあるドーパミン神経と、不快なストレスに反応して身を守ろうとするノルアドレナリン神経があります。ドーパミン神経があまり働きすぎると、依存症となって具合がよくありません。ノルアドレナリン神経がストレスに反応しすぎると、発病するおそれがあります。それでこの両者の働きがゆきすぎないように、調節する第３の神経が必要であり、それがセロトニン神経であるといわれています。

　丹田（腹式）呼吸をすることによりセロトニン神経がよく働くようになるのではないかといわれます。呼吸法を行っていると気分がよくなり、落ち着いた状態になります。このすかっとする感じは、経験するとこたえられないものです。これはリズミカルな筋肉運動によって、セロトニン神経の末端からセロトニンという物質が分泌されて、標的脳細胞に働きかける結果であるといわれます。セロトニン神経の研究は、まだ比較的歴史の浅いものです。

　セロトニンという物質の９割以上は胃腸でつくられて、胃腸の働きを活溌にしています。脳内でつくられるのは全体の２％程度ですが、感情に関係しますので大切なものです。この脳内のセロトニンの産生をうながす方法は、

意識的なリズム運動、リズミカルな筋肉運動だといわれます [10]。

　いま若い人たちのあいだで和太鼓の共演がさかんです。和太鼓は打つもの聞くもの両者において、つよい躍動感をあたえます。それはセロトニン神経の分泌をさかんにさせるからではないでしょうか。演者は全身全霊をもって意識を集中して叩きますので、脳内のセロトニン分泌をふやすのに効果的であろうと考えられます。丹田（腹式）呼吸の実修も腹圧をかけて腹筋を緊満させる、筋肉のリズミカルな運動です。

　私は歩くことを活用しています。ただ漫然と歩くのではなく、意識して呼吸をしながら歩きます。骨盤を起こして顔を上げ、骨盤を左右に振らずに、リズミカルに歩きつづけることにより、やはり気分がよくなってきます。わざわざそのための時間をとって歩くような暇はなかなかありませんので、用をたすために自動車や自転車にのらず歩くようにしています。

　ただしセロトニンは体内蓄積ができません。その日のうちに再吸収されて分解されます。ですから毎日これらの運動は、繰り返さなければなりません。

　セロトニン神経の働きにより精神が安定し腹がたたなくなり、明るく元気でおだやかに、少々のことではたじろがないようになれば結構なことです。攻撃性が抑制されることは、動物実験でも証明されているそうです。

　痛覚の抑制、抗重力筋の緊張により姿勢がよくなるなどの効果もあるそうです。早朝に呼吸法を行うと、寝ぼけていたのがシャキッとなります。睡眠から覚醒への意識の切りかえが劇的にできて、清々しい高揚感が得られてやる気がみなぎり、閃（ひらめ）きや直感が鋭くなります。逆に、午後になって疲れているときに行えば眠気をもよおします。それでちょうど疲労も回復します。セロトニン神経は、そのときの状態に応じて意識を切りかえることのできる自動装置のようなものです。この自動装置を、意識的な丹田（腹式）呼吸により時間帯によってつかいわけるというのも、呼吸法の一つの目標です。

　抗うつ剤の一つに、選択的セロトニン再取り込み阻害薬（SSRI）があります。セロトニンが脳内で再吸収されて減少するのを防ぎ、脳内のセロトニン量が増えるようにする薬です。ただし体内から自然に生みだされるものとちがって、化学合成されたこの薬にはそれなりの副作用がありますので要注意です。

13.　呼吸法との出会い

　呼吸をすると以上のようなことが体の中では同時進行で展開されていくという、造化（ぞうか）の妙にはいたく感銘させられます。呼吸法を研究して実践しつづけることは一生の得であると思わされます。

　昭和40年代の前半、私は生薬で漢方診療をなさる酒井由夫（よしお）先生というお方に随行して、東京から新幹線で静岡県沼津市の牛臥（うしぶせ）病院に通っておりました。そこでたまたま、正しい姿勢と腹式呼吸法を柱とする岡田（虎二郎）式静坐（療法）というものがあるのを知ることができました。故横山慧吾（けいご）先生が、静坐と森田療法を融合させた方法で、神経症・心身症の患者さんたちを入院させて、集団的に治療しておられました。これは薬物療法によらず、対象患者を自立・再生させる優れた方法です[11]。

　私はそのあと「調和道協会」関西支部の故福間 正氏、本部の故佐藤道平先生（1898-1988）から、息を吐きながらみぞおちをやわらかくするために上半身を前に倒す、丹田（逆式腹式）呼吸法の手ほどきをうけました。

　呼吸法の実修をやりはじめてからそのよさがわかるようになるには、歳月を要します。意思的に継続させるには日課として組みこみます。この呼吸法の実修を30分もしていると、一種の充実感を覚え、気分が高揚してまいります。ひらめくものがあります。勘が働きインスピレーションのようなものがあらわれます。「今日一日やるぞ」という気力がわいてまいります。高揚感ではありますが、静かな高揚感です。

　これは、セロトニンという脳内のセロトニン神経を活性化する神経伝達物質の働きによるという説明がなされており、抗うつ作用があります。そういう“気分の良さ”を感じることができるようになった人は、あとは止められなくなり、ずっとつづけていくことができます。呼吸法の実修が必要不可欠のものであることが体でわかってくると、日課としてそれを毎日継続するという人が次第に増えてきます。

　医学生理学的見地からも、呼吸法は最高級の健康法であると思われます。30分とか1時間という呼吸専門の特定の時間をもうけること自体が、内観（精神を統一し己の内面を視つめること）への入り口でもあります。その特定の時間帯に意識して呼吸をする習慣が、圧倒的に長いほかの時間帯でも意識して呼吸をする基礎となります。

武道や茶道などの動作は呼吸とあわせて行われます。昭和のはじめごろまでは、日本には呼吸法と称するものが数多くまだ存在していましたが、そのあとみるみるすたれ、現在のこっているのはごく少数です。体操、ヨガ、茶道、武道等々「道」と称されるものの中にもすべて呼吸法がはいっていますが、教科書・指導用ビデオなどが体系的に整備され、本部があって組織的に、純粋に呼吸法のみを指導している組織は稀です。現在呼吸法それ自体を専門にして、体系的に教習する組織に「調和道協会」があります。

　藤田霊斎というお方が創始された「調和道・丹田（逆式腹式）呼吸法」は、江戸時代の臨済宗のお坊さんであった白隠禅師の呼吸法の流れをくむものとされます。この呼吸法には、長く吐く長息と短く吐く短息があります。ひと息を30秒、1分、2分と長く吐く長息は古典的にもあったのですが、藤田霊斎氏の呼吸法には、前傾しながら腹筋の上部を弛緩させたまま下腹部を緊満させるところの古来の長く吐く長息だけでなく、短く吐く短息をとり入れたという点に大きな特徴があるといわれます[12]。

　「調和道」の藤田霊斎師は、最後はハワイにおいて昭和32年に90歳で客死されました。ご生前から「自分は調和道により、天寿を全うし得た。自分の体は解剖により近代医学の参考にせられたし」といっておられたそうです。一般に心身の健康法の指導者で、己が生涯にわたって提唱し主導してきたその結果がさらけだされるような、病理解剖の遺言をするような方はきわめて稀です。敢えて斯道のためにそういう遺言をされた藤田霊斎師の行蔵には、ふかい畏敬の念を抱かせられます。

　いまは病理解剖をするかわりに、CT や MRI などによる死体の画像診断（死亡時画像診断：Autopsy imaging 略して Ai）により、死因の究明が行われています[13]。

　藤田霊斎師の病理解剖が要約されたものをみると、高血圧がおありで直接死因は脳幹部の出血でした。かつ気管支肺炎とともに強度の肺気腫がみとめられたそうです[14]。

　肺気腫の定義は「びまん性の、終末細気管支より末梢の気腔の拡大と肺胞破壊とを伴った状態が持続する」ものです。喫煙・大気汚染・気道感染などの反復される刺激が直接の因子となって肺胞は破壊されます。病理解剖がなされたといっても、病理組織検査まで行われたかどうかは不明です。したがっ

て気腔の拡大をともなうものの、肺胞の破壊をともなわない肺の加齢性変化
（老人肺）であったのかもしれません。

　呼吸法の実修を何十年にもわたり徹底的にやってこられたお方の肺に、強
度の肺気腫がみとめられたということは考えさせられます。長年にわたって
反復される深い呼気と吸気が、筋肉をもたない肺胞になんらの影響もあたえ
ないのであろうか、知りたいところです。筋肉や骨ならば使って鍛えるとい
うこともありますが肺胞は、筋肉や骨とはちがいます。

　ヒト肺の成熟は 20 〜 25 歳でほぼ最高となり、それ以後肺機能は直線的に
下降・老化の一途をたどります。肺胞数も減り、肺胞壁も薄くなります[15]。
したがって我々は、肺胞に対してこれを酷使するのみではなく、肺胞サーファ
クタントや弾性線維などを維持するための特別な配慮が必要であると考えら
れます[16]。

参照

1 ）臼田篤伸『ぬれマスク先生の免疫革命』ポプラ社、2007
2 ）今井一彰『免疫を高めて病気を治す口の体操「あいうべ」』マキノ出版、2008
3 ）貫和敏博「呼吸と肺癌」474 頁、有田秀穂編集『呼吸の事典』朝倉書店、2006
4 ）久保田武美『超音波で観察した丹田呼吸での横隔膜の動き』101 頁、医道の日本、2・2011
5 ）雨宮隆太ほか『はじめての呼吸法』70 頁、ベースボール・マガジン社、2005
6 ）本間生夫『呼吸を変えるだけで健康になる』74 頁、講談社 + α 新書、2011
7 ）森憲二『新呼吸器病学』121 頁、文光堂、1999
8 ）小澤瀞司ほか『標準生理学』第 7 版、669 頁、医学書院、2009
9 ）Ishii, Y. & Kitamura, S. Hyperventilation stimulates the release of Prostaglandin I_2 and E_2 from lung in humans. *PROSTAGLANDINS*, **39** No. 6, 1990
10）有田秀穂編集『呼吸の事典』朝倉書店、2006：「リズム運動がセロトニン神経系を活性化させる」 *日本医事新報*、No. **4453**、日本医事新報社、2009
11）横山慧吾『静坐療法』創元社、昭和 49 年
12）佐藤道平『丹田呼吸法の実際』27 頁、創元社、2009、7 刷
13）海堂尊『死因不明社会 — Ai が拓く新しい医療』講談社ブルーバックス、2007
14）村野孝顕編著『道祖 藤田霊斎伝記』139 頁、調和道協会、昭和 57 年
15）森憲二『新呼吸器病学』163 頁、文光堂、1999
16）第 28 回全国操体バランス運動研究会 in 岩手「講演要旨集」、平成 23 年

第3章　尿を飲む

1.　尿療法

『尿療法バイブル』[1] という米国人の書いた分厚い本があります。著者は、子宮内膜症を尿療法で克服したという体験の持ち主です。見るとまず、誤れる現代医学への痛烈な批判が書かれてあります。多くの治験例と参考文献が記載されています。原題は "Your own perfect medicine"（あなた自身の完璧なお薬）です。尿には多種類の生理活性がある微量物質が含まれていて有用であるといいます。同じ論創社から『生命の水 ―奇跡の尿療法』（J.W. アームストロング）と『アマロリ ―フランス版尿療法のすすめ』（ドクター・ソレイユ）が出版されています。

尿療法に関する本は沢山出ており、『まりもの摩訶不思議な世界へようこそ』（平成 15 年初版）という、岐阜県大垣市在住の主婦高田麻りも氏が編集・自費出版されたご本をいただきました。非常に分かりやすく参考になります。高田さんは「いずみの会」という全国組織のがん患者の会の世話役もされているようです。

2.　尿は無用の排泄物ではない

尿はまず、腎臓の糸球体で循環血液から濾過されてつくられます。通常この糸球体での血液の濾過量は 1 日 180L にもおよびますが、1 日の尿量は 1.5L に過ぎませんから、原尿の 99% 以上は尿細管で再吸収されています。血液が循環しているかぎり、水分を全く摂取しなくても微量ながら尿は生成され排泄されます。

生体は、各組織の構成成分や生理活性物質のもとになる蛋白質を、食べ物から摂取した必須アミノ酸や自前のアミノ酸等々から組み合わせて合成します。すべての生物では常に、細胞内の蛋白質の連続的な分解と合成（代謝回転）が行われています。ヒトでは毎日、体蛋白全体の 1 ～ 2%（主として筋肉蛋白）が代謝回転（構造の再編成）をしています。この蛋白分解により遊離されたアミノ酸の約 75% は再利用されますが、余剰となった残りのアミ

ノ酸は将来に備えて備蓄されることはありません。

　新たな蛋白質にすぐ取り込まれなかった余剰のアミノ酸は、すみやかに分解されます。アミノ酸のアミノ基は毒性のあるアンモニア NH_3（気体）→ NH_4^+ アンモニウム塩（水溶性）となりますから、生体は肝臓でこれを 5 種類の酵素群によって無毒な尿素（$H_2N\text{-}CO\text{-}NH_2$）に変換（代謝）してしまいます。アミノ酸以外の窒素化合物からも尿素が合成され、尿素は水溶性ですから老廃物としてその 95％ が尿に、5％ が糞便に排泄されます。アミノ酸のアミノ基窒素をヒトは、水溶性が高くて無毒な尿素に変換する能力を獲得しました。

　生物全般で言えばアミノ酸の窒素成分の排泄の仕方は 3 通りで、アンモニアの形で排泄する魚類、尿酸の形で排泄する鳥類他、尿素の形で排泄する哺乳類（ヒト）他です。

　ヒトの尿には蛋白質の代謝産物として血中よりもはるかに高濃度の尿素をはじめとして、わずかな尿酸、アンモニア、クレアチニンなどが含まれます。尿素は尿の素と書かれるように、尿の有機成分の中では最も高濃度（14 〜 35g/日）に含まれるものです。その尿素は、循環血液から尿へ 70 倍にと濃縮されています。この尿素と食塩が、尿の高浸透圧をつくっています。

　尿を飲んだ場合、尿の主成分である尿素が胃腸で吸収されて循環血液中の尿素の量が増加するようなことはないと思われます。尿素量を知る目的でその窒素量（尿素窒素）を測定しても、日常的に早朝尿を飲むようになった後の私の血清尿素窒素値と、飲む以前のその値との間に差は認められません。

　人が 1 日で摂取している食塩および蛋白質の量は、24 時間中に排泄された尿を全量ためて総量を知り、尿中に排泄されたナトリウムおよび尿素窒素の量から算出する方法があります。

●摂取塩分量 (g/日)＝[尿中のナトリウム量 (mEq/L) ×尿量 (L/日)] ÷ 17
●摂取蛋白量 (g/日)＝
[尿中の尿素窒素量 (mg/dL) ×尿量 (dL/ 日)＋ 31(mg/kg) ×体重 (kg)] ÷ 160

（原茂子ほか『慢性腎臓病（CKD）進行させない治療と生活習慣』95 頁、法研、平成 23 年）

　1 日の塩分摂取量は 7g 以下におさえることを目標にします。野菜を多く

食べていれば、6g 台の尿は飲んでも甘く感じられます。

　日本人の食事摂取基準（2015 年版）によれば蛋白質の、成人男性で 1 日分の推定平均必要量が 50g、推奨量が 60g、成人女性でそれぞれ 40g・50g とされています[2]。しかし腎機能が悪くなければ、80g は欲しいところです。それが動脈硬化を予防し、ひいては脳卒中の予防になり得ます。（本書第Ⅱ部「第10章 脳卒中の研究」参照）

　排尿は生体の水分調節法の一つです。またヒトは蛋白質の代謝終末産物として尿素を尿に排泄します。塩分が過多であれば尿によって、不要な塩分を排出します。

　ビタミン C の合成能を喪失したヒトは、ビタミン C に代わる優れた抗酸化剤として尿酸をつくっています。尿酸や各種の微量のホルモンをはじめとして、かなりの種類の有用な成分もごく微量が尿中に排泄されています。これらも水と同じように大部分が再吸収されたあと、わずかな量が尿中へ溢れ流れこぼれ落ちたものです。決して全く不要な排泄物として尿に含まれているのではないと考えられます。

　飲料水も無く飢餓状態である非常時の際の飲尿は、主として尿の水分に意義があります。片や、日常的な状態での飲尿には、有用な微量成分を含む尿全体にある身体情報が、生体の恒常性を維持する機構（ホメオスターシス：生体の内部環境を正常に維持すること）に働きかけて健康の回復がはかられるのかもしれません。

3. 私が尿を飲むようになった動機

　私は尿を毎朝飲んでいます。尿療法については、私の体に何も問題がなければ、知ってはいるが毎日実践はしなかったでしょう。私には尿を飲みつづけなければならない理由がありました。私の大腸の蠕動は活溌ではなく、弛緩性（かんせい）便秘なのです。

　大黄が入った下剤は前日飲むと一晩かかって翌朝効いてくるものであり、出渋る傾向（便秘）があって気持ちがよくありません。大黄には下剤とともに、収斂剤（しゅうれん）が含まれているからです。一方、尿と多量のお茶を飲むと、わずか 30 分ぐらいで快便が得られます。そして飲みはじめて以来 28 年、ずっと同じように効き続けています。

　故臼井浩義さんという肺がん（腺がん、Ⅲ a 期）の患者さんにすすめられ、1991 年から自分の早朝尿を飲みはじめて、もう 28 年になります（参照：本書第Ⅱ部「第 11 章 肺がん陰影の消失と自己免疫疾患の発生」）。以来、尿を飲まなかった日はほとんどありません。もしはじめていなければ失われた歳月による飲尿の蓄積効果は取り返しがつきません。毎朝、尿と多量のお茶を飲むことによって快便があり、私に尿を飲むことをすすめて下さった故臼井浩義さんは、生涯の恩人です。

　弛緩性便秘である私にとって、優れた下剤である尿を飲むことは生きている限りやめるわけにはいかないのです。そこでまず、尿がなぜ下剤になっているのかを考えてみます。

　尿には経口腸管洗滌剤と似た効用があるということです。大腸ファイバースコープによる下部消化管の内視鏡検査を受けるには、前日はウドン等の粉食にして下剤を飲み、当日は大腸洗浄用の経口腸管洗滌剤（ニフレック 1 袋 137g を 2L の水に溶解したもの）を飲みます。経口腸管洗滌剤は、浸透圧が同じ 2 つの溶液間では水分は移動しないという原理を利用したものです。腸管壁内の組織間に存在する水分と同じ浸透圧の経口腸管洗滌液を飲むと、飲んだ水分は腸管壁で吸収されずに直腸まで到達しますので、多量の水溶液は大腸の内腔を押し広げます。それを大腸壁内にある伸展受容体というセンサーが感知し、伸展受容体から送られた信号が副交感神経の知覚神経によって腰の脊髄と延髄に達して反射し、腸管平滑筋を収縮させるインパルスが副交感神経の運動神経を伝って大腸壁に到達して、蠕動がうながされ排便が起きるというわけです。

　もし尿の浸透圧が体内の組織間に存在する水より濃い（浸透圧が高い）ならば、尿を大量に飲むと、組織間の水分が腸壁から滲み出すことになります。腸管内の水分はさらに増えます。

　私は起床後の尿 200mL を飲んでしばらくして、900mL ほどの活性酸素・フリーラジカル消去剤である茶を飲みます。飲んだお茶で尿の浸透圧は下がります。私の場合は茶と尿の一部も吸収されていると思われ、腸管洗滌剤のようなわけにはいきませんがそれでも、しばらくすると便意を催し、下痢様の快便が出ます。それが短時間のうちに 2 〜 3 回くりかえされて後はすっきりします。

4. 飲尿で極限状況を生きのびる

　三浦半島とグアム島を往復するヨットレースで遭難し、救命用いかだで太平洋を漂流した際に7名中、尿を飲んでいた1名だけが助かったという体験談の本があります。(本書第Ⅲ部「第16章 生死の研究」参照)

　1人だけ生還したこの佐野氏は、非常時に飲む水が無いときには自分の尿を飲むべきだという話をどこかで聞いた覚えがあったそうです。しかしそれまで1度も飲んだことがなく、飲んだのはそのときが初めてでした。

　このとき救出された佐野氏が、遭難時に自分の尿を飲んでいたということが全く無視されています。私どもは佐野氏が救出された経緯を読み、ああこれは飲尿のおかげだなと文句なしに思うのですが佐野氏本人にも、飲尿が劇的な生還をもたらしたという認識はなかったようです。現代医学では飲尿の効果は全く無視されていますが、それは大きな偏見です。

　あちこちで巨大地震が発生していますが、もし瓦礫(がれき)の下で救助されるのを待たなければならないという極限状況におかれたら、人は己の尿を飲まなければなりません。飲まず食わずでも、生きているかぎり血液は腎臓を循環しますから、尿は必ず出てくるものです。塩分の補給と血液の濃縮を防ぐために、その尿を飲む。これは極限状況において生き延びるために知っておくべき知識です。何よりも、普段から尿を飲むことが習慣になっていればよいのです。

5. 尿は血液の上澄みのようなもの

　尿という漢字は字源を見ますと、尸(しかばねかんむり)の中に水と書きます。しかばねかんむりは「うしろ」という意味に変わってきました。「尿」は「尻から出る水」という意味です。

　動脈血は腎臓に入り糸球体と近位尿細管で内容物が濾過(ろか)され、静脈により外に出ていきます。血液から濾過されて尿ができます。尿は血液からつくられますのでほとんど無菌で清潔であり、腸内細菌の塊である不潔な大便とは全く異質のものです。

　排出された尿を放置しておくと、尿中の尿素がアンモニアと二酸化炭素に分解されます。アンモニアが発生するとその尿は飲めなくなりますので、新

鮮な尿を飲みます。

　かつて古代ローマでは尿は必需品でした。容器が街角に置かれ、通行人は
その中に尿を排出しました。尿から発生したアンモニアからアンモニウムイ
オンが生じ、それは成人用の外衣を漂白する漂白剤として用いられたそうで
す [3]。

　採血した血液は赤色の溶液ですが、容器に入れた血液は上澄みの血清と沈
殿する成分とに分離され、上澄みの血清は黄色い色をしています。腎臓で血
液からつくられる尿は、この血清と似たような色をしています。尿は水分の
99.2% をはじめとして多くの成分のほとんどが尿細管で再吸収され、尿素の
41.2% という低い吸収率は例外的です [4]。

　例外を除けば尿は、血液の上澄みのようなものと考えられます。尿が不潔
だというのは、その出口である外陰部が不潔なわけです。尿のことを「大便」
に対して「小便」と呼ぶために、尿が汚いものであるという先入観をもたれ
てしまうことになります。またいまの医学も、表立っては尿のことを排泄物
としてしか認めていません。しかし、尿からは沢山の薬物が抽出されていま
す。尿は大便とは全く異質のものです。

6. 尿の成分

　尿の大部分は水ですから、尿量は水の排泄量と考えられます（水分は体重
男性の 60%、女性の 54%）。糸球体濾過量は 180L/ 日に及びますが、尿量は
わずか 1 〜 1.5L/ 日ですから 99% 以上が尿細管で再吸収されています。

　尿素は血中濃度の 70 倍という高い濃縮率で尿中に含まれており総排泄量
は 14 〜 35g/ 日と、排出量としては最多です。総排泄量の第 2 位は食塩の
15 〜 20g/ 日で、この濃縮率は 1 〜 2 倍です。量でいうと尿の主成分は、水分・
尿素・食塩です。男性では体重の 60%（女性では 54%）を占める水分の調節と、
生体が備蓄できない摂取蛋白の最終代謝産物の大部分である尿素の排泄と、
体液の浸透圧等々をつくるために必須の塩分の調節などが、尿の役割です。

　先述したようにある程度以上の尿を飲むと下剤効果があります。また殺菌
作用があるとされ、皮膚の角質の保湿剤でもあります。クリームなどに配合
されて販売されています。

　ほかに微量ながら血中の 12 倍に濃縮された尿酸があります。尿酸といえ

ば短絡的に痛風、悪い物と連想されがちですが尿酸自体に害はなく、むしろビタミンCと同等かそれ以上の抗酸化作用があり生体内では非常に貴重なものです。人間の体はビタミンCを自前でつくることはできませんが、尿酸がその代わりに抗酸化作用の働きをしているといわれます。

エリスロポエチン（EPO）は、骨髄の造血幹細胞、赤血球系前駆細胞と結合して赤血球を分化誘導する重要なホルモンです。全EPO量の85〜90%が腎臓で産生されています。自己免疫により造血幹細胞が攻撃されて骨髄が低形成となった再生不良性貧血の患者さんには、EPOの産生量が増加します。しかし骨髄の機能不全のためにEPOには標的細胞が存在せず、EPOは血中に増加します。EPOは血中から尿中に溢れこぼれ落ち、再生不良性貧血の患者さんの尿中にはEPOが相対的に増加します。

糖蛋白質であるエリスロポエチン(EPO)というホルモンを、再生不良性貧血の患者さんの大量の尿から世界で初めて抽出して純化し、その化学合成・遺伝子組換えへの道をきりひらいた生化学者は日本人でした。熊本大学医学部の4級上の先輩で、宮家隆次という方です。私の大学同期生の竹熊宜孝君が宮家氏の同門の後輩という関係で竹熊君からEPOというホルモンのことをよく聞かされており、私には思い入れがあります。

かつての腎不全の死因は、高窒素血症のみによるのではなく、エリスロポエチンの欠乏による絶望的な貧血でした。輸血をしても高窒素血症を増悪させる悪循環になります。単なる透析療法だけでは腎不全の患者さんを救済することはできませんでした。

腎不全で血液透析をしている患者さんの腎臓機能は廃絶しておりエリスロポエチンが分泌されないので、エリスロポエチンの製剤を注射します。透析をしている患者さんが貧血で死亡せずに長生きできるようになったのは、このエリスロポエチンが大量生産されて健康保険で給付されるようになったからです。

尿由来の医薬品にはエリスロポエチン（造血ホルモン）のほか、世界中で使われている有名なウロキナーゼ（血栓融解剤）があります。心筋梗塞の原因となる血栓を溶かす薬です。その他、尿には微量ながら女性ホルモンも含まれています。それら有益な成分を尿から取り出した製剤もあります。

尿をそのまま飲めばタダなのですが、タダの医療はいまの資本主義の世の

中では流行りません。お金のかからない飲尿療法というものは、今後も現代
医学では無視されるでしょう。丹田腹式呼吸法も同様です。しかし、健康保
険が適用されていないからその治療法のレベルが低いというのは、実に大き
な偏見です。

　尿療法の指導者であった故中尾良一医師は、軍医としてビルマに派遣さ
れていました。衛生状態の悪い戦地でマラリアにかかった患者や、戦争で怪
我をした兵士たちに、治療手段が何もないために尿を用いて効果があったと
のことです。私も野山で毒虫に刺されたときには、自分の尿をぬって急場を
しのぎます。夏季、自宅で虫に刺されて腫れ、痒い場合も同様です。竹酢が
あればなお結構です。

　蛇に咬まれたらまず傷口を見て、大きな一対の歯型が上部に2ヵ所あって
小さな歯型がそれにつづいていればマムシを疑い、傷口より心臓に近いとこ
ろを紐でしばります。ライターの火炎で消毒した刃物で歯型ごとに切開し、
出てくる血液と体液に含まれる毒を吸い出して吐き棄てます。傷口を消毒す
るためにその人の尿をぬります。こういう応急措置をしながら、ショック対
策のために病院へ搬送します。意識障害などつよい全身症状がある場合に限
り、ウマ抗毒素血清の注射が必要かもしれません。抗毒素血清には強い副作
用がありますから妄りには注射しません。なお、患部が腫れず痛みがなけれ
ば、毒蛇が咬んだ可能性は低くなります。

　江戸時代に平野重誠という人により書かれた『病家須知』という、いまで
言う赤本のような優れた家庭医学書があり、農文協よりその復刻版が出てい
ます。それによれば、有害なものを食べてしまった時の心得として（小腸か
ら吸収されないようにするための小腸性下剤として）ヒマシ油などの植物性
の油の服用がよいと書かれてあります。油がない場合には尿を飲めばよいと
書かれています。とっさの場合には尿を使うしかありません。

　先述の高田さん編集の本による尿の飲み方によれば、健康法として飲む尿
の量は30〜60 ccでよいとされています。必ずしも量は沢山飲む必要はな
いという考え方です。要するに、口の中の粘膜に尿が触れることが大切であ
り、あとで口を水やお茶でゆすがずに、数分間口に含んでおくことが有効で
あるといわれます。1日1回5〜10滴を舌上に滴下して口に含むだけでも
よい、また毎日ではなく数日おきでもよいといわれます。

重症の場合、1日の全量を飲むという方法もあります。1日中、出る尿だけを飲んで絶食することもできますが、まだ私は自分でそれを実行する機会に恵まれません。その他、鼻から入れて口から出す、尿をぬって歯ぐきを指圧する、尿による洗眼、浣腸用の器具を使って腸に入れる（腸洗浄）、火傷に尿で湿布等々、さまざまな用法が尿療法の研究者たちにより挙げられています。これらには研究の余地がありそうです。

参照

1）マーサ・クリスティ、佐藤雅彦訳『尿療法バイブル』論創社、2004
2）香川芳子『食品成分表 2015』女子栄養大学出版部、2015
3）入村達郎ほか監訳『ストライヤー生化学 第7版』637頁、東京化学同人、2013
4）加藤昌彦ほか『イラスト 人体の構造と機能および疾病の成り立ち』東京教学社、2010、4刷

第4章　ビタミンCの臨床
──ビタミンC欠乏症は多く、これを検査せず
放置している現代医学の盲点──

1. 壊血病とビタミンCの歴史

　現代の私たちが出会うところのビタミンCの欠乏は、相対的なものです。人々はビタミンCのサプリメントは摂っていなくても野菜や果物等はある程度食べていますから、ビタミンCが体内にほとんどゼロであるという壊血病のような絶対的な欠乏症は極めて例外的なものです。しかし悪性新生物や動脈硬化に基づく脳梗塞・心筋梗塞等々において、相対的なビタミンC欠乏症は広範囲に存在していると考えられます。ただ、ほとんど関心が払われていないために、血液を検査して調べられていないだけのことです。そのことが疾病治癒の遷延や悪化を招いている場合が少なくないと考えます。

　ビタミンCといえば「壊血病」というように連想します。壊血病という名前は、Scurvyという英語の日本語訳です。Scurvyは本来形容詞であり、英和辞典には卑しい・下劣な・浅ましいなどの日本語があてられています。大変よくない言葉で、患者は汚らしい悲惨な死に方をするので忌み嫌われたのだろうと思われます。

　症状としては全身倦怠、全身の疼痛があり、血管の壁がもろくなるので皮内出血・皮下出血・歯肉の出血が常態化し、そして出血箇所からの感染があります。口の中には微生物が沢山いますので、そのうちの感染性微生物は疎となった血管壁から血流に入り全身に回り、さまざまな感染症を引き起こします。口腔内の感染がひどくなると、口の中が腫れあがり化膿し出血することにより食べ物を食べられなくなり、栄養失調という悪循環となって衰弱し死に至ります。出血は歯茎にはじまって全身の皮膚から出血し、非常に汚らしい死に方をしました。この壊血病の原因がビタミンCの絶対的な欠乏であるということは、長い間わかりませんでした。

　これはもともと遠洋航海をするヨーロッパ人の疾患であり、日本人には絶対的なビタミンC不足による壊血病は稀であったようです。日本の室町時

代の 1497 年、ポルトガル人ヴァスコ・ダ・ガマは約 150 名を乗せた船団で
リスボンを出港し、アフリカ大陸の喜望峰を回ってインド洋へと向かいまし
た。当時は冷蔵庫などありませんので、果物・野菜などの生鮮食品は積み込
めず、それがもとで 10 週間経つとビタミン C 欠乏症が発生し、やがて死者
が続出します。2 年後に生還したのは 55 名だったといいます。55 名も生還
できたのは途中で寄港し、新鮮な果物を補給したからに違いありません。

　ヨーロッパでは 15 世紀以降の大航海時代において、何ヵ月にもわたる冷
蔵庫なしの航海ですから、パンとチーズ、干物、塩漬けの肉だけで生の果物
や野菜を食べずにいると、船員たちはビタミン C の絶対的な欠乏に近づい
て壊血病にかかりました。壊血病はヨーロッパでは長期の航海のほか極地探
検、十字軍など戦争による長期の遠征軍、離乳食がパンとバターだけであっ
た乳幼児等において多岐にわたってみられたといわれます。

「壊血病の症状が臨床的にあらわれるのはかなりゆっくりしていて、質の悪
い食事を摂り続けて 60 日から 90 日がたってからである（常に船上で現わ
れるのは出港前から船員が栄養失調であるため）。衰弱、身体の不調、出血
しやすい、関節の痛み、末端の腫れなどの身体的症状より先に、憂鬱、不機
嫌、ぼんやり、やる気がないといった心理的徴候が出る。さらに進むと歯茎
が腫れてぶよぶよし、出血する。息が臭くなり、皮膚は黄ばんでゴムのよう
になる。内出血して皮膚や目の下に紫色の斑点が出て、末期になると骨折で
一度ついた骨も剥がれる。アスコルビン酸を与えなければ、起立などの急な
動きで心臓や脳に内出血が起こって死ぬことになる。アスコルビン酸以外に
有効な手段はない。

　平均的な健康体のヒトの体内にあるアスコルビン酸は 900 ～ 1500mg 程度
である。1 日の必要量は約 50mg で、体内のアスコルビン酸が 500mg を切ると
壊血病の症状が現われはじめ、長期間低いままだと症状は悪化する。

　壊血病にならないための最善策は、体内のアスコルビン酸値が平常値以下
にならないようにすることである。症状が現われてから治療したのでは見当
のつかない大事に至りかねず、帆船時代の船上は典型的なそれだった。船で
は治療のためにアスコルビン酸を多く含む食糧を使う必要があったが、そう
した食糧を船内で保存や貯蔵がうまくできなかった。

　ふつうの船員が生活し労働する条件も壊血病に陥りやすかった。海の生活

は健康が維持できる環境にはない。現代の研究では、寒くて湿気の多い環境、質の良い睡眠が十分取れないこと、厳しい体罰の恐怖、嵐、戦闘などによる過度のストレスはアスコルビン酸の消耗を激しくすることが分かっている。炎症や発熱、また傷が癒えるときにもアスコルビン酸の消耗は増える。船乗りはまさに壊血病が避けられないような生活環境と労働条件の下にあるので、予防は生易しいことではない。帆船時代の水夫のライフスタイルは、病気を寄せつけないようにするだけでも陸上で暮らす一般人よりも多量のビタミンCが必要だった。」[1]

　18世紀のヨーロッパは覇権を求めて、戦争に明け暮れました。戦争に勝利するためには制海権は絶対に譲ることができないにもかかわらず、どの国の海軍にとっても大量の船員が死んでいく壊血病がアキレス腱でした。帆船軍艦の動力は風と人力でしたから、漕ぎ手が死んで減少すれば戦争ができなくなります。漕ぎ手の下級の船員たちは地獄のような帆船の中で苦しみながら壊血病で死んでいきました。

　ヨーロッパ諸国、とりわけ英国にとって壊血病の克服は、船の位置が正確に測定できるようになったこと、種痘、蒸気エネルギーの開発と並ぶ大発見であったといいます。壊血病の克服により英国は、7つの海を支配し世界の覇者となったのでした。

　この日本列島の中で野菜や果実を摂れないということはあり得ませんので、日本では典型的な壊血病は問題にならなかったのでしょう。冷蔵庫が普及し野菜や生ものをある程度食べている現代では、絶対的なビタミンC欠乏症である壊血病は見られませんが、不健康ないしは病気の根底に相対的なビタミンCの欠乏症がある患者さんは少なくないようです。患者さんの血清ビタミンC濃度を測り、それが不足している方にはビタミンCを補給すると病状は軽快しますので、ビタミンCの欠乏症であったことが証明されます。臨床検査を専門にしている㈱SRLが自社でビタミンCを測定するようになったのが2006年からといいますから、日本でも各疾患の血清ビタミンC濃度の多寡を論じることができるようになったのはごく最近のことです。

　壊血病の原因は長い間わかりませんでした。多くの植民地をかかえた英国の、海軍の医師J. リンドが壊血病にかかった水兵たちにオレンジとレモンを与え、壊血病が回復することを認めました（1747年）。18世紀末以降、

英国では長期間航海する船員にライム果汁をあたえる法律が制定され、壊血病は激減したといいます。

　南極探検で有名な英国のスコット隊5人は、南極点到達の先陣争いでノルウェーのアムンゼン隊に敗れます。スコット隊も遅れて極点に到達しましたが帰途（1912年1月）、猛吹雪と氷点下60度に達する悪天候のため前進が困難になり、食糧と燃料が不足し全員が凍死します。人間は生存不可能であると思われるような悪天候でした。壊血病が致命的であったといわれますが、準備した携行食にはペミカンというアメリカインディアン由来の食べ物が記載されています。

　ペミカンとは動物の乾燥肉を粉末にし、それを沸騰した油に入れてつくられるといわれます。干しブドウなどの果実を入れる場合もあるそうです。携行食ですから生活の知恵で、ペミカンの中にはビタミンCが含まれていたのではないかと思われますが、詳細は不明です。スコット隊の当初の食糧はペミカン、ビスケットとバターだけで飲み物は茶であったと記載されています[2]。

　1907年にノルウェーのA. Holst（ホルスト）は、モルモットに壊血病を発生させる動物実験に成功しました。1919年英国のドラモンドはオレンジ果汁の中に壊血病を防ぐ水溶性の栄養素があることを発見し翌年、それを初めてビタミンCと命名しました。

　ハンガリー出身のA. Szent-Györgyi（セント ジェルジー）は、ウシの副腎から強い還元力のある物質の結晶を分離し（1927年）、モルモットを用いた壊血病の動物実験を行って、この物質に壊血病の治療効果があることを証明しました（1932年）。同年、アメリカのC. G. King（キング）もレモンの汁から純粋なビタミンCの結晶を単離し、それがモルモットに対する抗壊血病作用があることを証明しました。英国のW. N. Haworth（ハワース）らはSzent-Györgyiから試料の提供を受け、1933年にビタミンCの構造式を決定しアスコルビン酸と命名しました。同年、ポーランド出身のT. Reichstein（ライヒシュタイン）らが有機合成によるビタミンCの化学合成に成功しています。

　ノーベル賞は、ビタミンCを最初に分離し筋収縮の機構を解明したSzent-Györgyiが、生物学的燃焼とくにビタミンCおよびフマル酸の触媒作用に関する発見の功績で生理学医学賞を、HaworthはビタミンCの構造式

決定の功績で化学賞をともに 1937 年に、ビタミン C の化学合成に成功した Reichstein は副腎皮質からステロイドホルモンの一種であるコルチゾンを分離した功績で生理学医学賞を 1950 年に、それぞれ受賞しています。

　化学者たちは連携して、ビタミン C を純粋な物質として分離して構造式を決定し、6 年後にそれを化学合成することに成功しました。そこまで行き着くのに無数の犠牲者を出しながら数百年かかっています。『壊血病とビタミン C の歴史—「権威主義」と「思いこみ」の科学史』[3)]、には、そういう試行錯誤の歴史が書かれてあり、読む者にとっては感慨無量です。

　昨今の、金のなる木を発見したような業績に対するノーベル賞の授賞を、大変もてはやし非常に有り難がるマスコミの風潮に私は反撥を感じるのですが、人体にとって基本的なビタミン C の研究に対するノーベル賞の授与は、どんなに賞賛してもし過ぎることはありません。これは人類史上、実に偉大な業績でありました。

　ビタミン C の補給を 20 日も断てば血漿ビタミン C 濃度は徐々に減少し、疲れやすいなどの症状が出てきます。そして 50 日もたてば生体内のビタミン C の量は底をつき、筋肉痛や呼吸困難、精神症状、小児では発育不全などの影響が出てきます。3 ヵ月もたてば壊血病となって全身の出血により危機的な状況に陥ります。そして 100 日で死の転帰を迎えます。出典は不明ですが「壊血病に至るビタミン C 欠乏の進行」としてこのような記載が、『エキスパートのためのビタミン・サプリメント』[4)] にありました。

2. ビタミン C 血清濃度の基準値について

　私のところで採血した血液は、熊本市医師会の検査センターに送られ遠心分離して血清を得、血清 0.5mL を専用容器に入れ、混和後（除蛋白）に遠心分離し、その上澄みを遮光ポリスピッツに入れて㈱ SRL 熊本営業所へ送られます。それが東京都八王子市の㈱ SRL の検査センターへ送られ、3 日後に検査データの報告書が私の所へ届けられます

　ビタミン C の血清濃度の正常値 / 基準値をどう考えるのかという問題があります。現在では血液検査については、大病院であっても簡単な検査を除いては業者に外注するところが多くなっています。そして検査業界の寡占化が進んでいます。ビタミン C 血清濃度の検査を行っている㈱ SRL の基準値の

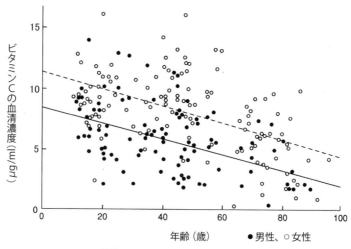

男性：r＝-0.453, y＝8.169-0.0649x
女性：r＝-0.526, y＝11.480-0.0719x

図1：ビタミンCの血清濃度と年齢・性差 （10µg/mL＝1mg/dL）

(Sakai, R. Influences of Sex and Age on Serum Ascorbic Acid. *Tohoku J. exp. Med.* **140**, 98, 1983) より作成

　根拠を尋ねたところ、健康な職員（男女各50人）の血液を採って調べたという
ヒストグラムのデータが送られて来ました。これによれば10µg/mL（＝
1.0mg/dL）当たりの数値が最も多くなっています。彼らの標準とする基準
値は0.55～1.68mg/dLと巾が広過ぎます（平均9.6µg/mL＝0.96mg/dL）。
またサプリメントとしてビタミンC等を摂取している人を除外することが
重要ですが、その点が記載されておらず不明です。この会社の基準値の表記
は性差や年齢差を考慮していません。この点、ビタミンC血清濃度が性別
や年齢により異なるということを知っている者にとっては、物足りません。
　あるビタミンサプリメントの専門書をみますと、健常者の血清ビタミンC
濃度の平均値は1.20±0.5mg/dL、患者の場合は0.97±0.85mg/dLとあり、両
者の差はわずかです。いずれも性差や年齢は無視されており、どういう患者
なのかもわかりません。詳しく調べたいと思ってもデータの出典が記載され
ておりません。これでは専門書の格が落ちます。
　図1は12歳から96歳までの男性95名、女性122名の血清アスコルビン
酸（還元型と酸化型の合計）を測定した日本人のデータです。ただし85歳

以上は数名、90歳以上はわずかに2名です。被検者はみなビタミンサプリメントを服用していない人々で、早朝空腹時に採血されたと記載されています。これによれば血清ビタミンC濃度には性別と年齢差があり、負の回帰直線は両者の間に明らか（p＜0.001で有意）な負の相関があることを示しています。私はこの図の回帰直線に患者さんの年齢・性別を入れて基準値を算定し、測定された患者さんたちのビタミンC濃度の多寡の目安にしています。

がん患者の血漿ビタミンC濃度は低い

　凡（おおよ）そがんの患者さんは、それが発見された未治療の初めの段階においても、相対的なビタミンC欠乏症の状態にあることが多いと考えられます。

　がんの患者さんの血清（血漿）ビタミンC濃度が低いということは、すでに数十年前から知られていたようです。がん患者のビタミンC濃度を調べた、1979年から1981年にかけての外国の論文の総括があります。研究者の名前、がんの種類、患者数、がんの患者と対照となる健常者の血漿ビタミンC濃度（単位mg/dL）、白血球数 10^8 個に含まれるビタミンCの量（μg）が記されています[5]。

　11件の報告において、すべてがん患者のビタミンC血漿濃度は、健常者に比べて低くなっています。ただしこの論文でも、健常者ビタミンCの血漿濃度には著しい性差と年齢差があることは考慮されていません。担がん患者のビタミンC濃度が0.48mg/dLである場合を除き、他はすべて0.3mg/dL（3μg/mL）以下であるという低値です。

　このような事実はすでに知られていたことですが、がんの臨床では現在全く無視されています。ビタミンCの血清濃度を測定する検査は健康保険で認められているにもかかわらず、まず実施されることはありません。明らかにビタミンCが欠乏していると思われるようなケースでもそれを検査して調べることせず、必要不可欠なビタミンCの補給をないがしろにして手術や化学療法等がなされていきます。しかしビタミンCの欠乏が是正されなければ、如何なる治療も非常に効率が悪く、効果が上がりにくいと考えられます。たとえば切除手術をしても傷口が治りにくい回復が遅い、元気が出ない、がんが再発しやすい等々、ということになると思われます。

3. ビタミンCの意義・生理作用

　生体は自ら産生することはできないが生きていくのに必須の成分、産生してもごく微量で不十分なため食品から摂取しなければならない必須の成分を、ビタミンといいます。

　この数あるビタミンの中でもビタミンCはその多彩な作用と重要性において、ビタミン類の中核に位置するような存在であると考えられます。

　ビタミンC（Lアスコルビン酸）を体内でつくることのできる動物は多く、それはDグルコースを出発原料として合成されます。グルコースすなわちブドウ糖です。

　イヌやネコは自分の体内で必要な量のビタミンCを十分つくることができるので、野菜・果物を食べなくても大丈夫です。しかしヒトを含む霊長類、ゾウ、モルモット、ある種の鳥、コウモリ、魚類には本来必需品であるビタミンCを体内でつくることができないという構造上の弱点があるので、食物から摂取しなければなりません。

　ビタミンCの化学名は、Lアスコルビン酸（Ascorbic acid）といいます。Lというのは配糖体として左型、AscorbicのAというのはAnti（反、抗）を意味し、scorbicはScurvy（壊血病）です。つまりアスコルビン酸は、壊血病に対抗する物質、抗壊血病因子であるという意味でつけられた名称です。壊血病は絶対的なビタミンC欠乏症です。日本人は明治時代にScurvyという英語を「壊血病」と訳しました。壊血病というと、汚らしい印象は受けません。

　ビタミンCには多くの生理作用がありますが、その主な生理作用は次のとおりです。

コラーゲン線維の強化

　ヒトの体の全蛋白質の約30%はコラーゲンです。大量には、皮膚・血管壁・骨・靱帯・軟骨などの支持組織の結合組織をつくっている主要な蛋白質がコラーゲンです。支持組織を鉄筋コンクリートにたとえれば、鉄筋に相当するのがコラーゲンという線維です。

　コラーゲンは身体のあらゆる組織に広く存在し、その役割を果たしていま

す。またその量を問わなければ、成熟した赤血球といったごく一部の細胞を除いて、身体中のあらゆる細胞で合成されています。そして各部位の多様な役割に対応すべく、コラーゲンの種類とその多寡は組織や部位によって異なります。コラーゲンの種類は型といい、少なくとも28の型のコラーゲンがヒトの組織で同定されています。

　ビタミンCはそのコラーゲンの合成を活性化させ、コラーゲン線維相互に架橋を形成するのに補酵素として働き、コラーゲンを骨格とする細胞間物質（細胞外マトリックス）を成熟させ、細胞の増殖をも活性化させるという極めて重大な働きをしています[6]。

　ビタミンCの生理作用の第一は、組織をつくるコラーゲン線維の補強と維持にあります。コラーゲンの線維は、3本一組のポリペプチド鎖が規則的な3重らせん構造になってロープ状の分子を形成しています。この場合酵素（プロリル3,4トランスレラーゼとリシルヒドロキシラーゼ）によって、ペプチドのアミノ酸であるプロリンとリシンに水酸基が一つずつ付加され、それらが水分子を介して水素結合をすることによりに、3本のポリペプチド鎖相互の間に規則正しく架橋が形成されます。（図2）

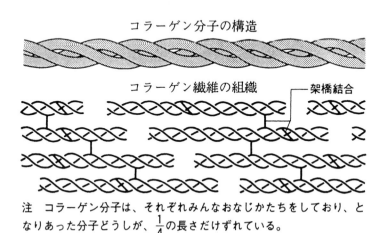

コラーゲン分子の構造

コラーゲン繊維の組織　　　架橋結合

注　コラーゲン分子は、それぞれみんなおなじかたちをしており、となりあった分子どうしが、$\frac{1}{4}$の長さだけずれている。

図2：コラーゲンの構造とその架橋構造

（三石巌『老化と寿命 ―「とし」をとらない秘訣とその実践』121頁、太平出版社、1992、2刷）

架橋は、3重らせんのポリペプチド鎖の線維の撚りがほどけないように固定しています。複数のロープ同士の間にも架橋がかけられて、全体として架橋によりコラーゲン組織は丈夫につくられます。この架橋が形成されなければコラーゲン線維のロープはほどけ、皮膚の真皮層にある結合組織は脆弱になり、骨の骨質は脆弱となり骨折します。動脈では壁内の結合組織が脆弱となり、極端なビタミンC欠乏症の場合はそこから出血します。

動脈

　内膜・中膜・外膜の3層構造の動脈壁のタンパク質の結合組織には、強度をつくるコラーゲンと弾性のあるエラスチンの2通りがあります。若いときにはエラスチンが多く、加齢とともにコラーゲンが増えていきます。内膜にはよく発達した有窓の内弾性板があり、中膜では平滑筋とつながった緻密な弾性線維網が主となり、外膜と中膜との境界に発達のよくない外弾性板があります。外膜には動脈を周囲と結びつけ、縦方向に並ぶコラーゲン性の結合組織と斜走する線維の格子があります。

　動脈の直径が拡張するのは内弾性板の伸展によります。内弾性板の主な成分はエラスチンで、コラーゲンも含まれます。エラスチン線維も、コラーゲン線維と同じように架橋によって強化されます。エラスチン線維とその架橋形成のためには、ビタミンB_6と銅イオンが必要です。

　コラーゲン線維のこの架橋をつくるのに、コラーゲンに含まれるアミノ酸のプロリンやリシンに水酸基（-OH）が、それぞれ一つずつ付加されなければなりません。付加された水酸基が水素結合によって架橋をつくりコラーゲン分子同士を固く結びつけます。この場合、水酸基を付加する酵素（プロリル3,4トランスレラーゼとリシルヒドロキシラーゼ）の働きを助ける補因子（補酵素）の存在が必要不可欠となっています。補因子は非ヘム鉄（2価鉄イオン）、α－ケトグルタル酸とビタミンCです。前2者はもともと生体内に存在するものですが、ビタミンCだけが本来存在しないものであり、これだけは食物から摂取するしかありません。摂取の程度や消耗の程度の個人差はありますが、ビタミンCは不足しがちです。

　生体はコラーゲンなしには生きていかれず、正常なコラーゲンができるかどうかがビタミンCにかかっており、ヒトの場合それを合成できないのです。

骨

骨は材質からみれば、カルシウムやリン酸などが結晶化したハイドロキシアパタイト（リン酸カルシウムの一種）を主体とする無機成分（ミネラル成分）と、蛋白質であるコラーゲンが主となる有機成分でつくられています。骨を折れにくくさせているのは、骨を硬くさせているミネラル成分だけではなく、コラーゲンによる撓み・しなやかさです。

コラーゲンは骨の重量当たりその20%を占めるに過ぎませんが、体積当たりではその約50%をしめています。コラーゲンの質が低下すれば、骨の強度も低下します。骨とコラーゲンの関係は、鉄筋コンクリートの建物にたとえられます。鉄筋に相当するのが蛋白質のコラーゲン成分で、コンクリートに相当するのがリン酸カルシウム等のミネラル成分です。

鉄筋は鉄筋同士が鋼線で規則正しく束ねられています。コラーゲン分子もコラーゲン架橋によって規則正しくつなぎ止められ、コラーゲン線維となっています。鉄筋の鋼線に相当するコラーゲン分子の架橋は、骨芽細胞が分泌するリジルオキシダーゼという酵素とその補因子であるビタミンCによって秩序正しくつくられるのが健康な若い人の標準です。

また、加齢にともない生体の抗酸化能が低下し、また糖尿病による高血糖や酸化ストレスのため終末糖化産物（Advanced Glycation End products: AGEs）が増え、このAGEsが関与して過度につくられる架橋があります。このAGEs架橋ではコラーゲン線維は脆弱になることが知られています。それでAGEs架橋は"悪玉架橋"と呼ばれています[7]。

糖尿病、腎機能障害、ステロイドホルモンが使用されている場合等において、測定された骨密度値が低下していなくても骨折しやすいのは、骨質の支柱であるコラーゲン線維の架橋が"悪玉架橋"になるからといわれます。"悪玉架橋"をつくるAGEsの産生には活性酸素が関与していますから、AGEs対策にはビタミンCやビタミンEをはじめとする抗酸化ビタミンと野菜やお茶からのポリフェノール類の十分量の摂取が必要です。

結合組織の主成分であるコラーゲンと称する健康食品は沢山ありますが、コラーゲンを経口摂取したところで、小腸がコラーゲンをそのまま吸収することはできません。コラーゲンは高分子ですのでそのままでは吸収されませ

ん。私たちの体は、原材料を食べると蛋白質は小腸で蛋白分解酵素によって、吸収されるように数個のアミノ酸にまで小さく分解されます。生体は、そのアミノ酸を組み立てて必要な蛋白質へと再合成する作業を行っています。

　食べた全てのものがそのまま吸収されて体の一部になるのではなく、口から入れた分子量の大きなものは必ず小腸で消化酵素により小さく切断してから吸収されるようになっています。小さくばらすことにより、無毒にするということでもあります。口から入れた分子量の大きなコラーゲンも小さく切り刻まれ、コラーゲンを構成するアミノ酸単位の小さなペプチドへ分解されてはじめて吸収されます。コラーゲンを食べてもそれがそのまま体の組織のコラーゲンとして用いられることはありません。

血管新生の阻害

　がん転移を阻止する方法の一つとして、病巣部の血管新生を阻害する方法が考えられています。血管新生阻害剤が、がん転移の阻害剤となり得るというわけです。

　実験の結果、ビタミンＣが血管透過性を下げ血管新生を妨げることが報告されています。ビタミンＣパルミテート（Ｌアスコルビン酸－6－パルミテート）はさらに強く血管新生を阻止するといいます。ビタミンＣパルミテートは、未修飾のビタミンＣよりも低濃度でコラーゲン合成を促進し、酸化ストレスを軽減します。これら両作用が関与して、血管の新生が阻止されると考えられています[8]。

　ビタミンＣ誘導体には、がん性腹膜炎になっているマウスに対し延命効果があることは後述します。その延命効果の一因は、増殖する腫瘍の血管新生を阻止することで転移を阻害したものであろうと考えられます。

認知症の予防と治療

　少し古い本ですが『ボケはビタミンＣで治る　脳が甦る重大発見』[9]によれば、ある種の認知症の予防ないしは治療には、ビタミンＣ製剤の摂取が有効と思われます。著者の松家博士は30年来、毎日ビールを半ダースとワインを飲み、野菜や果物は嫌いなので食べないという食生活をしていたそうです。この方は、どうもビタミンＣ欠乏症でした。

　故三石巌博士の『ビタミンC健康法』他の著作を読んだのがきっかけで
ビタミンC／アスコルビン酸（1〜2g/日）を飲み、慢性的なカゼの症状・
口内炎・歯肉出血・ボケ症状（思い通りに言葉が思い浮かばない・理解力の
低下・まともな話ができない）が治ったというのです。頭がすっきりしてき
たというのです。

　それで松家博士は、ご自分が病院長をしておられた内科病院（平均年齢
78歳）の約150人の入院患者さんたちを対象にして、ビタミンC（0.5g/日）
とビタミンE 50mgをサラダやジュース等に入れ給食で供与しました。この
費用は病院長の自弁だった由です。この人体実験は成功でした。

　入院患者さんたちの、すでにできていた褥瘡（床ずれ）は治癒し、新たに
発生しなくなりました。数あるボケ症状の中でも最も多いとされる、夜間せ
ん妄（夜間に寝ないでうわごとを言う、徘徊する、怒鳴る、病室で大小便を
する等々）が激減しました。物忘れ、幻覚、妄想が著しく改善されていきま
した。風邪をひく患者さんがいなくなりました。

　残念ながら著者ご本人をふくめ患者さんたちの血清ビタミンCの濃度が
測定されていませんので論文にはなりにくいのですが、よく分かるはなしで
す。しかし現在このはなしは完全に埋もれています。

　このはなしの解釈の一つとして次のようなことが考えられます。血液−脳
関門の実体は、穿通枝動脈などの脳毛細血管内皮細胞やグリヤ細胞の、細胞
間結合であるとみなされています。細胞間結合とその周囲の細胞間質の結合
組織がビタミンC欠乏によって疎となり間隙が生じれば、血液−脳関門は
正常に機能しなくなります。有害な諸物質の脳細胞内への流入により、繊細
な脳細胞が傷害されるおそれが生じます。ビタミンCの補給が認知症に有
効な原因の一つは、ビタミンC欠乏によりコラーゲン組織が疎となったた
めの血液−脳関門の破綻を、補給されたビタミンCが本来の緻密なコラー
ゲン組織に復旧させ、内皮細胞間の結合を本来の強固なものにし血液−脳関
門を正常化させたためであろうと推測されます。

　また、脳内に発生する有害なフリーラジカルを還元するビタミンCの効
果もあるはずです。ビタミンCが褥瘡（床ずれ）を治癒させたのはビタミ
ンCの補給により、皮膚組織内の崩壊していたコラーゲン分子間の架橋構
造が正常化した結果によるものに他なりません。

骨粗鬆症
こつそしょうしょう

本書第Ⅰ部「**第6章 転倒・骨折し寝たきりとならないために**」に詳述しています。

活性酸素の消去（酸化防止 / 還元作用）

最も重要なビタミンＣの意義の第1は、その酸化防止（還元）作用です。酸化には、①酸素と化合すること、②水素を引き抜くこと、③電子を1個奪うこと、という3通りの定義があります。酸化防止とは還元作用のことです。還元とは酸化の正反対であり、①酸素が奪われること、②水素と化合すること、③電子を受け取ること、の3通りがあります。

ビタミンＣは、酸化作用がある相手に電子を与えて相手を還元し、自らは酸化されます。ビタミンＣは電子供与体という還元剤です。健康法としてビタミンＣを摂取する意味は、活性酸素や過酸化脂質ラジカル等が生体の分子を酸化して変質させる、という弊害から身を守るために、ビタミンＣ自らが身代わりとなって率先して酸化されるという犠牲にあります。

活性酸素には有害な微生物を酸化して処理するという生体防禦の善玉の役割もありますが、他方では有害な活性酸素を消去することは生体の健康保持のために欠かせないことです。そのための活性酸素消去剤は多数用意されているのですが、その中でも食餌から得るビタミンＣの占める比重は大きいものがあります。

生体の全細胞内のエネルギー産生装置であるミトコンドリア内において、エネルギーを取り出す過程で常時活性酸素 / フリーラジカルが発生します。そのスーパーオキサイド（$\cdot O_2^-$）を、生体は肝臓で自らつくった酵素（スーパーオキサイドディスムターゼ：SOD）および飲食で得るビタミンＣによって、活性酸素ではありますがフリーラジカルではない過酸化水素に還元します。

この過酸化水素を生体は、保有しているカタラーゼおよびグルタチオンペルオキシダーゼによって還元し、普通の酸素と水にして消去します。

ここで消去されなかった過酸化水素は2価鉄イオンによって還元され、有害な水酸化ラジカルというフリーラジカルに変化されます。この水酸化ラジカルを生体は、自ら保有しているグルタチオンペルオキシダーゼ・尿酸・女

性ホルモン等のほかに飲食で得るカロテノイド類・ビタミン C と E・フラボノイド類・ポリフェノール類によって還元し、水と酸素にして消去します。

　この際、過酸化水素に電子を供与した 2 価鉄イオンは 3 価鉄イオンになりますが、ビタミン C は 3 価鉄イオンに電子を供与してそれをふたたび 2 価鉄イオンにもどします。これでまた水酸化ラジカルがつくられるという悪循環となります。ビタミン C にはこういう二面性があります。

　ビタミン C の酸化 / 還元作用については、本章「7. **生体内で再生されるビタミン C**」でさらに詳述します。

皮膚のシミ

　顔や手など体の表面にできるシミは紫外線の照射（酸化）によって、皮膚の基底細胞層のメラノサイト（色素細胞）から生じるメラニン色素です。メラノサイトにおいて、アミノ酸のチロシンからドーパ、ドーパからドーパキノンを経てメラニンがつくられます。ビタミン C はドーパキノンをドーパに還元してそれ以後の酸化の進行を阻害し、メラニン色素の生成を抑制します。

　紫外線への暴露によってできたシミ、遺伝的な雀斑（そばかす）が紫外線に当たり濃くなったもの、日焼けの後の色素沈着等は、ビタミン C を摂取すればその還元作用である程度は軽減されます。

　悪性新生物や肝硬変症等の大病に罹ると、顔面のみならず全身の皮膚に（陽光が当たらぬ背中にも）黒いシミが大きく多く出てきます。それは体内でフリーラジカルによる酸化現象が亢進している（還元力が低下している）ことを示す不吉なサインとして理解されます。

動脈硬化

　コレステロール自体は全細胞膜に必要不可欠な物質であり、決して悪者ではありません。コレステロールを細胞内へ運搬する低比重リポ蛋白（LDL）の 1 成分である不飽和脂肪酸が酸化されると、その部分は過酸化脂質ラジカルという有害なものになります。過酸化脂質ラジカルの有害性と、有益なコレステロールとが意図的に混同されています。

　生体は過酸化脂質ラジカルを異物としてとらえ、食細胞がこれを処理しま

す。食細胞はこれを処理しながらラジカルとなったものが内部に累積して自らは死にます。それらが泡沫細胞となって血管壁内に溜まりアテローム（粥腫）性動脈硬化となります。

　粥腫性動脈硬化は動脈壁内に取り込まれた酸化LDLによる傷害です。このLDLの酸化を防ぐために抗酸化ビタミンや植物由来のポリフェノール等が活躍します。粥腫性動脈硬化による冠動脈の狭窄・閉塞がもとで発生する心筋梗塞などの心臓血管死のリスクはビタミンEの摂取で減少し、ビタミンC・Eサプリメントの併用でさらに減少し、そのリスクは半減しています[4]。

　動脈の壁内には内弾性板と外弾性板の2層の支持組織があり、動脈の伸展・伸長を司っています。内弾性板はエラスチンとコラーゲン、外弾性板はコラーゲンです。加齢によりエラスチンが減りコラーゲンが増え、動脈が拡張する伸展性・弾力性が減ってきます。これは加齢や酸化ストレスによって終末糖化産物（AGEs）が増加し、それがコラーゲン分子に過度の架橋をつくり先述した"悪玉架橋"となって動脈壁を脆弱にさせるからです。これも動脈硬化であり、果ては動脈瘤を生じて破裂するという血管の破綻をきたします。活性酸素がらみの終末糖化産物を防ぐためにも、ビタミンCをはじめとする活性酸素消去剤が必要となります。

　メタボリック・シンドローム、血清コレステロール値が高いなどと騒ぎ立てている背後には世界最大の売り上げを誇る、コレステロールの合成を阻害する薬の製薬メーカーが控えています。私は患者さんのコレステロール値がある程度高くても、コレステロール値を気にする必要はないと申し上げます。問題はLDLが酸化されないようにつとめること、コラーゲンに"悪玉架橋"ができないようにすることであり、十分な酸化防止剤を摂取することをおすすめしています。

アドレナリンの合成

　ストレスが発生すると交感神経が働きその末端から分泌されたアドレナリンやノルアドレナリンが、交感神経が支配する組織の平滑筋や心筋を収縮させます。交感神経は心拍数を増やし血圧を上げ、冠動脈を拡張し血流を増やし、瞳孔散大筋を収縮させて眼を開きます。ストレスに立ち向かう態勢です。
　アドレナリンは高峰譲吉らにより初めて（1901年）、ウシの副腎から結晶

化されたホルモンです。アドレナリンは、副腎においてアミノ酸（チロシン）から合成されます。その合成の過程で必要な酵素を、活性化する補因子としてビタミン C が不可欠です。そのため生体内では副腎中に単位重量当たり生体内で最も多くのビタミン C が貯蔵されています。

カルニチンの合成

生体は細胞内のミトコンドリアで、エネルギーのもとになる ATP をつくっています。エネルギー産生システムの一つである β 酸化を行うための原料である脂肪酸を細胞質からミトコンドリア内に搬入するために、カルニチンが必要です。このカルニチンをアミノ酸から生合成するのにビタミン C が必要不可欠です。

鉄の吸収促進

主として肉類に含まれるヘム鉄の 2 価鉄イオンは、十二指腸でつくられる輸送体により小腸から吸収されます。片や卵・乳製品・穀類・野菜に含まれる非ヘム鉄の 3 価鉄イオンの吸収はとても悪い。ビタミン C は 3 価鉄イオンに電子を与え 2 価鉄イオンへと還元し、小腸から鉄が吸収されやすい形にします。その結果、貧血が改善されるであろうという考え方があります。

しかし還元された 2 価鉄イオンは、生体内に発生している過酸化水素に電子を供与して水酸化ラジカルに還元します。寿命は極めて短いけれども水酸化ラジカルというフリーラジカルは、諸悪の根源であり非常に危険な分子です。したがって、生成される水酸化ラジカルを消去するために、カロテノイド類や野菜・茶に含まれるポリフェノール・フラボノイド等の抗酸化剤の十分量の摂取が必要です。

ビタミン C の相対的欠乏が促進する老化

健康な日本人成人のビタミン C 体内貯留量は 1500mg とされます。そのうち約 3% が毎日代謝されます。血清の総ビタミン C（酸化型と還元型）濃度は、加齢とともに減少します（図 1 [72 頁]）。若年者ほど高値で、高齢者ほど低値です。また、女性に多く、男性が少ない。60 歳の男性で約 $5\mu g/$ mL、女性で約 $7.5\mu g/$mL です。

加齢にともない血清ビタミンC濃度が減少する理由は、老化にともなう腸管からの吸収能力の低下か、ビタミンCの体内保持能力の低下か、ビタミンCの体内消費量の増加であるのか、いまだ明らかではありません。しかし老化が進まないようにしたいと思えば、この傾向を放置することはできません。

　ヒト等は他の動物には存在する、グルコースからはじまるビタミンC合成経路の最後に位置する酵素（L－グロノ－γ－ラクトン酸化酵素）をつくる遺伝子に変異があるため、ビタミンCを合成できません。モルモットはヒトと同じですが、通常のマウスはビタミンCを生合成することができます。

　遺伝子工学の技術によって、マウスのビタミンC合成経路の最後の段階の直前に位置する酵素、グルコノラクトナーゼ遺伝子を破壊（ノックアウト）した実験用マウスがつくられました。このマウスはヒトと同じくビタミンCを合成できません。離乳後のマウスをビタミンCが全く含まれない餌や飲み物で飼育すると、コラーゲン線維の構築が不完全なために大腿骨骨折、口や鼻からの出血等で死亡します。死亡したマウスの血液、肝臓、腎臓内のビタミンC含有量は正常マウスのそれぞれの数％以下でした。これが、ビタミンCの絶対的欠乏による壊血病の場合です。

　ビタミンCを合成できないこのマウスを、ビタミンCが相対的に欠乏（1日必要量7mg/日の2.5％）した飼料で飼育すると壊血病にはならないけれども、このマウスの寿命は、ノックアウトしていない普通のマウスが50％生存する24ヵ月の、4分の1（6ヵ月）に短縮されることが認められたよしです。死亡したマウスは解剖の結果、壊血病ではなかったことが確認されています。ヒトにおいても、ビタミンCの長期的な相対的欠乏は老化をうながすのではないか、と思われます[10]。

4. 酸化ストレスにさらされる生体の重要部分に含まれる高濃度のビタミンC

　健康人の臓器に含まれるビタミンCの濃度を測定することは許されませんので、マウスのそれが調べられました。組織重量1g当たりのビタミンCが一番高濃度で配置されているのは副腎です。小脳、大脳、脾臓とつづきます。

眼房水中のビタミン C は水晶体を紫外線による酸化から守る

　白内障は、目の水晶体を構成する主要な蛋白質であるクリスタリンが、目から入る紫外線で生じた活性酸素により酸化されて変質し、白く濁って光を通しにくくなった状態と考えられます。

　ヒトの水晶体の前の眼房水には、高濃度のビタミン C が含まれています。眼内の眼房水には血中ビタミン C が移行して濃縮蓄積され、ヒトの眼房水 100mL ＝ 1dL 中には 15 ～ 20mg/dL のビタミン C が存在します。ビタミン C の標準血清中の濃度が 1mg/dL であることと比較してください。眼房水中のビタミン C の濃度は、目に入る紫外線の量が多い昼行性の動物（ヒツジは 30mg 弱）の方が、夜行性の動物（ラット・トラは 0mg に近い）よりも高く、これは合目的であります。ビタミン C が水晶体の身代わりになって酸化され、活性酸素を還元します。

　ただしここで発生する活性酸素はビタミン C が還元するスーパーオキサイドのみではありません。ビタミン C だけでは消去できない活性酸素も発生しています。ビタミン C のみならず他の抗酸化物質をも十分に補給して眼房水中の抗酸化能を高く保てば、発生すべき白内障の程度を軽くするか、その発生を予防できる可能性があります。

肺胞サーファクタント中の高濃度ビタミン C は肺胞の酸化を防ぐ

　健康な成人は、1 日に約 2 万 5000 回の呼吸をほとんど無意識に行っています。肺は日夜、空気中の酸素にさらされ、酸化されるという酸化ストレスをうけつづけています。肺は空気を吸うことそれ自体により、肺がんになる危険にさらされています。肺胞の膜成分や肺胞サーファクタントが活性酸素によって酸化されフリーラジカルとなれば、それが肺がんをつくるもとになるという宿命をもった肺の組織は、たいへん危険な場所です。肺組織の成分を酸化する空気中のラジカル分子は活性酸素、窒素ラジカル、オゾン等々です。

　ところがかなりの人々が肺がんになるのかというと決してそうではなく、肺がんになって死亡する人は 2014 年の集計では 1 億 2570 万人の日本国民のうちわずか 7 万 3373 人です。人口 10 万人当たりの肺がんによる年齢調整死亡率は日本が 19.4 人（2013 年）であるのに対し、カナダ 38.2 人（2011 年）、アメリカ 35.1 人（2011 年）です。因みに肺がんの相対 5 年生存率（2005

〜 2009 年診断症例）は、日本 30.1%、スウェーデン 15.6%、米国 18.7% です。日本人の成績が良いことは特筆すべきです。

　肺がんで亡くなる人が人口 10 万人当たりわずか 30 人前後にしか過ぎない理由は、肺には酸化防止のための装置が備わっているからであり、また肺には多くのリンパ節を含む免疫の装置が存在するからです。気管支の末端にある肺胞の数は全体で 3 億といわれ、その表面積を合わせると 100㎡ほどと推定されます。その肺胞の全表面は表面活性物質を含む粘稠な湿潤液で覆われておりそこが肺の、酸化ストレスに対する最初の防禦機構です。

　肺胞壁表面の湿潤液には、ラジカル分子を消去する高濃度のビタミン C をはじめ、ビタミン E・血清蛋白であるアルブミン・セレン蛋白であるセルロプラスミン・鉄蛋白であるトランスフェリン・ラクトフェリン・SOD・カタラーゼ・グルタチオンペルオキシダーゼ等々の抗酸化物質が含まれています。

　体内環境では、摂取された総酸素量の 95% 以上は各細胞内のミトコンドリアの電子伝達系で代謝され、そのうち 1 〜 2% の酸素が活性酸素スーパーオキサイドに変換されます。このスーパーオキサイドを過酸化水素に還元するのが SOD とビタミン C です。生成された過酸化水素は、カタラーゼ等の酵素によって瞬時に水と酸素に分解消去されます。

　本書第 I 部の**「第 2 章　呼吸法の生理学」**の図 2 (35 頁）は、肺胞を輪切りにしたものです。白い部分が肺胞内腔の空間になっており、取り込まれた酸素は空気血管関門を通って図の赤色で囲まれた血管の血液中に溶け出し、逆に血液中の炭酸ガスは同じ空気血管関門を通って肺胞内に取り込まれるという仕組みでガス交換が行われています。意識することもなくいとも簡単に呼吸をしているつもりでも、実は肺の中ではこのような精巧な仕組みが間断なく働いているのです。

　息を吸う、すなわち肺胞が簡単に膨らむのには、そこにシャボン玉の原理があります。肺胞の表面の湿潤液がただの水に等しい体液であれば空気を入れようとしても、水の表面張力すなわち縮小する力によって、肺胞はふくらみません。肺胞の表面の湿潤液が石鹸水のような表面張力を下げる表面活性剤であるからこそ、肺胞はシャボン玉のように簡単に膨らみます。

　肺胞の表面の湿潤液には、水の表面張力を大幅に減らす作用がある脂質 /

表面（界面）活性物質（剤）が含まれています。脂質とアポ蛋白の複合体を含んだこの湿潤液を肺胞サーファクタントといい、肺にとっては非常に重要な物質です。

　ところがこの脂質成分は、肺胞内に取り込まれた酸素中のラジカル分子により酸化されて有害な過酸化脂質ラジカルというフリーラジカルになる宿命があります。この対策として、この湿潤液の中には血中のビタミンCが移行して血中の26〜150倍もの高濃度に濃縮、蓄積されています[11]。

　喫煙によって生じるフリーラジカルが、この肺胞サーファクタントの脂質を酸化してラジカル化させる危険性があります。これが肺がんの有力な原因になると考えられます。裏を返せば、喫煙によるこの肺胞サーファクタントの脂質のフリーラジカル化を防ぐために含まれている、肺胞の湿潤液内の大切なビタミンCが消耗されます。喫煙しつづける人は、ビタミンCの大量補給をしつづけなければなりません。

　肺胞サーファクタントの脂質成分はジ・パルミトイル・フォスファチジルコリンといいます。パルミトイルとはパルミチン酸と結合していることであり、湿潤液の脂質成分に飽和脂肪酸であるパルミチン酸が含まれています。

　油性ビタミンCに、アスコルビン酸（ビタミンC）とパルミチン酸とをエステル結合させた、ビタミンCパルミテートという誘導体があります。エステル結合とはビタミンCとパルミチン酸が結合して水分子が一つ取れたものです。単なるビタミンCでは体内に摂取されると速やかに酸化されてその還元性（抗酸化）を失うおそれがありますが、パルミチン酸とエステル結合させることにより、体内で水分子と化合（加水分解）してはじめてパルミチン酸がはずれますので、ビタミンCの抗酸化作用の発現がゆるやかになります。またビタミンCパルミテートは脂溶性ですから、脂質の細胞膜を通過しやすく、そのまま細胞内へ取り込まれます。これをビタミンC前駆体ともいいます。

　ビタミンCサプリメントとして摂取されたビタミンCパルミテートのパルミチン酸は、生体内で酵素による加水分解でビタミンCからはずれます。その後、肺胞サーファクタントの材料として転用されるかどうかが問題です。パルミチン酸を含む大量の脂質を肺は自ら産生し、肺胞サーファクタントに供給しなければならないのです。その素材の一つがビタミンCパルミテー

トというサプリメントにより日々補給されるなら、一石二鳥となるのではないかと推測されますが、長期的にはどうなっているのか分かりません。

　長期的に経口摂取されるパルミチン酸が安全であるかどうかも問題です。ラットのその急性毒性はLD_{50}値（被検体数の50%を致死させる濃度）では10g/kg以下とされています。ビタミンCパルミチン酸エステルの3g/日を体重50kgのヒトが摂取するとその量は0.06g/kg/日となり、その急性毒性は十分に低いようです。しかし慢性毒性はどうでしょうか[12]。

好中球の貪食作用の維持

　好中球は細菌を貪食する過程で、スーパーオキサイド（$\cdot O_2^-$）をはじめとする大量の活性酸素を産生します。その活性酸素に暴露されて、好中球自身のみならず周辺の組織も活性酸素から傷害をうけます。

　それに対し、好中球自身は内部に高濃度のビタミンCを含有し、活性酸素から身を守っています。ビタミンCが身代わりになって活性酸素の酸化攻撃を受けます。一方細菌は活性酸素の攻撃から身を守るためのビタミンCを、取り込むことができないのでヒトの健康にとっては好都合です。

胃壁の防備のため胃液に高濃度ビタミンC

　胃液の強い塩酸、および蛋白分解酵素のペプシンから胃粘膜自身をまもるために、胃の細胞は周囲に細胞外マトリックス（格子様の防備）を構築して自らを防護するカプセルをつくります。このカプセルの基質はコラーゲンであり、コラーゲン線維を強固にする架橋形成のためにビタミンCが必要不可欠です。それで胃液中には血中ビタミンCが移行して5〜6倍に濃縮されています。

　胃内の酸性条件下で、摂取した肉・野菜・魚・飲料水などに含まれる亜硝酸化合物とアミノ化合物が反応して、発生するニトロソアミンが胃がん発症の一因といわれています。ビタミンCはアミノ化合物よりも早く亜硝酸と反応してニトロソアミンの生成を抑制します[4]。そういう意味でビタミンC欠乏は、胃がんの発症に関係があります。

5. ビタミンCの間接的な有害（活性酸素の発生）作用

　ビタミンCは活性酸素を消去する還元性の分子ですが、その反対に間接的に活性酸素の生成に関与する性質もあります。これがビタミンCの有害な一面です。

　体液中にアスコルビン酸モノアニオンとして存在する遊離ビタミンCは、可逆的な酸化を受けやすく相手分子に電子を与えて還元し、自らは弱いラジカルであるモノデヒドロアスコルビン酸となります。この相手分子は3価鉄イオン、遊離した酸素（とくに銅イオンの存在下）、Lアスコルビン酸酸化酵素、ポリフェノール酸化酵素などです。なおモノデヒドロアスコルビン酸ラジカルは酵素により還元されて元のアスコルビン酸モノアニオンになるか、不均化反応によってデヒドロアスコルビン酸と元のアスコルビン酸モノアニオンになり、ラジカルとして存在するのはわずかであるとされます。

　3価鉄イオンはビタミンCによって還元され2価鉄イオンとなり、2価鉄イオンが酸素分子を還元して活性酸素スーパーオキサイドになります。スーパーオキサイドはSODやビタミンC・ユビキノンによって還元され、過酸化水素になります。過酸化水素は、主に生体内成分であるセレン蛋白のグルタチオンペルオキシダーゼや鉄蛋白のカタラーゼと、植物から摂取するビタミンC・ポリフェノール・フラボノイド等によって水と酸素へ消去されます。この場合、ビタミンCの過酸化水素への直接的な消去作用は、きわめて弱いとされています。

　また2価鉄イオンは過酸化水素を還元して、強力な活性酸素である水酸化ラジカルにします。そうなると3価鉄イオンを2価鉄イオンにしたビタミンCは、間接的に過酸化水素から有害な水酸化ラジカルというフリーラジカルを生成させる点が、ビタミンCの有害性というわけです。ビタミンCがプロ・オキシダント（酸化促進剤）といわれる所以です。

　したがってビタミンC単独摂取は危険であり、水酸化ラジカルを還元・消去するビタミンEやカロテノイド群、お茶や野菜のポリフェノール・フラボノイド等々の抗酸化物質と常に併用することが大切です。そのほか生体内ではヒスチジン・尿酸・グルタチオンペルオキシダーゼ等が、水酸化ラジカルを還元・消去してくれます。

ビタミンＣの超高濃度点滴静注療法の問題点

　がんの患者さんに、未修飾のビタミンＣの超高濃度点滴静注療法を行っているグループがあります。彼らの出版物[13]を見てみるとまず静注されたビタミンＣが生体内で過酸化水素を大量に発生させることから話がはじまります。

　実はまず血清ビタミンＣの濃度を測定し、ビタミンＣの不足とその程度を確認し、ビタミンＣの不足を補給するという基本から話がはじまらなければなりません。がん患者には欠乏していることが多いビタミンＣを補給するだけでもビタミンＣ自体の働きによって、悪性腫瘍の現場で猖獗を極めている有害なフリーラジカルの消去と、コラーゲン線維の補強によって、がんの進展は抑制されると考えられます。何も過酸化水素の抗がん作用へと飛躍する必要はありません。

　生体内の過酸化水素は通常、細胞のミトコンドリア内で常時発生しているスーパーオキサイド（$\cdot O_2^-$）という活性酸素に、SODという還元酵素やビタミンＣが電子を供与（還元）することで生じます。一般に生体内では、スーパーオキサイドを経由しなければ過酸化水素は発生しません。未修飾のビタミンＣの超高濃度点滴静注療法においても発生する過酸化水素は、スーパーオキサイドをビタミンＣが還元して生じたものと理解されます。

　通常の酸素が１電子還元されて生じる、フリーラジカルである活性酸素スーパーオキサイドは、以下のようなところから発生しています。

①生体の食細胞（マクロファージ・好中球・単球・好酸球）にあるNADPHという酵素が産生する。このフリーラジカルは侵入してきたウイルス等の異物を酸化・攻撃する。

②すべての細胞が保有し、細胞内の発電所ともいうべきミトコンドリア内の呼吸器系の冒頭で酸素が還元されて生じる。

③細胞内に普遍的に存在し毒物や薬物を分解するチトクロームP450/NADPH還元酵素が産生する。

④心筋梗塞や脳梗塞で血流が遮断（虚血）され、それが治療によって再開通したときに、傷害された細胞や組織から遊離されるキサンチンオキシダーゼという酵素から生じる。このスーパーオキサイドによる傷害を虚血再灌流障害という。

⑤ビタミンCにより3価鉄イオンが2価鉄イオンに還元されると、2価
鉄イオンが通常の酸素をスーパーオキサイドに還元する。

通常はこのようにして発生するスーパーオキサイドから還元されて、過酸
化水素が発生します。

フリーラジカルではない過酸化水素は、活性酸素の一種ですが比較的安定
した物質です。細胞膜を通過して出入します。過酸化水素そのものが、がん
細胞を殺傷するのではなく、過酸化水素が金属イオン（2価鉄イオン他）に
より水酸化ラジカル（・OH）になることで強い酸化作用を発揮し、細胞膜
や遺伝子を傷つけます。しかし、ビタミンCの超高濃度点滴静注療法の論
文と書籍には、この水酸化ラジカルというフリーラジカルについての記載が
全くありません。

消毒液の過酸化水素（オキシドール）は、傷口に生じている出血の溶血中
の2価鉄イオンにより還元されて強力な水酸化ラジカルとなり、それが細菌
の細胞膜を酸化して損傷を与え細菌を死滅させます。出血（溶血）していな
い場所をオキシドールで浸しても殺菌効果はありません。

SODやビタミンCがスーパーオキサイドを還元することによって発生す
る過酸化水素を、無害な普通の酸素と水に分解して消去する酵素を生体は有
しており、それはカタラーゼとグルタチオンペルオキシダーゼです。消毒液
オキシドールを傷口にぬると発生する泡は過酸化水素が、溶血した赤血球内
から出たカタラーゼによって酸素と水に分解されたその酸素です。

カタラーゼは正常赤血球内には存在しますが、他の正常細胞ではエネル
ギー産生装置であるミトコンドリアの中にだけ存在します。

がん細胞内のミトコンドリア内にはカタラーゼが少ないという前提があり
ます。これは過酸化水素がカタラーゼによって分解処理されないことを意味
します。過酸化水素が処理されずに残存するということは、過酸化水素から
危険な水酸化ラジカルが生じるという、がん細胞にとっては致命的なことで
す。そのため元々、がん細胞はカタラーゼないしはグルタチオンペルオキシ
ダーゼに代わる過酸化水素を消去する強力な手段を他にもっていなければ、
生存・増殖をすることはできないはずです。敢えて人為的に、大量のビタミ
ンCを点滴静注するまでもありません。

喫煙による分子生物学的な発がんの促進因子は、発生する大量の過酸化水

素であるといわれています[14]。加熱されたタバコの煙に含まれるカテコールやハイドロキノン等のポリフェノールが、実験室のリン酸緩衝液に相当する体液に溶け込んで大量の過酸化水素の発生となります。安定した過酸化水素は血流にのり、肺の細胞のみならず膵臓や膀胱（ぼうこう）など全身の細胞に到達し、細胞膜を通過して細胞内へ入ります。そして細胞の核の近傍で2価鉄イオンに遭遇すると、水酸化ラジカルという強力なフリーラジカルとなり遺伝子を酸化し、細胞のがん化を促進させます。

　問題は寿命の短い水酸化ラジカルが、寿命の長い有害な過酸化脂質ラジカルの発生を誘導することであり、そのことを恐れなければなりません。

　過酸化脂質ラジカルは寿命が長く、諸悪の根源となり得るものです。ビタミンCの超高濃度点滴静注療法によって発生する多量の過酸化水素の一部が、水酸化ラジカルから過酸化脂質ラジカルを生じることになっていくのを恐れなければなりません。

　また、注入される大量のビタミンCによって発生する大量の過酸化水素を消去するために、正常細胞内でのカタラーゼやグルタチオンペルオキシダーゼ等の大切な抗酸化剤が無益に消耗させられます。それら生体内に存在する貴重な抗酸化物質が、ビタミンC高濃度点滴静注療法によって消耗されて減少し、新たながんの発生や動脈硬化の進展等の二次的な生体の酸化傷害をもたらすことを恐れなければなりません。

　したがってビタミンCの超高濃度点滴静注療法の是非は、この治療法を反復してやった患者さんの、がんの再発/増悪・動脈硬化の進展等々の長期予後をみて判断しなければならないと思われます。

6. ビタミンCの過剰摂取について

　ビタミンCの過剰摂取については、次の2つが問題にされています。

　一つは、腎臓結石の原因になりやすいのではないかという問題です。ビタミンCが体内で仕事を終えて尿中に排泄されてくる際に、その一部がシュウ酸という物質に変わることが知られています。このシュウ酸とカルシウムが化合したシュウ酸カルシウムは、腎臓結石の成分の一つです。これについて米国で行われた大規模の疫学調査では、ビタミンCを大量に摂っている人にシュウ酸カルシウムの尿路結石ができやすいということは認められな

かったといわれます。また、ビタミンCの摂取量が増えると、生成されるシュウ酸の量は逆に減少するというデータがあります。

　私は43歳のときに腎臓結石を経験したことがあります。尿管結石の排出の苦痛のあとで自然排出されました。そのあと、私は早朝に大量のお茶を飲むという習慣を身につけました。尿路結石は非常に再発しやすい病気ですが、ビタミンCの大量摂取をしながら、その後40年間1度も再発しておりません。ビタミンCの大量摂取と尿路結石の関係については、はっきりした結論が出ておりませんが、少なくとも尿路結石を現在もっている人はビタミンCの大量摂取は控えた方がよいのかもしれません。

　もう一つの問題は、継続的なビタミンCの大量摂取を突然中止した場合、反動として相対的なビタミンC欠乏症の症状が出ることがあるかもしれません。

　小腸上部でのビタミンCの吸収能には限界があり、1日3gで頭打ちとなります。私たちは1回1g、1日2〜3回で2〜3g摂ることを目標にしています。ビタミンCパルミテートに含まれるビタミンCは42%ですから、2〜3g摂ってもビタミンCとしては0.84〜1.26gです。米国ではビタミンCの許容上限摂取量は1日2.0gです。日本の厚生労働省はビタミンCを、1日1〜2gは摂ってもよいとしていますが、ビタミンC摂取量の許容上限値は定めておりません。

　ビタミンCは酸化されても、弱いフリーラジカルであるモノデヒドロアスコルビン酸（MDA）にとどまる割合が少ないからではないだろうかと思われます。ビタミンC（Lアスコルビン酸）の主要な酸化体はデヒドロアスコルビン酸（DHA）で、これはフリーラジカルではありません。またデヒドロアスコルビン酸もある程度、元のアスコルビン酸モノアニオンに還元されます。

　これに対しビタミンEなどの7種類のビタミンの過剰摂取は有害であるとして、その許容上限摂取量が定められています。水溶性ビタミンでは、ビタミンB$_6$・ナイアシン・葉酸の3種類が、脂溶性ビタミンではビタミンA・ビタミンD・ビタミンE・ビタミンKの4種類においてその許容上限摂取量が定められています。私どもが飲んでいる天然型ビタミンE、d-αトコフェロールは1日3粒で300mgであり、これは成人の許容上限摂取量600mgの半分です。

7. 生体内で再生されるビタミンC

　ビタミンC（Lアスコルビン酸）の相手分子を還元（抗酸化）する重要な作用、すなわち電子を与え自らは電子を失って酸化される作用は、2段階ですすみます。この酸化還元の1例をあげるとスーパーオキサイド（$\cdot O_2$）というフリーラジカルに、アスコルビン酸は電子を1個与えるという非酵素反応によって自らは酸化され、モノデヒドロアスコルビン酸という反応性の低いフリーラジカルになります。ビタミンCの主要な還元性を発揮する反応はこの1電子酸化であり、引き続くモノデヒドロアスコルビン酸からデヒドロアスコルビン酸への1電子酸化はビタミンCの主要な還元性にあまり関与していないといわれます。

　モノデヒドロアスコルビン酸還元酵素の補助によりニコチンアミドアデニンジヌクレオチド（NADH）やニコチンアミドアデニンジヌクレオチドリン酸（NADPH）から電子をもらって、モノデヒドロアスコルビン酸はビタミンC（水溶液中ではLアスコルビン酸モノアニオン）に還元され再生されます。なお、弱いフリーラジカルであるモノデヒドロアスコルビン酸は一部、正常人の血中に日常的に存在しています。

　電子1個が足りない不安定なモノデヒドロアスコルビン酸は安定化のために、2分子のモノデヒドロアスコルビン酸の反応（不均化反応）により、各1分子のデヒドロアスコルビン酸（酸化型ビタミンC）とLアスコルビン酸モノアニオンになります。デヒドロアスコルビン酸（酸化型ビタミンC）はある割合で、生体内にあるデヒドロアスコルビン酸還元酵素の補助により還元型グルタチオンから電子をもらって、Lアスコルビン酸モノアニオンとなり元に戻ります。Lアスコルビン酸モノアニオンはLアスコルビン酸が中性の水溶液に溶けた状態の大部分ですから、Lアスコルビン酸（ビタミンC）は元に戻ったことになります（**図3** [95頁]）。

　デヒドロアスコルビン酸も不安定な分子ですから、ある割合でグルタチオンによって還元されなかったものは、アスコルビン酸（ビタミンC）とは異なった分子に変化してしまいます。この分子はもはやアスコルビン酸モノアニオンに戻ることはできません。ここにビタミンCが再利用できずに消耗される割合があります。

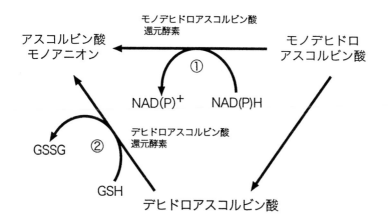

図3：ビタミンCの再生

（石神昭人『ビタミンCの事典』93頁、東京堂出版、2011）

ビタミンEの再生

　ビタミンEはビタミンCとともに生体内では、強力かつ有益な抗酸化剤として働いています。ビタミンCとともにビタミンEにも再利用のシステムが存在します。

　水溶性のビタミンCと違って脂溶性のビタミンEはほとんど、脂質の多い細胞膜の中に存在しています。重要な細胞膜の中の脂質が酸化されて過酸化脂質ラジカルになると、この有害なラジカルをビタミンEが還元して元に戻します。片や酸化されたビタミンEはビタミンEラジカルとなりますが、ビタミンCはこの有害なラジカル化したビタミンEを還元して元のビタミンEに戻します。ビタミンEは再生されて、また役に立ちます。サプリメントとしてのビタミンC剤とビタミンE剤は、併用することが原則です。

　一般に生体内組織には、ビタミンCのほうがビタミンEよりも多く存在しています。肝臓には、ビタミンEの10倍の濃度のビタミンCが含まれています。

8.　がん治療全体の枠組みにおけるビタミン剤の位置

　図4（96頁）は、がん治療全体の枠組みにおけるビタミン剤の位置づけを

示したものです。このうち下の①から⑨までが基礎療法であり、乳がん・肺がん・胃がん・大腸がん等々がんの種類や、重症・軽症の如何にかかわらず、みな治療上の共通の基本事項のことです。

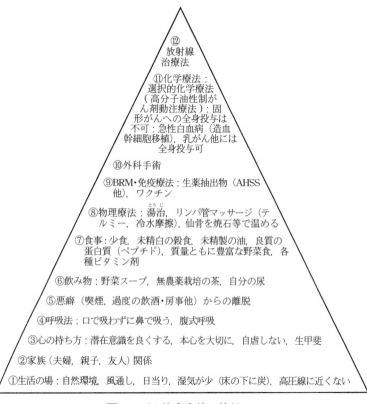

図4：がん治療全体の枠組み

(橋本行生ほか共編著『あなたにもできるがんの基礎療法』214頁、農文協、2005)

　がんの専門病院等では基礎療法というものを全く省略し、肺がんなら肺がんだけの専門的治療をする、乳がんなら乳がんだけの治療をするという縦割りで、かつ専門的な診療のみが行われています。しかし人体は、そのような構造にはなっておりません。人体は各臓器が横につながっており、全体として一つであります。

　各がんをはじめ総ての病気の治療には共通の基礎療法というものがあり、

その上に種々専門の治療法を積み上げていくのであるという考え方を私はもっています。それが、がんの予防・再発防止の哲学ともなります。私自身もこれらの基礎療法を実践しておりますので、決して他人事として申し上げているのではありません。

　これらの基礎療法はレベルが低く、先端的な特殊技術をつかう治療法のレベルが高いのだという誤った先入観が植え付けられています。まだやっと緒についたに過ぎないような話が、新聞で煽情的（せんじょう）にとり上げられます。しかし先端的医療というのは当たり外れが大きく、決してうまくいくとは限りません。しかも高価です。それに対し基礎療法は地味ではありますが確実なものがあります。基礎療法を地道にやっていくことが重要です。基礎工事がしっかりしていない建築は、全体として危険であり脆い（もろ）のです。

　ビタミン剤は錆び止め、抗酸化剤、還元剤です。並行して複数のビタミン剤を十分に大量に摂取いたします。がんや老化現象は、各細胞の遺伝子や体成分が酸化されるものと捉えることができます。

9.　ビタミンCサプリメントの飲み方

　2017年5月30日早朝の私のビタミンCの血清濃度は、19.7μg/mLでした。図1（72頁）の回帰直線によれば82歳男性のビタミンC濃度は2.84μg/mLですから、私の19.7μg/mLはかなりの高値です。脂溶性ビタミンC（ビタミンCパルミテート）を1日2〜3回合計2〜3g服用しておれば、誰でもこの程度のビタミンC濃度を保つことはできます。ビタミンCをきっちり飲んでおられる方は、胃腸の吸収に余程問題のある方でないかぎり、測るまでもなく血中ビタミンC濃度はある程度のレベルで維持されていると推測されます。これは後述するパルミチン酸エステルではなく、単なるビタミンC（Lアスコルビン酸）を服用していても大差はないと思われます。ビタミンCの各細胞内濃度は、容易に測定することはできません。

　通常はビタミンC1日分3gを3回に分けて服用します。ビタミンCとパルミチン酸のエステル（ビタミンCパルミテート）だと、その1gのうちビタミンCは0.42g含まれています。ビタミンCパルミテート3gにはビタミンCが1.26g含まれます。

　厚生労働省公表の「日本人の食事摂取基準概要（2015年版）」に記載さ

れている成人男女のビタミンＣの推定平均必要量は85mg/日で、推奨量は100mg/日です。目安量、目標量、上限量については記載されていません。推奨量100mg/日は、血清ビタミンＣ濃度を7μg/mL以上に維持できる摂取量として決められたそうです。

　ビタミンＣは小腸上部（十二指腸、空腸上部）から吸収されます。0.1g（100mg）という少量摂取の場合はほとんど吸収されますが2g、5gと大量になると吸収率は低下し、排泄量（尿）は増えます。(Hornig D. et al.)

　ビタミンＣを細胞内に取り込み吸収するには、輸送体に運んでもらわなければなりません。ビタミンＣのうち大部分をしめる還元型ビタミンＣ（Lアスコルビン酸モノアニオン）はナトリウム依存性ビタミンＣ輸送体で、少量存在する酸化型ビタミンＣ（デヒドロアスコルビン酸）はグルコース輸送体によって運ばれます。

　ビタミンＣは構造上6炭糖として、グルコース（ブドウ糖）と同じです。分子構造のよく似たグルコースの元になる糖質や澱粉類をよく咀嚼しながらいっしょにビタミンＣを摂取すると、食べ物と共通の担体/グルコース輸送体によらなければならない酸化型ビタミンＣは競合の結果、吸収される分量は少なくなります。しかし酸化型ではなく還元型のビタミンＣが大部分でありかつ有用なのですから、ビタミンＣの摂取は食事中でも食後でもよいということになります。

　ビタミン剤は1度に大量を飲むのではなく、薬剤の血中濃度を一定に持続させるための点滴静注のように、2回以上に分けて飲む方が効果的であると考えられます。

　ビタミンＣを、他の抗酸化物質を多量に含む食品（野菜や果物・野菜の入った味噌汁）に加えていっしょに、食事中に摂取するという方法もあります。

　ジャガイモは重要なビタミンＣの供給源です。ジャガイモ100g中にはビタミンＣが35mg含まれています。結晶化されたサプリメントのビタミンＣは熱を加えると分解されますが、ジャガイモに含まれるビタミンＣは熱を加えても、多量に含まれる澱粉等に守られて分解されません。

　乾燥緑茶には単位重量（100g）当たり高濃度（260mg）のビタミンＣが含まれていますが、茶碗1杯の淹れた湯茶にはわずか6mgです。そのかわりにタンニン、ポリフェノール等の抗酸化物質を多くふくんでいます。

　フリーラジカルによって電子を引き抜かれ酸化された分子がフリーラジカルになり、また次の分子から電子を引き抜き酸化してフリーラジカルにします。このように相手物質から電子1個を引き抜くという酸化現象は、トランプのババ抜きのようにすすみます。フリーラジカルによって構造分子が酸化されるということは、生体組織にとっては傷害をうけることです。

　それで、外来の分子たちだけにババ抜きをさせて、このババ抜きに生体側の分子が巻きこまれないようにするにはどうしたらよいか。なるべく多くの抗酸化物質を、このトランプのババ抜きに参加させればよいと考えます。それで多種類の抗酸化剤を十分量に摂取します。抗酸化ビタミンサプリメントのほかに、抗酸化物質を多種多様に含む野菜の煮汁やお茶も同様の意味で必要です。

　ビタミン剤は一般に天然型、天然素材のものが吸収率がよいとされています。ビタミンCはブドウ糖（グルコース）と構造が似ていますが異性体としては左（L）型で、グルコースは右（D）型です。Lアスコルビン酸（ビタミンC）は合成によって大量生産されますが、化学合成とはいえその材料はジャガイモやトウモロコシ・パイナップルなどの澱粉で、これらは天然の素材です。

　ビタミンC（Lアスコルビン酸）は、口の中に入ると酸化されはじめます。私たちが飲んだビタミンCが体の中に入って役に立つためには、小腸上部の粘膜で吸収されて血流に入り、全身の各細胞の中に入らなければならないのですが、ことは簡単にはいきません。アスコルビン酸は酸化されやすい（相手分子を還元する）物質ですから電子供与体＝抗酸化剤＝還元剤として有用なのです。体液の中ではLアスコルビン酸モノアニオンになっている還元性の不安定な分子を、小腸から吸収させ、血液循環に乗せて全身の各細胞内へと持ち込ませるために長持ちさせねばなりません。

　リボ蛋白LDLや細胞膜のリン脂質などの生体成分の身代わりとして酸化される脂溶性のビタミンE剤は、カプセルに入っており守られていますので、そのまま腸にとどいて吸収されると思われます。

　ビタミンCは口に入って唾液に溶けた瞬間から電子供与体となります。すなわち酸化されはじめます。このことは少なくとも、口腔から咽喉頭・食道・胃・十二指腸〜直腸までの上皮粘膜に（炎症性、発がん性の）フリーラ

ジカルや過酸化水素が発生していれば、それらを還元するのには役立ちます。

　ビタミンCとともに、カロテノイドやビタミンE、ポリフェノール類やカテキンを含む野菜の煮汁・お茶の服用をすすめるわけです。

10. 複数の抗酸化ビタミン剤の長期摂取の効果を調べた研究

　ここに、複数の抗酸化ビタミンを長期間服用しても効果がなかった、むしろ死亡率等のリスクが高まるという日本人が書いた総説[15]があります。この著者は、無作為割り付け二重盲検臨床試験を含む世界各国で行われた多数の統計に基づく研究論文をまとめておられます。その出典数は膨大でとても通読はできませんが、大体の見当をつけてみます。

　さらにその元になっている総説の代表的なものはβカロテン、ビタミンA、ビタミンEのサプリメント摂取は死亡率を上げるようである、という結論です[16]。ビタミンCとセレンの摂取効果についてはさらなる研究の結果を待つ、とあります。

　このBjelakovic論文は、68篇の統計学的な研究をまとめたものですが一読して、そこにはビタミンEの摂取法に問題があると思われます。ビタミンEの摂取量が1日分500mg、800mg、1000mg、1600mg、2000mg、5000mgとそれぞれ大量であり、ビタミンE単独の大量摂取が行われている研究が多いのです。ビタミンCとビタミンEとの併用が行われている研究が29件あるのに対し、ビタミンEを単独で用いた研究が25件あります。ここには、ビタミンE単独の大量摂取という実験計画上の大きな誤りがあります。我々のビタミンEの服用量は300mg/日以下であり、かつビタミンC・ビタミンB群・カロテノイド類と併用します。

　ビタミンEは相手分子を還元すると自らは酸化され、ビタミンEラジカルとなります。したがってビタミンEの単独投与は有害なビタミンEラジカルの発生という理由から実験計画上、原理的にも禁止されるべきです。そこにビタミンCがあれば、ビタミンEラジカルをビタミンCが還元して無害なものにして再生し、自らは酸化されてビタミンCラジカルとなります。酸化されたビタミンCは自前の還元酵素を持っており、総てではありませんが自ら還元されて元のビタミンCに戻ります。少なくともサプリメントとしてのビタミンCとビタミンEに関するかぎり、両者は併用するのが原

則となっています。ビタミンEが有害であるという研究報告が多いのは実験計画上、ビタミンEの単独摂取という初歩的・原理的な誤りを犯しているからと思われます。

　実際は野菜や茶類に含まれるポリフェノール等々の無数の還元性物質が共に働いて、トランプのババ抜きのようにラジカルの処理が行われています。それで、根底には被験者たちが、どのような風土でどのような食生活をしているかという問題が横たわります。

　抗酸化ビタミン剤サプリメントを用いるにしても、決して単品ではなく複数のものを併用し、服用量も多過ぎないようにします。ただしビタミンCだけはその作用が多岐にわたり、抗酸化作用はその一つに過ぎません。ビタミンCだけは他の抗酸化ビタミン剤と同列にあつかうことはできません。

　ほかに、抗酸化ビタミン剤の疾病予防効果については世界中に夥しい統計学上の研究論文があります。活性酸素フリーラジカルが直接関係してくるのは主に、LDLおよび動脈内膜の酸化による動脈硬化とそれに基づく冠動脈疾患と脳虚血です。したがって抗酸化ビタミン剤の効果をみるのには、総死亡率という錯綜した多くの要素から成る目標よりも直接計測できる、フリーラジカル傷害である冠動脈疾患と脳虚血が格好の目安となるはずです。

　ビタミンEやβカロテンの補助的摂取が冠動脈疾患や脳血管傷害のリスクをたかめこそすれ、予防に役に立たないという研究報告が多くあります。その中には、ビタミンEがビタミンCと併用されずに単独で、しかも多量に用いられているという実験計画上の初歩的な過ちを、犯している論文が数多く存在するのは残念です。

　これに対し33篇の同様な統計的な研究を集めて解析を加えた論文[17]があり、ビタミンE（d−αトコフェロール）11IU〜330IUという少量を他剤と併用すると、総死亡率は減少するという結果が得られたといいます。一方、600IU以上5500IUと大量のビタミンEを単独で使用した研究では、総死亡率の減少には寄与しなかったというのは当然です。

ビタミンCとEの併用が動脈硬化予防に有効

　そういう論文が氾濫している中にあってフィンランドの研究者たちが、総頸動脈の内膜の厚さを指標にして、超音波エコー検査で測定し動脈硬化の推

移を計測した研究[18]があります。男女合わせて 520 名の被験者たちに二重盲検で 3 年間、ビタミン C とビタミン E の 2 剤を服用するグループ、ビタミン C のみ、ビタミン E のみ、プラシーボの各グループに分けて行い、次の 3 年間はプラシーボ群以外を全部いっしょにしてビタミン C とビタミン E を併用してもらっています。

結論はビタミン C とビタミン E の併用は男性の場合、動脈硬化の予防に有益である、ということです。この研究が優れているのは実験研究の計画設計がしっかりしており、次のような事項が挙げられているところにあります。

❶ ビタミン C とビタミン E の間に synergism（共働作用）があることを前提とし、両者の併用が本命であること、

❷ ビタミン C 剤とビタミン E 剤の服用量の比を血清中のそれに合わせる。1 日に 2 回服用するのはビタミン C250mg およびビタミン E（d−α トコフェロール 91mg ＝酢酸化 d−α トコフェロール 100mg ＝ビタミン E　136　IU）とし、ビタミン E の単位統一を明記しています。1 日分の合計量はビタミン C500mg、ビタミン E は d−α トコフェロール 182mg のようです。（これは我々が常用している量の約半分です）

❸ それらの服用量は、プラシーボ群と服用群のそれら血清濃度に差異が生じない程度（同程度）に少なくする。

❹ 用いられたビタミン C は slow-release ascorbic acid と書いてあり、具体的な品名は書いてありませんが、どうも本章の主題であるビタミン C 前駆体のようです。

❺ 総コレステロール値が 193mg/dL 以上の高脂血症である人々を対象とする。ただし BMI は 32 以下、スカベンジャーのサプリメントを使用していない等々と、調査結果にバイアスが入らないように当然のことながら参加者たちを選別しています。

❻ 女性よりも男性の方が酸化ストレスは強いはずであるから男女を混同せずに分けて調べる。

非常にしっかりした実験計画です。総死亡率などという漠然とした目標ではなく、動脈硬化というフリーラジカル傷害に目標を絞り込み、きちんと計測できる総頸動脈内膜の厚さを指標にし、ビタミン C とビタミン E を組み合わせ、ビタミン C は前駆体を用いる等々、実に立派な実験計画であり敬

服に値します。このような研究というものは、多くの研究が得てしてそうであるように、ただ単に員数だけ多く集めて二重盲検をし歳月を費やし推計学的計算をすればよいというものでは決してありません。実験計画と目標に、しっかりとした科学的な哲学が存在しなければなりません。

　東のソ連、西のスウェーデンにはさまれ、長い異民族の支配に耐えて小国フィンランドが独立を獲得したのは、フィンランド人の独自の文化に対する誇り、不撓不屈の精神であったといわれます。

　これに対し、対米戦敗北後その永久占領の憂き目にあい被占領国民として易々として米国の洗脳工作を受けつづけ、政治経済をはじめとし医学医療においても対米従属一辺倒の泥沼に落ち込んでいる日本人の、奴隷根性は恥ずかしい限りです。先述の日本の陸上自衛隊衛生学校の医官は、この優れたフィンランドの研究者たちの論文は読まずに、抗酸化ビタミン剤の摂取は有害であるという皮相な総説を書いています。

　この総説が引用している文献の中に、ビタミンEとβカロテンの併用は、肺がん発生の予防効果はなくむしろ有害であるという論文[19]があります。この論文の出所は、前記のものと著者らの所属大学は違いますが、同じフィンランドです。しかしよく見ると、ビタミンE剤（d－αトコフェロール）の摂取量がわずかに50mg/日であり、かつビタミンCが併用されていません。同じフィンランドですが、そこに実験計画上の問題があります。

　前記のG. Bjelakovic 氏（デンマークのコペンハーゲン大学病院）の引用論文138篇の中に日本人の研究がありはしないかと探しましたが、C型肝硬変症からの発がんに対するビタミンEの予防効果をみたもの（2003年）等があるのみでした。ビタミンEは必ずビタミンCと組み合わせなければならないのですから、この研究でも当然のことながらC型肝硬変症に対する、ビタミンEの単独投与に発がん予防効果は認められていません。

　また、マルチ・ビタミンのサプリメントや、ビタミンC、ビタミンE、葉酸を併用ではなくそれぞれ単独に長期間服用しても肺がんの予防効果は認められなかった。むしろ喫煙者のビタミンE摂取は非小細胞肺がんのリスクを少し高めるという否定的な米国の報告があります[20]。この場合もビタミンEは、ビタミンCと併用されず単独で用いられていますから、誤った実験計画のもとに無駄な人体実験が繰り返されました。

日本人の肝硬変症のがん化防止に、カロテノイド類（βカロテン＋αカロテン＋リコペン他）にビタミンEを加えたものが有効であることは、そのあと（当時）京都府立医大の西野輔翼教授の研究（2007年）で明らかになっています（本書第Ⅲ部「**第14章『がん検診の大罪』は本当か**」の図2 [403頁] 参照）。もし、この西野教授の実験で、ビタミンEラジカルを消去して元に再生させるビタミンCが、加えられていたらもっと効果的であったろうと思われます。

(1) 元々C型肝硬変症からは高率に1種類の肝細胞がんが発生しますから、発がん予防の実験研究にはC型肝硬変症は最適の母集団です。

(2) それに比べると肺がんの発生率は喫煙者たちを集めたとしても、C型肝硬変症からの肝細胞がん発生より頻度はずっと低く、悪性度をはじめとして肺がんの種類自体が複数です。発がん予防の研究対象として母集団としての肺がんは、C型肝硬変症よりもはるかに不適当です。

コレステロール値と心筋梗塞死の関係に民族間の差がある

　ここに、世界7ヵ国16集団の25年間追試による心疾患（冠動脈疾患／心筋梗塞）の死亡率と、血清総コレステロール値との相関を見た研究（1995年）があります（本書第Ⅱ部「**第9章 コレステロールの欺瞞**」図5 [296頁] 参照）。このデータを見ると北欧（ないしは米国）と、南欧及び日本との間に大差があります。北欧にくらべて日本は冠動脈疾患による死亡率が桁違いに少ないのです。血清総コレステロール値を同じ200mg/dLに固定しても、冠動脈疾患による死亡率は北欧のそれが15%以上なのに対し、日本人のそれは5%以下に過ぎません。

　この研究の北欧・米国等の症例には、遺伝的な家族性高コレステロール血症が混在している可能性があります。遺伝的な家族性高コレステロール血症は高率に冠動脈硬化→心筋梗塞の転機をとることが知られています。冠疾患を論じる場合には必ず、遺伝的な家族性高コレステロール血症の症例を区別して取り扱わなければなりません。区別せずにいっしょくたにし、すべてに血清コレステロール値を低下させるやりかたを当てはめることの誤りについては、本書第Ⅱ部「**第9章 コレステロールの欺瞞**」で詳述しています。

　両者の冠動脈疾患による死亡率の差は、農業に適しない寒冷地である国と、新鮮な果物・野菜の主産地である温暖な国との違いであると思われます。敢

えてビタミンサプリメントを摂らなくても、新鮮な野菜・果物すなわち豊富な抗酸化剤を含む食品が基礎的に充当されている地域 / 民族と、そうではない所に住まう人種との間には、潜在している生体内の抗酸化能の差が大きいと考えられます。

　しかし、この論文の主筆たちは日本人の死亡率の低さは食物によるものだろうとは述べていますが、それだけです。単なる 1 次予防上の食物の差という統計学的なとらえかたに止まって、個々の生体内の抗酸化能の差という重大なテーマに着目することができず、このテーマを掘り下げることができずに看過しています。日本人の共同研究者もそれに追随し、何もしていません。

　しかしその後大阪市大のグループは（2001 年）、血清総コレステロール値は同程度であっても（総コレステロール値とは関係なく）、個体の酸化 LDLの差が（すなわち個体のもつ抗酸化能の差が）心筋梗塞の重症度の差を左右するという決定的な事実を明らかしました（本書第 II 部「**第 9 章　コレステロールの欺瞞**」図 3〔289 頁〕参照）。しかしこの重大なデータが、日本においても全く顧みられていないのです。日本人自らの手になる優れた研究を、米国が認めないからといって日本の学会が無視している有様は、ご主人様の顔色ばかりをうかがう奴隷根性であり、恥ずかしいことです。

11. 脂溶性ビタミン C の末期がん延命効果

　日常的にサプリメントとして未修飾のビタミン C（アスコルビン酸そのまま）を服用しておられる方は多いと思われます。従来の未修飾のビタミン Cを飲んでもだめだというのではありません。未修飾のビタミン C は脂溶性のビタミン C にくらべて細胞内への取り込みが悪く、作用時間が短く、効率が悪いということです。

　ビタミン C をある程度の濃度を維持して効果を持続させることが重要であり、そのためには飲む回数が多いほどよいということになります。1 回に摂取する量でも違いが出てきます。

　もっと服用量と服用回数が少なくても効率よく効くようなビタミン Cがないでしょうか。ビタミン C を加工して、飲んだだけでは簡単に酸化されず、小腸において吸収されてから、あるいは各細胞内に取り込まれてから、元のビタミン C に戻るという物質を安定型ビタミン C/ ビタミン C 前駆体 / ビタ

ミンC誘導体/プロビタミンC/脂溶性ビタミンCなどといいます。

　県立広島大学生物資源学部生物資源開発学科遺伝子制御工学研究室の三羽
信比古教授（当時）の論文に、未修飾のLアスコルビン酸（通常のビタミンC）
はマウスのがん性腹膜炎の延命には無効である、というところがあり私はそ
れがずっと気にかかっていました。

　Ehrlich腹水がん細胞を腹腔内に注射され致死的ながん性腹膜炎にさせら
れたマウスに、未修飾のLアスコルビン酸（通常のビタミンC）をはじめ各
種のビタミンC誘導体を腹腔内に投与してその生存日数を調べた三羽信比古
教授らのマウスによる実験結果があります[21]。

　著者によって上記論文の表1を棒グラフに書き直されたものが図5（107頁）
です。図5の縦軸は生存日数を示し、横軸は投与されたビタミンC製剤の
容量mg/体重kg当たり/1日分を示しています。使用された薬剤は図5の
左の群から未修飾のビタミンC（Asc）、6−O−ステアロイルアスコルビン
酸（6S-Asc）、6−O−パルミトイルアスコルビン酸（6P-Asc）、2,6−O−ジ
パルミトイルアスコルビン酸（2,6-diP-Asc）の4種類です。未修飾のビタ
ミンC（Asc）以外は、修飾すなわち他の化合物と化合させたビタミンC誘
導体です。6P-Ascが本命の、Lアスコルビン酸パルミチン酸エステル、ビ
タミンCパルミテートともよばれるものです。

●マウスの数は、未修飾のビタミンCを投与した6群（投与量0を含む）
　と、2,6-diP-Ascの25・50・100・200・400mg/kg/日投与群の5群は1
　群5匹（投与量0の群は7匹）で、いずれも実験は1回きりです。修
　飾された各ビタミンCを投与されたグループにも、投与量0という対
　照群が1群だけそれぞれ設けられています。

●6S-Asc投与グループの初回の実験では、投与量0の対照群が7匹、投
　与量が25・50・100・200mg/kg/日の4群がそれぞれ5匹です。このう
　ち投与量200mg/kg/日の群5匹のうち2匹は4〜8日以内に中毒死し
　ています。このグループの実験はそのあと2回繰り返されています。投
　与量0の対照群はそれぞれ12匹ずつに、投与量25・50・100・200mg/
　kg/日の5群はそれぞれ10匹ずつに増量されていますが、中毒死は認
　められていません。

●6P-Asc（脂溶性ビタミンC）を投与されたグループの初回の実験では、

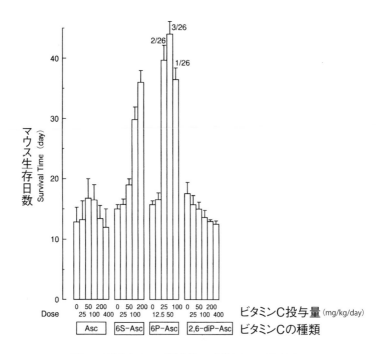

図 5：ビタミン C 誘導体の末期がん延命効果

（三羽信比古編著『バイオ抗酸化剤プロビタミン C』293 頁、フレグランスジャーナル社、2001、2 刷）より作成

　投与量 0 の対照群が 8 匹、投与量 25・50・100・200mg/kg/ 日の 4 群がそれぞれ 6 匹ずつです。このうち投与量 200mg/kg/ 日の群は 1 〜 6 日以内に 6 匹とも中毒死しています。このグループの同様な実験は、そのあと 2 回くりかえされています。投与量 12.5・25・50・100mg/kg/ 日が各群 10 匹ずつに投与されています。投与量 200mg/kg/ 日で 6 匹ともに中毒死した実験は初回の 1 回しか行われていません。

　投与量 200mg/kg/ 日は、体重 60kg のヒトなら 12g/ 日となり多過ぎて危険です。その 1/4（マウスへの投与量 50mg/kg/ 日）なら 3g/ 日であり、パルミチン酸量を差し引けばビタミン C として 1.26g/ 日となり、我々の常用量です。

● 2,6-diP-Asc 投与グループは投与量 0 の対照群が 7 匹、投与量 25・50・100・200・400mg/kg/ 日の 5 群がそれぞれ 5 匹ずつです。このグルー

プの実験は、未修飾のビタミンCを投与されたグループと同様に実験は1回きりです。

まず、左側の未修飾のビタミンC（Asc）の投与量0〜400mgの6群は、いずれも生存日数が15日前後で、6群の間には大差がありません。未修飾のビタミンCによる生存日数延長の効果はほとんど認められなかったということです。

修飾された3種のプロビタミンC群の治療効果は、その投与量が横軸0の各対照群の、縦軸生存日数と比較して見ます。各対照群（投与量が横軸0）の生存日数は15日余です。

最も生存日数が延長されたのは左から3つ目の、6P-Asc（6－O－パルミトイルアスコルビン酸）を投与されたグループです。その中でも50mg/kg/日（ヒトの体重60kg当たりで3g/日）を投与された群が最長で平均44.2±2.0日生存しており、さらにその26匹中3匹は60日以上生存していました。投与量25mg/kgの群は39.6±2.8日生存し、26匹中2匹が60日以上に生存していました。投与量100mg/kgの群は36.6±1.5日生存し、26匹中1匹が60日以上に生存していました。60日の観察期間以上に生存して、がんが退縮していたマウスもあったそうです。

脂溶性ビタミンCの6P-Asc（ビタミンCパルミテート）を投与された群の寿命は、対照群（プロビタミンCを与えなかった群＝未修飾のビタミンCを与えた群）の寿命よりも3倍ちかく延長された、ということです。

60日以上生存していたマウスは、6S-Ascと2,6-diP-Ascの投与群には存在しません。すべての対照群の生存日数が15日前後であるのと、6P-Ascの投与群のそれとは一見して大差があります。6S-Ascの投与群はそれに準じる成績であり、未修飾のビタミンCと2,6-diP-Ascの投与群は無効でした。

6P-Ascは、ビタミンC（Asc）と飽和脂肪酸であるパルミチン酸とをエステル結合させた化合物で、油に溶ける脂溶性となっています。この両者を化合（エステル結合）させずに、ただ単に混合しただけでは、無効であったといいます。

このマウスの実験では、ただの未修飾のビタミンCを腹腔内に投与しても無効ですが、ビタミンCをパルミチン酸とエステル結合させて投与すると俄然、有効になるのはなぜでしょうか。

　未修飾のビタミンＣの投与は無効でしたから、マウスの腹腔内に注入されて有効であったビタミンＣパルミテートは腹腔内で直ちに加水分解をうけていないのは確かです。マウスの腹腔内に注入されたビタミンＣパルミテートは、腹膜上のがん細胞に直接接触しがん細胞内に取り込まれます。また、腹膜から吸収されて循環系に入り全身にまわって腹膜に戻ります。その過程のどこかでビタミンＣパルミテートは加水分解酵素によって、ビタミンＣとパルミチン酸に分離されます。

　ビタミンＣの脂溶化が、がん性腹膜炎のネズミに延命効果をもたらす機構について三羽教授は次のように考察しておられます。

❶ビタミンＣの作用持続時間が延長され、長持ちするということ。

❷がん細胞の膜を構成する脂質（フォスファチジルコリン・フォスファチジルエタノールアミン等のリン脂質、中性脂肪、遊離の脂肪酸）を、表面活性作用により大量に放出させる。これはがん細胞の生存・増殖にとっては大きな傷害となる。

❸主にスーパーオキサイドが発生し、それに過酸化水素と一重項酸素が加わるという活性酸素の多様化のためにがん側の防禦機構では対処できなくなる。水酸化ラジカルは、過酸化水素から二次的に発生する。

（筆者注：細胞内のミトコンドリア内等々で発生するスーパーオキサイドは直ちに SOD ないしはビタミンＣによって還元され過酸化水素となる。過酸化水素は酵素《カタラーゼとグルタチオンペルオキシダーゼ》によって酸素と水に分解されるのがふつうである。しかし悪性新生物の細胞にはそれら酵素が少ない。悪性新生物の種類や病状等の個人差によってそれら還元酵素の内蔵量は異なる。その結果悪性新生物の場合、過酸化水素は酵素によって完全に消去されず、個人差の程度により残存する。残存した過酸化水素は２価鉄イオンにより二次的に水酸化ラジカルとなる。水酸化ラジカルがミトコンドリアのエネルギー産生機構を破壊し、核の DNA を傷つけ、がん細胞ならばその増殖を抑制する。ビタミンＣが悪性新生物の治療に有効である場合の主役は水酸化ラジカルである。発生する水酸化ラジカルの差は当該細胞内の過酸化水素を、還元する酵素の内蔵量の差である。

寿命の短い水酸化ラジカルは、脂質を酸化して過酸化脂質ラジカルとなってその有害作用を継続する。細胞傷害の元凶となる水酸化ラジカルの元となる過酸化水素を、分解する還元酵素カタラーゼとグルタチオンペルオキシダーゼの産生量保有量の多寡、その程度の差が各細胞にとり死活問題となる。）

❹がん細胞の DNA 合成阻害。単なる L アスコルビン酸では DNA の合成は阻害されなかったけれども、6P-Asc（ビタミンＣパルミテート）では DNA 合成は抑制された。

❺6P-Ascと温熱療法を併用すると、がん細胞のDNA合成阻害は顕著となる。また、未修飾のビタミンＣよりも強力なコラーゲン合成能が、ビタミン

Cパルミテートに認められています。未修飾のビタミンCよりも強力なビタミンCパルミテートの制がん作用は、がんの転移を食い止めることでもあると思われます。がんは生体の結合組織を食い破って転移していくわけですから、この結合組織を強化してがんの転移を防ぐということに、ビタミンCパルミテートを摂取する大きな意義があると考えられます。

　ビタミンCパルミテート（6P-Asc）を投与されたネズミたちは、未修飾のビタミンCを投与された群と比べると3倍ちかく長生きしています。この延命効果は驚異的です。決してがんが治るわけではなくネズミはやがては死んでいくのですが、末期がんの場合生き延びることが目標ですから、苦痛がなく延命効果があればよいと考えられます。ヒトに対してこの前向きの比較実験ができれば、末期がん患者に延命効果が認められるのではないかと考えられます。

　ドイツ製（DSM社）の「Lアスコルビン酸パルミチン酸エステル（ビタミンCパルミテート）」のLアスコルビン酸の原材料はEU産のトウモロコシで、パルミチン酸のそれがマレーシア他のパームヤシと記されています。

　Lアスコルビン酸パルミチン酸エステルの分子量414.53、そのうちLアスコルビン酸の分子量は176.13ですので、ビタミンC含有量は42.4%です。ビタミンCパルミテートを2〜3g/日服用すると、ビタミンCを0.85〜1.26g（850〜1260mg）飲んだことになります。

　ビタミンCの強い還元力はその構造成分の6個の炭素のうちの2個に、それぞれ1個ずつ水酸基（-OH）が付加したエンジオール基という部分構造にあります。水酸基はエンジオール基以外の2ヵ所にもあり、合計4ヵ所あります。ビタミンCは還元性という働きがある意味で不安定な物質です。食品や化粧品に添加された状態で長持ちするように、4ヵ所の水酸基のうち1〜2ヵ所にそれぞれ水溶性または脂溶性の化合物を付加してビタミンCの加工品（誘導体・前駆体・プロビタミンC）がつくられています。ビタミンCの6位炭素の水酸基に飽和脂肪酸であるパルミチン酸を、エステル結合させたものが脂溶性のビタミンCパルミテートです。

　生存上必須のものであるビタミンCを、魚類もヒトと同様に自ら生合成することができません。ビタミンCは魚の骨の主成分の一つであるコラーゲンの強化のためにも必要です。しっかりした骨組みをもってよく泳ぎまわ

り、疾病に罹らず健康に成長する魚を得るために、魚の養殖場に投入する餌にはビタミンCが混入されています。しかしそのビタミンCは未修飾のものではなく、他の分子とエステル結合をさせたビタミンC前駆体[22]です。餌として食べられたあと魚の体内で酵素によってエステル結合がはずされ、ビタミンCとなります。

　図1に示されるように、加齢とともにヒトの血清ビタミンCの量は減少していきます。ヒトが歳をとると骨粗鬆症になりやすくなるのは、生体内のビタミンCの貯蔵量の減少とも関係していると考えられます。動脈・歯・骨を丈夫にするためには魚と同じく、ヒトもビタミンC誘導体の常用が必要と考えられます。骨粗鬆症対策は、一般に言われているカルシウム成分の摂取だけではなく、コラーゲンの補強のためにビタミンCと蛋白質の十分量の摂取が必要と考えられます。

　ヒトに対するビタミンCとその誘導体の食用としては、Lアスコルビン酸、Lアスコルビン酸カルシウム、Lアスコルビン酸ステアリン酸エステル、Lアスコルビン酸-6パルミチン酸エステル（ビタミンCパルミテート）、Lアスコルビン酸-2グルコシド（アスコフレッシュ）等々が食品添加物として認可されています。

　紫外線の照射により皮膚の基底層のメラノサイトからドーパへ、ドーパが酸化されてドーパキノンとなり生成されるメラニン色素が皮膚のシミのもとになっています。ビタミンCには、ドーパキノンを還元してドーパにしメラニン色素の生成を抑制する作用と、濃色の酸化されたメラニン色素を還元して淡色の還元型メラニンにする作用とがあります。

　肌に塗るクリームやローションの中に入れる抗酸化剤（還元剤）のビタミンCは、未修飾のアスコルビン酸では長持ちせず、効果的ではありません。薬品メーカーはビタミンC誘導体（Lアスコルビン酸-2リン酸-5パルミチン酸、脂溶性・アプレシエなど）をつくってそれを入れた塗り薬を販売しています。

　熱湯による重度の熱傷（やけど）は、熱傷が皮膚の深部にまでおよびます。治療によって表皮は復元しても真皮や皮下組織は復元できずに瘢痕治癒となります。これに対して通常の皮膚科治療に加えビタミンC誘導体（Lアスコルビン酸-2リン酸-Na）を含むローションを用いると、瘢痕を残さずに治ることが多いといわれます。

12. ビタミンCの摂取は、放射線被曝下での生き残り戦略になりうる

　現代では、もはや大航海時代のような決定的なビタミンCの欠乏による、典型的な壊血病は見られませんが、相対的なビタミンC欠乏症は蔓延していると考えられます。酸化して劣化した（フリーラジカル化した）食用油を用いた危険な食品が多く氾濫しており、人々はそれらを好んで食べます。それらは体内のビタミンCをはじめとする抗酸化物質を消耗させます。また化学肥料と農薬栽培による大量生産の野菜と、堆肥と無農薬栽培による野菜の味が全く異なることからして、抗酸化物質を豊富に含むべき野菜類の質も低下していると思われます。

　ビタミンCが欠乏している人は、ビタミンCのサプリメントを補給すればそれだけで、症状は改善されます。

　いま福島第一原子力発電所の事故で、放射線傷害の危機に曝されている東北地方の人々および関東地方のホットスポットに住む人々には、ビタミンCの欠乏症が多いのではないかと思われます。内部被曝による体内のビタミンCの消耗と、抗酸化剤の供給源である野菜などの摂取が質量ともに低下しているのではないか等々が原因になります。したがって彼らにおいては一段と、低線量内部被曝の放射線傷害の程度がひどくなります。

　放射線傷害はフリーラジカルによる傷害です。「原因不明の疾患にはフリーラジカルが関与している場合が多い」というのではなく、放射線傷害の本質的な対策はフリーラジカル対策であることは決定しています。ビタミンCをはじめとするフリーラジカル消去剤の摂取が必要です。

　公共事業となる汚染土壌の除去などのほかに、国策としてフリーラジカル消去剤の摂取という内部被曝対策（治療）が存在していなければなりません。しかし、それは無く、あるのは棄民政策です。無治療のまま経過観察が行われ、採血されてその検査データが集められているということです。

　治療が必要なのに、治療が行われていないのです。マスコミによってコントロールされている人々は無治療のまま、"人体実験"が行われているのだということすら認識できません。この事実は、今回のフクイチ事故において"棄民政策"が採られていることを意味しています。米国の植民地であるこの国の政府は元々、国民を助けようとは考えていないのです。

　いま日本人において、低線量内部被曝が長期間つづいた場合どのような放射線傷害が表われてくるかをみる、壮大な人体実験が行われているとみなされます。世界寡頭金融資本は、人体における長期間の低線量内部被曝のデータが欲しいのです。

　事態は、かつて広島に原子爆弾が投下された場合と同様となっています。戦争終結のためというのは口実であって原爆投下の本意は、日本人を使った核爆発の殺傷力をみる大量殺人の人体実験でありました。原爆産業の事始め<ruby>事始<rt>ことはじ</rt></ruby>めでした。あのとき米軍は被爆者の治療はせずに、被爆者のデータだけは沢山集めて持って帰りました。多国籍企業の走狗<ruby>走狗<rt>そうく</rt></ruby>である日本の支配階級は、米軍とその背後にいる多国籍企業に協力こそすれ日本国民を守らないことにおいて、今も昔も変わりません。

　これからますます日本列島の放射能汚染の程度がひどくなり、我々が今後過酷な環境におかれるようになることが予測されます。しかしビタミンCの摂取が、生き残り戦略の一つになるであろうことは間違いありません。

13. 根源的物質であるビタミンCの欠乏症が普遍的に存在している

　ビタミンCというのは私たちの生体を支える根源的な物質の一つであり、その作用は生命にとり本質的なものであると思われます。その点では他のビタミン剤の追随を許さないものがあります。しかしその重要性に見合うほどには、臨床的に注目されておりません。このビタミンCの絶対的な欠乏はもとより、相対的な欠乏を見逃すと、いかなる健康法も治療も、軽症重症を問わずピントがはずれる恐れがあります。この根源的な物質であるビタミンCについてはまだまだわからないことが多く、基礎的な研究はまだつづけられているようです。

　また、このビタミンCのもつ性質をなるべく深く理解し、思い入れをもたなければ人は、ビタミン剤を摂取しようと思ってもそれが長続きしません。強く思いつづけていなければ、つい忘れてしまい1日2〜3回飲むことができません。

　進行がんや他の難病、動脈硬化症等々において、たいていの場合相対的なビタミンCの欠乏状態にあると言えそうです。大小の病院において、各

種の重症患者の治療に苦心しているにもかかわらず、肝腎の血清ビタミンC の測定が行われず、ビタミンC の相対的あるいは絶対的な欠乏が見逃されているという現状は、まことに残念であると言わざるをえません。

　ビタミンC の血清濃度を検討するときその基準値が、男女の性差と年齢により変わるということを念頭に置かねばなりません。女性よりも男性の方が大幅に少なく、歳をとるほどビタミンC の血清濃度は減っていくというのは重要な知見です。しかし歳はとってもビタミンC の血清濃度を若い人と同じレベルに保つということは、サプリメントを摂取することによって容易に解決します。脂溶性ビタミンC を 2 ～ 3g/ 日ずつ毎日服用している 82 歳の私の血清ビタミンC 濃度は 19.7μg/mL でした。

ビタミンC 欠乏の原因

　ここでビタミンC が欠乏する原因を考えてみます。まず、ビタミンC を含むお茶や野菜類の絶対的な摂取量が少ないということが挙げられます。また、堆肥を使用した露地栽培の野菜にくらべると、化学肥料を使用したハウス栽培のものにはビタミンC の含有量ははるかに少ないだろうと思われます。ビタミンC の大量摂取をよしとする立場からは、野菜に含まれるビタミンC の量は高が知れているのですが、それでも食べないよりは食べた方がましです。それはビタミンC 以外の、お茶や野菜に含まれる抗酸化剤ポリフェノール等が有用だからでもあります。

　次に、小腸上部におけるビタミンC 吸収障害があげられます。

　激しい運動や喫煙、ストレスにさらされることによりビタミンC の消耗量が増えるということも、相対的なビタミンC 欠乏症の原因として考えられます。激しい運動やストレスにさらされると大量の活性酸素が発生します。それを打ち消すために SOD とともに体内に蓄えられているビタミンC も消耗されるので、体内のビタミンC が欠乏することになります。

　喫煙における主たる発がん物質はニコチンではなく、発生する過酸化水素という活性酸素です。タバコの煙を体液に相当する緩衝液に通すと、大量の過酸化水素が発生していることが認められています。過酸化水素は、同じくタバコの煙の中に生成されている酸化窒素ラジカル等と反応して水酸化ラジカルとなります。また過酸化水素は体内に吸入されて各組織の細胞内に入り

2価鉄イオンと反応して、最強の活性酸素 / フリーラジカルである水酸化ラジカルが生成されます。これが諸悪の根源となります。

ビタミンC欠乏の症例

　以下は、私のところの外来患者さん方のビタミンCの血清濃度を測定し、主にそれらが低値であった症例です。各症例ごとに記載している基準値は図1（72頁）の回帰直線（男性：直線、女性：点線）から計算して求めた数値です。臨床検査会社㈱SRLの報告書の単位表記がμg/mLですので図1および本文のビタミンCの単位表記は以下、μg/mLとします。10μg/mL = 1mg/dLという単位表記となります。

　ビタミンCの血清濃度には性差があり、年齢とは負の相関があります。高齢になるほどビタミンC血清濃度が低下する傾向が一般的ですが、決してそれが健康であって標準であるということではありません。ビタミンCの長期的・相対的な欠乏は老化をうながします。高齢になるほどビタミンC血清濃度が低下することを容認せず、高齢であってもある程度の高いビタミンC血清濃度レベルを維持することを求めます。

①多形慢性痒疹

　多形性慢性痒疹の18歳の女性です。さまざまな形のかゆい発疹が次々と全身にできます。この人のお母さんは、これは単なる皮疹ではなく体の内部の異常から出ているものではないかと考え、本人を皮膚科に受診させていないとのことです。専門学校の寮生活をしており、その食事の内容を聞くと、委託業者が作って持ってくるものであり、野菜が少なくて油ものが多いという、ほとんど外食に等しいもののようでした。

　食用油の原料となる植物の種子の中身は、空気中の酸素に触れて酸化されないようにかたい殻をかぶり、その内部にはビタミンE等々の抗酸化物質を豊富に含んでいます。それで酸化されることを防ぎ生き続けて、数年後に表土に播けばまた芽が出るようにできています。

　しかしこれを加工して食用油の製品とする精製の過程で、味や香りにくせのある抗酸化物質が除去されます。この精製された食用油は抗酸化物質を含まないので、容器のふたを開けて空気にふれるだけで油は酸化されはじめま

す。さらに揚げ物では加熱により酸化は進みます。水素を引き抜かれて酸化された食用油はフリーラジカルと化し、過酸化脂質ラジカルという有害物質となります。精製されて抗酸化物質が取り除かれた食用油は、いわば毒のようなものです。このような油を使ってつくられた料理を年中食べることにより、体内には活性酸素・フリーラジカルが溢れます。それに対処するために蓄えられていたビタミンCなどの抗酸化物質が消耗されてしまいます。その結果、体にさまざまな異常が生じてくると考えられます。食用油は、抗酸化物質を豊富に含む一番しぼりで、未精製[23]のものを使わなければなりません。

　この娘さんのビタミンCの血清濃度を調べたところ、**3.1**μg/mLと低値でした。18歳の女性の基準値は**図1**の回帰直線によれば10.18μg/mLです。以下、基準値は**図1**の回帰直線から求めています。

　この方の痒い皮膚病に対しても、このようなフリーラジカルという一元論の考え方をあてはめて考えることができます。寮の食事への対策として、脂溶性ビタミンC他の抗酸化ビタミンのサプリメントによる補給をすすめ、他に皮膚病の薬は一切出しませんでした。それだけで治っております。

②クローン病

　クローン病である20歳の男性の血清ビタミンCの濃度は非常に低く、わずかに**2.4**μg/mLでした。20歳男性の基準値は6.87μg/mLです。脂溶性ビタミンCの服用をはじめてもらったのですが重症の栄養失調のため、クローン病の専門家のいる病院に入院して、まもなく私のところには来院しなくなりました。

　クローン病は難病指定の自己免疫疾患です。消化管粘膜に潰瘍や浮腫が生じる慢性の、全層性肉芽腫性炎症性疾患です。消化管のどの部位にでもできます。手術しても再発をくりかえします。食べたものが吸収されず、消化管を素通りしますので栄養失調となるため、栄養剤の服用・輸液が行われます。それに加えて免疫抑制剤が使われます。

　クローン病は原因不明とされますが、フリーラジカルによる慢性の消化管粘膜の炎症であると考えることができます。一般に現在の医学で原因不明といわれるときは、フリーラジカルが関与している場合が多いとされます。そ

れには、フリーラジカル消去剤の投与が本質的な治療法となり得ます。中でもフリーラジカルを消去するのみならず、粘膜をはじめとする消化管全層の重要な結合組織成分であるコラーゲンの生成に必須の、ビタミンCの補給は最も本質的な治療法ではないかと考えられます。

③全身倦怠

　36歳独身の男性は、体調不良で疲れやすい、頭髪が抜け落ちる等と言います。一般的な血液生化学検査では、とくに異常は認められません。しかし疲れやすいのには理由があります。

　血清ビタミンC濃度を測ってみると非常に少なく、わずかに**2.2**μg/mLでした。36歳の基準値は5.83μg/mLです。野菜やお茶などの抗酸化物質を含むものの摂取が不足していると考えられました。脂溶性ビタミンCを服用するようになって、症状は改善されています。

　このままでは重大な疾病が発生するおそれがあり、あるいはいまでもくわしく検査していけば何か異常が見つかるかもしれません。ビタミンCのサプリメントを飲むようにすすめたのですが、これが胃にもたれるということでなかなか続きません。そういう場合は食後に飲むとか、大量のお茶や水分といっしょに飲むなどの工夫をすればよいと思います。しかしビタミンCの重要性についてただ結論だけを伝えてそのサプリメントの摂取をすすめても、本人自らが問題をよく理解し納得していなければ、その継続はなかなか困難です。

④セミノーマ（精巣腫瘍）

　42歳男性、睾丸の精巣にできるセミノーマというがんです。転移が認められず、Ⅰ期でした。化学療法の必要はなく、精巣摘除術を受けておしまいです。血清ビタミンC濃度は**3.8**μg/mLと低値でしたので、がん防止のため脂溶性ビタミンC等のサプリメントの服用をすすめました。42歳男性の血清ビタミンC濃度基準値は5.44μg/mLです。

⑤鉄欠乏性貧血

　鉄欠乏性貧血の43歳の女性です。貧血で疲れやすく、他医で鉄剤を処方

されているが、あまり飲んでいないといいます。

　どうして鉄欠乏性貧血になったのか。考えられることは二つあります。まず一つは、女性の生理出血が多すぎるという場合です。その原因が子宮筋腫であるケースも多いので、婦人科で筋腫の有無を調べる必要があります。筋腫が見つかればその治療をすることが先決です。もう一つは、極端な菜食主義によるものです。この方は、やはり完全菜食に近い食生活をしておられました。

　疲れやすいという訴えに対し、私は十全大補湯（じゅうぜんたいほとう）という漢方薬エキスを処方しました。動物性蛋白質を摂る必要があります。ビタミンCの血清濃度を調べたところ、結果は**3.9**μg/mLとやはり少ない。43歳女性の基準値は8.38μg/mLです。野菜や果物を沢山食べていても、それらに含まれるビタミンCは微々たるものです。みかんに含まれるビタミンCは、ほとんどが皮の部分にあります。

　本質的な治療として、私は脂溶性ビタミンCの服用と、子宮筋腫等の検査のために婦人科の受診をすすめました。

⑥風邪が治りにくい

　かぜが治りにくい60歳の女性です。1ヵ月も治らないので、漢方薬と抗生物質を求めて私の所に来られましたが、私はすぐに薬は出さずに血清ビタミンC濃度の測定をしました。結果は**2.1**μg/mLと非常に少ない。60歳女性の基準値は7.16μg/mLです。漢方薬と抗生物質を飲むことよりも欠乏しているビタミンCを補給する方が、治療としてはより本質的ではないかという私の考えを述べ、脂溶性ビタミンCを飲んでもらうことにしました。

　上気道に侵入してきた感冒ウイルスに対して、生体は活性酸素を発生させて防禦します。その際、過剰に発生した活性酸素は生体の上気道をかえって傷つけます。ビタミンCが欠乏していれば上気道のコラーゲンを主成分とする支持組織が弱くなっており、また発生している過剰な活性酸素を打ち消すことができません。ビタミンCの補給は上気道の支持組織を丈夫にし、過剰な活性酸素を打ち消して症状を改善させると考えられます。それで、この方の風邪は良くなりました。こういう考え方の治療もあるものです。

⑦Ⅳ b 期の膵がん

57 歳男性で、膵頭部がんを切除して 2 年後に肺転移（Ⅳ b 期）をきたし、当方を受診されました。初診時の血清ビタミン C 濃度は **3.6**μg/mL でした。57 歳男性の基準値は 4.46μg/mL です。脂溶性ビタミン C・ビタミン E 等の内服、BCG-CWS の皮内接種による樹状細胞療法（がんの免疫療法）等々を最後までつづけ、Ⅳ b 期になってから 2 年半生きられました。

⑧Ⅳ b 期の膵がん

65 歳女性の膵がん（Ⅳ b 期）は、肝臓への転移のため手術不能で、初診時の血清ビタミン C 濃度は **3.3**μg/mL と低値でした。65 歳女性の基準値は 6.80μg/mL です。自宅で脂溶性ビタミン C をはじめとする複数のビタミン剤と、漢方煎剤を服用しながら終末期を悟って過ごしておられましたが、まもなく緩和ケア病棟に入り、急逝されました。

⑨脳腫瘍切除後

70 歳男性の脳腫瘍。神経膠腫（グリオーマ）の中でも浸潤性で最も悪性度の高い神経膠芽腫を 2012 年 1 月に切除後、放射線治療とテモダールカプセル内服による化学療法が続けられています。脳神経外科では再発は必至といわれています。

2012 年 9 月の当科初診。血清ビタミン C の濃度は **2.6**μg/mL と低値だったので脂溶性ビタミン C、ビタミン B 群、ビタミン E、カロテノイド類等の服用をはじめてもらいました。70 歳男性のビタミン C の基準値は 3.62μg/mL です。服用後 2 ヵ月足らずで血清ビタミン C の濃度は 11μg/mL と増加していました。

その後化学療法は中止されました。当科受診と複数のビタミン剤の服用は 2018 年 8 月までつづけられておりましたが、その後再発し、2019 年 6 月に亡くなられました。

浸潤性に発育する膠芽腫を完全に摘出しようとすると、正常な神経細胞をも同時に摘出することになるため、腫瘍の完全な全摘は困難です。腫瘍細胞は残存します。そのため膠芽腫は切除しても再発しやすく、その生存期間中央値はわずか 2 年未満といわれます。したがってこの方の術後 7 年 5 ヵ月の生存は、極めて優秀な成績であったと考えられます。

⑩Ⅳ期の肺腺がん

　74 歳の男性、肺の腺がんです。2011 年 7 月、突然右半身が動かなくなり救急車で病院に搬送されました。第 1 胸椎がつぶれて、胸髄の右側が圧迫され、そのために生じた右半身の運動神経麻痺でした。肺がんの胸椎転移であることが分かりました。さらにがん性胸膜炎のために胸膜腔内に胸水がたまっていたので 3L を穿刺（せんし）して除去し、胸膜腔に抗がん剤を注入して胸膜癒着術が行われました。

　その後の化学療法はしないという選択がなされました。この方の血清ビタミンＣの濃度は同年 9 月 **1.9**μg/mLと非常な低値でした。74 歳男性の基準値は 3.62μg/mLです。この方は肺がんと分かってから脂溶性ビタミンＣの服用をはじめて 3 ヵ月後に、ビタミンＣの血清濃度は 6.2μg/mLと増加しています。

　第 1 胸椎の転移巣には放射線治療が加えられ、右半身の麻痺は治りました。亡くなられたのは翌 2012 年 2 月でしたが、突然死でした。がんが肝臓へも転移し、緩和ケア病棟に入っておられましたが普通の日常生活をすることができ、見舞いに行った私にも、早く帰宅して仕事を始めたいと言っておられたぐらいでした。ある朝、突然、看護士や家族も知らないうちに息を引き取っていたということです。末期の肺がんであることが分かってから 7 ヵ月目でした。

　こういう死因は、悪性腫瘍で数ヵ月間の安静をしていたことから、急性肺血栓塞栓症の可能性が考えられます。右心室から肺へ行く肺動脈の血栓塞栓症です。長期間の安静により下肢や骨盤内の深部静脈に形成された大きなフィブリン血栓が遊離し、心臓と肺をつなぐ太い肺動脈にひっかかって急激に先が閉塞（塞栓）すれば即死します。

　がんの手術自体はうまくいっても、手術後の安静中に急死するということもあります。病院での単なる仰臥位（ぎょうが）の安静は危険です。自宅での生活では病院内よりも動くでしょうから、この人は緩和ケア病棟には入院せずに、在宅で終末を迎えればよかったのかもしれません。

⑪慢性腎不全

慢性腎不全のために 27 年来の、人工透析を受けている 79 歳の男性です。

全身真っ黒な肌色です。主訴は"めまい"であるといいます。船に乗って
いるようにふらふらする。杖をつき、夫人に支えられてやっと歩く。血圧
120/70mmHg と高くない。私はまず漢方薬の八味丸を 2 週間分処方しまし
たが、効果はありません。

　採血しビタミン C 濃度を測定したら、<u>0.2</u>μg/mL 以下という報告がきまし
た。あまりにも少な過ぎるので、㈱ SRL では確認のため同一の検体で測定
は再度行われています。79 歳の基準値は 3.04μg/mL です。0.2μg/mL という
のは極端に少ない値です。出血症状はありませんが、絶対的なビタミン C
欠乏のいわゆる壊血病寸前の状態であろう、と思われました。脂溶性ビタミ
ン C3g/ 日とビタミン E（d−α トコフェロール 300mg/ 日）の服用をすすめ
ました。

　ご本人が"めまい"と称するのは耳鼻科神経科領域の疾患に由来するもの
ではないと思われました。赤血球数 357 万 /μL、血色素 9.9g/dL、血清鉄 33
μg/dL（基準値 50 〜 200μg/dL）、鉄飽和率（血清鉄 / 総鉄結合能＝ 33/415）
が 8% という低値のうえ低アルブミン血症（3.12g/dL）があって、運動不足
のために四肢の筋力が低下し、ちゃんと立っていられずふらふらするのであ
ろう、と考えられました。それで鉄剤と補中益気湯エキスを処方し、食餌
の蛋白質の量を増やすように助言しました。以上の治療と脂溶性ビタミン C
を補給してより、杖をついて独りで歩けるようにはなりました。

⑫前立腺がんと汎全身性の骨転移

　85 歳の男性。便秘と頻尿に悩まされていました。血便が出たので夜間の
病院外来を受診し、そのまま入院となりました。指診の指が 1 本やっと入る
ぐらいの直腸狭窄であり、それは腫大した前立腺がんによる圧迫でした。前
立腺特異抗原 PSA 値が 1263ng/mL と異常高値で（基準値＜ 4ng/mL）、骨シ
ンチグラムでは上半身の骨格全体が真っ黒になるほどの汎全身的な骨転移が
認められました。前立腺生検の結果は、グリソン・スコアで <u>5+5</u> と悪性度
は最悪でした。

　私の方から依頼して測定してもらった血清ビタミン C 濃度は <u>1.5</u>μg/mL と
低値です。85 歳の基準値は 2.65μg/mL です。低蛋白の流動食を食べてきた
ためか、血清アルブミン値は異常低値の 1.9g/dL です。白血球数 8300/μL の

うちリンパ球数はわずかに 9% の 747/μL で、栄養学的予後指数（Prognostic Nutritional Index: PNI）を計算するとわずか 22.7 と著しく低値です。PNI 値は 40 以上あることが望ましい。予後不良です。（PNI ＝血清アルブミン値 ×10 ＋リンパ球数 ×0.005）

　入院先は開放型病院でしたので私は彼が入院している病院へ出向き、泌尿器科の主治医に会ってビタミン C とアルブミン（蛋白質）の補給をお願いしました。いまはほとんど問題にされていませんが、栄養学的予後指数(PNI) というのは、かつて外科手術後の縫合不全を未然に防ぐために考えられた目安です。40 以下であれば手術しても縫合した後がつながりにくい恐れがありますから、手術は延期して先ず血清蛋白の量を増やす必要があります。しかし現在の外科は、PNI 値には頓着せず手術をしているようです。PNI は現在でも有用な指標で、患者さんの免疫力を推定し、予後を判定するにも役に立ちます。

　その後は泌尿器科の内分泌療法等が行われ、病名がわかってから 1 年 2 ヵ月後に、安らかな最期を迎えておられます。

⑬認知症

　79 歳の男性。動作が緩慢になり、寡黙になってきたので、認知症ではないかと夫人が思い精神科を受診させています。精神科では、まだ完全な認知症とはみなすことはできないが境界域であるといいます。そこでは有効な薬はないといわれ、処方は出されませんでした。代わって、かかりつけ医からドネペジル塩酸塩という認知症の進行を遅らせるという薬を処方されました。それを飲んだ数日後、外出先で大量の大便を失禁しました。そのとき、大便を失禁したということを本人は自覚できなかったといいます。代わりに、同じコリンエステラーゼ阻害剤のレミニール 4 を処方されています。歩行障害があり、第 1 歩が踏み出せない。小刻みにしか歩けない。

　当方でビタミン C を測ると、**1.8μg/mL**と低値です。79 歳の基準値は 3.04 μg/mL です。脂溶性ビタミン C を服用してもらうようにしたら、しゃべるようになった、明るくなったといいます。

　脳神経外科で正常圧水頭症といわれ、髄液の穿刺等の治療をうけています。

参照

1 ）スティーブン・R・バウン、小林政子訳『壊血病 医学の謎に挑んだ男たち』国書刊行会、2014
2 ）ガラード、C. 加納一郎訳「世界最悪の旅」『世界ノンフィクション全集 1』筑摩書房、昭和 35 年
3 ）ケニス J. カーペンター、北村二朗ほか訳『壊血病とビタミン C の歴史—「権威主義」と「思いこみ」の科学史』北海道大学図書刊行会、1998
4 ）橋詰直孝ほか『エキスパートのためのビタミン・サプリメント』117 頁、医歯薬出版、2003
5 ）二木鋭雄ほか『抗酸化物質 フリーラジカルと生体防御』139 頁、学会出版センター、1994
6 ）畑隆一郎ほか「組織形成を誘導するビタミン C」日経サイエンス、88 頁、Vol. 22 No. 2、1992
7 ）森諭史「第 5 章 骨・軟骨・歯に特有な有機成分 ❹骨基質」須田立雄ほか編著『新 骨の科学 第 2 版』256 頁、医歯薬出版、2017
8 ）芦野洋美ほか「アスコルビン酸 -6- パルミテートによる血管新生阻害」日本癌学会総会記事、63 回、496 頁、2004
9 ）松家豊『ボケはビタミン C で治る 脳が甦る重大発見』廣済堂出版、1985
10 ）石神昭人『ビタミン C の事典』220 頁、東京堂出版、2011
11 ）三羽信比古編著『バイオ抗酸化剤プロビタミン C』238 頁、フレグランスジャーナル社、2001、2 刷
12 ）伊東忍ほか『プロビタミン C』206 頁、フレグランスジャーナル、2014
13 ）柳澤厚生『ビタミン C がガン細胞を殺す』角川 SSC 新書、2007 ほか
14 ）永田親義『がんはなぜ生じるか』講談社、2007
15 ）作田英成「抗酸化ビタミンの補助的摂取と疾病予防：かえって有害かも？」防衛衛生、57（10）161-170、2010
16 ）Bjelakovic, Goran. et al. Mortality in randomized trials of antioxidant supplements for primary and secondary prevention. *JAMA*, February 28, 2007：水酸化ラジカル及び過酸化水素を生体内で消去する酵素はグルタチオンペルオキシダーゼであり、それはセレン酵素
17 ）Jiang, Shan. et al. Meta analysis: Low-dose intake of vitaminE combined with other vitamins or minerals may decrease all-cause mortality. *J nutr Sci Vitaminol.* **60**, 194-205, 2014
18 ）Salonen, et al. Six-year effect of combined vitaminC and E supplementation on atherosclerotic progression: The Antioxidant Supplementation in Atherosclerosis Prevention（ASAP）Study: *Circulation.* **107**, 947-953, 2003
19 ）The effect of vitamin E and beta carotene on the incidence of lung cancer and other cancers in male smokers. *N Engl J Med.* **330**, 1029-1035, 1994
20 ）Slatore, CG. et al. Long-term use of supplemental multivitamins, vitaminC, vitaminE, and folate does not reduce the risk of lung cancer. *Am J Respir Crit Care Med.* **177**, 524-530, 2008
21 ）Miwa, N. & Yamazaki, H. Potentiated susceptibility of ascites tumor to acyl derivatives of ascorbate caused by balanced hydrophobicity in the molecule. Expl Cell Biol. 54, 246, 1986
22 ）L アスコルビン酸 − 2 リン酸エステル Na・Ca、水溶性、*ステイ C35*、魚類の飼料添加物、ロシュ：L アスコルビン酸 − 2 リン酸エステル Mg、脂溶性、*ホスピタン C*、魚類の飼料添加物、昭和電工
23 ）金守製油所：熊本市西区小島 6-5-5：Tel 096-329-7009

第5章 低線量長期内部被曝<ruby>被害<rt></rt></ruby>とダメージ・コントロール<ruby>極限措置<rt></rt></ruby>
―日本政府と東電の棄民政策に対し、大衆の為すべきこと―

1. 放射線のホルミシス効果

　ある知人から放射線のホルミシス効果に関する資料が送られてきました。ホルミシスという用語の由来は、ギリシャ語の活性化させる、興奮させるという語にあります。放射線ホルミシス効果とは低線量の放射線照射が生体にとり有益であるというものです。彼は私が放射線の傷害に関して調べているのを知っておられ、その正反対である放射線ホルミシス効果について知らせてやろうと思われたようです。

　資料には、放射線ホルミシス効果の研究において日本の指導者級であるという服部禎男氏の談話がありました。論文ではなく「自然食ニュース」という小冊子の談話です。それによると放射線ホルミシス効果とは、放射線照射により切断された遺伝子 DNA がかえって自ら修復する能力を増強させ、また放射線照射により発生する活性酸素に対し、それを消去する酵素 SOD などの産生を促すものであり、その結果かえって生体には有益な効果をもたらすものである、とされています。

　現在の福島第一原子力発電所の事故における放射能汚染問題は騒ぎ過ぎであり、ホルミシス効果でいえば現在の 10 万倍の放射能汚染までは心配ない云々とも書いてありました。

　放射線のホルミシス効果を主張しておられる服部禎男氏（元電力中央研究所）は、新しいモデルの原子力発電を提唱しておられます。小さい（Small）、単純な（Simple）、安全な（Safe）、速い（Speedy）という 4S 原子炉だそうです。その近著『遺言 私が見た原子力と放射能の真実』[1]において、この 4S 原子炉について述べられています。

　（これは、まず燃料がウランであり、しかも高増殖炉です。福井県にある原子力発電所「もんじゅ」と同型です。この高増殖炉はナトリウムを冷却材として用い、それで水蒸気を発せさせるのですから、すでに原理的にも運転上でも失敗作であったとされているものです。小型にする等々で安全化されたというのですが、試作品と試運転が出来て実地にその安全理論が確認されているのかどうか不明です。同じ小型である、ウランを燃料としないトリウム溶融塩炉とはかなり違います。）堤堯『「安全な原発」はなぜ潰されたか？』312 頁、Will、10 月号、2011

　また服部氏は『「放射能は怖い」のウソ』[2] という Q & A の中で、チェルノブイリ原発事故の死者数はわずかに 30 人であり、日本の原発では東海村の臨界事故の 2 名しか死亡者はいないと言っておられます。これは誤りです。

　前者の 30 人も正しくなく、体制側の 2005 年のチェルノブイリ・フォーラムでさえ 3,940 人としています。日本の原発で働いた労働者のこれまでのがんによる死亡者数は、放射線影響研究所（1987）の見積もりでは 544 人、ICRP 国際放射線防護委員会（2007）は 160 人、ECRR 欧州放射線リスク委員会（2010）は 320 人であります。さらに放射線被曝で生じる疾病はがんだけではありません。動脈硬化にもとづく心筋梗塞や脳卒中等々フリーラジカル傷害による疾患は数多く、それらをふくめた統計を求めることは容易ではありません。

　いま福島第一原発の事故現場で働くこの労働者たちは人間とみなされておらず、使い捨ての奴隷のように取り扱われているようです。被曝して死亡しても心筋梗塞として片付けられ、被曝との因果関係は認められません[3]。

　ホルミシス効果というものがあることを全く否定するものではありませんが、低線量長期内部被曝の有害性は疫学的に証明されていないから、あるいは低線量内部被曝は甲状腺がん・膀胱がんにかぎり疫学的に証明されているが他は明らかでないから等々の理由で、低線量長期内部被曝の有害性を無視し、放射線のホルミシス効果を原子力発電所の事故による放射能汚染にまで拡大・普遍化するのは危険であると思われます。

　低線量ではあるが膨大な量のセシウム等の放射性物質が放出された原子力発電所の事故については、それは現存する我々にとっても、さらに遺伝子 DNA を介し未来の子孫に対しても、大いなる禍根であるととらえなければならないと考えます。

　私は、「放射線ホルミシス効果」と「低線量内部被曝」という相反する 2 つの事柄をどのように整理して理解すればよいのかが、与えられた課題であることに気づきました。こういう場合、まず各々が根拠としている論文データを比較することが必要です。

　データは、試験管内（体外）の実験・動物実験・疫学（後ろ向きの人体データ）の 3 種に分けて検討することができます。ホルミシス効果と低線量内部被曝という相反するこの 2 つの事柄については、それぞれ異なった条件で実

験が行われていますので、そのまま単純に比較することはできません。

　服部禎男氏はいくつかの研究結果を引用して自説を述べておられますが、出典が明記されてありませんので、原典にさかのぼることができません。物事の是非を判断するには、必ず原典に当たらねばなりません。私はいつものように日本医師会医学図書館に人名と件名を照会して調査してもらい、当該論文のコピーを入手しました。

ラジウム温泉の効果

　一つの論文は、ラジウム温泉にはがんの予防効果があるというものでした[4]。

　放射線を出す温泉のラジウムやラドン（ガス）は、ウラン崩壊系列の放射性核種に属します。①ウラン234、②トリウム230、③ラジウム226、④ラドン222と放射線 α 線を出しながら順次壊変していきます。これらの半減期は8万年から1600年であるのに、ラドン222だけは短く、3.8日です。ラドン222は、⑤ポロニウム216となり以下、⑫鉛208となって安定します。

　一般に、各地の放射能泉の泉水の正確なラドン測定は、かなり難しいといわれます。源泉から温泉利用施設まで、泉水はかなりの距離をパイプ移送されている施設が多く、中間に泉水濾過フィルターや加温施設などがあり、ラドンガスの減衰や周辺大気への気化が大きいはずです。それで実際、高濃度のラドンを含む源泉を大量に経口摂取する場合を除いては、一般のラドン温泉浴場入湯におけるラドンの吸入曝露量は、あまり問題にならないのではないだろうか、といわれます[5]。

　α 線という放射線は透過性が低く飛散距離が短いものです。通常は α 線をだす微粒子を吸入した場合に、体内での内部被曝として問題となります。

　温泉のある三朝町はラドンの放射線の影響が、周辺の4村よりも高いという測定データのもとに、三朝町と周辺4村の住民とのがんの死亡率（1952～1988年）が比較検討されています。この前提が具体的にどういうデータかは不明です。

　用いられている推計学の方法は、標準化死亡比（SMR：Standardized Mortality Ratio）といわれるもので、対象となる人口数が少ない場合に用いられる簡便法です。これは、直接法といわれる年齢調整死亡率に対し間接法といわれます。

　総人口 2424 ～ 3381 名の三朝町の肺がん死数が男 16 名：女 1 名で、総人口 8930 ～ 5499 名の対照群のそれが男 33 名：女 5 名と、とくに女性の人数が少ないのです。これで標準化死亡比を計算し、高いレベルの放射線を浴びている三朝町の住民の方が肺がん死および全がんの死亡者数が有意に少ないという結論が出されています。

　しかしこれが、ラドンの吸入と飲用による低線量内部被曝の、ホルミシス効果によるものと結論づけるのは、飛躍のし過ぎではないかと思われます。この論文の著者自身が述べているように、ラドンのような放射線が認められない他の温泉につき同様な比較研究をして、温泉自体の効果を除去しなければならないと思われます。また、統計処理の対象となるがんの死亡者数が少な過ぎるし、両群の人口とその変動の型が著しく相異なっています。この 36 年間に三朝町の人口は 2000 人台からプラス 957 人の増加であるのに対し、対照群の総人口は 8000 人台からマイナス 3431 人もの減少です。両群とも高齢者は増加していますが、とくに対照群では若年者の減少が著しいという差があります。

　2014 年に行われた医学水文学気候学国際学会第 39 回学術大会のセクション 5・ラドン効験で、「日本の放射能泉におけるラドンの効果」という肯定的な報告があったそうです。また「酸化損傷と生活習慣病への臨床応用に関するラドン吸入の効果」という報告では、次のようなラドン効果が述べられています。

1. ラドン吸入による適切な酸化ストレスは、SOD とグルタチオンペルオキシダーゼの合成を誘導し、それら酵素を活性化する。
2. 動物実験でも、持続的ラドン曝露が多臓器内の SOD の活性度を増加させた[5]。

低線量全身照射が悪性リンパ腫に対して有効か否か

　総線量 1.0 ～ 1.5 グレイの低線量全身照射が悪性リンパ腫に対して有効だった、という東北大学医学部放射線科の坂本澄彦教授らの報告があります。

　1 回線量 1.0 ～ 1.5 グレイ、週に 2 ～ 3 回、総線量 1.0 ～ 1.5 グレイ程度の低線量放射線を、局所に照射しても何らの抗腫瘍効果も認められませんが、これを体幹部に照射すると化学療法併用群でその 85％ に有効な症例が

ありました。非ホジキンリンパ腫の新鮮例では、低線量の放射線照射で細胞性免疫が賦活化されて延命するのであろうと、末梢リンパ球サブセットの改善データが提示されています。

　これは細胞性免疫におけるアジュバント効果であり、過度の化学療法が施行されておらず免疫機構が荒廃していない症例に有効であり、再燃例や固形腫瘍には期待できない、と著者は述べています[6]。

　いま非ホジキンリンパ腫というものは、病理診断の細胞系列により 8 種類ほどに分類され、多数の病型から成っています。また臨床分類では、無治療での予後が年単位の低悪性度リンパ腫のものから、無治療での予後が月単位の中悪性度リンパ腫、無治療での予後が週単位の高悪性度リンパ腫に分類されています。そのほか、予後不良因子保有数によっても分類されています。

　現在では、この論文のようにただ新鮮例、単に 1 期、2 期という分類だけで、治療効果を論ずることはできないようです。当時どういう基準によって治療群と対照群とを分けたかが、問われています。この著者たちの低線量全身照射に関するその後の研究報告を探したのですが見つかりませんでした。化学療法至上主義であって免疫療法を無視する現状においては、このような論文は日の目をみることはできなかったものと思われます。

　『今日の治療指針』（医学書院、2011）の濾胞性悪性リンパ腫の項には早期限局型に対し、35 〜 45 グレイの高線量の局所照射が行われるという記載があります。

2. 低線量長期内部被曝

　放射線による被曝のしかたに、外部被曝と内部被曝があります。広島・長崎への原爆投下で真っ先にやられたのは、数千度という高熱によるもので、立っていた人間が一瞬にして炭になるという、外部被曝以前の熱傷でした。次に爆心地から少し離れていて黒焦げにはならなかったけれども、遮蔽物がなかったために原爆が発した強烈な中性子線・γ線を直接全身に浴びた（直接の外部被曝）人々は、全身の細胞の染色体が切断され、出血しながら短時日のうちに死亡していきました。

　身内を探すために数日後に被爆地に入った人々は、塵埃といっしょに放射能を帯びた微粒子を吸い込みました。体内に入った微粒子が放射する放射線

によって、微粒子の周辺の体内の細胞が被曝されつづけるのが内部被曝です。

　ホルミシス効果とは正反対に、単位時間当たりの放射線量は少なくても持続的に長時間の被曝が生体に傷害を与える「低線量内部（持続）被曝」が問題となっています。放射線を出しつづける半減期が長い放射性物質の微粒子を、吸引したり食物といっしょに食べたりして体内に取り入れます。するとその微粒子が存在する限り体内で被曝が持続します。その微粒子が出す放射線が生体成分を破壊するエネルギーの強さは弱くても、長時間・幾年もかけて持続的に被曝すると、生体成分は傷害を受けます。

　この場合、放射線照射によりフリーラジカルが発生し、そのフリーラジカルによって、生体の脂質成分や各細胞膜のリン脂質等の脂質成分がラジカル化され、生体においては最悪の過酸化脂質ラジカルが発生することになります。過酸化脂質ラジカルは連鎖反応によって拡大し、かつ寿命が長いのが問題です。それらフリーラジカルによって、各細胞の遺伝子 DNA の切断が継続されること等による傷害が発生してきます。

アメリカの疫学的な研究

　最終的に大切なのは人体実験すなわち疫学的な研究であります。これは計画的な前向きの実験ではなく、止むを得ず放射線に人間が被曝したという事実や事故をもとにした、後ろ向きの広範囲の長期的な推計学的な研究となります。

　電離放射線が人類に及ぼす過剰死の推定値を述べた『低線量放射線の脅威：Deadly Deceit』[7] に先行する、『低線量内部被曝の脅威 —原子炉周辺の健康破壊と疫学的立証の記録：The Enemy Within』[8] は、1996年出版の『内部の敵』の改訂版の訳書です。

　これは、低線量放射線被曝をアメリカ合衆国自体が国家的規模で隠蔽を図ってきたことに対する告発の書である、と訳者の一人、齋藤紀氏が巻末に述べています（同書 364 頁）。本書が全編を通じて精彩を放つのは、徹底した疫学的調査とその結果を示す図表です。公開された死亡率等のデータを基に乳がん等の年齢調整死亡率を算出し、この年齢調整死亡率と各核施設の原子炉数や原子炉からの排出・漏洩された放射線量等の間に高い相関関係を認めるという疫学的手法が駆使されています。

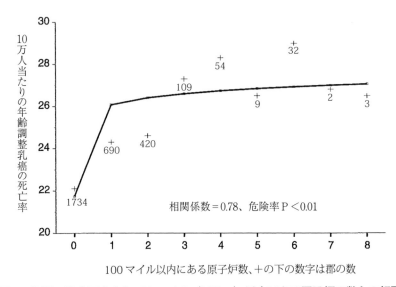

図1：米国の乳癌死亡率と100マイル（160km）以内にある原子炉の数との相関

（J. M. Gould ほか共著、齋藤紀ほか共訳『低線量内部被曝の脅威』211頁、緑風出版、2011）より作成

　稼働する原子炉の周辺諸郡における乳がん（年齢調整）死亡率を、5年間を1時期として経年3時期（1950～1954年、1980～1984年、1985～1989年）における変化がまとめられています。そのうち最後（1985～1989年）の、稼働している原子炉の数と乳がん死亡率増加との因果関係を図示したものが**図1**です。

　図1は、各核施設の半径100マイル以内に存在する米国の全行政単位（3053）の、人口10万人当たりの乳がんの年齢調整死亡率と（縦軸）、各核施設の原子炉の数（横軸）の間に相関係数0.78という高い相関関係があることを示しています。図中の＋印に下記された数字は、原著の**図1**の前に掲載されている表から私が転記した郡の数です。**図1**を見ると原子炉の放出する放射性物質にごくわずかしか被曝しなかった郡（横軸の0で乳がん死亡数が22.1、郡数が1734）から、1個の原子炉が存在する郡（乳がん死亡率が24.3、郡数690）になると人口10万人当たりの乳がん死亡率（縦軸）は素早く立ち上がり、それから微増します。乳がん死亡率の最多（29.0）は原子炉数が6個ある群（郡数32）です。各核施設の原子炉から放出される

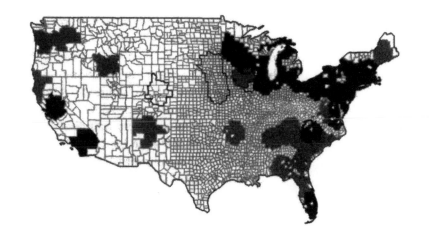

図2：米国の原子炉から 100 マイル（160km）以内のハイリスク郡
（J. M. Gould ほか共著、齋藤紀ほか共訳『低線量内部被曝の脅威』217 頁、緑風出版、2011）

放射性物質の量が多くなるほど、乳がんの死亡率が増えるという傾向があります。

　全米の郡の数は 3053 あり、100 マイル以内に核施設を有している郡の数は 1319（43.2％）です。これに対し 1985 〜 1989 年間の全郡の乳がん死亡者総数は 17 万 8868 人で、核施設を有している 1319 郡の乳がん死亡者数は 12 万 3509 人（69％）です。全郡数の 43％ である 100 マイル以内に核施設を有している郡が、全死亡者数の 69％（2/3）を占めています。

　図2は米国の全郡を仕切ったもので、乳がんの人口 10 万人当たりの年齢調整死亡率が最も高い郡が黒色で、その中には原子炉が最も密集しているニューヨーク郊外の諸郡があり、その同死亡率は 32 です。100 マイル以内に核施設のない郡は無色で同死亡率が 22.1 で、多くはロッキー山脈とミシシッピ川の間に位置しています。両者の中間である核施設を有する郡が灰色のようです（同書 217 頁）。

　ちなみに日本人の乳がんの年齢調整死亡率は、すべてのがんの中で唯一増加中のものでありますが、なおアメリカの白人女性のそれより決定的に少ないのです。米国の場合、住居から 100 マイル以内に原子炉が 1 個もない地域に住んでいる人々の乳がん死の人口 10 万人当りの年齢調整死亡率が 22.1

と最低ですが、日本人女性のそれはさらに少なく、1985年の統計でわずか7.6、2015年も12です（基準人口は1985年）。

　しかも狭い国土に原子力発電所が林立しており、人口密度が濃密でひしめいている日本人は、米国よりもはるかに濃い低線量の内部被曝をうけていると思われます。にもかかわらず乳がん死が米国よりも少ないのは何故でしょうか。それは、日本人の肺がん5年生存率が高いこと（本書404頁）と、心筋梗塞死亡率が低いこと（本書296頁）に共通する要素、すなわち抗酸化物質の摂取量が多く、生体内の抗酸化能力が高いからであろうと思われます。

　アメリカの原子力規制委員会（NRC）は、各民間原子力発電所からの放射性物質の放出・漏洩量の概要を示したブルックヘブン国立研究所報告を毎年公表している由です。因みに、事故ではなく通常運転でも核施設は放射性物質を放出し続けています。とくに原子炉への燃料の出し入れの際、放射性廃棄物の運搬時などの際に、原子炉周辺の大気の放射能が上昇するという記載があります[9]。

　1986年のチェルノブイリの原発事故の場合、まずヨウ素131が甲状腺に集まりやすいという特徴によって、最初から小児の甲状腺がんの発生が疑われていました。その事実が広く認識されWHO（世界保健機関）などにより原発事故と甲状腺がんの発生との間に因果関係があることが認められるのに20年かかっています。

"チェルノブイリ膀胱炎"

　セシウムはカリウムと化学的性質がよく似ており、飲食物・空気などから体内に入ったセシウム137（半減期30年）はカリウムと挙動を共にし、筋肉などに集まります。娘核のバリウム137がγ線を出すのでその影響は全身におよびます。

　チェルノブイリ原発事故のあと、放射性セシウムが膀胱がんを多発させているというデータが得られています。この実績には日本人の研究者が大きな貢献をしておられます[10]。

　汚染地域の住民は、放射線による土壌汚染の程度によって3群に分けられています。1平方キロ当たり1キュリー（Ci/km2）が単位で、グループ1が5〜30 Ci/km2、グループ2が0.5〜5 Ci/km2、グループ3が汚染度ゼロです。

前立腺肥大で膀胱の生検をうけた人たちのうち（1994 〜 2006 年）、増殖性の異型性病変が認められたのはグループ 1 で 71/73 例（97%）、グループ 2 で 48/58 例（83%）、グループ 3 では 9/33 例（27%）でした。【1Ci（キュリー）= 3.7 × 10^{10}Bq（ベクレル）】

　膀胱がんは上皮内がんを含めて、グループ 1 が 73%、グループ 2 が 64%、グループ 3 が 0% でした。土壌の汚染度が高い地域ほど膀胱がんが多く発生しています。

　良性の前立腺肥大の手術のときに一部切除される膀胱の病理組織を緻密に解析すると、被曝地域の住民のほぼ全例に、増殖性の異型性病変が認められたそうです。これが "チェルノブイリ膀胱炎" と名付けられました。セシウム汚染地域の住民の膀胱には高い線量（グループ 1）でも中間的線量（グループ 2）でも、増殖性の異病変が認められました。これが膀胱がんの発生率に相関しています。"チェルノブイリ膀胱炎" は前がん状態と考えられます。

　これは病理組織学的な研究でもあることが特徴です。しかしこの疫学的な研究は無視されています。

　ある週刊誌[11]に「セシウムではガンにならない」という特集がありました。3 名の専門家がそれぞれ自説を述べておられます。4 名のうち 3 名が、低線量のセシウム内部被曝は健康に影響を与えないと言われます。その根拠は、IAEA（国際原子力機関）、WHO などの 8 つの国際機関とロシア、ベラルーシ、ウクライナ 3 国が集まって 2006 年に合同発表したチェルノブイリ・フォーラムによっています。このフォーラムは、原子力に関する世界の「体制」がつくったものです。原子力推進派そのものです。

　チェルノブイリの原子力発電所の事故に関するチェルノブイリ・フォーラムの結論は、世界最高の権威があるものとこれら 3 名の方々は信じておられます。実はこのフォーラムが発表している、チェルノブイリの事故による死亡者数は「将来ガンで亡くなる人を含めて 3940 人」という数字は、少なすぎるとして多くの異論が出ているのです。

　因みにこの 3 名の専門家たちは先述の前がん状態 "チェルノブイリ膀胱炎" の研究、セシウムによる土壌の放射能汚染の程度と膀胱がんの発生の間には相関があるという疫学的・病理組織学的な研究の存在を、露骨なまでに無視しています。

低線量内部被曝の有害性の証明を疫学的に行うには長い歳月を要します。その長年の努力と貴重な成果が、自分たちに都合が悪ければ全く無視し黙殺するのですから「体制」とそれを支える専門家たちには油断がなりません。低線量内部被曝の有害性が疫学的に証明されたときには、すでに内部被曝は進行してしまっています。被害者たちの救済は手遅れとなります。

　いまの福島第一原子力発電所の事故に関しても、「放射性物質による内部被曝の影響なんて何年も先でないと立証されないのだから作業員たちの（内部被曝・健康傷害）などに構っていられない」、という有様です [12]。

3. ウラン 238 超微粒子の飛散

　ウラン 238 ほかの超微粒子エアロゾルがハワイや米本土に到達していれば、日本列島にも当然全域にわたって飛散しているのではないかと考えられます。2011 年 3 月 21 日と 23 日、3 号機から黒煙が上がりました。21 日には空間線量も、福島のみならず東北・関東地方すべてで跳ね上がりました [13]。当局は原因不明といっています。ただしウランやプルトニウムの出す α 線は、γ 線を測る通常の放射線カウンターでは検出できません。それらの体内被曝も測定できません。

　体制側は測定データをもっているはずですが、我々一般大衆の手では測定することはできません。体制側は発表をしませんから、我々にはわからないということです。

　体内に入ったウランやプルトニウムの超微粒子は後述するように、α 線を出してフリーラジカルを生成させ、生体に傷害を与えつづけます。肺に吸着されれば肺がんのもとになりますが、発生するのはがんだけではありません。動脈硬化（脳梗塞、脳出血、心筋梗塞）をはじめフリーラジカルはあらゆる疾病の成因となります。それら超微粒子を人為的に除去することはできませんから我々は、α 線等の内部被曝、β 線[#]と γ 線の外部被曝、により<u>発生するフリーラジカルを消去するための対策に、全力をあげる他はありません。すなわち日々の、多種類の多量の抗酸化物質の摂取です。いまや自分の命は自分で守らねばならない時がきているのです。</u>[#] β 線の外部被曝には白内障や皮膚がんがある。

　使用済みウラン燃料の中の、ウラン 235 とプルトニウム 239 の含有量は

それぞれ 1% です。燃料成分の大部分を占めるウラン 238 とその他の核分裂生成物が、水素爆発などにより粉微塵になって大気中に飛散したと推測されます。これらは格納容器からベント等によって排出された多くの核分裂生成物とともに、エアロゾル（超微粒子・ナノ粒子）となって、太平洋を越え北米大陸にも拡散していったと思われます。

　核爆発に用いられるウラン 235 は天然ウランには 0.7% しか含まれておらず、あとは核分裂をしないウラン 238 がほとんどを占めています。原発における使用済みウラン燃料の中もウラン 238 がほとんどを占めています。

　使い道の無いこのウラン 238 を再利用する用途に、プルトニウム 239 をつくること、MOX 燃料のほかに兵器があります。ウラン 238 は、いわゆる劣化ウラン（DU=Depleted Uranium: ウラン 235 を使い果たして残ったウラン 238）として砲弾等に用いられています。ウラン 238 を用いた砲弾は、厚い鉄鋼をも貫通する硬さを有しており、衝突時に数千度の高温を発生するので殺傷力が強く、NATO や米軍主導の戦争でさかんに使用されています。それは相手側にはもとより使用する兵士たちにも、致命的な傷害を与えつづけています。しかしこの種の兵器を使用している米英諸国の政府は、このウラン兵器の危険性・非人道性を認めようとは致しません。これに対し、ウラン兵器の使用を全面禁止にすべきであるという運動を推進する ICBUW（International Coalition to Ban Uranium Weapons：ウラン兵器禁止を求める国際連合）という国際組織があります。

　この ICBUW の第 3 回国際大会が 2006 年、広島で催されました。ウラン 238 を原料として作られたウラン弾が戦車等に炸裂すると 3000 ～ 6000 度の高温が発生しそのとき微粒子エアロゾルとなったウラン 238 を、一般人や兵士たちが吸入するとどうなるかということを、ICBUW のリーダーの 1 人、計量生物学者・環境疫学者のロザリー・バーテル女史が基調講演で述べておられます[14]。

　バーテル博士によると、微粒子はサイズが 10^{-5}m までなら、吸入可能ではあるが気管支のレベルで咳とともに排出され、消化管のほうへ入ってしまうことが多い。そして排泄されます。サイズがその 1/4 以下になると吸入後、肺にとどまり、最終的には血液中に吸収されます。そして血液中を流れていく間にも α 線を放出しつづけます。α 線は血管壁を越えて周辺の細胞を被曝

させます。微粒子は血液から肝臓や骨に取り込まれ、最終的には腎臓から排泄されます。

　しかし、物理学者が提唱しているこうしたモデルは、直径 100nm：10^{-7}m（ナノ＝10^{-9}：10 億分の 1）以下の微粒子エアロゾルにおいては通用しないと、バーテル博士は指摘しておられます。吸入後、排泄されないのです。問題はこのエアロゾルあるいはガスなどとよばれるものであり、直径が 5nm（$5×10^{-9}$m）くらいの超微粒子です。こうした超微粒子は非常な高温に曝されたためにセラミック状となっています。粒子が微細でガス状のために、大気中を漂いかなり遠方まで飛んで行くことができます。これはプルトニウムについても同様であると考えられます。

　これらのナノレベルの粒子（ナノ粒子）は非常に小さいため、ガスと同じような動きをします。身体の様々な壁をすりぬけてしまいます。肺に吸入されてもそこに長期間とどまることもなく、血液中にもすぐ入り込みます。同様に血管の外にも難なくすり抜けて出てしまいます。細胞膜を容易に通過し、細胞内にも入り込みます。そして a 線を出しつづけてフリーラジカルを生成させるのです。

　ウラン 238 の比放射能（放射線の強さ）は、プルトニウム 239 の 18 万5000 分の 1 にしか過ぎず、ウランの放射能は弱いのです。しかしウラン238 の超微粒子を吸入した内部被曝の場合が問題となります。

　バーテル博士によれば、ウラン 238 の 1 回の自然崩壊で放出される a 線のエネルギーは、4.15 ～ 4.20eV×10^6 です。これは DNA を切断することのできるエネルギーの 100 万倍です。1mg（10^{-3}g）のウラン 238 は 1 日に107 万 1000 回も自然崩壊（アルファ崩壊）を繰り返すそうですから、100ナノグラム（10^{-7}g）の微粒子なら 1 日に 107 回でしょうか。そして放出される a 線によって生成されるフリーラジカルが、ミトコンドリアに傷害を与え遺伝子 DNA を切断し、過酸化脂質ラジカルもつくります。その結果がんや白血病をはじめ、湾岸戦争症候群といわれるような、ありとあらゆる疾患が生じる可能性があります。

ニューヨーク・タイムズ

　これも先ほどの知人から送られてきた 2011 年 7 月 30 日付のニューヨーク・

第5章　低線量長期内部被曝とダメージ・コントロール

　タイムズ、ナショナルという新聞に、見出しが「N. R. C. Lowers Estimate of How Many Would Die in Meltdown」、原子力発電所の事故で放出される放射性物質の量は大したことはないのだ、という記事がありました。アメリカの原子力規制委員会が、（原子力発電所の原子炉の）炉心溶融による死亡者数の予測を下方訂正する、というものです。以前の見積もりは多過ぎた、炉心溶融による死亡者数はもっと少ない、というのです。

　以前発表されたものの内容を私は知らないのですが、なんでも炉心溶融の際には原子炉内の核分裂によって生じたセシウム137の60%が外部へ放出するというものであったが、最近の研究ではそれはわずかに1～2%に過ぎないというのです。その大部分は原子炉内にある水分に溶解されるか、構造物の壁面に付着するであろうというのです。しかし、セシウム137は沸点が低く揮発性の物質で大気中へ蒸散し拡散しやすいことがよく知られています。

　最近の研究とは20年にわたるcomputer studiesとengineering analysisを総合したもので、複雑な数学用語で述べられているそうです。そんな抽象的な方法でややこしい研究をしなくても、実測値は存在しないのかと私は思いました。現にアメリカの軽水炉原子力発電所で炉心溶融を起こした事故はあるのです。それは1979年のスリーマイル島の事故です。

　この新聞記事の中には、ニューヨークとワシントンの中間にあるスリーマイル島の原発事故に触れたところがありました。それによりますと「no apparent physical harm to nearby residents, immediately or overtime」（事故の当時もその後も周辺住民には何の被害も生じなかった）、とあります。これは、問題を極めて矮小化した報道です[15]。

　多数の原子力発電所・核関連施設・核兵器の実験場等を有する米ソ両核大国の現場を実際に取材して、それら周辺地域住民の有様を報告した石橋湛山賞受賞の『核超大国を歩く』[9]等のルポを読むと、スリーマイル島周辺の住民にとって事態は深刻です。

　1979年の2号機は炉心溶融をきたし、放置すれば（水素ないしは水蒸気）爆発を起こすような事態になったので、原子炉内の圧力を下げるために急きょ人為的に原子炉は開放されました。その結果、大爆発は避けられましたが膨大な量の放射性物質が大気中に放出されました。

さらにそのあと、炉内にたまった8700キロリットルものセシウムやストロンチウムを含む放射性廃棄液を、川へ投棄しようとするところを住民側が裁判で阻止したら、原子力規制委員会が許可を出して大気中へ蒸発させてしまったというのです。大気中へ放出された放射性物質はやがて地表に降下し人間に吸入され、土壌を介して人間が摂取します。結局住民たちは2度にわたって相当量の内部被曝をうけながら（相当数の犠牲者が発生しているといわれます）、体制側から黙殺されています。データはすべて体制側がにぎっており、公表しません。アメリカも恐ろしい国です。

　新聞記事には、炉心溶融した場合の半径50マイルの住民は6250人に1人の割合でがん死が生じるといいます。以前の予測では2128人に1人の割合であったといいます。

　アメリカの原子力発電所では、福島第一のそれのような全電源消失という事態は極めて起こり難い。また周辺住民の死傷をきたすような放射性物質を放出するようなこともないだろう。等々とこの新聞記事の筆者は述べています。

　しかし基本的には日本の原発はアメリカのそれのコピーを買わされ使わせられているものですから、別物ではありません。むしろ福島第一の原発事故が津波ではなく地震により、不完全な緊急冷却装置が破壊されたために生じたのであれば、アメリカの製造物責任（Products Liability）が問われるものです。これをアメリカは最も恐れているはずです。このニューヨーク・タイムズの記事はその責任を問われることへの予防線を張っているかのようです。

　同じニューヨーク・タイムズ8月8日付で、無策の日本政府によって周辺住民が高い被曝のリスクにさらされた、と批判しているという報道が日本の新聞に出ていました。その記事の原文を私は見ておりませんが、アメリカは日本政府の責任を強調して自らはそ知らぬ顔をしている有様です。元々原発自体がアメリカのコピーを押し付けられたものですから、日本の当事者たちは自分たちの責任ではないと思っているのでしょうか、誰も責任をとろうとはしません。

　世界寡頭権力の支配下にある日本政府や東京電力等の公式発表が、所詮偽りの"大本営発表"であるのは当然です。権力に支配されたマスメディアは大本営発表をそのまま伝えるものであり、真実はいつも国民大衆には隠され

ています。

　第二次大戦後の世界の秩序は、核兵器の力によって形成されました。WHOのみならず総ての国連の専門機関は、その秩序を維持するためにつくられたIAEA（国際原子力機関）に従属する関係にあります。人の命も健康も、核の力に従属するのが現実の世界です [16]。

4.　猿橋勝子博士の心意氣

　こういう情況にあって、猿橋勝子博士という立派な日本人がおられたということが、もっと広く知られなければなりません。微量の放射性物質セシウムの優れた分析方法を、世界に先駆けて開発した科学者は猿橋勝子という日本人でした。放射性セシウムは、電磁波であるγ線よりも大きな（α線よりも小さい）電離作用をもつ、電子からなるβ線を出しながら崩壊してゆきます。

　昭和29年3月、アメリカは太平洋マーシャル諸島のビキニ環礁で水爆実験を行い、現場から160km離れたところで操業していた第五福竜丸が被曝しました。この核実験で生成された高濃度の放射性物質は海流に乗って日本近海に達し、それからさらに北太平洋全域にわたりアメリカ西海岸に届くころにはかなり薄くなります。

　海水中のセシウム137の濃度をアメリカのフォルサムは海水1リットル当たり $0.1×10^{-12}$ キュリーと報告したのに対し、日本の猿橋・三宅らは 0.8 ～ $4.8×10^{-12}$ キュリーと発表しました。日本近海のセシウム137の濃度が南カリフォルニアの海水中のそれより8倍から48倍濃いのは、海流の動きによる差であると説明しました。

　しかしアメリカ側は日本の科学技術をみくびり猿橋博士らの測定を根拠もなく、それは誤り・改竄であると批判してきました。核実験は安全なものであると主張していた傲慢なアメリカにとって、敗戦国日本の出したデータは小癪に障るものだったのでしょう。

　猿橋博士の師匠である三宅泰雄博士は日本の分析法が果たしてアメリカ側のそれより劣っているか否かを、同一の放射性セシウムの溶液（海水）を用いてアメリカの方法と比較検討することを要求します。傲岸なアメリカに屈しなかった三宅博士は偉かった。アメリカの原子力委員会の要請という形で、

日米両国の放射能分析法の比較が行われることになりました。指定された場所はカリフォルニア大学のフォルサムの研究所であり、猿橋博士は日本からたった独りで敵のホームグラウンドへ乗り込みました。まだ誰でも容易には海外へ行けなかった昭和37年（1962）4月のことです。

　42歳の猿橋博士に対し、アメリカのフォルサムはすでに70歳近くであり他人の研究を容易には認めない気難しい、分析化学の世界的権威でした。敗戦国から来た小さな女性は端（はな）から馬鹿にされていたようです。しかも猿橋博士に与えられたセシウム134の溶液はフォルサムのより2割がた薄く、ひそかに不利な条件が付けられていたそうです。物質の濃度が薄くなるほど、その検出はむずかしくなります。公平であるべき分析科学の試験において、アメリカ側は卑怯でした。

　しかし猿橋博士はご自分がつくられた分析装置と方法に絶対の自信をもっておられ、ついにフォルサムを凌（しの）ぐ優れたデータを出されたのです。一般には試料の80%を回収（検出）できれば一流といわれています。猿橋博士のセシウム134の回収成績は94.4±2.7%であり100%に近く、フォルサムのそれは86.5±6.0%でした。フォルサムは猿橋博士に負けました。以来フォルサムは当然のことながら猿橋博士を高く評価し、尊敬するようになったそうです。二人は連名の論文を発表しています。

　アメリカの原子力委員会も日本近海の放射能汚染に関する日本の測定データが正しいことを認めざるを得ず、核実験は安全だとするアメリカの主張の根拠が、また一つ崩されました。アメリカの学者たちの衆人環視のもとたった一人で働いて優れたデータを出し、その事実でもってアメリカ側を納得せしめた猿橋博士のお仕事は絶賛しなければなりません。

　核実験によって生じた死の灰は気流に乗って遠くまで運ばれ、雨となって海や地上に降りそそぎ、魚も農作物もストロンチウム90やセシウム137等の放射性物質によって汚染されます。この事実を猿橋博士らは測定データをもとにして、世界の人々に訴えつづけました。これが世界的な原水爆禁止運動につながり、大気圏での核実験禁止に至ったとされています。後年、猿橋博士は猿橋賞の式典で、「世の中を変える研究というのは純粋な心から生まれるのです」と述べておられます。

　猿橋博士は小学6年の学芸会で「一所懸命に勉強して社会の役に立つ人に

なりたい」と抱負を述べたそうで、その心意氣を 87 歳で亡くなられるまで
もちつづけ、直向（ひたむ）きなご一生であったといわれます。放射能汚染問題に関し、
権力・体制に迎合することが全くなかったお方のようです。真の科学的な精
神の体得者でした。

　いま猿橋博士に学ぶ必要があると、東大先端科学技術研究センターシステ
ムの児玉龍彦（たつひこ）教授が書いています [17]。何を学ぶのかといえば、権力・体制
に迎合・屈従しない強い正義観であり心意氣であると思われます。如何なる
分野においても、我々日本人は欧米人に対して決して卑屈になることなく、
堂々と日本人自らの信念をもって対処しなければならないのです。

　猿橋博士は気象研究所を定年で辞められたあとは、ご自分の資金をもとに
して若い女性科学者を激励・顕彰するための基金をつくり、それが三宅泰雄
博士により猿橋賞と命名されました。日本の女性科学者の育成に尽力された
のです。猿橋博士の生き方で最も感銘を受けるのは、ご自分の業績を自慢げ
に語ることが全くなく、そのため猿橋賞の受賞者たちでさえ猿橋博士の世界
的な数々の業績をよく知らなかったということです。その謙虚さは、事情を
知る人々から大きな賞賛を受けています [18]。

5. 福島第一原発の事故は終熄（しゅうそく）どころか、深刻の度を増している

　福島第一原子力発電所の事故が発生してから 8 年が経っています。ひとこ
ろはすべてのマスメディアが派手に原発事故を取り上げて大騒ぎでありまし
たが、最近では火が消えたように鳴りをひそめています。

　しかし事態は深刻の度を増しています。破壊された原子炉建屋には日々地
下水が流れ込み、汚染水は増えつづけています。汚染水は再処理をし冷却水
として再利用しても溜り、やがて置き場がなくなります。原子炉底の溶融燃料
を取り出す作業のめどはたっておらず、廃炉への道筋は見えていません [19]。

　さらに、これら事故を起こした原子炉内外の核燃料と使用済み核燃料の崩
壊熱を、ほぼ半永久的に冷やし続けなければならない水と大気の問題があり
ます。また全国の原発に仮置きしてある使用済み核燃料の埋蔵場所が決まっ
ておりません。この地震列島の日本に、永久的に安全な埋蔵場所などあるは
ずがありません。原子力発電という事業は完全にゆきづまっています。にも

かかわらず、福島以外の原発の再稼働がつよく推進されつつあります。

　かつて日本の国立大学の工学部にあって花形であった原子力工学科・原子核工学科などの学科がいまは無く、量子システム工学などの名称で辛うじて生き延びているのだそうです。優秀な学生が集まらない。原子核工学の優れた専門家の後継者が育たない状態で、原子炉の廃炉に至るまでのこれからの困難な未知の長い道程を、日本の原子力産業はこれから先一体どうやって乗り切ろうというのでしょうか。それは絶望的でさえあります。

　原子力発電所についての教科書の中で、使用済み核燃料に関する記載はほんの 1% にも満たないものだそうです。日本の原子核工学は、主に原子炉に眼が向いており、使用済み核燃料についてはほとんど無視されているようです。まことに視野の狭いはなしであり、全体を統括し大局的な見方をするような雰囲気がないようです。

　これは医学でも同じことであり肺なら肺、脳なら脳だけを診ていればよい専門家が特殊技能・知識を有しているとして幅を利かし、体全体を診て大局的な診療をする行き方は専門家に比しレベルが低いように考えられています。そのように権威づけられています。人間は全体あっての部分ですが、物事を大局的にとらえるという考え方・思想・学問の伝統が明治維新以来の日本には育っていないからでしょう。本書の序論でも述べておりますように、問題の根は深いところにあります。

「原子力は、物理・原子力・機械・電気・化学等の総合技術です。福島第一の軽水炉も、炉物理・熱流動・材料・構造設計・放射線化学・放射線リスクの防護等の総合技術により成り立っています。どの学問でもそうですが、専門が細分化され、研究者やエンジニアはそれぞれ細分化された一つの狭い分野で仕事をしており、軽水炉のある部分については知っていても、システム全体を的確に把握して評価できる人は皆無といえるでしょう。」

「原発の安全審査では、軽水炉が炉心溶融事故をおこすということを前提に評価すれば、住民の反対に遭い原発の建設はできないため、設計と技術管理によって炉心溶融事故のような大事故は防止できるとの前提で審査されてきました。しかし炉心溶融が起こらないことを前提にするのは非現実的工学評価であり、正しい安全審査にはなり得ません。それは、してはいけないことでしたが米国のやりかたにならい、日本という国家体制も権力によって強引

に安全審査を通しました。その結果が米国のスリーマイルと福島第一の原発事故です。

　日本の政府委員会委員や原子力安全委員会委員として歓迎され、有能な専門家と評価されていた人たちは、米国の原発の安全審査指針や規制指針を解読して、その範囲内で仕事をしました。本来ならば米国とは異なるところの、活断層が多く地震の多発地帯である日本列島の立地条件にあった指針を作成し直し、日本の立地に適した軽水炉に改良するか、他の技術に切り替えるかを真剣に研究すべきでした。

　原子力発電は元々米国の世界戦略（核兵器）の中で政治的に拡大され、日本は技術の質については判断できなかったにもかかわらず、対米従属を重視する国策から政治的に導入されたものです。これに対する批判はあったのですが権力で封じ込め、良心的な研究者潰しを図り、虚構の安全神話をつくりあげました。体制に従順な研究者たちは米国の安全審査指針や技術基準を解読し、それが完成技術であって絶対的であるとし、日本特有の問題には対処せず、米国に追随します。日本の使用環境に合わせて欧米の技術を改善しようという知恵も技術もない原子炉メーカーは、米国の軽水炉技術をそのまま輸入し、システムの改良をせずに福島の事故を迎えました。

　欧米諸国が軽水炉依存を継続する正当性は、最大規模がわからない地震や津波という大きな不確実性要因のある日本列島にはあてはまりません。どうしても原子力発電というのであれば、軽水炉ではなく受動技術体系からなる絶対安全炉の方向へ路線を変更しなければなりません。軽水炉の再稼働と新規建設は日本滅亡への道でありますから絶対にしてはいけない。」[20]

6. 故吉田昌郎氏の死とフリーラジカル

　故平井憲夫氏は、原子力発電所建設の現場監督でした。同氏はインターネットで、「原発がどんなものか知ってほしい」という情報を発信しておられました（https://iam-k.com/HIRAI/pageall.html）（ここに「当初の Web サイトは消滅しています。しかしその心と警告を忘れぬためにこのコピーページを残しています」とあります）。そこには、原子力発電所というものは設計図通りには建設されていないのだということが述べられています。まず溶接の仕方が非常に大きな問題でした。平井氏は、原発の建設工事が設計図の通りに行われていないことに危機感を覚えてこの

仕事を辞め、原発建設の差し止め訴訟などに証人としてかかわってこられました。最後にがんが発見されたそうですが、直接死因は脳出血でした。後述する故吉田昌郎氏と同じです。

　脳内出血は、動脈硬化による微小脳動脈瘤の破綻によります。平井氏に対する放射線被曝量は不明ですが、動脈硬化は動脈内膜のフリーラジカル傷害によるものです。放射線傷害による疾病としては白血病とがんばかりが強調されますが、フリーラジカルによる LDL 等の酸化により、動脈硬化も非常に促進されます。脳卒中のほかに冠動脈の動脈硬化による心筋梗塞にもなりやすい。フリーラジカル傷害による疾患は広範囲におよびます。

　福島第一原発の前所長、故吉田昌郎氏の場合について考えてみます[21]。

　この方は、巻き煙草を立てつづけに5本も6本も吸うというヘビースモーカーであったようです。喫煙は吸入する大量の過酸化水素からフリーラジカルを発生させます。喫煙により生じたフリーラジカルは肺胞から血流に乗って全身にばら撒かれます。このフリーラジカルは、発がん・動脈硬化（脳出血、脳梗塞、心筋梗塞）等々、多彩な疾患をつくるもとになります。フリーラジカルには、活性酸素・窒素ラジカル・脂質が酸化された過酸化脂質ラジカルなど様々な種類がありますが、強烈な酸化作用をもつ分子です。全身の細胞の細胞膜や生体成分が酸化されて変質されます。

　低線量放射線の間接的な有害作用は、生体の水分子（H_2O）を切断して水酸化ラジカル（$\cdot OH$）という活性酸素（フリーラジカル）を発生させます。放射線の有害作用の大半は、このフリーラジカルによるものです。彼は原子力工学の専門家であったはずですが、フリーラジカルという基本的な概念を知らなかったようです。多分、大学工学部原子力工学科自体が、放射線のフリーラジカル効果に関心がないのであろうと思われます。

　吉田氏は原発に勤務してより、長年にわたり微量の放射線に被曝してきたものと考えられます。東京電力は、平成23年3月11日の原発事故までに吉田氏が被曝した線量は70mSvであると発表しています。この被曝量も相当なものです。いま原発労働者の被曝線量の限度は5年間で上限100mSvに引き上げられていますので、東京電力は吉田氏が、食道がんになったのと原発に勤めていたこと、および原発事故との間には因果関係はないという見解を発表しました。しかし、因果関係は有ると思われます。

　問題は、被曝線量の多寡ではなく低線量でも被曝による生体内でフリーラジカルが発生するということにあります。発生するフリーラジカルに対して生体側の反応としてフリーラジカル・スカベンジャーが生成され、そのスカベンジャーの働きは生体に有益です。しかし喫煙という習慣は、生体が蓄えているスカベンジャーを消耗します。その他、彼がどのような食生活をしていたか不明ですが、食品中の野菜の質と量が不適切で、食品の加工に用いられた食用油が精製されたものであれば、スカベンジャーはさらに消耗され欠乏してゆきます。

　もともと彼の生体はフリーラジカルにより相当な打撃を受けていたに違いありません。このような医学的な問題を吉田氏自身は認識していませんでした。医学・医療は医者にまかせておけばよいという普通の考え方です。

　彼は平成 23 年 11 月に食道がんⅢ期と診断されました。その時点ですでに大変しんどかったようで、我慢して働いていたそうです。がんはもっと早い段階に発生していた可能性があります。放射線や喫煙により上気道・食道・肺・動脈内膜をはじめ体の中はいたるところがフリーラジカルによって酸化され、また生体内に貯蔵されてあるべきビタミンＣなどのスカベンジャー（抗酸化剤）は消耗され非常に欠乏していたと思われます。

　野菜スープやお茶などで抗酸化剤を摂取し、豊富な野菜を食し、ビタミンＣなどの抗酸化剤のサプリメントを補給していたら、また違った結果になったかもしれません。こういう対策を講じることができるためには、フリーラジカルによる生体の傷害という分子生物学の総論的な認識がなければなりません。こういう総論的な認識は一種の哲学であります。医学・医療は、哲学を有していなければならないと私は考えます。

　食道がんの主要原因は煙草と酒です。この方は豪傑肌であったようですので、酒も相当飲んでおられたのでしょう。喫煙と相俟って飲酒もフリーラジカル傷害をうながします。吉田氏の死因は、フリーラジカル病であったというべきでしょう。全身投与のプラチナ剤の化学療法と 3 度の手術も死期を早めたのではないでしょうか。まさしく「誤れる現代医学」です。

　食道がんの治療のため吉田氏は慶應義塾大学病院へ入院しました。そしてお決まりの、手術前・手術後の化学療法が行われました。食道がんで使われる抗がん剤は最強の抗がん剤である白金プラチナ製剤であり、これがまた強

力なフリーラジカル発生剤です。フリーラジカルによってがん細胞を攻撃するというわけです。これを手術の前と後に注入されたと思われます。静脈注射ですからフリーラジカルの発生は全身におよびます。

　手術は翌平成24年2月に行われています。手術の仕方がまた問題です。外科医は、がんの切除手術をする際にはがん腫を手で握らずに切除することが重要です。がん腫をにぎると、水をふくんだスポンジを握りしめると水が絞り出されるように、がん細胞が胸腔内・腹腔内に絞り出されてばら撒かれることになるからです。それが再発のもとになります。がん腫は直接にぎらずに風呂敷でつつむように、筋膜などに載せてもちあげるとよいとされます。しかし食道では、そういう作業はし難いだろうと思われます。

　また切除したあとは、繰り返し徹底的に現場一帯を洗滌しなければなりません。こぼれ落ちたがん細胞を一匹残らず洗い流さなければなりません。そういう処置をして、術後の再発を防がなければなりません。たとえそういう努力をしても、がんは再発しますから併行して強力な免疫療法をすることが必要です。免疫療法を効果あらしめるには、手術時のリンパ節の廓清はしない方が理にかないます。

　慶應義塾大学病院では果たしてどのような手術が行われたのでしょうか。食道は前述のような手術手技を講じるのには難しい部位でもあります。10時間にもわたる大手術だったといいますから、そこではリンパ節の廓清が行われています。リンパ節を廓清するのに時間がかかるのです。したがって故吉田氏のがんは当然のごとく再発し、肝臓・肺に転移、大腿に肉腫も発生しています。莫大な医療費を使って行われたのでありますが、結局は無残な結果に終わりました。有害無益な治療でした。直接的な死因は平成24年7月におきた脳内出血です。脳動脈瘤の破裂によるものと考えられます。

　フリーラジカル傷害は生体のあらゆるところに発生します。最初は、食道がんというかたちで見つかりましたが、過酸化脂質ラジカルにより全身的に動脈硬化はひろがり、血管はボロボロであったと思われます。脳卒中に対してでしょうか開頭手術が2度も行われており結局、満身創痍で力尽き、平成25年7月に亡くなられました。過酷な言い方ですが病院の医療によって、無抵抗のまま嬲り殺されたような感じをさえ抱かせられます。莫大な医療費を使って徹底的に過酷な医療が行われ、苦しみながらやつれ果てて死んでい

かれたと思われます。まことにお可哀想な経過でした。彼は、現代医学というものの本質を、あまりにも知らなさ過ぎました。

彼は福一原発事故に関する重大な秘密を知っていたのかもしれませんので、口封じのために殺されたかのような感もあります。原発勤務や事故との因果関係はないという東京電力の発表ですから多分労災保険は適用されず、ご遺族にはお気の毒なことです。

吉田氏は東京工業大学の原子力工学科の卒業生ですが、フリーラジカルをご存じなく、喫煙および放射線照射それに白金プラチナ系の抗がん剤の注入がすべてフリーラジカルを発生させるものであり、フリーラジカルの生体成分に対する有害作用についての認識がなかったようです。

彼がもし一連の事柄に一貫して存在するフリーラジカルおよび生体内で発生するフリーラジカル傷害という概念を知っていたら、フリーラジカル対策すなわちフリーラジカル消去剤（スカベンジャー）を摂取しつづけることができたのではないかと思われます。これはフリーラジカル一元論です。彼にフリーラジカル一元論をはじめとする医療哲学があったら、己が命の生殺与奪の権を医師・病院という権威/「誤れる現代医学」に全面的に委譲することなく、「私こそ私の主治医」という精神をもって自己の尊厳を確立し、己の生と死を全うすることができたのではないかと思われます。有為の人材としては、まことに残念な終焉でした。

このことは、いま放射線の内部被曝を受けつづけているすべての人々に対してあてはまることです。人々は無為無策のまま徒に歳月を経ることなく、早くからフリーラジカル傷害の対策、すなわち禁煙、野菜食、野菜の煮汁、茶、ビタミンC等のサプリメントの摂取をしながら、自分の健康と生命の保持を図らなければなりません。

7. 亡国の危機

世界の体制からみれば昭和20年の広島・長崎につづき、日本列島という狭い空間に閉じ込められて脱出もしようとしない密集した日本人は、放射線傷害をみるこよなき人体実験の対象とみなされていると思われます。彼らがこれまでどのように人体実験を繰り返してきたかということを知っておく必要があります[22]。

３号機の使用済み核燃料プールにおいて緩やかな遅発臨界が発生したと、事故直後に推定した米国のアーニー・ガンダーセン氏は、「福島原発第一の複合事故を研究するまでは、意識改革と化学技術の発展で徹底した改善が可能だと考えていました。しかし、健康被害の回避や長期にわたる放射性廃棄物の管理は人類の力を超えるという事実を確信するに至りました。原発は平時であっても未来を蝕む過去の遺物なのです。

　日本政府、東電、国際原子力機関（IAEA）の宣伝とは裏腹に、事故は収束からほど遠い状況です。今なお不安定な現場で続いている懸命な作業がなければ、４号機の使用済み核燃料プールでの火災や連鎖事故で全く制禦が利かなくなる恐れがありました。また、おおむね海へ向かっていた風が陸地へ吹いていれば、日本列島の大部分は壊滅的な被害を受けていたでしょう。汚染の現実や放射能の有害性も軽視されていますが、すぐ近くまで迫っていた最悪の事態を理解すれば、到底支持できません。

　原子力を推進している他の国にとっても**原発が本質的に時代錯誤であることに変わりはなく、持続可能な選択ではありません。**パラダイムシフトを乗りこなすにあたって、日本は決して遅れをとっていません。これから幕開けとなるエネルギー革命を、日本に是非ともリードして欲しいと願っています」、と述べています[23]。

　これに対し、前記の桜井淳氏は、福島第一原発３号機の爆発は格納容器の外側での水素爆発であって、使用済み核燃料プールの核爆発はあり得ないと述べています[24]。公表された３号機の使用済み燃料貯蔵プールの水位・温度・プール水放射能濃度・目視検査などが、すべて正常値に近いというのがその根拠であるといいます[25]。

　一方では、東日本大震災をひき起こした大地震の引き金を引いたのは外国勢力であり、日本を恫喝し日本の原子力産業を崩壊させるために地震兵器を使用して海底地震を誘発させたという人がいます。日本の原発の警備はイスラエルの会社がやっているといいます[26]。

　史上最悪の大事故を起こした福島第一原発の、溶融核燃料の実態の解明は困難を極めています。汚染水も増える一方であり、廃炉へのみちは程遠い現状です。この地震列島において放射性廃棄物の捨て場をつくることは無理であるにもかかわらず、他の原発の再稼働が推進されています。このような亡

国の危機が迫っているというのに支配者側はもとより、日本の大衆には全くといってよいほど危機感がありません。

　原発の運転が再開されるか否かにかかわらず、北太平洋の西側を震源とする次の巨大地震が発生すれば、新たな原発の破壊が起こるおそれがあります。日本海側に林立する原発は、大陸からの通常兵器による攻撃の危険性にさらされています。この国を滅ぼすのには核兵器はいりません。通常兵器で海岸の各原発の燃料プールを破壊すればそれで十分です。各原発には運転を停止しているとはいえ危険な使用済みウラン燃料が燃料プールの中に、福島第一原発の3号機をはじめ3ヵ所の原発には未使用のMOX燃料がいっしょに、入れられて存在しています。

　次の原発の破壊が重なれば、2大事故への2正面作戦をとることは日本の国力では不可能です。国家は一朝にして瓦解せざるを得ないでしょう。この国はたとえ戦争をしようと思っても、もはや絶対に戦争ができない国になっているのです。いまさら憲法9条の改正をしたとしても、戦争をしてはいけない国になっているのです。原発の林立は、戦争をしないこと、戦争はないものということが前提となっています。

　事態の深刻さを隠蔽し日本国民の目をそらすのが、悪魔の3S政策です。これで国民の思考力を奪い、危機感を持たせないように操作しています。3S政策とは、スクリーン（Screen）、セックス（Sex）あるいはスクール（School）、スポーツ（Sports）の奨励です。

　国民のスポーツへの煽りかたは異常なほどです。

　戦いに勝利すれば名誉と財産を得ることがテレビのスクリーンに繰り返し映し出され、それが子どもにとっての理想の人生であるかのように洗脳していきます。人格や品性を尊ぶことは教えず、3S政策は日本人の思考能力を奪い、知性を低下させ、従順な家畜に貶めるのに決定的な役割を果たしています。

危機管理

　危機管理（Crisis Management）は次の5つの要素から成り立っているとされます。

　①危機の予兆の予知

②危機の制限

③発生した危機に対するダメージ・コントロール（Damage Control）

④災害の復旧

⑤危機管理の学習、再発防止の研究

　この中でもとりわけ、③番目のダメージ・コントロール（Damage Control）という概念が重要であります。生命の維持のために、その被害を必要最小限にとどめる事後の処置を、システム設計において事前に検討しておくのが、ダメージ・コントロールであると定義されます。

　いま日本ではダメージ・コントロールという考え方は、重度腹部外傷を中心にした外傷外科から、各科の領域の治療戦略に用いられるようになっています。Damage Control Surgery（DCS）といわれます。ここに至るまでには、重度の腹部外傷に対し、出血が大量かまたは出血傾向が出てきて止血に手間どり、それでも手術を続行した結果、患者さんは低体温・アチドージス（血液が酸性に傾くこと）・血液凝固障害等によって手術中に死亡していくという多数の失敗例が積み重ねられました。

　患者さんの全身状態があまりにも悪く手術を続行するには危険な場合は、いったん手術を中止して集中治療室に移して全身状態の改善をはかり、その後で再出術を行うほうが救命率が高くなる、ということがわかってきました。救命のために、完成していない手術を敢えていったん中止するという治療戦略が、Damage Control Surgery（DCS）といわれています。生命の維持を第一とします。大災害時におけるトリアージ（患者選別法）もダメージ・コントロールの一種です。

ダメージ・コントロール（被害極限措置）

　このダメージ・コントロールという概念はもともとアメリカ海軍における軍事用語であり、かつて日本海軍と太平洋で死闘を繰り返したアメリカ海軍においてよく研究されました。

　軍艦やタンカーはちょっとやそっとの攻撃による破損では、沈没しないように設計されています。隔壁が多い構造になっています。戦争ですから艦船は攻撃されて損傷を受けるものという前提で軍艦はつくられています。致命傷は、受けた攻撃により発生した火災が、燃料庫に引火して大爆発をおこす

ことであり、それが艦船の沈没のもとになります。

　したがって論理の帰結するところは、攻撃により受けた被害を極力小さくするために、あらかじめ軍艦内部の可燃物を減らし、消火専門チームを配置し消火能力を向上させることが必要です。

　ハロルド・バーク氏は 1920 年にニューヨークの消防本部に入り、1937年水上消防艇隊隊長になります。1941 年から 1942 年にかけて北大西洋で掃海艇艇長として勤務していたバーク予備役大尉は、その消防官としての経験を生かしアメリカ海軍の消火方式を改善すべくダメージ・コントロールの研究開発について、全権を委ねられます。爾来、バーク大尉は鋭意研究を重ね、洋上における艦船の消火法に革命的な改革を加えました。噴霧状または泡状の消火用水のほうが、それまで普通に行われていた水の噴流よりも消火効果が大である等々というのです。

　ダメージ・コントロール隊（消防隊）の活躍の結果、日本空軍の猛攻撃にさらされて炎上し沈没すべき運命にあったアメリカの航空母艦フランクリン、サラトガ、バンカーヒルをはじめとする多数の艦船と人命が救われています[27]。米軍の日本海軍に対する勝利は数々の謀略によるとともに、この消防隊の活躍に負うところが大のようです。

　歴戦の空母エンタープライズによって多数の日本海軍の艦船と航空機がやられていますが、一方のエンタープライズも日本軍の特攻機等の攻撃を受けて 3 度も大破させられています。しかし待機していたダメージ・コントロール隊の必死の消火により、沈没には至らずに済みました。特別の訓練を受けたダメージ・コントロール隊は各艦に配備されており、同空母の当時の隊長の階級は少佐でした。なお航空隊隊長も少佐です[28]。消防の意義を考えず、戦闘員に戦闘と兼務で素人の消火作業をさせてきた日本海軍の戦略上のレベルの低さを痛感します。アメリカ海軍の消防隊は、戦闘中にも消火作業に専念する玄人でした。

　ハロルド・バークのような人物を見込んで抜擢し、ダメージ・コントロール研究の全権を委ねたというアメリカ海軍の上層部の見識には敵ながら敬服します。戦後間もなくバーク中佐は大統領から異例の表彰をうけ、予備役将校として大佐に昇進しました。

　被害を受けることは止むを得ない、しかしその被害を最小限に食い止める

という精神は、重要です。戦争ですから火災が発生することは当然のリスクです。しかし火災は消火すればよいのです。前もって最大限効果的な消火法を研究して準備しておくのがダメージ・コントロール／被害極限措置です。

　海軍においては、艦船に加わる損傷を最小限に保ちながら戦闘をつづける、艦船を沈没させないように応急措置をして現場にとどまるだけを目標にする、沈没するまでの時間を長引かせ乗員の脱出をはかる、等の選択をすることもダメージ・コントロールです。

　ダメージ・コントロールは状況をさらに悪くさせないために、一部を犠牲にしてでも残りを助けるという考え方でもあります。江戸時代の江戸の火消しは、火が進む方向にあるまだ燃えていない家々を打ち壊して除去し、火事の拡大を防いだといいます。ダメージ・コントロールの考え方がなかった日本海軍には実戦の経験がなく、戦争に勝つ勝ち方も、引き分けの仕方も、負けるときには最小限の被害で負けるという負け方も、研究していなかったのでしょう。

　2011年3月11日に発生した大地震と津波で福島第一原子力発電所に事故が発生しました。危険な放射性物質が飛散して地面に降下し、土壌を汚染しています。一部の人々は現場から離れた遠い所へ避難しています。しかし大部分の人々は福島県とその周辺に生活しています。汚染された土壌の除染作業が遅々としてすすまぬうちにも、体内に吸入・摂取された放射性物質による内部被曝は刻々とすすんでいきます。**内部被曝という火災を消火すればよいのですが、不思議なことに行政はこの消火法を実施しようとは致しません。また当事者の住民たちも同様です。発想法が貧しい。**

　平成25年4月8日の衆院原子力問題調査特別委員会で、元国会事故調査委員会委員の福島県大熊町商工会会長の蜂須賀礼子氏が訴えていました。「避難者は、ばらばらの生活や食べ物の不安で精神的にいっぱいだ。何を信じていいのか分からない」

　しかしこの国の体制を頼り、病院を頼るだけでは救われません。この国の体制は亡国の体制です。大衆自らができること、しなければならないことがあるのです。**放射線→フリーラジカルによる火災が現に起きているのであり、その消火法はあるのです。人は自ら己の身を守らなければなりません。野菜スープ、ビタミンC・E・カロテノイド等のフリーラジカル消去剤の服用です。**

それがダメージ・コントロールです。

このような放射線傷害に対するダメージ・コントロールを講じたうえで除染、瓦礫の除去等の行政的な対策を講じるべきです。これが我々一般大衆の側の、原発事故における基本的な戦略であると考えられます。

被曝しても玄米食・南瓜（かぼちゃ）の味噌汁で長生き

『死の同心円』[29] の著者 秋月辰一郎（たついちろう）医師は当時29歳で、昭和20年8月9日に長崎に原子爆弾が投下されたとき、爆心地から北東へ1.4km離れたところにある浦上第一病院の外来で患者さんを診療中でした。病院は燃えましたが医師として、焼けただれた被爆者たちの群れを診ておられます。秋月医師は建物の中に居られたので直接には被爆しておられませんが、多くの被爆者たちと接し高濃度に汚染された塵埃を吸っておられたはずですから、体内には放射性物質が入り内部被曝を受けておられたに違いありません。

その日の夕には平釜で玄米を炊き、梅干をいれた握り飯と南瓜の味噌汁をつくって、70名の入院患者さんたち、逃げてきた負傷者たち、家を焼かれた近所の人々といっしょに食べたそうです。病院には千俵あまりの玄米と、味噌、醤油が貯蔵されていたので、これが被爆後に役に立ちました。

中性子線とγ線の直接被曝を受けた人々はすべて死亡し、高線量の放射能を帯びた微粒子を吸入・摂取して内部被曝を受けた人々も次々と亡くなっていった中で診療に従事しながら、この秋月医師とその周辺の人々は生き残りました。秋月医師はそのあと89歳まで生きられました。

秋月医師は石塚左玄（さげん）・桜沢式の食養を信奉しておられました。被曝後、玄米飯にうんと塩をつけた握り飯と、南瓜の入った塩辛い味噌汁に、茄子（なす）の味噌漬けをつくって、皆で毎日食べたといいます。

長崎には昭和20年9月2日から3日にかけて大雨が、同月17日には超大型の枕崎台風が襲来し、地表に残留していた大量の放射性物質は洗い流されました。広島では橋が20以上も流出し、被爆地一面が床上1mの濁流に洗われました[30]。被爆後に吹き荒れた枕崎台風こそ被爆地の人々にとっては神風であったと秋月氏は書いておられます。この台風を境にして死亡者の数が減ったといわれます。この台風と次の台風は神風でした。

次に広島には阿久根（あくね）台風という暴風雨が10月10日にも襲来しています。

これらの暴風雨により放射性物質は洗い流されましたが、犠牲者も相当数出ています。このあと残存放射線量値の激減が測定されています[31]。

フリーラジカルの消去がダメージ・コントロール

　破壊された福島第一原子力発電所の事故現場から、数百 km 数千 km の距離を放射線そのものが飛んでくるのではなく、放射性物質が付着した微粒子の塵埃が飛んでくるのです。米国本土にも飛来しています。2011 年 3 月の時点ですでに大気中に、放射性セシウムやストロンチウムのみならず、大量のネプツニウム、プルトニウム等が放出されていました。

　すでに凡その日本人の体内には種々の放射性微粒子および PM2.5（2.5×10^{-6}m）のような微粒子が入り込み、程度の差こそあれ体内被曝等によるフリーラジカル傷害が進行中であると思われます。放射性のない PM2.5 という微粒子も、体内に入れば食細胞が出すフリーラジカルの攻撃を受けそのフリーラジカルが、吸入された微粒子周辺の自らの細胞や免疫系を傷つけます。

　発生したフリーラジカルの連鎖反応によってこれからは、東北地方の人々のみならず全国民の悪性新生物、動脈硬化、その他諸々の疾病の有病率は増加こそすれ減少はしないだろうと思われます。

　活性酸素、活性窒素、脂質が過酸化され（水素が引き抜かれ酸素が付加され）た過酸化脂質ラジカル等々をフリーラジカルといいます。これは、相手の原子・分子から電子 1 個を奪い取るという強力な化学反応性を有し、電子 1 個を引き抜かれた側の成分や細胞は変質します。これが諸病の根本原因となります。

　強力な放射線は細胞の遺伝子を直接切断しますが、低線量内部被曝の場合、放射線は体内の水分子に当たり水分子の原子間の結びつきを切断して、・OH（水酸化ラジカル）などの強力なフリーラジカルを発生させ、さらにそれが寿命の長い過酸化脂質ラジカルを生成します。

　放射線傷害におけるダメージ・コントロールは、フリーラジカルを中和し消去するスカベンジャー、すなわちフラボノイド・ポリフェノール類を豊富に含む野菜の煮汁、お茶、ビタミン C・ビタミン E・カロテノイド等サプリメントを日々十分量摂取することです[32]。

　現今のあらゆる疾病の根源には、多かれ少なかれフリーラジカルが関与していると考えられています。フリーラジカルを消去するスカベンジャーの摂取は、あらゆる健康法の基礎であると考えられます。

　いわゆる活性酸素は産生されるとすぐに他の物質に反応（酸化）し、自らは瞬間的に消滅します。しかし脂質が酸化されると、フリーラジカルとなったその過酸化脂質ラジカルの寿命は長く、連鎖的に他の脂質をも酸化してフリーラジカルにしていくという悪循環がはじまります。

　この悪循環を避けるにはまず、酸化されやすい精製された食用油の製品を食べないことです。しかし現今の外食産業や弁当には、この危険な食用油が繁用されています。これではこの国の有病率は増えるのみであろうと、うたた寒心に堪えません。

　酸化されにくい未精製の食用油は存在します。完全に一番しぼりの未製精油には、フリーラジカルを消去するビタミンEをはじめ豊富なスカベンジャーが含まれています。

　図3（156頁）は、脂質が酸化された有害な過酸化脂質ラジカルを消去する野菜の能力（抗ラジカル活性／スカベンジャー）を、それら5分間の煮汁について測定したデータです。棒グラフが縦軸に高いほど有効成分が多く含まれていることを示しています。これら野菜の煮汁の他に、緑茶と一番しぼりの菜種油にも豊富な各種のスカベンジャーが含まれています。野菜とその煮汁、お茶を飲み、そのうえにさらにビタミンC・E・カロテノイド等のサプリメントを摂取することがすすめられます。

　これが、弱い放射線に長期間被曝する低線量内部被曝に対するダメージ・コントロールであると考えられます。29歳で長崎の原爆投下にあいながら、玄米食・南瓜の味噌汁・茄子の味噌漬け等（玄米菜食）を食べ、79歳まで医師としての職務を全うされたという、前述の秋月辰一郎医師の例もあります。秋月医師らの食事には放射線が産生するフリーラジカルを打ち消すスカベンジャーがかなり含まれていたと推測されます。すなわち我々は体制に盲従することなく、『あなたこそあなたの主治医』という信念により、自らの危機管理につとめなければならないと思われます。

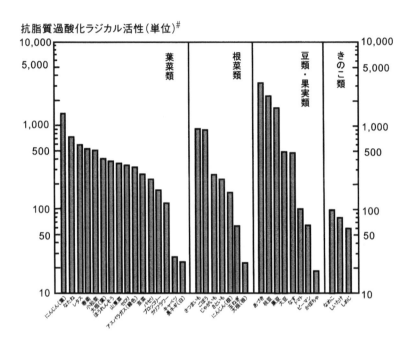

抗脂質過酸化ラジカル活性（単位）#

図3：過酸化脂質ラジカルを中和する野菜の煮汁

過酸化脂質ラジカルを中和（消去）する各野菜に含まれる成分の量を測定した結果。これらの値は野菜の収穫時期、産地により数倍は変動する。（前田浩『活性酸素と野菜の力』幸書房、111頁、2007）

過酸化脂質ラジカルというフリーラジカルを中和・消去する能力（図3では抗脂質過酸化ラジカル活性）を測定する実用的な方法が前田教授により開発されました。過酸化水素（H_2O_2）に鉄イオンなどの触媒を加えて発生するフリーラジカル（水酸化ラジカル／・OH）により酸化されて、次にそれが自然に還元されるときに紫青色に発光するルミノールという化合物があります。この化学発光（ルミノール反応）と類似の反応で、これは酸化した油の過酸化脂質ラジカルを測定するものです。すなわち、ポルフィリン鉄（Fe^{3+}）（3価）にブチルヒドロパーオキサイドが反応すると、ブチルパーオキシラジカルが生じ、これが DNA の切断とか細胞死とかを引きおこします。このラジカルは同時に発光します。これに対し、野菜の煮汁に含まれるフリーラジカルを中和・消去する成分は、このときの化学発光量を減少させます。アルキルパーオキシラジカル測定の基準物質として、t-ブチルヒドロパーオキサイド（t-BuOOH）が用いられます。野菜の煮汁に含まれるフリーラジカル（脂質過酸化ラジカル）を中和・消去する成分の多い少ないによって、化学発光の程度は弱くなったり強くなったりします。各種野菜の煮汁成分に含まれる抗脂質過酸化ラジカルの多寡を、光度計で化学発光の程度を測定することにより知ることができます。したがって図3の単位は相対的な単位です。（本稿は原著者の校訂をうけています）

参照

1）服部禎男『遺言 私が見た原子力と放射能の真実』かざひの文庫、2017
2）服部禎男『「放射能は怖い」のウソ』武田ランダムハウスジャパン、2011
3）三浦直子「搾取される原発作業員—何重にもピンハネされた日給で過酷な労働」*週刊金曜日*、**862**号、20 頁、2011. 9. 9
4）Mifune, M. et al. Cancer mortality survey in a spa area（Misasa, Japan）with a high radon background. *Jp. J. Cancer Research* **83**, 1-5, 1992
5）熊木敏郎『今に活きる大正健康法《物療篇》』生活文化史選書、75 頁、雄山閣、2015
6）高井良尋ほか「低線量全身（体幹）照射法」*医学のあゆみ*、Vol.**170**、No. 9、1994：Sakamoto, S. et al. Fundamental and clinical studies on cancer control with total or upper half body irradiation. *J Jpn Soc ther Radiol Oncol.* **9**：161-175. 1997
7）J. M. グルードほか共著、今井清一ほか共訳『低線量放射線の脅威：Deadly Deceit』鳥影社、2013
8）J. M. グルードほか共著、肥田舜太郎ほか共訳『低線量内部被曝の脅威—原子炉周辺の健康破壊と疫学的立証の記録：The Enemy Within』緑風出版、2011
9）田城明『現地ルポ 核超大国を歩く アメリカ、ロシア、旧ソ連』岩波書店、2003
10）児玉龍彦「" チェルノブイリ膀胱炎 "—長期のセシウム 137 低線量被曝の危険性」*医学のあゆみ*、Vol. **238**、No. 4、355 ～ 360 頁、2011.7.23：「セシウムが引き起こす膀胱癌」*サンデー毎日*、16 頁、2011. 8. 21・28
11）「セシウムではガンにならない」*週刊新潮*、2011. 9. 1
12）淺川凌『福島原発でいま起きている本当のこと』11 頁、宝島社、2011
13）澤田哲生監修『徹底図解 福島原発の真実』54 頁、双葉社、2011
14）ロザリー・バーテル述「劣化ウランと湾岸戦争症候群」『ウラン兵器なき世界をめざして— ICBUW の挑戦』26-32 頁、NO DU ヒロシマ . プロジェクト /ICBUW 編、合同出版、2008
15）烏賀陽弘道『フクシマ 2046 原発事故 未完の収支報告書』ビジネス社、2015
16）福岡賢正『「修羅」から「地人」へ — 物理学者・藤田祐幸の選択』157 頁、南方新社、2014
17）児玉龍彦「" チェルノブイリ膀胱炎 "—長期のセシウム 137 低線量被曝の危険性」*医学のあゆみ*、Vol.**238**、No.4、355 ～ 360 頁、2011. 7. 23
18）米沢富美子『猿橋勝子という生き方』岩波科学ライブラリー 157、2009
19）中川武夫ほか「福島原発現地視察」*全国保険医新聞*、第 **2726** 号、2017. 8. 25
20）桜井淳『日本「原子力ムラ」惨状記 — 福島第 1 原発の真実』論創社、2014
21）門田隆将『死の淵を見た男 吉田昌郎と福島第一原発の 500 日』PHP 研究所、2012
22）河井智康『原爆開発における人体実験の実相 —米政府調査報告を読む』新日本出版社、2003
23）アーニー・ガンダーセン、岡崎玲子訳『福島第一原発 —真相と展望』集英社新書、2012
24）桜井淳『日本「原子力ムラ」昏迷記』164 頁、論創社、2016
25）東京電力編「福島第一原子力発電所 東北地方太平洋沖地震に伴う原子炉施設への影響について」2011. 9
26）泉パウロ『本当かデマか 3 ·11［人工地震説の根拠］衝撃検証』ヒカルランド、2011
27）佐々淳行『危機管理のノウハウ・PART2』275 頁、PHP 文庫、1992、16 刷
28）エドワード・P・スタッフォード、井原裕司訳『「The Big E」空母エンタープライズ 上巻』198 頁・『同下巻』334 頁・358 頁、元就出版社、2007
29）秋月辰一郎『死の同心円 —長崎被爆医師の記録』長崎文献社、2010
30）柳田邦男『空白の天気図』新潮社、1981
31）矢ヶ崎克馬『隠された被曝』新日本出版社、2010
32）前田浩『最強の野菜スープ』マキノ出版、2017

第6章 転倒・骨折し寝たきりとならないために
─骨盤を立て趾を効かせる姿勢を無視する整形外科─

1. 寝たきりで要介護となる脳卒中、転倒・骨折

　寝たきりとなって介護が必要になる患者さんたちの、原因疾患について調べたデータによると原因疾患の第1位は脳血管疾患、すなわち脳卒中です。脳卒中対策が、寝たきりを予防する対策の筆頭になります。

　脳動脈、とりわけ脳実質を灌流する繊細な穿通枝動脈には宿命的な弱点があり、その脆弱性が加齢とともに顕著になります。かつて『脳卒中の病理』を著わした大根田玄寿教授は、保護組織であるべき外膜を欠いた脳動脈とりわけ穿通枝動脈の脆弱性を、「動脈硬化というからややこしい」と述べられたようです。

　しかし穿通枝動脈の脆弱性は活性酸素や過酸化脂質ラジカル等のフリーラジカルによる脳動脈の内皮細胞と中膜組織の傷害、すなわちフリーラジカル傷害という分子レベルにおいて動脈硬化であると考えられます。一般にあらゆるフリーラジカル傷害は、加齢とともに蓄積され深刻となります。

　脳内の穿通枝動脈の動脈硬化は、強固な外膜によって保護されている冠動脈や脳底部の動脈内膜下に形成されるアテローム（粥腫）性動脈硬化とはおのずから異なります。穿通枝動脈における微小脳動脈瘤の破裂による脳出血、破綻を免れた同部に形成された血栓による脳梗塞は、脆弱な穿通枝動脈の宿命でもあります。

　脳卒中を免れるためには、少なくとも高血圧はコントロールしなければなりません。適当な降圧剤を使って、収縮期圧も拡張期圧もコントロールしていくことが大切です。しかし高血圧をコントロールしていても脳卒中は発生します。それは脳卒中の本質が高血圧ではなく、穿通枝動脈の内皮細胞と中膜組織のフリーラジカル傷害である動脈硬化であり、それは加齢とともに進行するからであります。

　京都大学医学部病理学教室の研究者たちによる「脳卒中易発症高血圧ネズミ」による実験で、脳卒中の予防策が明らかにされました（本書第Ⅱ部「第10

章 脳卒中の研究」図5［315頁］参照）。220〜240mmHg もある高血圧を降圧剤で 200mmHg 以下に下げること、または高血圧は放置しておいても高蛋白食によって、脳卒中の発生率は0％となり完全に予防されています。この場合、ビタミンCを生合成・自給できるネズミとは異なり、ヒトでは蛋白質に加えてビタミンCの十分量の補給が必要です。

通常食では脳卒中の発生率は83％ですが、それに食塩を加えると100％の発生率となります。しかし高蛋白食では食塩を加えても0％です。

いま、新たな脳卒中の発症者数は、高血圧の未治療群からよりも、正常血圧群および高血圧を治療中の群からの発生率の方がはるかに多いという秋田県立脳血管センターの事実があります（本書第Ⅱ部「第10章 脳卒中の研究」図6［319頁］参照）。にもかかわらず専門家たちの方針はいまもなお、減塩食や降圧剤等による血圧管理を徹底させることに終始しています。京大病理の高血圧ネズミの研究と、秋田県立脳血管センターの統計は完全に無視されています。

過剰な塩分の摂取を減らすのは当然ですが、魚肉や鶏卵を中心とした蛋白質を十分にとることの方がより重要です。さらに動脈壁のフリーラジカル傷害を防ぐ抗酸化剤（ビタミンE、ビタミンC、ポリフェノール類等の茶や野菜の煮汁）の摂取が必須です。

脳動脈の脆弱性をつくる、脳動脈の逆行性分岐などの構造上の弱点や遺伝的な要素などの個人差は不可抗力ですが、最善を尽くして脳卒中の予防に励むほかはありません。

人が寝たきりとなって要介護となる原因疾患の首位である脳卒中の26.1％に次いで、第2位は高齢による衰弱の17％であり、第3位が転倒して骨が折れた場合の12.4％です。第4位が痴呆化すなわち認知症の11.2％です。認知症で寝たきりとなりますと、飲食物の嚥下障害すなわち誤嚥性肺炎という致命症が発生します。それで胃瘻をつくることになれば、生ける屍のような状態が長くつづくことになります。この状態を途中で打ち切ることはむずかしいので、こういうことを望まないのであれば、はじめから胃瘻をつくらないことです。それは尊厳死の問題であります。誤嚥性肺炎は認知症のみならず、寝たきりとなった人々共通の重要な死因となっています。

高齢者の転倒の危険因子

　高齢者の転倒の危険因子についてまとめられたものによれば、身体的因子として加齢による筋力、バランス機能、反応速度、視力の低下等が挙げられています。それに、立位の重心の位置が後ろ寄りになっている場合が加わります。足趾の何本かが浮いて接地しておらず、踵に重心がかかる場合が後重心で、それは容易に後方へ転倒する姿勢です。

　立位の重心は前寄りでなければなりません。前重心となるには、5本の足趾が接地していなければなりません。前かがみになるのではなく、骨盤を前傾させて、上半身は起こします。

　身体的因子に加えて、段差や滑りやすい床、つまずきやすい敷物等の環境因子があげられています。筋力が低下して足が上がらない歩き方をしていると、畳の縁にさえつまずいて転倒します。

　鍛錬の結果たとえ転倒しても、無傷ですっくと立ち上がる方法はあります。武道ではそれが基本練習の中にあります。受け身といい、前方への受け身と、後方への受け身があります。

　脚の筋力の低下を防ぐには、日々歩くことの他に、スクワットや1分間の片足立ちを左右それぞれ数回繰り返します。これは裸足か、5本指の靴下をはいてします。その他高齢者の筋力低下対策は沢山あります。

　障害物の如何にかかわらず、足趾が利かせられない履物であるスリッパやサンダルは危険ですから、初めから用いない方が賢明です。靴下は5本指のものがよく、靴選びと靴の履き方は考えておかねばなりません。

　靴のサイズは爪先が自由に動かせる程度のゆとりのあるものを選びます。靴ひもは、足首のところで、ひきしめてはきます。

　高齢者の転倒の発生率は一般に、施設入所者の方が在宅高齢者よりも高率であるといわれます。施設入所者は室内で転倒することが多く、女性が男性よりも高率であり、高齢になるほど転倒率は高くなります。北欧や米国の高齢者は、日本人と比較して転倒発生率が2～3倍高いといわれます。この差は、室内でも靴をはき、足趾を使わない欧米人の習慣によるものかと思われます。日本人は室内では靴を脱ぎますから、そのぶん足趾を使いやすいはずですが、骨盤が後傾しているとだめです。

　脳卒中後遺症・認知症・パーキンソン病等の脳神経疾患では、転倒しやす

くなります。認知症の転倒頻度は、一般高齢者よりも約3倍高いといわれています。認知症の骨折発生率も、認知症ではない一般高齢者にくらべると2〜3倍も高率です。中でも徘徊する例の骨折率は7倍近くに増加するといわれます。

　一般に高齢者たちは、何らかの薬剤を服用しているものです。これらの薬剤の一部が転倒の危険性を増加させると考えられますが、転倒が薬剤服用の直接の影響なのか、患者さんの病態自体の結果なのかをはっきりさせることは困難です。

　処方薬剤数に比例して、とくに5剤以上の多剤服用をしている場合は、転倒の危険性は増加する、とされています。

　中枢神経作用薬のうち、ベンゾジアゼピン系薬剤・抗精神病薬・抗けいれん薬の多くが転倒の危険性増加に関連する、とされます。現在用いられているほとんどの抗不安薬、睡眠薬はベンゾジアゼピン系かその類似薬です。抗てんかん薬にもベンゾジアゼピン系があります。それ等中枢神経作用薬の多剤併用が問題です。

　非ステロイド抗炎症薬と降圧剤全般・利尿剤は転倒の危険性の若干の増加と関連する、とされます。

骨折は転倒によるものがほとんど

　全身の各骨折部位において（骨粗鬆症による椎体の圧迫骨折を除く）、その原因が転倒である割合を調べると、手指・下腿骨・肋骨を除くほとんどの部位の骨折の原因は転倒が主です。骨粗鬆症を除き、転倒しなければ骨は折れないということです。

　中でも絶対安静が必要な骨折は、大腿骨近位部骨折です。大腿骨はその上部の大転子および小転子の部位で、老人では大腿骨体と下方から120度の角度（成人では126〜128度）で斜めに傾いて骨盤の寛骨臼に入って股関節となります。その120度曲がった頸部が大腿骨の強度上の弱点であり、折れやすいところになっています。曲がる角（大転子）の所の骨折を大腿骨転子部骨折といい、それから上部の骨折を大腿骨頸部骨折といいます。両者を合わせて大腿骨近位部骨折といいます。

　大腿骨近位部骨折は、骨粗鬆症の高齢者、とくに女性に多発します。糖尿

病や肝硬変症などの合併症があることも多く、慢性硬膜下出血や深部静脈血栓をともなうこともあります。稀に、骨折があっても最初の単純X線写真では骨折線がはっきりせず、歩行可能な例があるので、要注意です。

　その発生率は50歳以下では稀であり、70歳以上になると急増します。

　右側にくらべて左側に多く、夏季より冬季に多い。受傷場所は屋内が約70%であり、80歳以上になると屋内がほとんどです。

　屋内でも段差・階段からの転倒ではなく、床に立った状態からの単純な転倒がほとんどです。平らで何でもないところでつまずいたりして転倒してしまうケースが大半を占めるわけです。私たちはここに着目し、転倒を防ぐための対策を講じていかねばなりません。

　北欧や米国における大腿骨近位部骨折の発生率は、日本人の2〜3倍もあります。アジア人の発生率は白人よりも明らかに少ない。米国内でもアジア系民族は白人よりも少なく、ハワイで生活する白人の大腿骨近位部骨折の発生率は日本人のそれと同程度であり、南欧（フランス）での発生率は白人の中でも低値であると報告されています。ここに、骨質の主要成分であるコラーゲン線維の架橋をつくるために必須のビタミンCや、悪玉架橋の形成を防ぐ各種の抗酸化物質の摂取量の人種差が、あるのではないかと思われます。

　この点、日本人の乳がん死亡率の少なさ（本書第Ⅰ部「**第5章　低線量長期内部被曝とダメージ・コントロール**」131頁）と日本人の高脂血症と心筋梗塞死の少なさ（本書第Ⅱ部「**第9章　コレステロールの欺瞞**」296頁）に共通したものがあるようです。

　例外はあっても大腿骨近位部骨折では受傷後ほとんど動けなくなりますので、整形外科を受診して加療を受けます。転子部の不顕性骨折を除くと、ほとんど観血的な手術の適応です。保存療法による長期間の臥床では、四肢の筋力の低下をきたし、間もなく立ち上がれなくなります。手術により折れた大腿骨骨頭の整復・補強をしなかったら、寝たきりとなります。手術は受傷後2日以内に実施することがすすめられます。

　手術後はできるだけ早く離床し、歩行訓練を開始することになっています。手術時の麻酔は全身麻酔が原則ですから、その患者さんにおいて全身麻酔が可能かどうかが運命の分かれ目となります。

　たとえ手術をしても受傷前と同程度の活動性を得ることは難しいといわれ

ます。また、大腿骨頸部骨折の発生後1年間の死亡率は10%前後といいますから、これは決して低いものではありません。こういうことを考え合わせますと、歳をとって弱り、転倒して骨折するという危険性を決して安易に看過することはできません。歳をとっても決して転倒しないようにするにはどういう努力をしたらよいのか、その要点をよく知っていなければならないと思います。

操体法の故橋本敬三先生はご自宅の室内で転倒され、大腿骨近位部骨折のため寝たきりになられました。ご高齢であったため、ご本人のご希望もあり、手術治療は行われませんでした。専従の看護婦さんとご長男の夫人の献身的な介護により、かつご自身でもよく身体を動かしながら、96歳まで長寿を全うされたようです。

2. 骨粗鬆症と酸化ストレスにビタミンC

骨粗鬆症は骨強度の低下により、骨の脆弱性が高まり、骨が折れやすくなる状態です。骨強度は、骨塩量と骨質の総和により規定されます。骨塩量は骨密度（骨のミネラル含有量である骨塩量を面積で割って得られる）として測定されますが、骨質の測定は日常診療ではできません。強度をつくる骨塩量はカルシウムを主とするミネラル成分であり、弾力性のある骨質は蛋白質であるコラーゲン（膠原線維）に代表されているとみられます。

椎体骨折と大腿骨近位部骨折は、骨粗鬆症特有の骨折です。それで骨密度の測定は、原則として腰椎または大腿骨近位部で行われます。

骨密度と関係なく骨折しやすい要因、すなわち骨質が劣化していることが推測される要因には、高齢・やせ（低体重）・低蛋白食・転びやすい・喫煙・飲酒・大腿骨近位部骨折の家族歴・副腎皮質ステロイドホルモン剤の内服・関節リウマチ・糖尿病等があります。このうち、酸化ストレスが亢進している状態には、各種野菜の煮汁・ビタミンC等の抗酸化物質の十分な摂取により、骨折を予防することが求められます。

骨はコラーゲンを主とした蛋白質を基盤として、それにリン酸カルシウムが付着した石灰化組織です。コラーゲンは動物の蛋白質とよばれ、人体で最も多い蛋白質です。コラーゲン線維が架橋によって強固な3重らせん構造につくられる反応には、ビタミンCの存在が必要不可欠です。一般にはカル

シウムのことだけが強調されていますが、重要なのは決してカルシウムだけではありません。

　骨の主要成分は 60% 前後のミネラルと、30% 前後の蛋白質です。カルシウムを主とするミネラル成分は骨の硬さをつくり、蛋白質のコラーゲンは骨が容易に折れないような弾力性をつくります。ミネラルだけでの硬さだけで骨は脆くも折れますが、コラーゲンの弾性によってわずかながら撓むことにより折れにくい骨になります。

　蛋白質の摂取量が制限される慢性腎臓病や玄米菜食主義者の低蛋白食は、骨粗鬆症および脳血管傷害(脳出血・脳梗塞)にもなりやすいので要注意です。

　私には、蛋白尿が陽性で推定糸球体濾過率（eGFR）が 50 ～ 45mL/min の、慢性腎臓病（CKD）があります。慢性腎臓病においては、蛋白質の摂取量は一般人より 15 ～ 20% 少ない量がのぞましいとされています。体重×0.6 ～ 0.8 が腎臓病の患者の摂取蛋白質量とされていますので、私の場合は体重 48(kg)×0.6 ～ 0.8 ＝摂取蛋白質量 28.8 ～ 38.4g です。

　私の場合、肥満度指数 BMI＝ 体重 48(kg)÷ 身長 1.628^2(m) ＝ 18.1 これでは少しやせ過ぎです。BMI は 22 が理想的です。がんに対する免疫力の保持と脳血管傷害対策としては、蛋白質の摂取量が 38.4g/ 日では少な過ぎます。それで私は、腎臓病ですが意識して低蛋白食にする努力をしていません。

　食餌から摂取した蛋白質の量は、24 時間の蓄尿をして、1 日の尿中の尿素窒素量を求め、簡単な計算をして得られます（本書第 I 部「**第 3 章 尿を飲む**」参照）。平成 27 年 12 月 3 日、12 日、26 日の 3 回、24 時間の蓄尿法で調べた私の塩分と蛋白質の 1 日摂取量はそれぞれ次のとおりでした。食塩・蛋白質 （g）：8.3g・62.1g、5.6g・68.9g、6.2g・75.5g。食塩は 5.6 ～ 8.3g、蛋白質は 62 ～ 75.5g でした。

　私の主たるカルシウム補給源はヨーグルトと鶏卵他の少量の動物性蛋白質です。腎機能の低下のもと、許容される動物性蛋白の摂取量が私の生命線と思われます。骨質をつくるコラーゲンの生成に不可欠なビタミン C （ビタミン C パルミテートで 2 ～ 3g/ 日）の常用は、骨粗鬆症の予防には有益であると考えられます。

　80 歳 5 ヵ月の私の腰椎の骨密度を測定したら、骨密度が最も高い 32 歳の標準値を 100% として 89%、同年代のそれの 106% でした。左大腿骨頸部

のそれ等は各々、78% と 102% でした。32 歳の標準値の 80% 以上あればよいとされますから、私の左大腿骨頸部の骨密度の 78% はやや低下している値です。

　酸化ストレスによる生体の抗酸化作用の低下は、コラーゲン線維が 3 重らせん構造につくられる反応に必須のビタミン C の相対的な欠乏をきたすものと考えられます。ビタミン C の欠乏はコラーゲンの減少となり、結果として骨粗鬆症がすすみ骨折も生じやすくなると考えられます。

　骨粗鬆症には原発性と続発性のものがあります。骨粗鬆症は女性ホルモンに深くかかわっており、女性は生理が止まると、男性よりも早く骨粗鬆症が進みやすくなります。閉経後骨粗鬆症といいます。原発性骨粗鬆症には、女性の閉経後骨粗鬆症のほかに男性骨粗鬆症・特発性骨粗鬆症（妊娠後骨粗鬆症）があります。

　続発性骨粗鬆症の原因には、各種内分泌疾患・胃切除・副腎皮質ホルモン剤の服用・糖尿病・慢性腎臓病等があります。これらすべての原因の背景に、潜在的なビタミン C 欠乏症と血清蛋白の減少があるのではないかと私は考えています。

3.　骨盤起こし / 骨盤前傾 / 前重心

　高齢者はなぜ転倒するのか。それは基本的には筋力の低下によります。さらに骨盤が後ろに倒れ、体勢の重心が後背部にきていることが直接の原因と考えられます。私たちの体は、前に進むようにできており、後ろに歩くようにはできておりません。前重心で前進することは自然ですが、後ろに重心があって踵に体重がかかっていれば、後ろによろけると容易に転倒します。後ろに転倒すれば骨盤を打撲し、後頭部を強く打てば硬膜外・硬膜下出血（硬膜下血腫）をきたし、大怪我をします。

　後ろに倒れた場合の武道の受け身では、膝を曲げてしゃがみ顎を引き（後頭部を打たないように）、腰背部を接地して一回転して立ち上がります。

　私たちはまず、どのような姿勢が理想的かというイメージを持つ必要があります。理想形は首を起こし上半身をまっすぐに立てて、骨盤を起こし、さらに前傾させ、重心を前に押し出した体勢です。まず、椅子に腰かけた姿勢で、骨盤を前傾させることを覚えます（**写真 1** [166 頁]）。

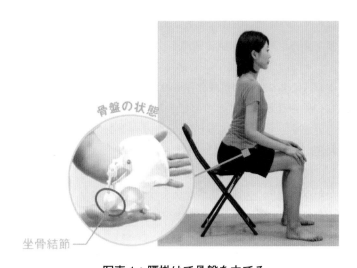

骨盤の状態

坐骨結節

写真 1：腰掛けて骨盤を立てる

（中村考宏『骨盤おこしエクササイズ』33 頁、カンゼン、2012）

　この姿勢については、中村考宏氏が「骨盤おこし」というキーワードで数冊の実用書を出版しています。骨盤が後ろに倒れている状態から前方へ起こすという意味で、"骨盤起こし""骨盤立位"といわれます。

　この中村氏のトレーニング法は股割りにいたる総括的体系的なもので、すぐ簡単にはできません。足の小趾を中心にして物を握ることから、股関節の可動性を拡大して股割りをすることまで、姿勢・立位・歩行の基礎理論を展開しています。

　中村氏によれば、腰かけて坐骨結節の位置を認識し、坐骨結節の前方に上半身の体重をかけて骨盤を立て、胸を張り顎を突き出す、という姿勢が出発点になります（**写真 1**）。この場合、坐骨結節に体重をかけず、大腿の付け根の裏に重心をおき腰掛けるようにします。下半身はやや前傾し、上半身は真っ直ぐに反るかたちになります。椅子に座っているときも、背もたれにもたれかかるのではなく、坐骨結節に体重がかからないように重心を前に押し出します（前重心）。これはなかなか腹壁の筋力がいる姿勢です。

　一日のうち長時間にわたり腰掛けている姿勢が長いと、有害事象のもとになるという研究があります。それで時々立って仕事をするとよい、といわれ

ます。この場合、腰掛けている姿勢それ自体については言及していません。長時間にわたる骨盤後傾・後ろ重心の姿勢が生理的によくないというのが、より本質的な考え方であると思われます。

　雑誌「時空旅人」(2015年5月号、12頁) の写真の立位のモデルは、非常に骨盤が前傾しています。逆に上半身は後ろに反（そ）っており、首は真っ直ぐに立っています。支持脚である左脚を少し前に出し、右手では人差し指を浮かせて（薬指と小指を利かせていると思われます）スーツケースの把手をにぎっています。左手は肘関節を曲げて、そこにバッグをかけています。この体勢は一々理にかなっています。こういう際立った姿勢の人物には実際にお目にかかることはまずありませんが、典型的な骨盤前傾のスタイルとして銘記しておきたいと思います。

4.　腹筋を鍛える

　骨盤を起こして立て、重心を前方に押し出す体勢に必要なのは腹壁の筋肉（腹筋）の緊張です。体の背側には脊柱（背骨）があるのですが、前側の腹壁に第2の脊柱をつくるというイメージで、腹筋を鍛えます。1日中、背もたれにはもたれかかりません。十分な腹壁の筋力がないと、骨盤立位で前重心の姿勢を日常的に維持することができません。骨盤を立てて前重心の姿勢を維持するためには、表層筋は腹壁とくに下腹部の腹筋群がひきしまっていなければなりません。深部筋は、腸腰筋（大腰筋＋腸骨筋）が鍛えられていなければなりません。

　上半身の体重は上から下へ脊柱にかかってきますが、この重量と脊柱の歪みが椎間板ヘルニヤ・脊椎分離症・圧迫骨折・脊柱管狭窄症等々の症状が発生する根本的な原因となっています。鍛えられた腹部の表層筋と深部筋をもとにし、体勢を前重心にして、脊柱にかかる重量を前方の腹壁に分散させる結果、腰痛の予防となります。また前重心により、肩こりも発生しません。

　腹筋を鍛える方法の第一は逆式の丹田腹式呼吸法です。毎日日課として一定時間正座して呼吸法に専念します。呼気時に下腹部の腹壁を収縮させて腹圧をつくり、その腹圧で逆に腹壁を伸展させるという、伸長性収縮の状態をつくります。骨格筋（腹壁の筋肉は骨格筋）の鍛錬には伸張性収縮は強力な方法です。日常的に1日中、このような呼気をします。

また、腕立て伏せの運動も腹筋を強く緊張させます。専用の運動器具を使って腹筋を強く収縮させて腹筋を鍛えます。それらの結果、下腹部の腹壁の筋肉がしっかりとひきしまってきます。

　自動車を運転するときも座席の腰背部に何かクッションを当てて、背もたれにもたれかからないようにし、骨盤立位の姿勢にします。そして丹田腹式呼吸法により呼気時の下腹部の充実を維持します。そうすると長時間の運転をしても疲れず、腰痛も発生しません。自動車の座席は、深く座れば骨盤が後傾するかたちに作られていますので、骨盤が後傾しないようにするには、自分で工夫しなければなりません。

5.　左足を主軸としたヒトの直立歩行

　人が転倒しないようにするにはどうしたらよいか。これは立ち方、歩き方の研究を基礎とした問題であり、人類の歴史的な重要なテーマであります。これは洋の東西を問わず人類にとって非常に大切なテーマです。これは、人類の直立歩行の歴史からはじまり、理想的な立ち方・歩き方・履物の選び方、履き方等について体系的にしっかりとした研究を重ね定見を確立し、集大成されることが望まれます。

　故水野 祥太郎著『ヒトの足』[1] は創元社編集長の故保坂富士夫氏の手によって世に出され、第38回毎日出版文化賞を受賞しています。著者の序文を見ますと本書は、保坂氏の依頼を受けて10年後に上梓されており、「こういう（足の）本は世界中で誰一人書いていないのでぜひとも英語で出したいが、日本語でまとめるのがやっとだった」云々、とあります。

　ヒトがこういう高級な歩行と佇立ができるようになったのは、その足元がしっかりして、腰付き決まり、あらゆる方向への強い運動ができるようになったからである。これの直接の前提としては、足のアーチ構造の完成と、骨盤、とくに坐骨と恥骨についている諸筋の強化と、そのはげしい運動への習熟にこそ鍵がある。(同書81頁)

　上肢に利き腕があるように、下肢にも利き足があります。我々一般人にとって利き足とは、左の支持脚です。主要な動作では左足に重心を置いて移動することが大切です。

　まず体の重心を、足の裏の拇趾の付け根（拇指球：第1中足骨頭）、小趾

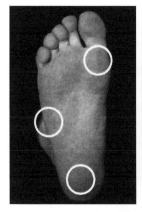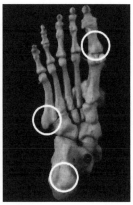

図1：足裏3点で立つ

(『実践 武術療法』121頁、BABジャパン、2010)

の根元の第5中足骨、踵の3点に分散させて立ちます（**図1**）。これは隙の
ない武術家の構えですが、小趾側は第5中足骨の粗面（踵寄り）になってい
ることに注目します。全体的に重心が前寄りでかつ少し外側に寄っています。

　土踏まずの側のアーチの最上点に重心線が落ちるようなつもりで少し前傾
し、足趾にも少し体重を分散させた前傾姿勢となります。これが安定した立
ち方となります。

　その状態で片足立ちをします。片足1本だけで1分間以上立ちつづける
には、前重心にして5本の足趾を利かせなければなりません。最初はふら
ふらして、何かにつかまらなければ片足だけでは立ち続けることができませ
ん。訓練によりやがて5本の足趾の利かせ方がわかってくると、片方ずつ1
分間の片足立ちができるようになります。それで、左足立ちの方が右のそれ
よりも明らかに安定して立ち続けられるならば、利き足すなわち支持脚は左
ということになります。

　利き腕が右ならば主として右腕で作業をしながら、重心を支持脚の左脚に
かけます。これが斜面であると、この合理性がはっきりします。斜面の下側
に左脚を置き、右腕に力を入れて草刈機を右から左へ振るいます。棚や床の
上の物を取るときも、左脚を前に出して右手で物を取ります。

　利き腕は右、利き足は左という組み合わせです。右手と左足という組み合

わせにより、右手と左足を交差させて用い、体の重心線を左右どちらにも傾き過ぎないように中心ちかくに保つことができます。

　日常的な転落の危険性は、屋内外の階段を降りるときにあります。それで1歩ずつ手すりにつかまって降りるのですが、支持脚の左足だけを先に出して降りると、より安全です。左足を先に下ろして右足をそろえ、また左足を下ろして右足をひきつけます。右腕利きには、降りるときの手すりが右側にあると合理的です。

6. 足趾と立ち方・歩き方

　右脚の骨を後ろからみると、体重がかかっている下脚の脛骨は足関節において、距骨という骨に接しています。距骨の後方下面は踵の骨（踵骨）に接しています。距骨のすべてが踵骨に接しているのではなく、体重のすべてが踵骨にかかるのではありません。距骨の前方下面は舟状骨に接しています。距骨は舟状骨と踵骨にまたがって接しており、距骨にかかる体重は舟状骨と踵骨に分散されます。

　舟状骨は楔状骨から第1・第2・第3中足骨につながります。踵骨は立方骨から第4・第5中足骨につながります。骨格上、片足にかかる体重は第1・第2・第3趾の群と、第4・第5趾の群に二分されます。拇趾側の内側の群と、小趾側の外側の群の2つの系統に二分されます。下脚の脛骨から距骨が受ける片足の体重を左右各々5本の足趾に分散させる仕組みが、距骨の下面にあると考えられます。

　立位では少し前傾すると拇趾から小趾にかけて指先に少し体重がかかります。手は何にもつかまずに片足立ちをしてみると、足趾先から足裏全体に体重をかける感じが分かります。5本の足趾と踵をふくめて足裏全体で着地する片足立ちを、1分間以上つづけることができる状態を目標にします。

　足の5本の趾のうち親趾側の3本（第1趾、第2趾、第3趾）はそれぞれの中足骨→楔状骨から舟状骨を介して距骨につながっています。それに対して小趾側の2本（第4趾、第5趾）は中足骨→立方骨を介して踵骨につながっています。第1趾（親指）・第2趾・第3趾群と第4・第5趾（小指）群とは解剖学的に系統が別になっています。距骨にかかる体重は、これら2群に大別されて趾先へ分散されます。

　よちよち歩きの幼児がよたよたと歩く様子を観察すると、胸を張り腰椎を反らせ（骨盤立位）ています。前に進もうとすれば倒れそうになるので自然に脚が前に出る、という歩き方をしています。重心の前方移動にしたがって歩いています。下肢の筋肉の力で蹴り出す歩き方をしていません。

　幼児は親趾を除く4本の趾の（近位）指節関節を上から見れば凸に曲げ、中 節骨を立てています。幼児は無意識のうちに趾先に力を入れています。親趾に力を入れると、親趾には中節骨がありませんので第1指節関節を上から見れば凸に曲げて末節骨を立てる（マムシ趾）ことになりますが、歩く幼児にそういうかたちは見られません。よちよちと歩く幼児は（遅いゆっくりした歩き方）、拇趾には重心をかけていないようです。5本の足趾前部を使って歩いています。

　椅子に腰掛けたり正座して坐骨結節に体重をかけると、骨盤は後傾して背中は後方に屈して猫背となります。そうではなく坐骨結節の前方に重心をかけ（坐骨結節は重心線の後ろに位置する）、腰椎を反らせる姿勢を覚えます。

　立って歩くときは、この坐骨結節に重心をかけないという目安は使えないので、座位で骨盤を立てる姿勢を覚えて習慣づけ、それで立って歩きます。立ち方は足裏の3点に重心を分散します（**図1**）。とくに親趾以外の4本の足趾で地面をつかむような感じで立ちます。

「大事なポイントは親指の付け根と踵、そして足の外側。草履の生活の頃は常に爪先重心で歩き、方向転換するときは踵で行い、力に耐えるときは足の外側を使っていた。ところが靴の生活になって踵重心になって姿勢が崩れてしまった。いまは腰痛で悩んでいる人が多いけども、戦前はほとんど聞くことがなかったと言います。

　踵重心になると後ろにかかった力を前に逃がそうと自然に膝が曲がります。その結果腰が曲がり腰痛になり胸も閉じてしまう。つまり身体の中を力がジグザグに走った状態なのです。これが爪先重心になれば膝が伸び、腰への負担が少なくなる。昔の人は“足裏・足首が土台で腰は床。背骨が大黒柱であり、肋骨が壁張りでその上に肩が載り、頂点に頭が載る”と言いました。まさにその通りで、土台が崩れれば全てが崩れてしまう。」[2]

　骨盤が立っていれば、前に進もうとすると体が前に倒れそうになるので自然に脚が前に出る、とおのずから前進します。下肢の筋肉に力を入れて地面

を蹴り出さない、ということです。

　歩く着地において重心は、右足の踵から第5趾の中足骨頭部へ、拇趾の中足骨頭部へと移り、拇趾の先端から抜けて、左足に移ります。このさい、5本の足趾にも少しだけ重心を分散させます。足趾で軽く地面をつかむような気持ちで第5趾から拇趾へと着地します。私の場合、自然に右足はこのような歩き方をします。

　靴底の減り方は、左より右足の方が多く、かつ外側の減り方が多い。これは体重のかけ方が右足に多い、右側重心の体型であり、かつ右足が内旋していることを示しています。これは改めなければないない悪い癖です。

　右足と違って左足は、自然に足裏全体をほとんど同時に着地することができます。右足と左足の着地のしかたが違うのです。歩き方もちがいます。そうして、足裏全体を同時に着地させる左足の方が決定的に安定感があります。

　私も、つまずいて転倒しそうになった時、反射的に足趾で踏ん張って踏みとどまります。それができるのは、体勢が前重心になっている場合ですが、これに対し体型が後ろ重心になっている状態でよろけると、もろくも後方や横に転倒しかねません。足趾は後ろに付いておりませんので足趾で踏ん張りようがありません。常に骨盤を立てて体勢の重心を前におき、後ろ重心にしないことが大切です。

　足趾という生体の構造上の一番下の基礎をふまえ、転倒防止の方法を考える行き方は非常に原理的です。

　転倒により骨折し、寝たきりになるということを防ぐためには、座り方・立ち方・歩き方において骨盤を立てて前重心にし、加えて足趾を日常的に動かして鍛えておくことが必要です。

　いま私は1日中、骨盤が後傾しないように、骨盤を立てた姿勢を保つべくつとめています。骨盤を立てて腰を反らせた姿勢を長時間にわたって保つには、腹筋の力が必要です。腹筋は、呼気で前屈し腹圧をかける（伸張性収縮）腹式呼吸法により鍛えられます。

　足・膝・腰等の痛みなどの症状をそれぞれの局所の問題として捉えるのではなく、座り方・立ち方・歩き方に問題があるのではないかという総合的な見地に立って理解する必要があります。

7.　足趾を鍛える

　医師の整形外科にも、医師ではない治療師の治療室にも、患者は溢れているということは、足や腰の不調が治らずに困っている人が如何に多いかということを物語っています。

　現代の整形外科学は手術を中心とした局所の治療をするもので、体全体を動的にとらえ座り・立ち・歩く人間をそのままで直す学問体系をもっておりません。医学の中にそういう人体の基本的なことを研究する学問がないということ、及び序論で述べているように「治療学総論」が無いということは驚くべきことです。血道をあげて研究していることは重箱の隅ほじくりであり、企業化されるもの業績が現われるものが評価される世の中です。人間の座り、立ち、歩くことに関する愁訴を専ら研究しているのは主に、医師ではない柔道整復師・鍼灸師・理学療法士等のほかに少数の武術家だけです。

　たとえば足趾を動かし使う健康法には、

①『趾でカラダが変わる』[3)]

②『足指をまげるだけで腰痛は治る！』[4)]

③『一生元気でいたければ足指を広げなさい』[5)]

等々の出版があり、指導者がおられます。

　①の著者については、骨盤起こし / 前重心の項で述べました。まず骨盤を起こし立てたうえで、次は足趾を鍛えます。趾でジャンケンのグーチョキパーをします。椅子に腰かけている場合、足趾でグーとパーをするようにします。あぐらをかいていてもできます。これを日常的に繰り返します。

　②の著者は監修者の方法を説明しているものです。中足指節関節（MP関節）を曲げ、曲げられた趾の近位指節間関節で立つことができるようにトレーニングする方法です。そうすれば腰から下の骨格が正しい位置に戻り、腰痛や膝の痛みが解消すると述べられています。

　そのため、タオルを趾でつかむトレーニングや、椅子に腰かけた状態で中足指節関節を曲げて近位指節間関節で立つ方法等が紹介されています。5本の趾の中足指節関節を足裏側に曲げて、近位指節間関節で立つ（体重をかける）ということは、よほど鍛練をしなければできるものではありません。

　あるサッカー選手が趾の近位指節間関節で立っている写真がありますが、彼はこの状態からジャンプすることもできるそうです。鍛えることにより、

ここまでになることができるというわけです。間違いなくこのような人は、きわめて転倒しにくい。それがサッカーの選手というものなのでしょう。

　③の湯浅氏の方法は至極簡単で誰にでもでき、かつそれなりに効果があがります。「一生元気でいたければ足指を広げなさい」という書名はオーバーですが著者は、奥さんのO脚が足趾を広げることで治ったといいます。西日本新聞紙上に連載記事を書いて大きな反響があったそうです。

　この方は、1日5分間、趾を広げて曲げ伸ばしをするだけという簡単なことで、腰痛・ひざ痛・外反母趾などの様々な症状を治すことができるといいます。座位の姿勢で、5本の趾の間に手の指を入れて間隔を広げ、中足指節関節・近位／遠位指節間関節の屈曲と伸展を繰り返すという単純な訓練をくりかえすものです。どうしてそれで下半身の筋骨格系の愁訴が改善されるのか、その理論は述べられていません。

　5本の足趾の間に4本の手指を差し込んで趾を曲げ伸ばすというトレーニングは、これまで触られることもなかった足趾にとっては画期的なことです。このトレーニングにより、足趾に終始する経絡の変調が改善され、体全体の調子が良くなることはあると思われます。

　また、この足趾のトレーニングによって、これまであまり仕事をせずにぼんやりしていた足趾が目覚め、立って歩くときに足趾に力が入り、足趾が働くようになります。足趾が鍛えられると、つまずいた場合には反射的に、足趾で踏ん張って転倒させないようにします。

　5本の足趾を使うことにより、歩き方、立ち方が変わってきます。靴を履く現代では足趾はただあるだけで退化しており、1日のうちでも動かすことはないという方がほとんどだと思います。動かさないので5本の足趾は機能的には退化しています。手の指ほどではないにしても足趾を動かして使うことで、私たちの足もとはずいぶんとしっかりしてまいります。

　ラテンアメリカ大陸の高地に住む原住民のインディオは、粗食で高地を裸足で長く歩きつづけることができます。第2趾を拇趾の上にかけることができるし、小趾だけを他の趾から離開することもできる、といわれます。ヒマラヤのシェルパは、重荷をかつぎ雪が残っている山道を裸足でのぼってゆきます。歩幅を狭く、両足の左右の間隔をやや広く、足指の付け根の関節をあまり曲げないで、足趾で踏ん張り、足を運んでいるといわれます[6]。

参照

1）水野祥太郎『ヒトの足 ―この謎にみちたもの』創元社、昭和59年
2）島津兼治「柔術医術の基礎『姿勢学』」『実践 武術療法』120頁、月刊秘伝編集部、BABジャパン、2010
3）中村考宏『趾でカラダが変わる』日貿出版社、2013
4）夏嶋 隆監修、石井紘人『足指をまげるだけで腰痛は治る!』ぴあ、2014
5）湯浅慶朗『一生元気でいたければ足指を広げなさい』あさ出版、2015
6）近藤四郎『足の話』岩波新書、1979

第 II 部

第7章　インフルエンザと天然痘
——免疫学を無視した壮大な無駄
／インフルエンザ・ワクチン——

1. インフルエンザ・ウイルス

　細菌が千分の1mm単位の大きさなのに対し、ウイルスの中では最も大きなインフルエンザ・ウイルスは200 〜 300nm（100nm ＝ 100 ナノメートル＝ 1万分の1mm）です。普通の顕微鏡では見ることができません。電子顕微鏡によらなければなりません。

　私の体をインフルエンザ・ウイルスにたとえると、ウイルスが寄生する人間の体は地球の大きさに匹敵します。この小さなインフルエンザ・ウイルスは短時日のうちに爆発的に増殖する性質を持っています。このウイルスはあまりにも急激に増えるので粗製乱造となり遺伝子の読み違えが多く、微妙に違った型へとさかんに突然変異をします。

　ウイルスは単独では生きる（増殖する）ことはできず、生体の中に入って生体の細胞に食い込むことにより生きています。

　インフルエンザ・ウイルスには表面に沢山のトゲのようなものがありますが、そのトゲには2通りがあり、HとNという符号が付けられています。Hというトゲによって宿主の細胞の中に食い込み増殖し、Nというトゲによってその細胞から離脱して新たな細胞に侵入します。インフルエンザ・ウイルスはこのトゲの違いにより、A・B・Cの3種類に分類されています。B型はヒトにだけ感染して亜型がなく、C型は感染力が弱くほとんど問題になりません。かつて平成21年に、季節性インフルエンザや新型インフルエンザといって騒がれたのは、A型です。いつも流行るのはA型の中のH1N1（ソ連型）、H3N2（香港型）です。ソ連型には、少し前に流行したイタリア風邪などがあります。それにB型が加わります。

　インフルエンザの症状は、突然の発症、38度以上の高熱、喉の痛みや咳などの呼吸器症状、それから全身倦怠、頭痛・関節痛・筋肉痛等々です。鼻や喉の上皮粘膜にある粘液を採取し、酵素抗体法の迅速キットにより15分

程度でＡ型、Ｂ型を確定することができます。ただし、この抗体法ではひっかかってこない変異型のＡ型はあるものです。

　現代人類の歴史はわずか30万年です。インフルエンザ・ウイルスは、元はといえば現代人類よりも古い歴史をもつ鳥（カモメ・アヒルなどの水禽類）と数千万年もの間共存してきたものといわれます。鳥インフルエンザ・ウイルスはH5N1です。まだこのウイルスによるインフルエンザは東南アジアに限局しています。こういう新手のウイルスが鳥から人に感染するには難関があり、それがさらに人から人へ感染するようになるのも容易ではないのです。そういうことはあっても血縁関係者の間にのみ発生し、きわめて稀です。

　予防接種として季節型インフルエンザ・ワクチンがつくられていますが、これはＡ型のソ連型用・香港型用とＢ型用を混合したものです。実際はこのように複数のウイルスが同時に流行していることが多いからです。

　かつて大騒ぎした新型インフルエンザ・ウイルスは、Ａ型のH1N1ソ連型の１種でした。メキシコ発の世界中に流行しているもので、国際的には「豚由来のインフルエンザ・ウイルスH1N1型による、インフルエンザ」と呼ばれており、「新型インフルエンザ」という呼び名は日本だけのものでした。次々にウイルスは少しずつ型を変えて現われてくるのですから、新型と呼んでいては後が困ります。また新型と呼ぶことによって余計な恐怖感をまきちらし、過剰な反応をひきおこします。名前を訂正すべきです。この「新型インフルエンザ」は、ふつうの季節型インフルエンザと重症度において変わりはありませんので、そんなに恐れさわぐ必要はないのです。ともに弱毒性です。

　この新型インフルエンザワクチンの接種は、医療従事者が優先順位の第１位ということで医師・看護師たちに割り当てられましたが、私はワクチンの接種はしませんでした。副作用こそあれ、有効であるという確たる証拠もないワクチンの注射は有害無益と考えられます。断わった医者も随分いるのではないかと思いますが、マスコミはそういう医者たちの意見は報道しません。

2. インフルエンザ・ウイルスに反応した生体が出す
活性酸素による肺炎

　インフルエンザ・ウイルスの侵入を上気道粘膜の上皮細胞で食い止める粘膜免疫の力が弱いと、ウイルスは上気道粘膜の上皮細胞内に食い込み増殖し

て溢れ、気道を通って肺にまで達します。そして肺に入ってくると、そこで
は蜂の巣をつついたような大騒ぎが起こります。ウイルスに対して生体が多
種類大量のサイトカインを産生し、それらがまた免疫細胞を刺激してスー
パーオキサイド／活性酸素／酸素ラジカル／フリーラジカルを発生させて、
ウイルスの排除に努めます。

　ウイルスの侵入に反応し生体は、活性酸素やサイトカインを放出してウイ
ルスを攻撃します。その反応が大きいほど様々な激しい症状が起こってきま
す。生体の方が「これは大変」と反応するこの大騒ぎが、生体の臨床症状と
して現われてくるのです。サイトカインは、感染や外傷、高温といった細胞
ストレスが加わった際、種々の細胞が産生する可溶性の微小蛋白質です。イ
ンターロイキンやインターフェロン等々、発見されているその種類は夥しい
ものがあります。

　フリーラジカルの発生はサイトカインが食細胞を、補体や抗体が顆粒球を
活性化することで増加します。サイトカインが、本来は生体を防禦すべき免
疫細胞を活性化しスーパーオキサイド／活性酸素／フリーラジカルの生成を
増加させることは、インフルエンザのネズミの研究において以前から分かっ
ていました。ここでは免疫システムが有害となります。活性酸素スーパーオ
キサイド（$\cdot O_2^-$）は食細胞、顆粒球、リンパ球から生成されます。またこの
活性酸素スーパーオキサイド／フリーラジカルは、肺内の傷害された組織や
血漿、細胞外液などに存在する酵素キサンチンオキシダーゼからも大量に産
生されます。

　このとき肺胞内に多量の一酸化窒素ラジカル（$\cdot NO$）が産生され、
スーパーオキサイドと一酸化窒素ラジカルとはただちに反応して、
$\cdot O_2^- + \cdot NO \to ONOO^-$（パーオキシナイトライト）という最強のフリーラジ
カルが発生します。このフリーラジカルがインフルエンザ・ウイルスを殺傷
し、またウイルスが食い入っている各気道の粘膜上皮細胞、肺胞や間質細胞
等の細胞膜のみならず、健常な肺胞をはじめとする各細胞の細胞膜にも傷害
を与えます。肺組織の細胞の細胞膜が傷害されると、そこから容易にウイル
スと細菌が侵入します。インフルエンザ・ウイルスと細菌との混合感染となっ
て肺炎は重症化し、マウスは死に至ります。

　ウイルス自体が肺炎を起こすのではなく、ウイルスは肺炎の引き金を引い

たのであって、ウイルスに反応して爆発的に発生したフリーラジカルが肺炎／死亡という転帰をもたらしたのです。実験では、酸素ラジカルであるスーパーオキサイドを消去する長時間作用型の SOD の投与によってマウスの死亡率が減っていますから、マウスの死因にはスーパーオキサイドがかかわっていることが分かります。

　図 1-1、1-2A/B（183 頁）は、画期的な実験結果です。ウイルスを吸入しインフルエンザ肺炎にさせられたマウスが死亡していく経過を、肺内のウイルス量および肺炎像とともに図示したものです。これによれば、ウイルスに感染して数日後、肺内に大量のスーパーオキサイドが発生し、肺炎（図 1-1 の●印）が発生して進行します。インフルエンザ・ウイルスの量は感染後の頂点から減っていきます（図 1-1 の○印）。そしてウイルスがほとんどいなくなる前後から、マウスの致死率が増えていきます（図 1-1 の▲印）。この際、ウイルスが消滅してから致死率は急峻に立ち上がっています。ウイルスはすでに死滅しているにもかかわらず、マウスの死亡がつづくのです。

　減っていくウイルスの量と増えていくマウスの致死率との間には、逆の相関関係があります。このデータによって、マウスはインフルエンザ・ウイルスによって殺されているのではない、ウイルスがマウスを殺しているのではない、ということが世界で初めて明らかにされました。肺炎も同様に、ウイルスの量がどんどん減るにしたがい悪化しています。インフルエンザ肺炎はウイルスにより起こっているのではないのです。この際、肺内にウイルスは居なくなってしまっても、なお血漿中や傷害を受けた組織内に酵素キサンチンオキシダーゼは生きており活性酸素／スーパーオキサイドを出しつづけますので、ついには正常な肺の組織までもみな破壊されて、マウスは死んでしまうものと考えられます。

　インフルエンザ肺炎になったマウスの死因は、ウイルスの感染によって傷ついた生体の組織およびマウスの免疫細胞自らが出す酸素ラジカル／スーパーオキサイド／フリーラジカルです。この場合フリーラジカルには、スーパーオキサイドが還元されて生じる水酸化ラジカルと、スーパーオキサイドが脂質を酸化して生じる過酸化脂質ラジカルも含まれると思われます。

　インフルエンザ・ウイルスに罹患したヒトが肺炎となる頻度は多くはありませんが、肺炎になるとマウスと同じように致命的なことであり危険です。

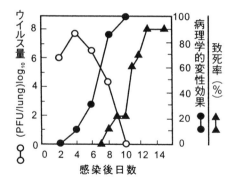

図 1-1：インフルエンザマウスの肺炎のウイルス量と致死率他

（前田浩『活性酸素と野菜の力』65 頁、幸書房、2007）

マウス馴化インフルエンザ・ウイルス A ／熊本／ 67（H₂N₂）株を 2.0 LD₅₀ 量をマウスに経鼻噴
霧感染させた後、肺内ウイルス量（－○－）をプラーク形成法により、肺炎像を肉眼的に観察し
スコア化して表示した（－●－）。病気の激しさとウイルス量は一致しない。活性酸素や NO 生成
のほうが病態の激しさと一致する。

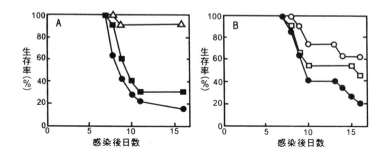

図 1-2A/B：インフルエンザマウスの肺炎の生存率

（前田浩『活性酸素と野菜の力』67 頁、幸書房、2007）

マウスにウイルスを感染後 pyran-SOD（―△－）は、1 回 200U を 5 日目より 8 日目にわたり 24
時間おきに 4 回静脈内投与した。－■－は、通常の SOD（半減期 3 分）で、これはほとんど効か
ない。－●－は SOD なしのコントロール。16 日目において、pyran-SOD 投与群は、コントロー
ル群に比して有意な治療効果を示した。アロプリノールは感染 4 日目より 7 日目にわたり 24 時間
おきに 1 回 1mg（－□－）もしくは 2mg（―○－）4 回経口投与した。－●－は薬剤なしのコン
トロール群。アロプリノール 2mg 投与群は有意に治療効果を示した（χ² 検定、p = 0.05）。

肺のレントゲン写真で淡い陰影が現われ、これが半日や1日で肺全体が真っ白になるぐらいに拡大します。この急速な病変の拡大は、ウイルス自体によるのではなく、酸素ラジカル／スーパーオキサイド／フリーラジカルおよびサイトカインによる化学的な肺組織の破壊であると考えられます。致死率が高いといって恐れられている鳥インフルエンザ H5N1 の病態も、さらには天然痘の場合も、本質的にはこのようなものと考えられます。

　このことを証明するのに、スーパーオキサイドという活性酸素／酸素ラジカル／フリーラジカルを還元して消去する酵素SOD（抗酸化剤）を、感染後5日目から8日目にかけて注射するとマウスは死ななくなったという結果が得られています（**図 1-2A**）。この場合、SOD が長時間作用するようにそれを高分子化してあります（pyran-SOD）。ただの SOD では無効です。インフルエンザ・ウイルスを殺す抗ウイルス薬ではなく、活性酸素の消去剤を使うことによりインフルエンザ肺炎が治りマウスが死ななくなったのは、パーオキシナイトライト等のフリーラジカルによる肺組織の傷害を防いだからでした。

　また、スーパーオキサイドを出す酵素キサンチンオキシダーゼに対して、スーパーオキサイドの産生を阻害する薬物アロプリノール（1 および 2mg）を感染後4日目から7日目にかけて投与すると、マウスの生存率は上昇しています（**図 1-2B**）。この実験でもウイルス感染症の治療においては、感染の数日後から余計なスーパーオキサイドを産生させないようにすることが必要なのを示しています。間違いなく人間の場合も同様です。

　この場合、フリーラジカルを消去する対策を講じれば、サイトカイン対策はとくに必要はないと思われます。この点は非常に重要です。フリーラジカルを消去すれば、おのずからサイトカインの嵐は沈静化するとみられます。

　前田教授らのこの実験は世界的に誇るべき画期的な研究ですが、この知見がいまだにインフルエンザで大騒ぎする日本中の臨床に生かされていないのは実に不思議であり、かつ残念なことです。ここにも「誤れる現代医学」があります。

　小児におけるインフルエンザ脳症も、必ずしもウイルスの直接攻撃によるものではなく、生体の白血球や傷害された組織から産生されつづけるフリーラジカルの攻撃により、生体自身の組織が返り討ちにあい自滅することであ

ると考えられます。従ってビタミンCやSOD（スーパーオキサイドディスムターゼ）ほかの酸素ラジカル / フリーラジカルの消去剤を服用ないし点滴静注で体内に入れてやることが、本質的な治療法となり得ます。ただし、この場合、薬剤を長時間作動させるために、ビタミンCは脂溶性のものを、SODは高分子化合物と結合させたものが使用されるべきと考えられます。

　増殖したウイルスが生体の細胞から離脱するのを防ぐというタミフルを、最も有益な治療薬と考えるのは正しくありません。ここにも現代医学の誤りが存在します。タミフルはウイルスの感染拡大を防ぐに過ぎないのです。ウイルスそのものを処分するのは、当初一時的に反応性に発生する酸素ラジカルの酸化力と、つづいて生体に備わったNK細胞・補体・液性免疫、そうして最後に細胞性免疫です。ウイルスを殺す薬を使う必要はありません。ウイルス感染後に産生されるサイトカインや酸素ラジカル / フリーラジカルと、侵入したウイルスに対する液性免疫および最後に決め手として登場する細胞性免疫がウイルスを処理します。私たちはビタミンCなどの活性酸素消去剤を十分量摂取して酸素ラジカル / フリーラジカルによる返り討ちを防ぐことが大切です。

3.　高温・多湿に弱いインフルエンザ・ウイルスと　　鼻呼吸の効用

　ヒトの体内に侵入するインフルエンザ・ウイルスの最初の関門は鼻腔にあります。まず鼻毛や気道粘膜上皮の繊毛運動、鼻汁や痰による喀出、抗体やリゾチーム等の化学物質による捕捉です。この最初の関門を越えたウイルスにより、はじめて感染が成立します。口から息を吸えば、口にはこの関門がないのでウイルスは上気道粘膜に達し、感染は成立しやすくなります。ふだんから息は必ず鼻から吸います。口をぽかんと開けて口から息を吸うことは、原則的にしないようにします。

　さて高熱があるということは、ウイルスにとっては増殖できず生き延びにくい条件です。それで生体はウイルスを撃退するために合目的に体温を上げているのです。ところが人が、治療だと思って解熱剤を投与しせっかくの高熱を下げると、ウイルスは増殖します。すなわち解熱剤を使用すると、病気は深く静かに進行します。ですから解熱剤で無理やり熱を下げてはいけない

のであり、熱を下げるのが治療だと思っている患者側は無知なのです。

　室温を22度に保ち、湿度を変えてインフルエンザ・ウイルスの6時間後の生存率を調べた実験では、湿度を50%以上にするとインフルエンザ・ウイルスの生存率はわずか3〜5%に減っています。その湿度を50%以上に保ちながら次は室温を7〜8度に下げると、生存率は35〜42%と高くなっています。この結果により、インフルエンザ・ウイルスは低温と乾燥を好み、高温・多湿では生存しにくいということがわかります。

　インフルエンザ予防の第一は、吸い込んだ空気を加温・加湿する鼻呼吸をすることであり、治療のためには部屋を加湿器で湿度を上げながら部屋と身体を温めればよいということになります。体が冷えていれば、足湯や半身浴で体温を上げることも有効です。

　呼吸により空気中のウイルスが体内に入ってくるわけですが、ここで大切なのは口呼吸をしないということです。鼻から息を吸うと大気中のウイルスは、粘液でぬれた鼻毛に吸着されて捕捉され、鼻汁で排泄されます。また、鼻から息を吸えば、鼻腔・副鼻腔で空気は加温・加湿されます。インフルエンザ・ウイルスは低温と乾燥を好みます。その逆に温度が高くて湿気が多いと弱ってきます。高温多湿が嫌いです。本書、第Ⅰ部の「**第2章 呼吸法の生理学**」で述べているように鼻呼吸においては、鼻腔と副鼻腔で吸気の加温・加湿・濾過という3つの仕事をしています。人間に鼻呼吸をされるということは、インフルエンザ・ウイルスにとっては相当に生きのびにくいものとなります。

　口で息を吸うと、口腔内から咽頭にかけて粘膜が乾燥します。乾燥はインフルエンザ・ウイルスの好むところであり、粘膜を乾燥させるとウイルスの侵入と増殖が容易となります。口腔内を乾燥させないためには、飲食と話すとき以外は、口をきちんと閉めておく習慣を身につけることが大切です。インフルエンザの流行期において、とくに人ごみの中で口をぽかんと開けているとか、しゃべりまくるのは危険です。

　夜寝るときにも唇にテープを貼って、寝ている間に口が開かないようにすることは、長年継続すると大変有益です。私はテープを持ち歩いており、昨夜もビジネスホテルで使用して寝ました。

　口腔内から咽頭にかけて潤いを与えるためには、口と頬をひきしめると、唾液がチュッと出てきます。そういうことを意識して常に行います。

　インフルエンザの予防には、マスクをするよりも鼻呼吸をすることが第一です。マスクをしていても、マスクの下で口を開けていては何にもなりません。ピントはずれの健康法です。鼻呼吸という基本的な行為の励行が大切です。鼻で呼吸し、また鼻の中を洗うことが大切です。マスクは、咳をしている人がウイルスを他人にうつさないためにするものであり、他人からうつされないための予防効果があるかどうかは不明です。むしろ手洗いの方が大切です。手はザッと洗うのではなく、外科手術の前の手洗いのように、手のひらや甲、指の間、指先の爪の下、手首までしっかりと丁寧に石けんで洗います。そして綺麗なタオルで拭きます。汚れたタオルしかなかったら、拭かずに自然に乾かします。私どものところでは、使い捨てのペーパータオルで拭き、そのあとアルコールなどの消毒液をすりこむようにしています。消毒液をつけた手は拭きません。消毒液は自然にすぐ乾きます。

4.　解熱剤で重症脳炎に

　インフルエンザ等の感染症に罹患して高熱が発生し、けいれん・異常言動・意識障害がみられることがあります。基本的には脳内に病原体のウイルスの増殖は認められませんが、重症感があります。そこでまず患児に対してその高熱を下げようとして解熱剤を投与すると、病態は悪化して死亡することが「ライ症候群」として知られていました。この「ライ症候群」/急性脳症は脳浮腫を主体とした病変で、フリーラジカルや高サイトカイン血症（サイトカイン・ストーム）による脳組織の傷害であると考えられます。

　図1-1のインフルエンザ肺炎で示されたように、ウイルス感染の結果大量に発生するフリーラジカル（活性酸素/酸素ラジカル/スーパーオキサイド）が個体を斃すことが明らかになっています。インフルエンザでは強力で多様な炎症作用を有するサイトカイン群が、急激かつ大量に産生されます。これらサイトカインに対する宿主の脆弱性は、前記のフリーラジカルによる傷害が基になっていると考えられます。

　ウイルスの増殖には低温と低湿が必要であり、高温はウイルスの増殖にとっては不利です。合目的に生体は体温を上げて、ウイルスの増殖を抑制しようとしています。ですからその高熱を急激に下げることによって、抑制されていたウイルスの増殖はかえって猖獗（手が付けられないほど荒れ狂う）をきわ

め、またウイルスに対抗するために生体が産生する活性酸素やサイトカインも増加するという悪循環になり、「ライ症候群」が発生するのです。

「ライ症候群」はウイルス感染症それ自体においても、種痘などのワクチン接種においても、発生するフリーラジカルによる脳組織の傷害として発生します。解熱剤の投与の有無にかかわらず、フリーラジカル傷害として共通な脳傷害として理解されます。

米国では解熱剤アスピリンの投与を制限することによって、近年小児の「ライ症候群」はみられなくなったといわれます。日本でも解熱剤はアスピリンだけではなく、ジクロフェナクナトリウム（ボルタレン）やメフェナム酸（ポンタール）等も、とくに15歳未満のインフルエンザ・水痘には原則的に使用禁止となっています。急性脳症の高サイトカイン血症に対しては、副腎皮質ホルモンが使用されています。しかし最も本質的な治療法と考えられる、活性酸素消去剤の使用についてはほとんど問題にされていません。ここにも「誤れる現代医学」があります。

また、ことインフルエンザに対しては、高熱に対していまだに安易に解熱剤が使われている向きがあるようです。脳症で死亡した患者と重症脳症になった症例を調べたところ、ポンタール・アスピリン等の解熱剤を使用された患者がほとんどであったといわれます[1]。

比較的安全性の高い解熱剤はアセトアミノフェン（カロナール、小児用坐薬：アンヒバ）であるとされていますが、解熱剤の危険性に変わりはありません。ウイルスの自滅に最も有用なのが高熱なのですから、解熱剤の投与による早めの解熱自体がウイルスの猖獗を招き脳症の危険性をもたらします。解熱剤を用いず、冷えた患児の足を温め、頸部（延髄）を温めることによって、やがてウイルスに対する生体の免疫力が勝利するのです。漢方薬の葛根湯や麻黄湯も体表を温める薬です。

ここに、風邪およびインフルエンザに罹患し37.5度以上の発熱があって複数の医療機関を受診し解熱剤を投与された102名と、投与されなかった191名の子どもたちの2群の、有熱期間の平均日数の差を比較した報告があります。受診時の平均体温は両群とも38度余りでほとんど同じです。後ろ向きの研究ですが、解熱剤を使用した群は3.47±2.24日、使用しなかった群は1.99±1.48日と明らかに（有意に）、解熱剤を投与しなかった群の方が早

く解熱しています。解熱剤は投与しても有害無益であり、むしろ投与しない
ほうがよいという驚くべき結果です[2]。

　熱が出たらどうするかということについて、私なりにまとめると次のとお
りです。これには漢方的な考え方が反映されています。まず、顔色が赤いの
は自然治癒の見込みがあり、葛根湯や黄連解毒湯・竹葉石膏湯などを投与し、
ビタミンC等と蜂蜜やフリーラジカル消去剤を豊富に含む野菜スープ・お
茶による水分を十分に補給しながら経過を観察します。自前の免疫力によっ
てやがて治る可能性が高いものです。このタイプには解熱剤は不要と思われ
ます。

　一方、高齢者で免疫力が低下しているところにインフルエンザにかかり、
高熱でありながら顔色が青く足が冷たくなっていれば重症化のおそれがあり
ます。諸検査をして、インフルエンザ・ウイルスと細菌との混合感染による
肺炎と診断されたら抗菌剤を投与します。生体の免疫力が低下していれば、
抗菌剤だけではうまくいきません。顔色が青くて寒がっている高熱の患者は、
むしろ体を芯から温めなければなりません。解熱剤は体を冷やしますから、
その反対に芯から温めて生体の免疫力を高めることが必要です。体を温める
附子と乾姜を主剤にした四逆湯などを抗菌剤と併用します。これは体を芯か
ら温めることによってウイルスを弱体化させ、生体に備わる免疫力をも活性
化させる有力な方法です。ただし四逆湯には漢方エキス剤はなく、煎じ薬と
なります。

　熱があるけれども足が冷たいという場合は、熱い湯に両足を浸す足湯をし、
湯たんぽを用います。そして頭部が熱ければ冷やします。自然なやり方とし
てはユキノシタや大根の葉を額の上にのせます。頭寒足熱にします。

　高熱は合目的な生体の反応であるといっても、子どもや孫が39度、40度
の熱を出したら、でんと構えて病院へ走らずに済むでしょうか。やはりこれ
には治療体験にもとづく信念が必要です。

　かつて私は、当時5歳の長男の麻疹を漢方薬だけを飲ませて治療したこと
があります。麻疹ワクチンを接種されるよりも、本物の麻疹にかかった方が
より強力な免疫力を子どもの体は獲得します。長男には真っ赤な発疹が出て、
38度から39度の熱が10日ほどつづきました。麻疹には重症感があります。
通常は生体が免疫力で麻疹ウイルスと闘い、最後は生体の勝利に終わるわけ

ですが、稀に麻疹脳炎になることもあります。麻疹脳炎も先述の、サイトカインと活性酸素/フリーラジカルによるものと考えられます。それには活性酸素を消去するビタミンＣ、ビタミンＥ等を服用することで対処します。

　漢方治療や各種民間療法をしながら、高熱に対して忍耐ができなければならないのですが、一般には無理な話かもしれません。そういう意味では現代の人々は、ひと昔前の人間よりも生命力・精神力がひ弱になっているのは間違いありません。インフルエンザに対する恐怖をつのらせるようなマスメディアを先頭にした煽動に、ひ弱な日本人たちが翻弄されているようです。

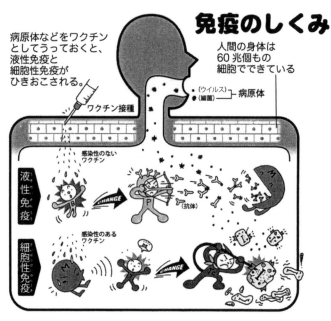

ワクチンをうっておくと…
　Ｂ …Ｂ細胞：抗体をつくる準備をする
　Ｐ …形質細胞：抗体をつくり、分泌する
　Ｍ…マクロファージ（食細胞）：抗体がくっついて元気をなくした病原体を食べてしまう
　Ｔ …Ｔリンパ球：マクロファージからの指令によってキラーＴ細胞に変わる
　Tc…キラーＴ細胞：ウイルスに感染した細胞の目印である抗原を見つけ、殺す
　Ｉ …ウイルスに感染した細胞：目印の抗原を出す

図２：免疫の仕組み

（加藤四郎編著『小児を救った種痘学入門 —ジェンナーの贈り物』80頁、創元社、2016）

5.　免疫の仕組み（液性免疫と細胞性免疫）

　図2（190頁）は天然痘ワクチンによる免疫の仕組みをマンガでわかりやすく説明したものです。

「生体は、自分の体の成分（自己）とそうでないもの（非自己）を区別する能力があります。非自己のもの（異種蛋白）が侵入してくると、生体はそれを異種の抗原として認めます。そして、それを取りのぞくために抗体を準備します。そのはたらきは、血液中のリンパ球の一種であるB細胞が担当します。B細胞は侵入してきた抗原にであうと、抗体をつくる準備をします。やがてB細胞は、形質細胞（プラズマ細胞／抗体産生細胞）に変身して抗体の製造工場となり、つくった抗体を血液中にどんどん放出します。

　感染性のないワクチン（不活化ワクチン／インフルエンザ・ワクチン他）を接種すると、生体はまず、入ってきた微生物の表面の膜の蛋白質を異種の抗原と認めます。そしてそれに対する抗体をつくります。あらかじめその抗体が体の中にできていると、生きた病原体が侵入したとき、その表面の蛋白質抗原に、まちかまえていた抗体がくっつき、病原体を抗体でくるんでしまいます。身動きのとれなくなった病原体は、やがてマクロファージという、体のごみを食べる専門の食細胞に食べられて解体されます。このように抗体が体を守るしくみを、**液性免疫**といいます。

　一方、感染性のある生きたウイルスを生ワクチン（種痘ワクチン他）として接種すると、先述したように液性免疫の仕組みで一部はB細胞が異種の抗原として認め、抗体がつくられます。ワクチン内の生きたウイルスが、生体のどれかの細胞に感染して増え始めると、感染した細胞の表面にそのウイルスの抗原ができます。この抗原が、感染細胞そのものが最早正常な自分の体の細胞ではない（非自己）ことの目印になります。樹状細胞はその感染細胞の破片をとりこみ、この目印抗原を血液のリンパ球の中のT細胞に知らせます。T細胞はキラーT細胞（細胞傷害性Tリンパ球：Cytotoxic T Lymphocyte: CTL）に変身します。

　すなわち生ワクチンを接種しておくと、抗体とともにキラーT細胞が体内で病原体の侵入を待ち構えていることになります。そこへワクチンの材料となったウイルスと同型の病原体ウイルスが侵入すると、ウイルスの一部は

まず抗体によって取り押さえられ、食細胞によって処理されます。これが**液性免疫**です。

　一方、感染して目印抗原を出している細胞（中には沢山のウイルスが入っていて増殖中）には、キラーT細胞が寄って行って毒素を注入して殺します。これを**細胞性免疫**といいます。

　生ワクチンを接種してある個体は、抗体による液性免疫と、キラーT細胞による細胞性免疫の2者によって、守られていることになります[3]。

　種痘ワクチンが生ワクチンであるのに対し、インフルエンザ・ワクチンは不活化ワクチンです。

　侵入してきたインフルエンザ・ウイルスは、上咽頭粘膜の上皮細胞に食い込みます。それは粘膜下のリンパ組織に存在するB細胞の反応を誘導します。このリンパ組織には免疫グロブリンIgA抗体の産生を補助するヘルパーT細胞が多く存在します。その結果産生された分泌型免疫グロブリンIgA抗体が、抗原抗体反応によってウイルスの働きを封じます。

　ところが現行のインフルエンザ・ワクチンは、インフルエンザ・ウイルスの表面にある赤血球凝集素（Hemagglutinin: HA）糖蛋白を抗原として作成された不活化ワクチン（生きたウイルスが材料ではない）であって、皮下に接種されます。それは吸収されて血中に移行し、標的のインフルエンザ・ウイルスが侵入する上咽頭粘膜の細胞には到達しません。それは血中で、免疫グロブリンG（IgG）を産生させます。インフルエンザ・ウイルスは血中では増殖せず上咽頭粘膜の上皮細胞の中にもぐりこんでいますので、産生されたIgGが迎え撃つべきウイルスは血中にはいないことになります。

　また、この不活化ワクチン（インフルエンザ・ワクチン）の接種では抗体(IgG)産生をもたらすことはできても、細胞性免疫を誘導するには至りません。

　そういうわけで、現行のインフルエンザ・ワクチンの接種は免疫学上原理的にインフルエンザの予防・治療としてピントがはずれています。上咽頭粘膜の上皮細胞内に食い込むインフルエンザ・ウイルスを撃退するには、上咽頭の粘膜に分泌型免疫グロブリンIgA抗体を誘導することが必要です。

　そんなことなら、空気中のウイルス（いわば生ワクチン）を吸って自然にインフルエンザに感染したほうがましであり、この方が免疫療法としては正確で良い。活性酸素とサイトカイン・ストームで重症の肺炎・脳炎にならな

いかぎり、たとえ感染しても2週間もすれば治ってしまい、死にはしないのですからワクチンなどの必要はない、というのがワクチン不要論の分かりやすい論拠です。

　しかし現代医学には、抗ウイルス薬や抗菌剤の投与とワクチンの接種の他に発想法がありません。感染によって発生する有害なフリーラジカルやサイトカイン・ストームを抑制するために、ビタミンCや野菜スープの摂取が必要であることも無視されています。

　流行する前に作成されたワクチンという接種抗原と、いま流行中で生体に感染するウイルスの型（抗原）とは同一でなければなりません。インフルエンザ・ワクチンを接種されて生体内に生じる抗体は、ワクチンの原材料となった元のインフルエンザ・ウイルスと同じ型の抗原（HA）をもつウイルスにしか抗原抗体反応（攻撃）をしないのです。抗原抗体反応という免疫反応は、1対1の鍵と鍵穴の関係が求められる厳密なものです。ウイルスの遺伝子の構造/型が変化しやすいタイプのインフルエンザ・ウイルスには、あらかじめ流行するタイプを予想してつくらねばならないワクチン療法は適していません。生体内で作られる抗体との流行ウイルスとの間に厳密な対応が求められるワクチン療法は原理的に不向きです。その点、増殖の速度が遅くウイルスの遺伝子が突然変異をしない天然痘ウイルスには、ワクチン療法は原理的に極めて有効な治療法でした。

　もし良いワクチン、すなわち経鼻的または吸入によって上気道粘膜に効果的な抗原が与えられるワクチンが作れるのであれば作って、免疫力の低下した人にだけ標的をしぼって接種すればよい。しかしワクチンには副作用（後述のギランバレー症候群ほか）がつきものですから、そういうときには裁判抜きでパッと補償する制度があればよいのです。これを無過失補償制度といいます。

　BCG-CWSなどの、樹状細胞に感受性のあるアジュバントを皮内に接種すると、細胞性免疫とともに液性免疫の方も刺激されて働くため、BCG-CWSワクチンを打てば風邪をひきにくくなる、インフルエンザにもかからないなどと言われます。しかし絶対にインフルエンザにかからないというのではありません。入ってくるウイルスの量が多すぎる場合や個体がもっている基礎的な免疫力が弱ければ、インフルエンザにはかかります。

侵入したインフルエンザ・ウイルスに対して生体側は自らの抵抗力 / 免疫力で対処しようとしますが、口呼吸をしていれば口腔には鼻腔のような、侵入するウイルスに対する防禦態勢がありません。口腔から侵入してきたウイルスは喉の奥・上気道の粘膜の細胞に食い込み、そこで増殖をはじめます。この上気道で生体の免疫システムがウイルスを迎え撃つわけですが、まず既往の自然感染によって分泌型 IgA が存在しインフルエンザ・ウイルスに対する抗体を十分につくる能力が粘膜にあれば感染はせず、あるいは感染はしてもその抗体の働きで発症はせずに済む可能性があります。ウイルスに感染した上皮細胞を丸ごと破壊するキラー T 細胞（細胞性免疫）が誘導されるのには日数を要します。細胞性免疫が誘導されてできあがったときには、インフルエンザ感染症のピークは過ぎています。

　ここで即戦力があるのは T 細胞と同系統の NK 細胞です。NK 細胞は血中・脾・腸管上皮などに分布しており、ウイルスに感染した細胞を出合いがしらに攻撃し傷害を与えます。NK 細胞を活性化する霊梅散[4]をあらかじめ常用していれば、インフルエンザやヘルペス（帯状疱疹）に対する強力な予防法になり得ます。

6.　インフルエンザの流行
　大正 7 〜 8 年 (1918-1919) にかけてスペイン風邪といわれるインフルエンザの世界的な大流行があり、世界中では約 2000 万人から 5000 万人、日本でも約 45 万人の死亡者が出ました。この大正時代のインフルエンザの大流行に関して、日本で単行本が 1 冊も出版されていなかったというのは驚くべきことでした。速水融という方がこの事実に気がついて資料を丹念に調べ、1 冊の本を出版されました[5]。大正時代の日本の人口は 5000 万人といまの半分以下でした。いまの人口 1 億 2000 万人のうち、がんの年間死亡者数が 30 万人ですから、この時代のインフルエンザによる死亡者数 45 万人というのは、かなりの人数であったことがわかります。

　この原因の筆頭は、解熱剤アスピリンの濫用であったと近藤誠氏は書いています[6]。それ以前の流行ではインフルエンザ流行による死亡者数は乳幼児と高齢者に多く、青壮年層は少数というパターンでした。しかしスペイン風邪では青壮年層に死亡者数のピークが認められるのです。当時は第一次世界

大戦のさなかで、米国他の軍人たちに高用量のアスピリンが投与された結果であるという研究報告が発表されているよしです。これはライ症候群といわれるものです。

　次に当時、抗生物質がなかったということと、人々の栄養状態が悪く基礎的な免疫力が弱かったなどの要因があると考えられます。直接の死亡原因は肺炎です。多くの肺炎はインフルエンザ・ウイルスと普通の細菌との混合感染です。インフルエンザ・ウイルスの感染によって活性酸素／フリーラジカルが発生し、そのフリーラジカルがインフルエンザ・ウイルスを攻撃するのみならず、肺の各細胞の細胞膜を酸化して傷害をあたえます。フリーラジカルによって細胞膜が傷害されたところから細胞内に細菌とウイルスが容易に侵入し肺炎は重症化します。

　生体側の防禦体制は、活性酸素／フリーラジカルを消去するビタミンC・Eや食餌に含まれるポリフェノール等々の抗酸化物質であり、血清蛋白や白血球をもとにした免疫力です。いずれも材料は食物から供給されます。栄養状態（基礎的な免疫力）が良ければ、抗菌剤によってある程度救うことができます。純粋にインフルエンザ・ウイルスだけで発生したサイトカイン・ストーム・活性酸素による肺炎に対しては、活性酸素を打ち消す抗酸化剤が有効であることは、先述したとおりです。

　近年のインフルエンザによる死亡者数は、多くて年間 1000 ～ 1400 人、少ない年で 200 人です。インフルエンザというのは毎年流行っているものであり、いまにはじまったことではありません。そして、死亡する人は免疫力の低下している高齢者がほとんどであるということです[7]。したがって基礎的一般的な免疫療法をやっていれば、それが予防策となり得ます。

　インフルエンザ・ワクチンには3通りあり、一つは季節型と言われているものです。季節型というのは従来からのウイルスに対するものであり、毎年流行っている型のものという意味です。それからいま言われている新型と、3つ目が悪性の鳥インフルエンザです。

　季節型ワクチンというのは3種類の混合物であり、Aソ連型とA香港型に、B型ウイルスのワクチンを混ぜたものです。これで当たり外れが少ないようにしようということです。毎年同じワクチンをやっているわけです。新型インフルエンザは、メキシコ発の豚由来のインフルエンザ・ウイルスによるも

のです。鳥インフルエンザは死亡率が3〜4割の非常に危険なものですが、東南アジアで300人程度発生しただけで、まだ大流行をしておりません。

　インフルエンザ・ウイルスは次々と変異して新しい型が出てきますので、「新型」という言葉は使うべきではありません。それは人々に不安を抱かせるための作為的なものです。これは諸外国では「豚由来のインフルエンザ・ウイルス H1N1 型による、インフルエンザ」とよばれています。このウイルスを新型というのは日本だけです。

　鳥インフルエンザは死亡率が高いのでその流行対策が議論されていますが、おそらくいまのところ流行らないだろうというのが正しい見通しのようです。これまでのところ人から人への感染は血縁関係者間に限られており、簡単に他人にうつらないことから、感染には遺伝的な要素が考えられています。ですから鳥インフルエンザに対する恐怖を煽りたててはいけません。すでにワクチンは作られていますが、どのように効くかは不明です。いまからその流行にそなえてワクチンを接種するべきではない。スペインかぜ（日本では大正7・8年の）を引き合いに出して恐怖心を煽るのは間違っている。以上は、良心的なしっかりした学者、たとえば北海道大学獣医学研究科の喜田 宏 教授の意見です[8]。

　なお平成29年から30年にかけてのインフルエンザ・ワクチンはAシンガポール型 H1N1・A香港型 H3N2・Bブーケット型（山形系統）・Bテキサス型（ビクトリア系統）の4種類の抗原を混ぜたものです。

7. インフルエンザ・ワクチン義務接種の中止と 『前橋レポート』

　ワクチンに副作用はつきものです。どのワクチンにも共通して発生する最も恐ろしい副作用は、ウイルスの抗原成分自体がヒトの神経細胞を攻撃する抗体をつくる、ギランバレー症候群です。この抗体が生じると脳脊髄神経系の細胞を攻撃し傷害をあたえ、手足が麻痺して動かなくなり、悪くすると寝たきりになってしまいます。他に、急性散在性脳脊髄炎、けいれん、アナフィラキシー・ショックなどの重篤な副作用があります。インフルエンザ・ワクチンを 2.5 万回接種すれば、そのうち1回は入院しなければならないような事態が発生するといわれます。

　致命的な天然痘の流行に対する種痘のように、どうしてもしなければならないワクチンであれば、副作用が発生する危険をおかしてでも強制的に行わなければなりません。ただし天然痘の場合は、発病者に密接に接触した住民のみに限定した予防接種で済ませられます。

　ところが一般論としてこのような危険な性質があるワクチン接種を、ただの熱の高い風邪の系統であるインフルエンザにおいて、発病していない膨大な数の健常人に対し、稀におこる重大な副作用の危険をおかしてまで強制的にすべきものではありません。何しろ接種する人数が多いのですから、関係者たちの得る利益もまた莫大なものになります。しかも日本国内では厚生労働省が、わずか4社に免許を与えて独占的に作らせています。

　一般に、ワクチンの接種により身につけられる免疫力よりも、実際にウイルス感染症に罹って獲得する天然の免疫力の方がはるかに強力です。その感染した型に対する免疫力は持続します。それでも天然痘に対する種痘の効果は、3年たつと次第に薄れ天然痘に対する感染率は上昇し、15年たつとついに効果はなくなるといわれます。一方インフルエンザ・ワクチンの予防接種によって得られる免疫力の有効な期間はせいぜい半年です。したがって毎年接種しなければなりません。

　いわゆる『前橋レポート』といわれる報告書[9]があります。これは、インフルエンザ・ワクチンは効くということが証明できないという、有力な調査報告です。かつて日本は学童らを対象に、インフルエンザ・ワクチンの集団接種を義務化していた世界唯一の国でした。

　かつて、小中学校・幼稚園で集団接種をするということが義務として課せられていた時代に、前橋医師会と前橋市が一丸となってインフルエンザ・ワクチンの強制接種を中止しました。その理由は、小児科の先生たちの印象として、効いていない。毎年毎年校医として出動し一所懸命にインフルエンザの予防接種をしていてもインフルエンザの流行は同じようにやってきます。

　一方で接種による事故も発生しました。1979年11月、第1回目のインフルエンザ予防接種後、小学5年生の男児がけいれん発作を起こしました。それを厚生省に報告しても、予防接種と因果関係はないと却下され、相手にされませんでした。そこで市が独自に事故にあった子どもさんには救済措置を講じ、以後インフルエンザ・ワクチンの予防接種は中止するという方針を決

めたのです。市長をはじめ行政、医師会、学校全てが協力してこのようなことを実行したのは、日本の地方行政には他に例がないことでした。

　そして5年間インフルエンザの予防接種をせずに欠席率を見ていったわけです。前橋市と近隣の安中市は予防接種を中止し、そのほか伊勢崎市等は普通に予防接種をしていたので、予防接種をした市としなかった市とがきっちりと分かれています。その結果、ワクチンの予防接種をしてもしなくても、インフルエンザの流行には何の変化もみられませんでした。

　発育期の児童、生徒に繰り返し異種蛋白のワクチンを接種することの弊害、子どもたちへの予防接種をもって社会全体への感染拡大を阻止できるという「学童防波堤論」は誤っている、等々の判断のもとに前橋市医師会らは行動しました。

　前橋市医師会には、自分でものを考えることのできる先生たちが多かったのだと思います。お互いによく討論をし、専門家の講師を招いて勉強会を重ね、話し合いをし、論文を読み、実態を調べるという道をとりました。感染の実態の調査として、血清抗体の測定がなされています。市内学童全員に対して同抗体の測定をすることは不可能なので、5ヵ所の小学校の同一児童の合計約600人を、2年生のときから6年生になるまで、採血は1年に2回、5年間にわたって継続して行われました。日本においてこのような調査は、いまだかつて行われたことがありません。

　そのリーダーは由上 修三という小児科の先生でした。『予防接種の考え方』[10]というそのご著書には、予防接種の一般的基本的な考え方から、インフルエンザ・ワクチンの問題と前橋市医師会の上記の仕事の経緯が書かれてあります。私もこの本を興味深く拝見しました。よく考えておられ、レベルの高い本だと思いました。この方は当時すでに膵臓がんになっておられ、痛ましくもこの著作はご遺著となったようです。

　それによると、児童たちはインフルエンザに自然感染すると、翌年同じ型が流行した場合にはほとんど完全に守られる。3年経過すると防禦率は60%に低下するが、それでも未感染者とは大差がある。インフルエンザは免疫されにくい疾患であるが、それでも自然感染による免疫は、ワクチン接種によるものとは比較にならない強さで成立する。その持続期間は短く3年程度であるが、繰り返し感染することでより強い免疫に到達すると推測される。流

行を最も大きく支配するのは自然感染免疫である、等々（同書48〜51頁）。

　かつては予防接種法という法律によって、インフルエンザ・ワクチンの予防接種は子どもたちに強制的に実施しなければなりませんでした。これに反対する前橋市医師会の努力は次第に全国の当事者たちに影響を与え、やがて予防接種法は改正されました。前橋医師会のおかげで最終的にインフルエンザの予防接種は、日本全国で1994年に強制接種から任意接種へと切り替えられました。インフルエンザ・ワクチン接種の義務はなくなったのです。

　前橋市医師会のお仕事は、『ワクチン非接種地域におけるインフルエンザ流行状況』（前橋市インフルエンザ研究班）と題する論文となってまとめられました。これがいわゆる『前橋レポート』です（http://www.kangaeroo.net/D-maebashi.html）。このレポートは100ページもある膨大なものであり、カンガエルーネットという市民グループの努力により、インターネットによっても検索することができます。

『インフルエンザ・ワクチンは打たないで！』[11]の著者母里啓子医師は、元厚生省の国立公衆衛生院疫学部感染症室長であったウイルス学の専門家です。母里先生は当時厚生省の職員でありながら体制に従属せず、『前橋レポート』の研究グループの一員となりました。勇気と信念のあるお方です。

　母里先生はインフルエンザ・ワクチンが効かない理由をいくつか述べておられます。

❶最初に感染したりワクチンを打ったりしたときにできた抗体は強化されやすく、後からの新しい抗体ができにくくなることを「抗原原罪」といいます。このためインフルエンザ・ワクチンは、毎年打っても前の抗体を多少強化するだけで、無駄ということが考えられます。

❷ここ数年のインフルエンザ・ワクチンの元となったウイルスに対する抗体価を調べたら（国立感染症研究所）、高値を示したのは圧倒的に子どもたちでした。子どもたちは長く生きていない分、成人よりもウイルスに自然感染する機会は少ないはずです。だからこそ子どもたちは成人よりもはるかにインフルエンザにかかりやすい。しかしHA蛋白への抗体価は高い（これはワクチン接種による効果であろうか）。インフルエンザ・ワクチンの接種でつくられるHA蛋白への抗体は、流行するインフルエンザに対する免疫力とはほとんどかかわりがないのではないか？

❸前記の小児科医由上修三医師が、（ご自分を含めてと思われる）12 施設の医師と従業員たちの血清 HI 抗体価を 3 年間調べました。由上医師らの診療所ではインフルエンザの流行期には、子どもたちの咽頭から高率にインフルエンザ・ウイルスが分離されるので、医師たちが患児たちからインフルエンザ・ウイルスを吸入していることはまちがいありません。そして医師たちはインフルエンザにはかからない。（少数の従業員は罹患したそうですが）。医師たちの流行前の血清 HI 抗体価はおおむね低く、流行後には一部に抗体価の上昇がみられたものの、大部分は抗体価の変動は認められませんでした。高い抗体価であらわされるような免疫状態（すなわち最近の感染またはワクチン接種）によって医師たちは守られたのではありません。医師たちは診療中にウイルスを濃厚に吸い込みながらも、感染すらしないのです。感染すれば抗体価が上昇します。医師たちの免疫力は自然感染によるものであって、ウイルスの膜への抗体も NA 蛋白に対する抗体も感染を防ぐ喉や鼻の抗体も含まれており、医師たちがインフルエンザに感染しないのは、これら抗体の総合力です。

（インフルエンザ・ワクチンをヒトに接種すると、2 週間後に赤血球凝集素 [HA] に対する抗体が血中に出現する。それを赤血球凝集素阻止抗体 [HI] として測定することができる。これは免疫グロブリン IgG という抗体であり血中に侵入したウイルスを無力化する働きはあるが、粘膜表面の感染を防ぐことはできない。インフルエンザ・ウイルス感染を防ぐのは粘膜表面の免疫グロブリン IgA と細胞性免疫であるが、現行の不活化ワクチンであるインフルエンザ・ワクチンは両者とも産生することはできない。）10) 23 頁

HA 蛋白に対する抗体がウイルスを攻撃してくれるという見込みのもとに、生体内で HA 蛋白への抗体をつくらせるためにインフルエンザ・ワクチンを接種するのでした。その結果、子どもたちは HA 抗体価が高くはなるが、しかしインフルエンザにはかかる。一方小児科医たちは（インフルエンザ・ワクチンの接種はぜずに）HA 蛋白への抗体価が低くてもインフルエンザにはかからない。これは、インフルエンザ・ウイルスに対する抵抗力 / 免疫力の本体は少なくとも HA 蛋白への抗体のみではない、ということを示唆しています。インフルエンザ・ウイルスは上気道の粘膜を拠点として増殖するウイルスであるのに対し、HA 蛋白への抗体は血中に生じる抗体です。インフルエンザ・ワクチンが効かないはずです。

　インフルエンザ免疫の特徴は、それが維持され持続する期間が短いということです。血清抗体価が低い由上医師たちはインフルエンザ・ウイルスには

感染すらせず、ウイルスは粘膜にある分泌型 IgA などの抗体により撃退されています。NK 細胞も、ウイルスに感染した細胞を出会いがしらに攻撃します。これらは医師たちが毎年繰り返しインフルエンザ・ウイルスを吸い込んで獲得した、自然免疫によるものと考えられます [10) 172頁、11) 98頁]。

8.　『前橋レポート』が無視される理由

　この『前橋レポート』は現在、完全に無視されています。それは何故かと考えてみます。

　まず第 1 に、利益を確保するためにワクチンを作って売りたいというワクチンメーカーと厚生労働省との間に癒着があるからであろうと思われます。

　2 番目に、『前橋レポート』を英語の論文にして米国の専門誌に発表しなかったからであると考えられます。日本人は、欧米の一流雑誌に論文が掲載されないと日本人自身の独自の優れた研究成果であってもそれを信用しないという傾向があります。これは、戦争に負けたうえに米国の占領政策で独立自尊の精神が否定され、幕末以来の欧米に対する根深い知識人の劣等感によるものです。これは口惜しいことです。

　3 番目は、対象が学童に限定されていること。

　4 番目に、研究に必要な資金の出所がトヨタ財団研究助成金という民間の助成金であったため、公費によるものではないものを軽く見る日本の傾向のためと考えられます。しかし『前橋レポート』の業績はいまでも生きており、通用するものであると考えられます。

　『間違いだらけのインフルエンザ対策』[12)] を通読してみると、感染症対策の基本はマスクよりも手洗いであると述べているにすぎません。それはそのとおりです。活性酸素 / フリーラジカル対策は一言も述べられていません。この著者は元仙台市の副市長だったそうですが、『前橋レポート』については、「そのバックグラウンドの十分な検証もされていない点などから、有効であるとする専門家はいない」とあっさり切り捨てています。さらに、米国がしているからという根拠で、インフルエンザ・ワクチンを学童にこそ接種すべきであると言っています。この人も米国に対する劣等感に支配され、米国に追従しています。

　米国は、ワクチンメーカーと行政・学会の癒着が日本よりもひどいのです。

もとより議員は企業の代弁者です。企業の圧力によって政治がすすめられているという米国の真似をしてはいけない。

9. インフルエンザ・ワクチンに対する批判

『日本医師会雑誌』という医師会の機関誌があります。日本医師会は、政府のインフルエンザ・ワクチン行政に完全に加担しています。医師会が率先してワクチンを接種しています。この『日本医師会雑誌』の平成21年7月号（677頁）にインフルエンザ・ワクチンの無効論が1件ありました。筆者の熊谷卓司氏は、この領域での専門的な研究経験がおありの方のようで、かなりレベルの高い論説です。次の京都大学の見解と同じく、現行ワクチンは原理的に有効でないという結論です。

「インフルエンザ・ワクチンは不思議なワクチンである。供用され始めて数十年、なおその有効性を巡る議論が続いている。現状のように効果が低いワクチンを受け入れ認容することは、メーカーには低い目標での安住を、行政には言い訳を、研究機関には無関心を許し、被接種者の期待を裏切ることになる。かくも疾病負担が大きく、連年にわたって流行を繰り返す感染症に対するワクチンが、何等の改良もなく40年近く接種されてきたことは驚くべきことである。ワクチンの改良開発は喫緊の課題である」、と痛烈な批判をしている小児科医です。

　なおこの号の巻頭言に、東京大学の小児科教授五十嵐隆氏が「特に免疫の未熟な子どもや免疫の低下している高齢者を感染症から守る点で、予防接種は大変に有効である」と体制側の建て前を述べています。

　皮肉なことに前記の熊谷卓司氏は、五十嵐教授の言う2点についても、免疫学をしっかり踏まえて否定的見解をきちんと述べています。少し難しくなりますが、東大の五十嵐教授の言がもっともらしく聞こえますので、ここでそれに対応する熊谷氏の論説を紹介しておきます。

「乳児においては抗原提示と免疫学的記憶に関するヘルパーT細胞の機能が未熟である。高齢者では免疫応答に関するヘルパーT細胞の亜群、Th1-Th2のバランスがTh2優位となることから、特有の抗体産生パターンを示し、抗ウイルス活性が強力なIgG2aではなく、主としてIgG1が産生されるためワクチン効果が減弱する」。

　要するに両者の違いはまず、免疫学・免疫療法に関する深い見識があるかないかによると思われます。

10. インフルエンザ・ワクチンは効かない、 「京都大学を休校にしなかった理由」

　2009年5月、新型インフルエンザが流行し、京都府は公立の教育機関に休校を要請しました。これに対し京都大学では保健管理センター長をはじめ、免疫学・ウイルス学の基礎研究者や臨床家たちが加わった感染症対策会議で独自に検討した結果、休校にはしませんでした。

「京都大学を休校にしなかった理由」[13]という資料が残されています。見開きにしてたった2ページの文章ですが、簡にして要を得ています。要するに、インフルエンザには感染しても発症しないようによく寝て栄養を摂り、免疫力をつけることが大切だといいます。

　インフルエンザ・ワクチンは、以下の3つの理由により"原理的に効かない"と書かれています。"統計（疫学）的に"ということだけではなく、"原理的に"という考え方が非常に大切です。統計は恣意的に操作されますが、原理は動かせません。

　一つ目は、「インフルエンザ・ウイルスの変異速度が速く、また多様に変異する。つかみどころがない」ということです。インフルエンザ・ウイルスはHAとNAという2つの突起を持っており、HAという突起で人間の体の細胞の中に食い入り増殖して、NAという突起で細胞から離れてまた別の細胞の所へ出て行きます。このインフルエンザ・ウイルス表面抗原のHA（ヘマグルチニン）を材料にしてインフルエンザ・ワクチンをつくっているわけですが、この抗原が変異をするというのは分子構造が変わるということです。

　効くべきワクチンとウイルスとは鍵と鍵穴の関係にあり、接種したワクチン（抗原）によって体内で作られる抗体は、その由来が同じ構造のHAをもったウイルスにしか結合（攻撃）しません。ウイルスのHAが少しでも変わっていれば、もとのHAでつくったワクチンはもう効かないということです。インフルエンザ・ワクチンをつくるのには半年かかりますから、メーカーはあらかじめ半年以上前から流行の予測されるタイプのワクチンを用意します。ところがウイルスの方は分裂するたびに刻々とその姿を少しずつ変え

ていく、つかみどころのない微生物です。いま流行しているウイルスの HA
に対し、半年後の流行時に折角つくったワクチンの型が合わないということ
になる宿命があります。変異速度が速く多様に変異するために、元々ワクチ
ン療法は向かないタイプのウイルスである、と述べています。

　二つ目は、「ウイルスは最初に鼻やのどの粘膜に感染して増殖するが、こ
のワクチンでは粘膜に抗体は作られない」ということです。抗体はウイルス
を攻撃するために生体のリンパ球がつくる武器です。つまり、鼻やのどに効
くワクチンは、注射ではなくて鼻から吸入しなければならないということで
す。それは流行している生きたインフルエンザ・ウイルスを無作為に吸いこ
むのと同じことを、わざわざワクチンと称して鼻から吸わせてインフルエン
ザに罹らせるものです。放置しておいてもたかだか2週間ぐらいで治る風邪
のような疾患に、わざわざワクチン吸入によって罹患させるのは愚かなこと
です。

　皮下注射で接種したワクチンによって作られた抗体は、最終的には血流の
中に入ってきます。ウイルスが血液の中に充満してきたら効くであろうとい
うタイプのものです。のどの奥に巣をつくるようなウイルスに、血液の中で
仕事をするようなメカニズムのワクチンを使うというのはピントはずれであ
る、という論法です。

　三つ目は、「ほとんどの人は乳幼児期に何らかの型のインフルエンザ・ウ
イルスに感染して免疫を得ているため、初感染時のウイルスとタイプが異な
るワクチンを接種しても、体内に産生される抗体のタイプは初感染の亜型に
対応したタイプのものが多くなる。そのため、流行の型が正確に予測されて
ワクチンが作られたとしても、体内で産生される抗体は、実際に流行して入っ
てきたウイルスの型とは合わないものとなってしまう。初めての感染ででき
た抗体は強化されやすく、最近の病原体接触による新しい抗体は生じにくい。
これを「抗原原罪現象」、というと述べられています。

　文書の最後の部分で、京都大学の学生に説明する話がありますが、そこで
は解熱剤は非常に危険であると言っています。タミフルも不要です。京都大
学は当然のことを述べています。ワクチンメーカーに加担していないと、お
のずからこのような結論になると考えられます。

　京都大学はこのような方針を決定するにあたって、専門家たちによる合議

を行っており、その中に免疫学者が参加しています。ワクチン療法は免疫療法です。ここが大切なところです。

これに対し厚生労働省のワクチン行政に関する当時のブレーンには、東京大学の小児科の教授のような臨床家は入っていても免疫学の専門家は入っていませんでした。免疫学の専門家を入れると多分、厚労省のワクチン行政は批判されるからでしょう。現在は不明です。

当時京都大学では、「ワクチンは原理的に効かない」、「タミフルは不要」、「休息と栄養が大切」と、学問的にきちんと結論を出しています。こういうものの考え方があるということをマスコミは報道せずに故意に伏せています。著しい偏向報道です。テレビしか見ない人がほとんどですから、かくして国民大衆は誤った方向へ誘導されてゆきます。

インフルエンザ・ウイルスは動物と人間の間を行ったり来たりし姿を変えていきますので、非常にやりにくい相手です。技術的にも原理的にも、ワクチンによる予防法は向かないウイルスです。自分の体力をつけて、毎年流行に遭遇しながら自然感染により免疫力を更新し、維持し、獲得していけばよいというのが京都大学の意見です。これは前記の由上修三医師、母里啓子医師とも同じ意見で、まことに正論であると思われます。

ただし、悪性とされる H5N1 型鳥インフルエンザが大流行をおこすような場合は、話は別です。また、免疫力が低下している高齢者などをインフルエンザから未然に守るためにも、良く効くワクチンをつくって接種する必要はあるでしょう。ただし高齢者の肺炎の多くは誤嚥性肺炎であり細菌との混合性感染ですから、それはケアと抗菌剤使用の問題です。

11. ビタミンC等の抗酸化剤でインフルエンザの予防と治療

インフルエンザの特徴は、人畜共通感染症といって人間だけの感染症ではないということです。家畜と人間の間を行ったり来たりしているようなウイルスであるため、根絶やしにできません。また次々と遺伝子が変異するために、ワクチン療法には不向きなウイルスです。そして体内に入ったウイルスを攻撃するために、生体は活性酸素を出して攻撃します。その活性酸素の返り討ちにあって、生体自身の肺や脳が傷つけられます。インフルエンザの激しい症状である肺炎と脳症では、直接ウイルス自体によるものではなく、活

性酸素やサイトカインの発生等の過剰な生体反応によるものです。

　この問題もいまの医療ではとり上げられていない重要なポイントです。インフルエンザで亡くなる人は例年で 1000 人程度いるわけですが、がんの患者さんで抗がん剤を使用しながら免疫力が低下し（これは全身の免疫能を低下させる、低分子の抗がん剤の全身投与という治療法自体の誤り）、そこへインフルエンザに罹って亡くなるようなケースまで入れると、1 万人程度にはなるといわれます。これでも全がんの死亡者数 30 万人に比べて、これは驚くべき数字ではありません。インフルエンザの重症患者さんを救うために、抗生物質の投与などが行われているわけですが、活性酸素を打ち消す治療という考え方が病院にはありません。ここにも、「誤れる現代医学」の盲点があります。早い話が、ビタミン C を点滴静注の中に入れたらよいのです。

　優れた基礎的な研究や知見が現場の臨床に採用されるか否かは、さまざまな因子に左右されますが、利権がからむことが非常に多い。良質で値段の安いものほど広まらず、利益のあるものほど採用される傾向にあります。大衆にはそれが分かりません。

12.　タミフルについて

　『インフルエンザ診療ハンドブック —専門医にきく 30 の質問』（中外医学社）という、インフルエンザ関連では代表的な本があります。インフルエンザの専門家たちが執筆しています。中外医学社というのは中外製薬という製薬会社関連の出版社と思われます。スイスのロシュ社からタミフルという抗インフルエンザ・ウイルス薬を独占して輸入しているのが、この中外製薬です。ですから、これは製薬メーカーの立場の本だなあということが分かります。執筆者名は大学教授等の専門家となっていますが、実際は誰が書いたか分かりません。内容はあまり学問的ではなく理論的に底が浅いという印象を受けました。

　タミフルの使い方は世界各国でそれぞれ異なります。ユニークなのはオーストラリアで、治療薬としてよりも、感染拡大を防ぐために重点的に使うよう配分されています。先述しましたようにタミフルはウイルスの増殖をおさえる薬ですから、感染拡大を防ぐための予防投与は一つの方法でしょう。

　2005 年のアメリカ FDA（食品医薬品局）の委員会の報告によれば、スイ

スのロシュ社が生産しているタミフルの世界中の使用量の77％をこの日本という小さな国が占めているという異常な事態です。残りの20％はアメリカです。とくに日本の小児に対する使用量はアメリカの13倍の多さです。日本はタミフルを無理に買わされているのではないかと思われます。中外製薬はロシュの連結子会社となっています。

　これに対し、『やっぱり危ないタミフル』[1]という本があります。ちょっと軽い印象を与えるような表題ですが、その中身はしっかりしたものです。著者は、大阪大学医学部卒で大阪府衛生部や病院に勤めた後、現在はもっぱら薬害を訴えて奮闘をしておられる著名なお方です。

　この本と前記の中外医学社の本とは全く対蹠的であり、言っていることが全く相異なります。そして、内容が非常に学問的でしっかりしているのは後者の『やっぱり危ないタミフル』です。前者は見かけ上専門的ですが、論理の進め方が非常に空虚な感じがします。私は後者を高く評価します。いま、インフルエンザについて考えると、まずワクチンが的確なものではないこと、解熱剤は使用してはいけないこと、抗インフルエンザ・ウイルス薬のタミフルは感染拡大の予防法にしか過ぎない、の3つが問題です。

　抗インフルエンザ・ウイルス薬タミフルとインフルエンザ・ワクチンとは、セットになっているようです。体制側はタミフルを売るためにもワクチンを売るためにも、インフルエンザに対する恐怖心をあおっているように思われます。

　ウイルスは動物の生体細胞内でしか増殖することができません。ウイルスは生体の細胞内で分裂・増殖し、細胞膜を破って外へ出て、また他の細胞に食い込もうとします。インフルエンザ・ウイルスの表面にはHAとNAという2種類の突起があります。人間の上気道の粘膜の細胞内にウイルスが食い込むときにHAという突起が使われ、ウイルスが増殖してその細胞の中から溢れて外へ出るときに、細胞表面とウイルスをつないでいる手を切断する役目をするのがNAという突起です。タミフルはこのNAの働きを阻害する作用があるので、インフルエンザ・ウイルスが感染した細胞から外に、溢れ出るのを防ぐという効用があります。

　このNA（ノイラミニダーゼ）という酵素は、インフルエンザ・ウイルスだけにあるのではなく、人間の体のあらゆる細胞にもあります。そして古く

なった細胞の部品を排除し、新しいものと取り替えるときに NA が働きます。それで、タミフルによって他のあらゆる細胞の入れ替えが同時に妨げられます。つまり新陳代謝が停止します。これは恐ろしいことです。

　タミフルとプラシーボ（偽薬）を AH3N2 香港型の患者に投与し、症状の残っている患者の割合を時間の経過で調べていったデータがあります。この型のインフルエンザ・ウイルスによるインフルエンザ患者の割合は多いです。この研究によれば、460 時間（約 20 日）程度でほとんどの患者の症状は治まり、タミフルとプラセボ（偽薬）で差は見られません。つまり、タミフルは効かないということを示しています。ほうっておいても 2 週間やそこらで治る病気を治療して比較するわけですから、なかなか無理な話です。

　このデータは、タミフルの日本での発売元である中外製薬が出したものです。「効きません」という堂々たるデータです。

　AH1N1 ソ連型の患者で同様の研究を行ったデータがあります。この型のインフルエンザは少ないです。このグラフによれば、タミフルを投与した患者の方がわずかに症状が早く治まっていますが、408 時間（約 17 日）目にはどちらも治っています。症状が改善するこのわずかな差をもって、タミフルは効く、と言っているわけです。

　しかし、3 種類を混合した季節型ワクチンの対象となっているインフルエンザ・ウイルスのうち、1982 年から 2002 年までの流行時の検査データによれば、一番多いのは AH3N2 香港型であり、50% を占めています。これに対して AH1N1 ソ連型は 25% と少ないです。圧倒的に多い AH3N2 には効かないのに、この 2 つのグラフを混ぜ合わせて平均値と称して、効果があるとして売り込んでいるようです。

　タミフルの服用により、全国でかなりの人々が死亡していると思われますが、あまり報道されません。熊本県の 20 代の男性の例では 2009 年 11 月 28 日、咳と 39 度の発熱に対し、検査ではインフルエンザ陰性であったにもかかわらず家族にインフルエンザ感染者がいたという理由でタミフルを投与されたところ、翌日寝床で死亡しているのを家族が発見しました。このようにタミフルによる突然死は、呼吸マヒによるもののようです。タミフルによる心肺停止であると考えられますが、行政当局も学会も公的には現在のところ因果関係は不明とし不問に付しています。

　幼若ラットにタミフルを投与した動物実験のデータがあります。幼若ラットをつかうのは、タミフルを投与された子どもの異常行動が沢山報告されているからです。これによれば、どうもタミフルの投与量が多過ぎるように思われますが、体重 1kg 当たりタミフル 700mg を投与した場合、7 日齢のラットのうち 14.3% が死亡、42.9% に体温低下、自発運動低下、呼吸緩徐などの症状が発生しています。体重 1kg 当たりタミフル 1000mg を投与した場合、7 日齢のラットのうち 29.8% が死亡、85.7% で同様の症状が出ています[1]。

　すでに「薬害タミフル脳症被害者の会」が結成されています。このこともマスコミは報道致しません。やがて裁判となり、何年もかかった後に政府は敗訴するでしょう。その頃には、最初に対応した厚生官僚は定年で天下っておりもう現場の厚労省にはいないわけです。我が国の行政は、このような無責任体制です。官僚の行動原理は保身第一主義です。種痘禍、血液製剤によるＣ型肝炎や水俣病など、薬害行政に関しては非常に不毛な歴史があります。

　このような深刻な問題があるということを知らずに、患者さんたちは効くと信じてタミフルを飲み、薬剤師も効くと信じてタミフルを投与します。ワクチンもタミフルも効くものと、マスコミによって洗脳されている人たちが大半です。そして私のような考え方に反撥する患者さんもおられます。それほどマスコミを、お上(かみ)を人々は信じています。いま日本国民の平均的なインテリジェンス（知力）は著しく低下しているとみられます。いや、低下させられているといえます。

　厚生労働省の薬事・食品衛生審議会安全対策調査会（2009 年 6 月 16 日）では、「タミフルの服用と異常行動の因果関係に明確な結論を出すことは困難である。十代への使用制限後にタミフル服用患者が転落や飛び降りにより死亡した例がなく、安全対策には一定の効果があった。依って十代の患者への使用制限は継続する」としています。ありのままの現実を見れば、結論を出すのはちっとも困難なことはありません。十代の青少年には使わないという方針が出された結果、異常が発生しなくなったのですから、この表現ではタミフルの副作用を認めているということになっています。厚生労働省の諮問機関が非常に苦しんでいる様子がうかがえます。

　2007 年 4 月 29 日付の「しんぶん赤旗」に掲載されたという記事があります[1]。タミフルを製造しているのはスイスの巨大製薬メーカー、ロシュ社

です。この記事では、製薬メーカーと厚生労働省、政党、政治家、研究機関等の間の利害関係、お金の流れを調べ上げて図示しています。日本という国では、インフルエンザに対するワクチンも、治療薬タミフルの背後にも、利権が存在していることを示しています。

新型インフルエンザ騒動も、最近ではもう下火になってしまいました。嘘のように静かになっています。それでもまだワクチンが必要であるというような、厚労省からの通達が流れてきます。結果的にワクチンは余ってしまいました。タミフルも余っていると思われます。

インフルエンザによる重症化、肺炎・脳症などの死因はウイルス自体ではなく、サイトカイン・ストームと過剰な活性酸素の発生等の生体反応です。これに対しては十分な活性酸素消去剤を摂取することで対処します。発熱を過度に恐れてはいけません。発熱はウイルスの増殖を抑制するためのものであることを理解し、医師を受診しては安易にタミフルを飲んではいけません。ふだんから免疫療法を含む基礎療法をしておくことが大切であるというのが私どもの持論です。

13. 天然痘ウイルス

インフルエンザと天然痘は対蹠的な伝染病ですので両者を比較することにより、ワクチン接種という免疫療法の仕組みを、より一層深く理解することができます。

天然痘は非常に致命率が高く古来、子どもたちにとって死病の最たるものでした。天然痘は、むかしは疱瘡と呼ばれていました。「疱瘡にかからなければ（そして死なずに生き残らなければ）わが子とは思えない」というくらい子どもが、疱瘡を経験して生き延びるというのは長い間重大な問題でありました。天然痘はインフルエンザよりも桁違いに重症の感染症であって、隔離の他には打つ手はないという時代が長くつづきました。先人の努力により天然痘が根絶されたいまでは全く想像のできない長く困難な時代でした。いま私たちはその患者さんを写真でしか見ることができません。

天然痘対策は、インフルエンザのように簡単にはいきません。天然痘ウイルスは吸入されて人体に感染すると、ウイルスは上気道の粘膜からゆっくりと着実に増殖し血液中に溢れて全身に広がります。フリーラジカル・スカベ

ンジャー（消去剤）の体内備蓄の少ない場合や免疫力が低下している場合は、フリーラジカルとサイトカインにより肺炎や脳症となって重症化します。

　ヒトの天然痘ウイルスを吸入ではなく、皮膚の傷口から感染させると多くの場合その傷口とその周辺にだけ痘疱ができて、全身に痘疱ができるような重症にはなりにくい。さらに、ジェンナーが牛の天然痘による種痘を開発する以前にも、1度天然痘にかかれば2度とかからないという「2度なし現象」があることは分かっていました。

　ヒトの天然痘の膿やカサブタに含まれる天然痘ウイルスを子どもの皮膚に植え付けるという「人痘法」がありました。しかしこの方法はヒトの天然痘ウイルスをうつすものですから、その割合は少なくても、全身性の天然痘が発生する危険な方法ではありました。それでも他に良い方法があることが分からなかったため人痘法が、子どもを守るために試みられていたという悲惨な歴史があります。しかしジェンナーの研究によって、ヒトの天然痘ウイルスを用いず、牛の疾患である牛痘のワクシニアウイルスを用いる予防注射が、皮下に接種されるようになりました。

　また、インフルエンザは死亡率が低く、主に死亡するのは抵抗力の弱い老人です。天然痘は特に子どもの死亡率が高く、成人は子どものときに1度かかった生き残りでした。天然痘では生き残った人に痘痕ができ、角膜炎で失明することもあります。インフルエンザには後遺症がない代わりに免疫ができにくい。

　インフルエンザ・ワクチンの効果はほとんどなく、ギランバレー症候群を除けばインフルエンザ・ワクチンの副作用で死ぬということはまずありません。もっとも、治療薬のタミフルで死ぬことはあります。これに対し、ジェンナーが開発した種痘という天然痘ワクチンは、100％の予防効果がある強力な生ワクチンです。そして天然痘ワクチンの材料がヒトの天然痘ウイルスよりも安全な牛痘のワクシニアウイルスであっても、種痘による子どもの死亡者は極めて稀ですが一定の割合で発生していました。

14.　人類史上最悪の伝染病 天然痘
　天然痘の典型的な症状は、直径1cmくらいの水疱が手のひらや踵にでき、それが全身に広がり化膿し、肺炎や脳症になって死亡します。予防接種をう

けていない子どもの死亡率は 70％ と非常に高く、3 割しか生き延びること
ができなかった恐ろしい伝染病でした。病型は水疱の形で分類され、大多数
の通常型、種痘を受けた人がかかる不全型、水疱の根が深く表面が扁平で死
亡率 95％ の扁平型、全身症状が激烈で死亡率 100％ の出血型があります。
この激烈な症状はウイルスによる直接の作用ではなく、インフルエンザ肺炎
や脳症でみられるような、サイトカイン・ストームと活性酸素 / フリーラジ
カルによる組織傷害であると考えられます。

　天然痘は皮膚病で症状が典型的であったため、患者を発見するのは容易で
した。1 ヵ月程度で生き延びるか死ぬかの勝負がつき、治療法はありません
でした。乳幼児や妊婦の死亡率が高く、その人の持っている基礎的な免疫力
すなわち食細胞、NK 細胞、抗体などの自然免疫と、遅れて生じる獲得免疫
（細胞性免疫）が頼みの綱であったと思われます。

　患者は発見されると隔離され、人里離れた山小屋に置かれたりして、その
患者が死ぬか生き延びるかを周囲の者は傍観して待っているだけでした。生
き延びた患者は、あばた（痘痕）ができます。患者の発見と隔離は不変の大
原則で、現在でも通用する天然痘対策の基本です。

　天然痘にかかって生き延びた人のもつ免疫力はかなり長く維持されます
が、種痘により人工的につくられた免疫力は 15 年程度で消えるといわれま
す。いま高齢者の私は子どものころ種痘を受けていますが、もうその免疫力
は消えています。いま感染すれば発病する可能性が高いと思われます。

　ヒトが身につける免疫力というものは、たいてい自然に病原体に感染して
得られた場合のほうが、人工的な予防接種によって得られるものよりもしっ
かりしています。インフルエンザにしてもヒトが自然に感染して獲得した免
疫の方が、予防接種によってつくられた免疫よりも強力であり確実です。し
たがって、がんの予防法としても役に立つ基礎的な免疫力を養成する健康法
に励んでいれば、インフルエンザに自然に感染しても発病はしないで済む可
能性が高いのです。高齢者や病弱な子らは現代医学のみに頼らず、非特異的
な免疫療法となる健康法を実践すべきです。

　しかし天然痘の場合は自然に感染すると生きるか死ぬかという重症になり
かねませんから、そういうわけにはいきません。もし天然痘の患者が発生し
たならば、患者から濃厚に感染しているであろうその周辺の人々に種痘をす

ることは、まちがいなく有意義でした。この種痘ワクチンの材料は、ヒトの天然痘ウイルスとは異なる弱毒性の牛痘由来のワクシニアウイルスですが、それでも稀に副作用が発生します。患者が発生していないのに、感染者が存在しないにもかかわらず、闇雲にその集団全体に種痘ワクチンを接種することは間違っていました。

　全世界から天然痘を根絶するために用いられた種痘ワクチンは、ワクシニアウイルスから作られました。ワクシニアウイルスは本来の牛痘ウイルスとは異なるものです。はじめ牛痘の病原体は牛痘ウイルス、馬痘の病原体がワクシニアウイルスでした。どちらのウイルスも牛と馬に感染し、ヒトへの天然痘ワクチンの材料にはどちらのウイルスも区別されずに使用されてきましたが、次第にワクシニアウイルスが優位になっていきました。ワクシニアウイルスの方が増えやすく、動物に移りやすいという理由があったのであろう、等々といわれています。

　ジェンナーが用いた種痘ワクチンが、牛痘ウイルスであったのかワクシニアウイルスであったのかは不明です。人に種痘ワクチンを接種するとワクシニアウイルスに感染することになりますが、ヒトの天然痘のような激烈な症状は出ません。それでも有り難いことに、ヒトの天然痘ウイルスの感染予防には確実に役に立ちます。

　天然痘は紀元前3000年頃から流行しはじめたようです。紀元前1157年に死亡したエジプト王のミイラの顔に天然痘の痕が見られるといわれます。日本では、聖武天皇の天平7年（735）閏11月に「豌豆瘡ヲ患ッテ夭死スル者多シ」と續日本紀に書かれています。1521年のスペインの中南米侵略のさいに天然痘ウイルスが持ち込まれ、1度天然痘にかかって免疫を獲得していたスペイン人は無事で、免疫のないアステカ帝国の原住民は天然痘をうつされて滅亡したとみられています。米国の独立戦争では、生物兵器として天然痘の人間を敵地に送り込むことにより相手を滅ぼすというアイデアも、すでに生まれていたそうです。

15. 種痘を開発した偉大なジェンナー

　エドワード・ジェンナーという英国の医師は元々博物学者であり、種痘法を開発する以前に、他種の鳥の巣に卵を産む托卵というカッコウの習性につ

いて研究し、論文を書いています（1788年：39歳）。このことは彼が物事を注意深く詳細によく見て、考える人であったことを示しています。

1789年、長男に小痘瘡（軽症の天然痘）を接種しています。1796年、牛痘にかかった乳しぼりの婦人の痘疱の膿（膿の中には無数の生きた病原体ウイルスが存在する）をフィップス少年の腕に植え付けて実験をしています。牛痘ウイルスを植え付けた部分にだけ、牛痘にかかった婦人のものと同じ水疱ができ、2週間ほどでその痘疱はカサブタとなって自然に剝げ落ちて治りました。その48日後と数ヵ月後の2回にわたり同少年に今度は、ヒトの天然痘患者の痘疱の膿を植え付けましたが天然痘の痘疱は生じませんでした。少年は天然痘に感染しなかった。同少年には天然痘に対する抵抗力ができていたのです。

天然痘に罹った（感染した）ことがある人は、牛痘に罹った牝牛の乳しぼりをしていても牛痘（ウイルス）に感染（皮膚）しない。天然痘に罹ったことのない人には、牛から牛痘ウイルスに感染する。牛痘に罹ったことがある人は、天然痘に罹らない（感染しない）。牛痘に罹ったことがない人は、天然痘に罹る（感染する）。人の皮膚に牛痘ウイルスを直接植え付けることができる。牛にできた牛痘の膿疱から膿を採ってそれを人に植え付け、その人にできた牛痘の膿疱から膿を採って他の人に植え付け、それをまた別の人に植え継ぐこともできました。

ジェンナーはこういう実験を繰り返しながら、牛痘法への自信を深めていきました。牛痘と人間の天然痘とはウイルスの型が違っていますが、交叉免疫といい、牛痘ウイルスに対して人体側に生じる抵抗力・免疫力は、ヒトの天然痘ウイルスの感染に対しても有効であることを発見したのです。ただし当時は、まだウイルスという微生物が病原体であることは分かっておりません。ウイルスという病原体の概念がない時代に、これだけの法則性を見出したジェンナーは偉大でした。

ジェンナーは論文を書いてロンドン王立協会に提出しましたが却下されました。やむなくジェンナーはこの論文を自費出版で世に出しました（1798年：49歳）。常識に反すること、誰もまだ言っていないことを発表しても、世間からは無視されるものです。しかしジェンナーは強い信念をもっており、それでも負けずにさらに実験を進めていきました。子どもの皮膚にナイフで傷をつけ、牛痘の膿をすりつけることにより天然痘の予防ができるというこの方

法は、確実に効果があったものですから最初は反対されても次第に世の中に
広がってゆきました。論文自費出版の 4 年後には、英国議会がジェンナーに
賞金を授与しています。

　牛痘の膿を乾燥させると、約 3 ヵ月にわたってその効力が保たれることに
気づいたジェンナーは、この方法で種痘の材料を諸外国に送り出しました。
日本には牛痘の痘疱のカサブタが初めて、オランダ商館の医師モーニケ（ド
イツ人）をとおして輸入され、楢林宗建の子の腕に初めて付きます (1849)。

　のちに生きた牛の腹の皮膚を使って種痘の種を植え継ぐという方法が考え
られました。生きた牛の腹部に牛痘ウイルスを植え、膿疱ができたらその牛
を殺して皮をはぎ、その皮の膿疱からワクチンの材料となる膿を採取してい
ます。これが、牛から痘苗をつくる過程です。こういう方法が、ついこの前
まで世界各国で行われていました。牛を殺さなくて済むウイルスの培養法が
日本人研究者の手で開発されたのは、天然痘が根絶される直前でした。かつ
て全世界の天然痘の根絶のために使われたワクチンは、生きた牛の腹の皮で
作られたものでした。基本的にジェンナーのやり方が、200 年もの間行われ
てきたわけです。

　ジェンナーは 1802 年に、種痘を広めると天然痘は世界中から根絶される
ということを論文で予告しています。1804 年には、イギリス国王よりナイ
ト（貴族、サー）の称号を受けています。ジェンナーの伝記を読むと、この
人は自分のために金儲けをすることなく、無料で種痘を行っています。首都
ロンドンから離れた片田舎の開業医をしながら、種痘の研究をつづけてい
ました。大都会のロンドンへ出てきてやらないかというスポンサーが現われ
ても、片田舎でずっと種痘をやりつづけました。最後は脳出血により 73 歳
(1823) で亡くなっています。

　1880 年に炭疽ワクチンを、1881 年には狂犬病ワクチンをつくったフラン
スの天才ルイ・パスツールは、1882 年ロンドンの国際学会でジェンナーの
栄誉を記念して予防接種製剤を vaccin といい、その接種を vaccination と呼
ぶことを提唱して承認されています。vaccin はラテン語の vacca（牝牛）に
由来し、ジェンナーは牛痘種痘の材料を vaccine と名付けていました。牝牛
の乳房にできる天然痘ということでジェンナーが最初に用いた用語が、ジェ
ンナーの不滅の功績を永久に記念すべく、その後もずっと用いられています。

Vaccin の日本語訳がワクチンです。

16. 種痘（免疫療法）からはじまった日本の近代医学

　ジェンナーによる牛痘法は、それまで危険な人痘法（ヒトの天然痘ウイルスを接種する方法）を行っていた日本へも伝わってきました。最新技術を日本に広めようとする苦闘の中で、医師や学者たちのネットワークが形成されていきます[15]。当時は牛痘のウイルス（膿）をどうやって保存するかが問題でした。冷蔵庫も瓶の容器もなかったので、人から人へと植え継いでいくという方法がとられていました。オランダの医師が長崎に持ってきた種を、幾人もの子どもたちに植え継ぎながら越前福井、大坂や江戸、北海道まで運んだということです。

　日本の近代医学は種痘からはじまりました。それまでの日本の医学は、天然の素材を使う漢方医学が主流でした。大坂では緒方洪庵が中心となり、早い段階で種痘所（大坂除痘館）をつくりましたが、徳川幕府のお膝元である江戸では漢方医が権力を握っていたため、ずっと遅れることとなりました。種痘が全国的に広まった後、最後の段階でやっと江戸でも行われるようになったのです。種痘をするためにはオランダ医学を学ぶことが必要であり、それは国禁を犯すということでした。有志たちは長崎に行っては勉強をして帰ってきました。

　江戸時代にはまだ医師免許というものはありませんでしたが、牛痘法を行う医師には種痘医の免許が出されていました。幕末の嘉永2年に描かれた、種痘医が牛痘法を行っている絵があります。牛痘法で種痘をすると、病変は全身には広がらずに植え付けた部分にだけ膿疱ができます。これでその子は、人間の天然痘に対する抵抗力を獲得します。そしてその子の膿をまた他の子に植え付けるわけです。

　そのオランダ医学を学んだ40人余りが私財を投じ、江戸の神田・お玉が池というところに小さな小屋を建ててお玉が池種痘所をつくりました。やがてこれは幕府の施設となり、そこで種痘が行われました。効果があることは明らかでしたので、この種痘所が1861年に西洋医学所と改称され、単なる種痘所にとどまらず西洋医学の学校となりました。いまの東京大学医学部の前身は、元をただせばオランダ医学の有志たちが自腹を切ってつくったこの

お玉が池種痘所に端を発しています。

　日本の現代医学の一番の源は免疫療法ということになります。実は免疫療法は近代医学の中では最も古くかつ由緒正しく、将来も永久に存続するものであろうと思われます。これに対し抗がん剤の全身投与を固形がんに行う化学療法や、末期がん患者のわずかな延命を図るための、自己免疫を封印している本来の仕組みを阻害するオプジーボのような高額な免疫療法は、まっとうな医学ではないと思われます。それらは真に人体のためになるものではなく基本的には医学の本流ではなく、いびつな資本主義と結びついているが故に過渡的に存在しているに過ぎず、永続するものではないと考えられます。

　日本における天然痘の大流行は明治時代に 3 回あったとされます。明治18 年から 20 年にかけて 3 万 2000 人、同 25 年から 27 年にかけて 2 万 4000 人、同 29 年から 30 年にかけて 1 万 6000 人の死者が発生しました。また昭和21 年には 1 万 8000 人の患者と 3000 人の死者が発生しました。その後徐々に下火となり、昭和 30 年（1955）に 1 人の患者が発生してそれで終わりになっています[16]。

　このワクシニアウイルス・ワクチンを予防接種することによっても、人間の真性の天然痘のような重症となる例が稀に発生していました。天然痘が流行していれば稀に発生する種痘の副作用の騒ぎどころではないのですが、天然痘が発生していないとなると、その副作用は大きな問題となります。

　種痘の副作用 / 危険性は、あらゆるワクチンの中でも最大のものです。よく効きますが稀に種痘後脳炎が発生し、その半数は死亡します。抗がん剤を投与されて免疫力が低下している患者さんや、エイズなどの免疫力の低下している患者さんたちも、種痘により天然痘様の疾患が発症するおそれがあるので接種は危険です。多人数に対して強制的に接種すれば割合としては極めて少ないけれども、集団の中には免疫力の弱者が存在するものです。彼らの体内においては、接種された微量のワクシニアウイルスを自前の幼い免疫力で制禦（せいぎょ）することができず、その増殖を許してしまって発病に至るのです。

ワクチンという免疫療法が成り立つためには、接種されるヒトの体内に抗体をつくるB細胞と細胞性免疫をつくるT細胞などの免疫システムの存在が前提となります。6歳以下、とくに1歳未満の乳幼児の免疫システムは未熟であり、種痘では抗体をつくれないどころか病原体による感染という危険

きわまりないことになります。

　かつて昭和30年以降、日本全国で天然痘の患者が1人も発生しないように
なっていたにもかかわらず、なお全国の児童たちには強制的な種痘が行われ
ていました。その種痘によって毎年およそ10人くらいの子どもたちが死
亡しており、政府はその事実を公表せずに伏せていました。患者の新規発生
がなくても、毎年10人もの子どもたちが種痘の重篤な副作用で死亡してい
ても、ずっとひきつづき義務として全国の児童たちに種痘を継続させていた
国家は、世界中でも日本だけでした。その予防接種が事実上中止されたのは
昭和51年（1976）であり、予防接種法から種痘が削除されたのはさらにそ
の4年後の昭和55年（1980）でした。WHOの全世界天然痘根絶宣言の年
でした。日本の最後の患者が発生してから20年がたっていました。

　この間、1970年代に日本各地で起こったワクチンによる健康被害の集団
訴訟では、146件中80件が種痘による事故でした。種痘後の脳炎による死
亡や重い後遺症をのこした例ばかりで、ほとんどが0歳児、1歳児でした。
結局種痘が中止されるまでに、認定されただけでも1586人もの被害者をだ
してしまいました。

　何事においてもこの国の官僚組織は事大主義と保身第一主義であり、従来
の方針が誤っていたと分かっても保身に汲々として、それをスパッと改める
ことができません。そして後になって、そのために取り返しのつかない失敗
をきたすのです。そして官僚は決して自らの過ちの責任をとりません。

17.　WHOの世界天然痘根絶計画

　天然痘の患者をこの地球上から無くしてしまおうという発想が生まれまし
た。国連の下部組織であるWHOの初代事務局長が1953年に天然痘の根絶
を提案し、つづいて1958年にソ連が提案しました。ソ連は1936年にすで
に天然痘を根絶しており、あの広大な国土に天然痘の患者が一人もいなく
なっていたのです。しかし自分の国だけ根絶していても、いつ他国から患者
が入ってくるかわかりません。そこで地球全体から天然痘を根絶しなければ、
自国の安全も確保できないという考えがあったのです。

　天然痘根絶計画は英国などの反対にあいながらも、1966年になってやっ
とわずか2票差で可決されました。そして日本から蟻田 功 医師（熊本医大）

が派遣され、その秘書とのたった2人で計画がはじまりました。そんなこと
は無理だという抵抗があり、最初は計画がなかなか進まなかったといわれま
す。のちにアメリカ政府の後押しがあって、WHO世界天然痘根絶計画の初
代本部長に、米国の疫学専門家であるドナルド・ヘンダーソンを招き蟻田博
士が次長となり、なんとか実動にこぎつけました。

　天然痘を世界中から根絶するためには、人類すべてに種痘を行わなければ
ならないと最初は思われていました。それでは牛が何頭いてもワクチンが足
りません。アメリカの疫学者レイフ・ヘンダーソンとベナン（ベニン）の疫学
者ヤクペはあらかじめ自分たちには種痘をして自らを守り、天然痘が流行っ
ている西アフリカのタホ・ガレ村に入って調査をしました。この村には3人
の天然痘の患者が訪れたことがきっかけとなり、住民300人のうち種痘を
していない150人の中の25人に感染し、10人が死亡しました。

　図3（220頁）の黒く塗ってある9個の小屋は患者が発生した家です。密集
した小屋番号1から7の間に18名の患者が発生しています。小屋番号8に
は占術師兼医療者が住んでおり、この人は死者が出たら葬儀を主催していま
した。小屋番号9には小屋番号6の患者の兄弟が住んでおり、天然痘患者
の葬儀にたびたび出席していました。

　この調査の結果、**天然痘は患者との濃厚な接触者だけが感染し発病するこ
とがわかりました。また、種痘をしていなくても罹患率は約40%であり、
感染して発病するまでに7〜16日、約12日の潜伏期**があること等が分かり
ました。潜伏期間が12日もあることは、**細胞性免疫の準備ができる**のに好
都合でした。

　患者に接すれば誰でも感染し発病するのではなく、患者とのきわめて濃厚
な接触者のみが感染し発病する。またその伝染する速度は遅くゆっくりであ
る。この重要な観察事実から、天然痘の患者を発見したら**隔離して、その周
辺地域に出入りする交通を遮断し、患者と濃厚に接触したと思われる周辺の
人たちだけに種痘を行えばよい**こと等が分かりました。これは天然痘根絶の
ために、決定的に重要な疫学の基礎的事項となります。以後、このような方
針のもとで種痘がすすめられていきました。

　そうしてついに、1977年のソマリアの患者を最後に世界から天然痘は根絶
されました。この間、多くの関係者たちの筆舌に尽くし難い苦労がありました。

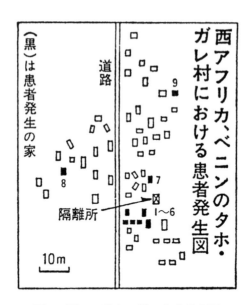

図3：西アフリカの村の患者発生図

(蟻田功『天然痘根絶ターゲット・0』37頁、毎日新聞社、1979) より作成

これらの経緯については、蟻田博士による『天然痘根絶ターゲット・0』[17]、『地球上から天然痘が消えた日』[18] に詳述されています。

　1980年5月8日、WHOは最悪の伝染病天然痘が世界中から根絶されたことを宣言しました。このような事例は人類史上前例のないことでした。世界各国の人々の協力と、リーダーとなって活躍した人たちの優れた個性によるところが大であり、これはノーベル賞に値する、あるはそれ以上の功績でありました。ノーベル賞は授与されませんでした。ノーベル賞の授与には政治的な理由があると思われます。

　ノーベル賞に相当する国際的な賞として日本において昭和60年 (1985) にJapan Prize（日本賞 / 日本国際賞）が創設されており、その第4回目の賞が天然痘の根絶に貢献した3名のリーダー、米国のドナルド・ヘンダーソン博士、日本の蟻田功博士とオーストラリアのフランク・フェナー博士（天然痘ウイルスの専門家）に授与されています。

　天然痘が根絶された理由には、大きくまとめて次の事柄が挙げられています。

第1に、蚊を媒介とするマラリアや家禽・豚等を媒介とするインフルエンザと異なり、天然痘ウイルスはヒトとヒトとの間でのみ伝播すること、また、感染すれば必ず皮膚症状が出るので患者の発見が容易でした。それで、患者と患者に接触した人々のみを隔離しました。標的を絞りこむことができたのです。

第2に、ジェンナーのお蔭で、良く効く種痘という予防接種の方法がすでに存在していました。このワクチンを隔離した人々にのみ接種しました。

第3は、ワクチンの持ち運びと品質の管理維持が、凍結乾燥法によって可能となりました（粉末になった乾燥ワクチン）。そして接種が誰にでも容易にできる、二叉針による確実な接種法が発明されました。二叉針の特許を有する会社が、この針の使用料を無料にしてくれました。

第4に、国境を超えて無数の人々が、天然痘の根絶という人類共通の大きな目標に向かって奉仕と協力をしあい、これを達成しました。弱肉強食の長い人類の歴史において、これは前代未聞の輝かしい出来事でした。この行為には尊い精神性があったと思われます。

いま第三次世界大戦を目論み弱肉強食をもって旨とする邪悪な勢力に、我々は苦しめられています。しかし人類は、かつて相共に助け合い地球上から天然痘を根絶するという輝かしい偉業を達成した、という遺産のあることを想起し勇気と希望をもたなければなりません。抗争に明け暮れた長い人類の歴史の中で20世紀の終わりちかく、天然痘の根絶という大事業を達成したのは人類にとってまことに幸せなことでした。

18.　天然痘ウイルスを使ったバイオテロに対する防備

天然痘の患者が地球上から1人もいなくなっても後世の研究用として天然痘ウイルスを保存しておく、いや保存すれば生物兵器に悪用される恐れがあるから廃棄処分にすべきである、と両派に分かれてWHOの中で激論がかわされました。WHOの世界天然痘根絶計画初代本部長であったドナルド・ヘンダーソンらの根絶に努力した人たちは、廃棄処分にすることを強く主張しました。

天然痘根絶のための運動をめぐる経緯からして、当初から天然痘根絶にあまり協力的ではない勢力がWHOの中にも存在していたのは事実です。

WHO は廃棄処分を決定することができず保留の後、延期に延期を重ね、テロリストの手に渡ったら危ないから廃棄すべきという意見は遂に採用されませんでした。天然痘ウイルスは結局保存されることとなり、なしくずしのまま今日に至っています。

　この保管されていたウイルスはすでに秘かに各国に漏洩されているといわれます。米国とソ連の金庫の中で保管されていたのですが、ソ連で保存されていたものがすでに外国に流出しているといいます[19]。

　この天然痘ウイルスが生物兵器として使われたら、もはや天然痘ウイルスに対する免疫を持っていない現在の人類の運命は風前の灯です。米国などはバイオテロに備え、相当数の種痘ワクチンをすでにつくって貯蔵しているといわれます。それに対し日本の厚生労働省は全く無防備であるということを、厚生労働省の官僚である木村盛世医師は『厚生労働省崩壊 ―「天然痘テロに日本が襲われる日」』（講談社、2009）という自著の中で告発し、天然痘ウイルスによるバイオテロの危険性を指摘しています。しかしこの木村医師の批判は必ずしも正確ではなく、日本政府は公然と天然痘（痘そう）ワクチンの国家備蓄をしています[20]。

　ジェンナー以来 200 年ちかく使われてきたワクシニアウイルスによる天然痘ワクチンは、日本人研究者の手によって改良されました。千葉県血清研究所の橋爪壮博士は、より安全なウイルス弱毒種痘株 Lc16m8 を用い、兎の腎臓細胞で培養して橋爪ワクチンをつくりました。昭和 50 年 (1975) に認可され、12 ～ 13 万人に接種されましたが、翌年に種痘が廃止されたので接種は中止されました。この改良型天然痘ワクチンには、接種された人数にかぎり重篤な副作用はみとめられなかったそうです。このワクチンは唯一熊本の化血研（化学血清療法研究所）が製造し、いま国家備蓄（防衛省ないし外務省か）をされているとみられます。

19.　天然痘の再流行に備える

　天然痘ウイルスが吸入されて体内に入ってくると、まず上気道粘膜細胞の樹状細胞の TLR というセンサーに感知されて免疫反応（液性免疫とやや遅れて生じる細胞性免疫）が起こり、ウイルスに対する生体の攻撃が行われます。一方傷害された組織他からは酵素キサンチンオキシダーゼが、スーパー

オキサイドなどの活性酸素を非特異的に産生しウイルスを攻撃します。天然痘ウイルスに対する直接攻撃は当初の数日間、個体が産生する酸素ラジカル / スーパーオキサイド / フリーラジカルにやらせます。

　これらフリーラジカルの攻撃対象はウイルスだけではなく、いわば無差別攻撃ですから、サイトカイン・ストームの作用とともに、肺内の肺胞をはじめ脳細胞にいたるまで生体の各細胞が傷害を受けます。このサイトカイン・ストームとフリーラジカル傷害がウイルス感染に応じた生体の反応として、あるいは種痘の副作用として出現してきます。これに対して、ビタミン C・E・野菜スープなどのフリーラジカル消去剤が有効であると考えられます。

　天然痘は全く手の出せない病気であると、はじめから諦めてはいけません。一般論としてもウイルス感染症においては、サイトカイン・ストームおよび活性酸素 / 酸素ラジカル / フリーラジカルの攻撃によってヒトは斃されるのですから、繰り返しになりますが基本的にはフリーラジカル対策が重要です。

　もし天然痘が再流行したらどうするか。マスコミは危機感を煽り、上を下への大騒ぎになるでしょう。天然痘はごく身近な濃厚接触者だけに感染し発症するということは、WHO 天然痘根絶計画を実施するようになってから分かったことです。それで発病者を隔離し、濃厚接触者のみに種痘をするという基本方針が確立されています。

　もし天然痘が大阪で発生しても患者の隔離に成功すれば、離れたところの京都の人たちに種痘を行う必要はないのです。患者を隔離し、患者と密接に接触したごく身近な人々にのみ種痘をすればよいのです。もし彼らが感染して発病（発症）するならば、それは 12 日後です。直ちに改良型の種痘ワクチンを接種すれば、発症する 12 日以内に細胞性免疫ができて、それが発症を抑制します。また発症に対しては、フリーラジカル消去剤を十二分に摂取しながら備えるのです。これら 2 つの対策で患者さんは助かります。

　（しかしバイオテロに備え米国では、イラク戦争の前から兵隊たちに種痘をはじめ、これまでに 200 万人または 66 万 5000 人の兵隊たちに接種したそうです。その結果かなりの、種痘後脳炎他の重篤な副作用が発生しているといいます。6) 発生もしていないバイオテロに対して、200 万人もの軍人たちに一律に種痘をするとはどういうことでしょうか?）

　かつて種痘が存在しなかったころの天然痘の流行時において、高い死亡率の中でも生き延びた子どもたちはいたのです。彼ら強者には基礎的な免疫力があり、天然痘ウイルスに対して過剰に発生した有害なフリーラジカルを消

去するスカベンジャーの、体内備蓄がある程度あったものと思われます。

　臨床医学がすることは混合感染に対する抗生物質の投与のほかには、ウイルス感染によるフリーラジカル消去剤（抗酸化剤／スカベンジャー）の投与です。また日常的に野菜スープ、お茶、ビタミンB・C・E・カロテノイド類等の多種多様の抗酸化剤を摂取すること自体が、天然痘の再流行においても生き残るみちであると思われます。

参照

1）浜六郎編『やっぱり危ないタミフル ―突然死の恐怖』金曜日、2008
2）宮田雄祐ほか「小児の風邪症候群の経過に及ぼす解熱剤の影響」*日本小児科学会雑誌、***98**(3)、611 頁、1994
3）加藤四郎編著『小児を救った種痘学入門 ―ジェンナーの贈り物』80 頁、創元社、2016
4）土方康世「消えてほしくない処方 WTTC 加減法（WTTCGE、WTMCGEP）のその後」*東静漢方研究室*、Vol.**39**、No. 3、通巻 No. 187、29 頁、2016
5）速水融『日本を襲ったスペイン・インフルエンザ』藤原書店、2006
6）近藤誠『ワクチン副作用の恐怖』文藝春秋、2017
7）順天堂大学医学部編『かぜとインフルエンザ ―日常生活の注意、予防、治療』学生社、2006
8）喜田宏「鼎談 パンデミック前に H5N1 ウイルスワクチンを接種すべきなのか、すべきではないのか」*インフルエンザ*、vol.**10**、No. 3、2009-7
9）『ワクチン非接種地域におけるインフルエンザ流行状況』前橋市インフルエンザ研究班、1987
10）由上修三『予防接種の考え方』大月書店、1992
11）母里啓子『インフルエンザ・ワクチンは打たないで！』双葉社、2008、3 刷
12）岩崎恵美子『間違いだらけのインフルエンザ対策』日本文芸社、2009
13）京都大学高等教育研究開発推進センター准教授・田中真介「京都大学を休校にしなかった理由」『新型インフルエンザ ワクチン・タミフルは危ない!!』ワクチントーク全国編、ジャパンマシニスト社、2009
14）片平洌彦編『タミフル薬害 ―製薬企業と薬事行政の責任と課題』桐書房、2009
15）アン・ジャネッタ、廣川和花ほか訳『種痘伝来』岩波書店、2013
16）伊東貞三『天然痘に立ち向かった人類の戦い』医学出版社、2013
17）蟻田功『天然痘根絶ターゲット・0』毎日新聞社、1979
18）蟻田功『地球上から天然痘が消えた日 ―国際医療協力の勝利』あすなろ書房、1991
19）ケン・アリベック『生物兵器 ―なぜ造ってしまったのか？』二見文庫、2001
20）『今日の治療指針 2019 年版』「予防接種〈ワクチン〉の種類・接種時期一覧」医学書院

第8章　新型コロナウイルス感染症重症化の真因はウイルスではなく活性酸素種／フリーラジカル傷害

1. 新型コロナウイルス感染者数より死亡者数が重要

　今から百年前に、スペイン風邪といわれるインフルエンザの世界的大流行がありました。全世界の死者数は数千万人といわれます。当時の日本の人口は現在の約半分でしたが、この風邪による死者数は 45 万人でした[1]。しかも青壮年者層に多かった。当時の剖検所見によると、それは現在の急性呼吸促迫症候群（ARDS）に近い病態であったといいます。細菌とウイルスとの混合感染で死亡した例が多かったようです[2]。抗菌剤はまだ開発されていませんでした。解熱剤アスピリンの濫用が、青壮年者層の大量死の原因であったと考えられています。その投与量は現在の最大量 4.5g/ 日を大幅に上回る 8 〜 31g/ 日でした。すなわち、アスピリン中毒死でした。

　小児の場合、単純に高熱を下げようとして解熱剤を投与すると、病態が悪化して死亡することが「ライ症候群」として知られています。この急性脳症は脳浮腫を主体とした病変であり、高サイトカイン血症（サイトカイン・ストーム）とフリーラジカル（活性酸素種）による脳組織の傷害であると考えられます。

　上記肺炎におけるアスピリン中毒死と称される死因にもその底には、フリーラジカル傷害があったのではないかと考えられます。ことは、小児の「ライ症候群」と同じです。とくに高熱によって感染ウイルスの増殖が抑制されていたところへ、解熱剤投与後にウイルスの増殖が再開され、そのウイルスの増殖に対し高サイトカイン血症（サイトカイン・ストーム）によるフリーラジカル（活性酸素種）の酸化傷害が脳や肺組織に加えられて、組織傷害が発生するのではないかと考えられます。

　高熱でありながら足が冷たければ、温湯や赤外線で必ず足を温めます。漢方の證（真寒仮熱）によれば、全身を温めなければならない場合もあります。ウイルス感染症における対症療法の単なる解熱・鎮痛剤の投与は、原則的に禁忌です。

因みに日本の直近の季節型インフルエンザによる年間の死亡者総数は2617人/年でした。これに対し新型コロナウイルス感染症の死亡者総数は2020年8月5日の時点で1006人、2021年4月28日の時点で9353人、と激増しています。

　右上の**図1**は日本の新型コロナウイルス感染症の1日当りの感染者数と死亡者数の推移をみたものです。横軸が2020年の月、右の縦軸が1日当たりの死亡者数（濃い赤線）、左の縦軸が1日当たりの感染者数（薄い赤）です。左の縦軸のスケールは右の縦軸の24倍です。

　図1を見てわかることは2020年11月18日現在、感染者数は3つのピークをつくりながら右肩上がりで明らかに増加中です。この時点では死亡者数はほぼ横ばいです。このあと2021年になって感染者数と死亡者数は急激に増加してゆきます。

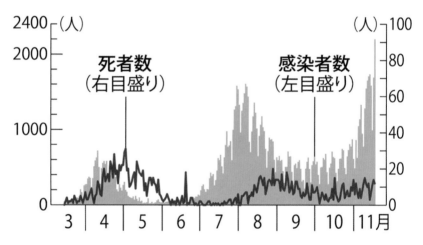

図1：1日当りのコロナ感染者数と死亡者数の推移

（毎日新聞、2020年11月18日）

　日本の新型コロナウイルス感染症の、人口100万人当たりの死亡者総数の割合も、国際的には少数です（**図2**［227頁］）。2021年3月6日においてブラジル2137.9、イタリア2077.7、英国1885.7、米国1788.3等々に対し、日本99.4、韓国37.9人等々です。欧米諸国とアジア・豪州との死亡率のこの大きな格差は何にもとづくのでしょうか。

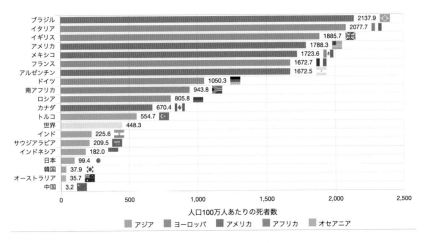

図2：各国人口 100 万人当りの死亡者数 (2021 年 5 月 26 日)

(札幌医科大学医学部 附属フロンティア医学研究所 ゲノム医科学部門)

(https://web.sapmed.ac.jp/canmol/coronavirus/death.html?f=y&s=y&c=1#date)

　新型コロナウイルス感染症のウイルスには、弱毒株と強毒株があるとされ
ます。世界各国の両者の感染状況は、欧米各国とアフリカ・オーストラリア
ではいきなり強毒株が入っています。これに対し日本やアジア諸国では、
2020 年 2 月に弱毒株が入り、遅れて同年 3 月に強毒株が入ったと推測され
ています。日本などの後者では先ず弱毒株が入ってきてひろがり、それに対
して生体は免疫力を集団免疫として獲得したため、次に入ってきた強毒株に
は集団としての強い免疫力で対抗することができた、といいます。欧米など
の前者ではいきなり強毒株に直面したために、免疫による抵抗が弱かった、
といわれます[3]。

　しかしこの弱毒株、強毒株の侵入時期の時間差による集団免疫成立の時期
の差は、2020 年の後半から**図2**の 2021 年 3 月にはいってくると一年が経
過しており、現在は問題にはならないと考えられます。欧米諸国と日本等の
死亡率の大差の原因は他にあります。

　日本人の場合、別の型のウイルスや、さまざまの風邪ウイルスや細菌など
に、自然に感染して得られていた免疫が、新型コロナウイルス感染症にも有
益であるという**交差免疫**の効果も考えられます。

本論では、感染はともかく死に至る本症の重症化の本態は、ウイルス感染が引き金を引いたサイトカインの嵐と、発生する活性酸素 / フリーラジカルによる酸化傷害（臓器傷害）にあるのではないかと考えます。そうして、発生する活性酸素 / フリーラジカルによる酸化傷害を消去（還元）する成分を多くふくむ食べ物を摂取している民族と、そうでない民族との差が**図2**の国家間の差に相応していると考えます。

　■その酸化傷害を食い止める還元力（抗酸化能）が少ない食生活をし、かつ活性酸素 / フリーラジカルを体内で大量に発生させる喫煙や過度の運動をする等の悪しき習慣をもつ人々がいるのに対し、

　■還元力の豊富な食生活（多種類の豊富な野菜を煮て食べ汁まで飲む、コーヒー・緑茶の飲用等）をし《生野菜だけでは不可》、還元力を補足するためにビタミンC前駆体などの抗酸化剤を日々充分に摂取して生体の抗酸化能（還元力）を高く維持している人々がいます。

　両者の抗酸化能（還元力）の差が、**図2**の国家間の死亡率の差になっていると考えます。

　このことは病因が同じフリーラジカル傷害であり、冠動脈のアテローム血栓による心筋梗塞の死亡率が北欧や米国人では高く、日本人では著しく低いという事実において、すでに論じられています。欧米ことに北欧では、日本のように多数の野菜類を煮炊きして汁まで食べるようなことはしないと思われます。寒冷地であり、耕地も少なく、野菜は少ないでしょう。活性酸素種・フリーラジカルによる酸化傷害が動脈硬化をはじめとする成人病のもとになっており、その酸化を野菜スープが還元します。野菜食が多い食生活がもとになっている、日本人の心筋梗塞による死亡率が低いという重大な事実は無視され、欧米人の死亡率の高さが総コレステロール値と相関するということだけが強調されて日本へ輸入され、それで日本国内においてコレステロール悪玉説が猖獗を極めていることを、筆者は批判しています。(本書第Ⅱ部「**第9章 コレステロールの欺瞞**」図5参照)

　心筋梗塞による死亡率の多寡は、単に血清（LDL）コレステロールの量の多寡によるのではなく、酸化LDLの量によります。さらに掘り下げると酸化LDLを還元する生体側の能力に左右されます。換言すると心筋梗塞による死亡率は、酸化LDLを還元する抗酸化物質が食餌（およびサプリメント）

によって十分補給されているか否かに左右される、と理解されます。

　酸化物を還元する能力を充分に蓄えるには、欧米風の生（なま）のサラダ料理と果物を摂取するだけでは不十分です。煮る・炒（い）ることで硬いセルロースの植物細胞膜は壊れ、なかの有効成分／抗酸化物質が溶出します。野菜の煮汁と茶（乃至コーヒー）を常用することが大切です[4]。

2.　新型コロナウイルスの流行とショック・ドクトリン

　このたびの新型コロナウイルスは、生物化学兵器として米軍の特殊部隊が造ったものという説があります[5]。これに対し、世界で初めてインフルエンザウイルスの合成に成功したウイルス学の権威者、河岡義裕教授は否定的な見解を示しています。

　しかし実は、現在の分子生物学的技術を駆使すれば、ほとんどのウイルスは人工的に作り出すことが可能です。この事実はラボ（実験研究所）で働く研究者以外にはあまり一般には伝わっていません[6]。

　日本では、新型コロナウイルスの感染拡大を大衆に恐れさせることで、上からの支配と統制が強化されています。人々は季節型インフルエンザを怖（おそ）れることはないのに、新型コロナウイルス感染症に対しては過度に怖れすぎます。それは、日本政府によるショック・ドクトリン政策[7]の結果です。社会活動が強く抑制され、不況となります。世界的な恐慌が意図的につくりだされていくと考えられます。

　権力者たちが、パンデミック・大災害や戦争の危機を煽（あお）って民衆を脅かし恐怖におとしいれ、大衆から思考力と判断力を奪い、自分たちの思うとおりに権力を行使し支配体制を強化しようとする主義を「ショック・ドクトリン」（惨事便乗型資本主義）といいます。いま我々の眼前で、むき出しに権力性を誇示する日本政府の「ショック・ドクトリン」政策が展開されているのです。我々は、新聞やテレビによる政治的な洗脳工作に、やすやすと屈してはいけません。

　新型コロナウイルスの感染者数を1年中日々大袈裟にマスコミに発表させ、ウイルスは怖い怖いと思いこませる。実はこれに感染してもほとんどは無自覚であり、または軽症であり、重症化して死亡するのはごくわずかなのです。

ここで COVID-19（新型コロナウイルス感染症）のための <u>PCR 検査の前提</u>に次の 2 つの誤りがあるのではないかと考えます。

①ウイルス名が SARS-CoV-2 の PCR 検査が陽性であれば、同ウイルスに感染していると断定されている。そもそもこの大前提が虚構の上に立てられているのではないか。

　　（RT-PCR 検査という方法は原理的に、SARS-CoV-2 のように遺伝子が変異しやすい RNA ウイルスの検査には不向き〈不正確〉であり、基本的には用いることができないと考えられています[8]。）

② PCR 検査陽性の高齢者が、持病のガンや脳卒中が悪化して死亡すると、その直接死因がガンや脳卒中であっても、その死因を COVID-19（新型コロナウイルス感染症）によるものとして登録されているのではないか。ドイツでは、生前はもとより死亡時に PCR 検査が陽性であれば、その人の死はコロナ死として登録されている、という[9]。

　　（2020 年 6 月、日本の厚労省は全国の病院へ、PCR 陽性の患者が死亡した場合は、直接死因の如何に関わらず報告するように、という通達を出しています。）

　これでは、増加する一方の感染者数と死亡者数は、水増しされた結果であるという可能性があります。世界中の人々に危機感を煽（あお）るため、こういう不正なことを世界各国の政府機関にやらせているのは誰か。それは WHO のようです[8]。

　COVID-19（新型コロナウイルス感染症）が重症化して死亡する例は先述した心筋梗塞の例と同じく、活性酸素種 / フリーラジカルを消去する能力が低下している場合である、と本論では考えます。マスク・手洗い以前に、まず大量の活性酸素種 / フリーラジカルを発生させる喫煙等の悪しき生活習慣を止めねばなりません。そうして、本論で述べる有害な活性酸素種 / フリーラジカルを消去する食生活をやっていれば、ウイルスは決して怖くはないと考えるものです。

　問題はウイルスそれ自体にあるのではなく、ウイルス感染が引き金をひいた生体内におけるサイトカインの嵐と、発生する活性酸素種 / フリーラジカルによる臓器の酸化傷害にあるのではないか、と考えます。活性酸素 / フリーラジカルによる酸化傷害を制御するところの、生体側に備わっている還元能力の低下が問題です。実は、<u>重症化の素因は生体側にある</u>、と考えます。問題が生体側からウイルス側にすりかえられて、意図的にウイルスへの恐怖が

過度に煽られています。

　すでにはじまっていた世界恐慌はこのパンデミックによって加速されやがて大恐慌となり、アメリカおよび日本をはじめ世界各国が国家破産（ディーフォルト・default）に至るおそれがあります。国家破産は恐ろしい。国家破産にくらべれば、現在のコロナ騒ぎは児戯にひとしいものと思われます。いま我々は、極めて作為的に操作されているこのウイルス騒ぎに目を奪われてはならないのです。このコロナウイルスさわぎの背後では、ある計画が進行中ではないか、と思われます。コロナさわぎを元にして、世界恐慌と「ショック・ドクトリン」による大衆支配を確立し、ある計画がすすめられているのではないか、と憂慮します。

　2020年3月19日の株価の暴落はその破局の前触れであったのかもしれません。海外の機関投資家たちの売り越しにより16,552円まで暴落した日経平均株価は、国家権力によって国債により強引に買いもどされました[10]。この株価の高下はこれからも繰りかえされます。欧州では中央銀行の相場への介入は禁じ手といわれます。外国人機関投資家が売った株を日銀が、保有する国債を投入してETF（上場投資信託）で買いもどしています。日銀の国債によるETFの購入規模は、2010年以来拡大しつづけており異様です。政府が発行する赤字国債は国内総生産（GDP）の2倍に達し、国家財政はすでに破綻した状態にあります。

　我々は事の真相を知って、ひたひたと迫りくる預金封鎖／新円切り替え（デノミネーション）、インフレ／食糧難に備えなければならない状況です[11]。政府はそのつもりで、大量の赤字国債を発行しています。預金封鎖は不意打ちで発表されます。かつて昭和21年2月17日の預金封鎖が発表されたのは、当日の朝でした。預金封鎖／新円切り替えは国家権力による国民の財産の収奪ですから、その実行は国民に対する騙し打ちとなります。その日は金曜日の夕方か、連休の直前であろうといわれます。

3. ウイルス封じ込め政策よりも被害極限措置

　中国の新型コロナウイルス感染者数　44,672人のデータからは、81％が軽症（肺炎がない、又は軽度）、14％が重症（呼吸困難、低酸素血症、1-2日のうちに肺炎像が肺面積50％以上を占める）、5％が最重症（呼吸不全、ショック、多臓器不全）、最重症

のうちの約半数（2.8%）が死亡しています[12]。

　同じコロナウイルスである ＳＡＲＳ や MERS に比べると致死率（SARS 約
10%、MERS 約 45%）は低く、不顕性感染（感染していても症状はあらわれない）が多く、
感染者の大部分は単なる感冒で済みます。新型コロナウイルスの感染経路が
不明の症例が多くなっていることは、ウイルスが微粒子に付着してエアゾー
ルとなり空中を浮遊しているからであると思われます。こういう型のウイル
スの伝播を封じこめることは困難です。

　また、封じこめ政策はどうしても経済活動の停滞をもたらすことで、世界
恐慌に至るみちとなります。この不況下に封じ込め政策をするのはまちがっ
ています。この新型コロナウイルス感染症に対し、封じ込め政策を強行する
真の目的は世界恐慌の促進のほかに何があるのでしょうか。

　経済活動の停滞から企業の実績が悪化し倒産が増加する、日本政府のウイ
ルス封じこめ作戦は 2020 年 1 月 28 日、新型コロナウイルス感染症を指定
感染症（2 類感染症に相当）に指定してはじまりました。

　この流行病が指定感染症に指定されたことで、あらゆる措置が感染症法に
則って行われるようになりました。少なくとも日本にかぎり本症の大部分
は軽症であり、致死的な重症はほんのわずかに過ぎません。にもかかわらず
安倍前首相が本症を指定感染症に指示して緊急事態を宣言し、景気の低迷を
国が支えるために返済不能の巨額の赤字国債発行にもっていったのは、国家
の崩壊を早める取りかえしのつかない失政であったと思われます。今からで
も 2 類指定を 5 類に格下げすれば、医療崩壊は回避できるといわれます。

　今回の新型コロナウイルスは感染力がつよいようで、日本でもすでに広汎
に拡散しているように見えます。PCR 法は問題であり、感染経路不明の同
検査法による陽性者が続出し、従来のクラスター解析では把握がむずかしく
なっているようです。このウイルスはすでに、我々の身辺に深く静かに拡散
浸透している感じです。しかし集団免疫が獲得されているためか、その被害
はきわめて限定的です。

　2019 年は、休校措置、緊急事態宣言、東京アラートなどの感染予防対策
が試みられましたが、これらの措置とは無関係に、そのとき流行は下火に
なったように見えます。日本政府が次々と打ち出した政策は、壮大な空振り
だったのではないでしょうか。にもかかわらず、3 度目の緊急事態宣言が首

都圏と大阪周辺で出されています。日本政府は行き詰まっているのではないでしょうか。厚生官僚の医師たちによる、人と人との接触を減らせばよいという単純な考え方では、もはや問題は解決しないのではないか、と思われます。

　やはり原点に立ち返り、日本国内の最高水準の専門家に依頼して正確な検査法を確立し、動物実験もやり、重症化の真因がサイトカインストームからフリーラジカル傷害にあることを確認しなければなりません。正確なCOVID-19 の診断法と病因論、そして治療法を研究し確立しなければならないのです。その道の世界一流の優れた実力ある研究者たちを招聘して汎日本のチームを組織すれば、できないことはないと思われます。

　（ヒトの新型コロナウイルス感染細胞内の、修飾ヌクレオシドを質量分析器で解析し、同ウイルス感染により特異的に上昇する 2 種類の修飾ヌクレオシドの同定に成功しています。血液・尿中のこの修飾ヌクレオシドを測定することで、PCR 法と同精度で COVID-19 の陽性診断と重症化・予後をより正確に判定できる方法が、熊本大学富澤一仁教授らにより開発されています。）

　コロナさわぎよりもディーフォルト（default: 国家破産）のほうが、桁違いに重大な問題であることは当然です。世界の支配者の指示でしょうが、現状の、この国の管理人のやりかたは国家を潰そうとしていることに他ならない、と思われます。

　大多数は軽症ですむ本症の感染拡大はやむを得ず、重要なことは、割合としてはごく少数の本症の重症化にこそ焦点を合わせることです。本症の重症化の本質およびその対策の研究こそが重要です、と本論では考えます。大多数は軽症か無症状で済む感染者数の増加ばかりを強調して危機感を煽るのは、まちがっています。そこに「ショック・ドクトリン」の正体が見えます。

　本症の重症化の本質を正確に把握し、それに対する的確な治療法を見いだせば、重症例を救うことができる可能性があります。国策としてこれが第一義であると、日本政府は考えようとしないようです。もし政権与党のトップが真の日本人としてのアイデンティティが確立した人物であるならば、上記のような国策をたてて、その実現を、世界に伍する日本の一流の人獣共通感染症・ウイルス学の研究者たちに充分な予算を供して依頼すれば、彼らの実力は、それを可能にするはずです。

　たとえば人獣共通感染症の世界的な第一人者である北海道大学人獣共通感染症リサーチセンターの喜田宏・特別招聘教授は、政府の諮問機関 専門家

会議には第一に招聘されなければならなかった優れた人獣共通感染症のウイルス学者です（本書第Ⅱ部「**第7章 インフルエンザと天然痘**」[196頁]参照）。また後述する、故前田浩熊本大学名誉教授により重症インフルエンザ肺炎の死因が活性酸素種／フリーラジカルであることが、世界的に比類のない優れた動物実験によって30年以上も前に明らかにされています[13]。

　世界的な抜群の基礎医学の業績を有するこれら有為の人材を敢えて無視する日本政府は、現在の新型コロナウイルス感染症の流行に対し、ウイルスに対する正しいウイルス学・免疫学的な解決法を求めているのではなく、己の権力維持のための政治的な「ショック・ドクトリン」の遂行こそが、彼らの目的であるとみなされます。

　臨床的には、重症化を防ぎ、ごく少数の重症例を救うことに集中することが大切です。これは独立国家がもつべき戦略で、被害極限措置（damage control・ダメージコントロール、本書第Ⅰ部「**第5章 低線量長期内部被曝とダメージ・コントロール**」[150頁]参照）といわれますものの考え方です。

4. 本症が進行し重症化するのは活性酸素種／フリーラジカルによる組織傷害

　一般にウイルスに感染して発病し高熱がでても、恐れることはありません。発熱は、生体がウイルスの増殖を抑制するための防禦反応であり、自然免疫の働きを活溌にさせます。ぐったりして全身状態が悪く水も飲めないようであればともかく、39度から40度の高熱であっても元気があればよい。安易に解熱剤を使用して体温を下げると、せっかく生体が体温を高くしてウイルスの増殖を抑制しようとしているのを妨害し、ウイルスの増殖を許して病勢は募ります。

　原則として**ウイルス感染症の発熱に解熱剤は使用しない**ようにします。現在の、新型コロナウイルス感染症の重症例／死亡例の治療において、かつてのスペイン風邪の場合のように解熱剤が濫用されてはいないでしょうか。

　新型コロナウイルス感染症の問題は軽症例には無くて、その重症例／**重症化にあり、重症の本質を理解し的を射た重症の治療法の確立が求められています**。軽症はウイルスと宿主との戦いであり、大抵は宿主の免疫力（自然免疫およびそれによって数日後に誘導される獲得免疫）と活性酸素種（フリーラジカル）の酸化作用によってウイルスは減弱し自然治癒します。**軽症から重症へすすむにつ**

れ感染症の本態はウイルスではなく、サイトカインストームから、宿主の傷害された組織の ADP から発生する活性酸素種／フリーラジカル（酵素キサンチンオキシダーゼが産生する活性酸素スーパーオキサイド）による酸化反応／フリーラジカル傷害ではないだろうか、と考えられます。

　感染し発病しても多くの場合、入院加療のうえ回復して退院します。そのあと、かなりの人々が深刻で長期的な後遺症（全身倦怠、息苦しい、味覚障害、臭覚障害、睡眠障害等々）に苦しんでいます。回復したといっても元々フリーラジカル傷害が本症の真の病態であり、それを抗フリーラジカル剤（抗酸化剤）によって治されたわけではないのです。退院したといっても、対症療法で治療されて、上辺の症状だけがおさまっているに過ぎない、と考えられます。フリーラジカル傷害は残存しているはずです。それは組織の修復にも必要不可欠の還元剤／ビタミン C の欠乏症である可能性が高い。ビタミン C の血清濃度を測定し、その欠乏を確認したうえでビタミン C 製剤を投与すれば、諸症状は改善される可能性が高い。ここでも、優れた抗酸化剤（スカベンジャー）の開発と製造が求められています。

　呼吸器を侵すウイルス感染症ではウイルスが、鼻毛や気道粘膜上皮の繊毛運動および抗体やリゾチーム等により捕捉され、鼻汁や痰により喀出・嚥下されることが最初の関門です。

　ウイルス群の中の一部がこの最初の関門を突破して、受容体（アンギオテンシン変換酵素 2：ACE2）を介し気道・肺組織・大腸等の粘膜の上皮細胞内に侵入して感染が成立します。

　そこでは好中球・NK 細胞・マクロファージ等による自然免疫とリンパ球による獲得免疫、およびサイトカインなどの可溶性分子絡みの活性酸素が、ウイルスおよびウイルスが侵入し増殖している細胞を攻撃（酸化）します。サイトカインであるγインターフェロンがマクロファージを活性化して活性酸素の産生をたかめ、インターロイキン 6（IL-6）が好中球をして活性酸素を発生させる、というようにサイトカインと活性酸素（フリーラジカル）は密接につながっています。

　かつて、インフルエンザウイルスを吸入させ、致死率が高い重症のインフルエンザ肺炎に罹患させたマウス群を、活性酸素消去剤を静注して救命するという、画期的な動物実験が行われました[13]。（本書第Ⅱ部「**第7章 インフルエン**

　そこでは実験の途中から、活性酸素スーパーオキサイドを、中和・消去する酵素（SOD：スーパーオキサイドディスムターゼ）を高分子化して**長時間作動型**にしたものを静注すると、マウスは最終的に 90% が生き延びました [4]（本書 183 頁、**図 1-2A**：△印）。このとき無修飾の単なる SOD を投与した群の生存率は 30% であり、無効とされます [4]（本書 183 頁、**図 1-2A**：■印）。ここで実験上、活性酸素の消去剤である SOD を加工して高分子化したという発想が重要です。

　（この故・前田浩教授のアイディアは、同氏が腫瘍選択的化学療法の高分子製剤 SMANCS を開発した業績に基づいています。多くの抗酸化剤は投与直後にその効果を失います。効果を持続させるためには薬剤を高分子化するか、またはビタミン C のようにその前駆体用いる必要があります。単なるビタミン C の大量静注をするだけでは効果は上がりません。）

　この長時間作動型の SOD 投与により活性酸素が消去されたことによって得られた劇的な治療効果は、マウスの死因が活性酸素によるものであることを明示しています。致命的な重症のインフルエンザ肺炎にさせられたマウスの直接の**死因は、フリーラジカルによって肺組織をはじめ各組織が致命的なまでの酸化傷害を受けた結果であり、ウイルス感染はその引き金を引いたものである**ことが明示されています。

　この実験の対照例の群において僅かに生き残った 10% のマウス群は [4]（何も投与されていない群、本書 183 頁、**図 1-2AB** 下段の●印）、高分子化された SOD による還元作用なしに自力で、活性酸素や活性窒素等のフリーラジカルを消去（還元）することができた十分量の抗酸化能を体内に保有していたことになります。

　重症のインフルエンザ肺炎にさせられたマウスにおいて個体の生死を分かつものは、投与された効率的な活性酸素消去剤（高分子化 SOD）の効果であり、また個体に備蓄されていた抗酸化能（活性酸素を消去する能力）の可不足という個体差であったと考えられます。

　マウスはヒトと違ってビタミン C の生合成ができます。ビタミン C は結合組織の維持確保や抗酸化剤として必須の物質です。このマウスが瀕死のフリーラジカル傷害でやられているのを救命した抗酸化剤（高分子化 SOD）の効果は、同様な状況下におかれたヒトにも有益であると思われます。

　インフルエンザ・マウスの実験に関するかぎり、ウイルス感染症が重症化した場合の病態の本質は活性酸素種／フリーラジカル傷害であり、フリーラ

ジカルの消去が治療原理であると考えられます。

　病原ウイルスがインフルエンザ・ウイルスから新型コロナウイルスに変わり、生体がマウスからヒトに変わると、これらウイルス感染症の本質と治療原理はどうなるのでしょうか。それは実験で確かめねばなりませんが、ウイルスがインフルエンザからコロナに変わっても、生体がマウスからヒトに変わっても、ウイルス感染症の本質と治療原理に大差はないであろうと思われます。

　ウイルス感染症の本質がフリーラジカル傷害であるという仮説[13]を裏付ける研究の一つに、ヒトの肺炎・敗血症等による急性呼吸促迫症候群（ARDS）の動脈血中のキサンチンオキシダーゼの酵素活性を測定した研究[14]があります。その結果は、ARDS の患者群のキサンチンオキシダーゼ酵素活性値は、対照群より有意に高値でした。活性酸素種の発生量も患者群に多かったであろうと推測されます。

　ヒトの新型コロナウイルス感染症の重症例は、急性呼吸促迫症候群に属するものが多いと思われます。呼吸不全に至る重症例の肺の組織はウイルス、ないしはウイルスと細菌の混合感染がもとになって発生した、活性酸素種による組織の酸化傷害／フリーラジカル傷害によってつよく破壊されていると、推測されます。なお抗生物質エリスロマイシンには、このフリーラジカルを消去する抗酸化作用があることが認められています[15]。

　スーパーオキサイド（$\cdot O_2^-$）に端を発するこの活性酸素種は過酸化脂質を酸化し、寿命の長い過酸化脂質ラジカルとなって血流に乗って全身をまわります。人体の血管の内皮細胞の総重量は肝臓のそれに匹敵し、一列に並べると 10 万 km にもおよぶものです。この内皮細胞は一つの臓器単位であるとさえいわれます。

　（内皮細胞は血管の拡張と収縮、血管平滑筋の増殖と抗増殖、血液の凝固と抗凝固、炎症と抗炎症、酸化と抗酸化等々の種々の相反する作用を営み、かつ両者のバランスをとるという複雑な働きをしています。）

　この膨大な血管内皮細胞の上皮に新型コロナウイルスの受容体 ACE2 が存在します[3]111頁。同ウイルスは受容体 ACE2 に結合して内皮細胞内に入ります。内皮細胞はウイルスの増殖と出入によって傷害をうけ、そこは流れてきた過酸化脂質ラジカルにより（酸化）攻撃されます。損傷された血管内皮細胞の表面には血小板が凝集して血栓が発生し、血管腔には塞栓・梗塞・壊

死が生じて、ついにはそこから出血します。それで、COVID-19（新型コロナウイルス感染症）の死因に、血栓・梗塞・出血等が多いのではないかと考えられます。

（活性酸素のトップバッターはスーパーオキサイドであり、出所は初め白血球の好中球、次に傷害された組織内アデノシンの異化の過程で生じる酵素キサンチンオキシダーゼです。）

5. 重症肺炎、急性呼吸促迫症候群（ARDS）

　新型コロナウイルス感染症の最重症、呼吸不全となった最重症肺炎の究極の病態は、急性呼吸促迫症候群であると思われます。そこでは肺内にウイルスはもはやほとんど存在しない可能性が高い。そうして、肺内に過剰に集積した好中球から放出される蛋白分解酵素エラスターゼの蛋白分解作用の他に、傷害された肺組織内に生じた酵素キサンチンオキシダーゼから産生される活性酸素が生体自らの組織を酸化して破壊し、呼吸不全となりそれが生体の致命傷となっています。したがって(1)蛋白分解酵素エラスターゼを失活させ、(2)活性酸素を消去するという分子レベルの治療法が、疾病の本質的な原因に対する治療法と思われますが、いったん破壊された肺組織を元に戻す治療法はありません。少なくともコラーゲンやエラスチン等の結合組織を合成するのに必須である、ビタミンＣと蛋白質(アミノ酸)の供給が必要となります。

　急性呼吸促迫症候群となった重症例の治療においては、問題は活性酸素種/フリーラジカルによる酸化傷害とみなされますから、活性酸素消去剤の投与が必要です。

　しかし、毎年改定される『今日の治療指針』(医学書院)の「急性呼吸促迫症候群」の「病態」においては4年前から、病態の本質は活性酸素であると、よく認識され明記されてきました。たとえば2019年版では、「活性化された好中球が肺内に集積し、そこから放出された蛋白分解酵素や活性酸素により肺微小血管内皮や肺胞上皮細胞が損傷され、透過性亢進型の肺水腫が形成され云々」、とあります。

　ところが同「治療方針」の項には、蛋白分解酵素阻害剤シベレスタットは記載されていますが、活性酸素の消去剤の製品については、もとより全く触れられていないのです。高濃度、長時間作動型の点滴静注用の活性酸素消去剤の製品が存在しないのです。急性呼吸促迫症候群に対して活性酸素消去剤、

という発想がないのです。抗酸化剤の経口摂取では間に合わない。高分子化された SOD とかビタミン C 誘導体をはじめとする静注用の製品が必要です。

　いっぽう、保険薬のフリーラジカル《活性酸素、過酸化脂質ラジカル》消去剤にエダラボン（商品名：ラジカット）という製品があります。この製品の適応は、発症 24 時間以内の（組織再還流傷害）脳梗塞における脳保護療法と筋萎縮性側索硬化症です。

　組織再還流傷害とは、活性酸素によるものです。このエダラボンを新型コロナウイルス感染症の重症例にも登用することは、理にかなっており有用と思われます。またビタミン C や E 等も活性酸素消去剤です。重症化の予防法には、強力な活性酸素消去作用のある野菜の煮汁スープ等々が有効です [4]。

　2020 年版の『今日の治療指針』の「急性呼吸促迫症候群」の条を見ると、**マクロライド系抗菌薬（注射用アジスロマイシン）による免疫調節作用**と題する項目にアジスロマイシンは、①好中球の活性化と遊走の抑制作用、②炎症性サイトカインの産生抑制、③活性酸素の産生抑制等々、の免疫調節作用が報告されている、といいます。

　2021 年版の『今日の治療指針』では、新型コロナウイルス感染症の病期を 3 期に分けています（**図3**）。Ⅰ期がウイルス単独の反応期、Ⅱ期がウイル

図3：新型コロナウイルス感染症の病態

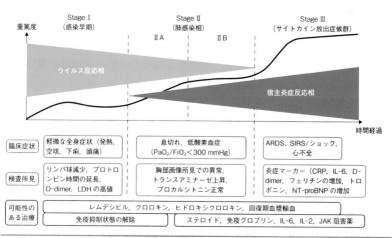

〔Brogan G, et al : Coronavirus disease 2019 (COVID-19). https://litfl.com/coronavirus-disease-2019-covid-19/ より改変〕
（藤田次郎「感染症 最新の動向」『今日の治療指針 2021』173 頁、医学書院、2021）

スと宿主炎症反応の両者が混在、Ⅲ期すなわち末期が、もはやウイルス不在となり宿主反応のみでサイトカインとフリーラジカルの嵐が吹き荒れています。ついに肺組織は壊滅的な打撃を受けて呼吸不全となり、全身的にも多臓器不全となって個体は斃死します。これに対する各期の治療薬が図3の下部に記載されています。しかしサイトカイン阻害薬は記されていても、フリーラジカル消去剤は記されていません。それは残念なことですが、特筆すべきことはウイルス感染症の末期はウイルス不在となっており、宿主反応により個体は斃死するという仕組みが公表されるようになったことです。

　いま新型コロナウイルス感染症のパンデミックのさなか、新しい薬剤・製品の史上最大の開発競争は、高価なワクチンと抗ウイルス剤においてのみ、進められているようです。事態は大きな利権の獲得に向ってすすんでいます。このたびの世界的なコロナ騒ぎが意図的につくられたものであるのなら、その目的の一つは①「ショック・ドクトリン」/世界大恐慌の発生であり、次に②ワクチンという巨大な利権の開発と獲得にあるとみなされます。

　安倍前首相肝煎りの抗ウイルス薬ファビピラビル（商品名：アビガン）に、200万人分の備蓄用として139億円の予算がつけられたといいます。マウス・ウサギ・サルの動物実験で催奇形性が確認されているアビガンは、発症初期でウイルスの増殖を抑制する薬です。自然治癒する可能性が高い軽症に、催奇形性のある危険な薬剤を使用しなければならない必然性は全くありません。アビガンは、ウイルスが消滅している可能性が高い重症例には、原理的に無効であってその投与は無意味です。2020年12月21日の厚労省専門部会は、新型コロナウイルス感染症の治療薬としてのアビガン承認を見送り、継続審議にしました。却下とみなされます。

6.　症例報告

　アメリカにはCDC（米国疾病予防管理センター）という、学術的に最もレベルの高い研究者（基礎・臨床）が中枢に位置して総ての情報を集め分析し、国内の研究と臨床を統括して、的確な判断と指示を下す指揮・命令系統を有する、権威ある組織があります。現在の新型コロナウイルス感染症のパンデミックにおいて日本には、アメリカのような司令塔が存在しないようです。この国の例によって、実質的な権威と責任の所在がはっきりしていません。

　日本感染症学会のホームページにはてんでんばらばら、日本各地の拠点病院からの新型コロナウイルス感染症の症例報告が掲載されています。しかし重症例の報告、とりわけ死亡例の詳細な報告は少ない。死亡例はどのような治療を受けて亡くなったのか、死亡例の家族歴、病歴、生活習慣等々の詳細が報告されなければ、本症の重症例をどのようにしたら救命できるかのみちは切り開かれません。

　●　2019年2月13日に新型コロナウイルス感染症で日本最初の死亡例（転院先で死亡後に診断確定）となった患者さんが当初入院していた相模原中央病院において、その患者さんからの院内感染で3名（うち1名は看護師で軽症）の感染者が発生しました[16]。

　3名のうち2名（87歳、71歳）は発熱で発症し、数日後に呼吸器症状を呈しました。間もなく呼吸困難となって重症化し、気管内挿管をされ人工呼吸器管理下におかれることになりました。本来ならばICU（集中治療室）に収容しなければならない、急性呼吸促迫症候群であったのではないかと思われます。相模原中央病院は外科系の病院で内科および呼吸器科がない。感染症専門病院へ患者の転院をはかりましたが、新型コロナウイルスの重症患者を受け入れてくれる所はなかったのです。それで已むを得ず、一人の非常勤呼吸器科医師の助言のもとに、全員一致協力してこの難局に取り組み、2名ともに救命することができたのは特筆すべき実に立派な成果でした。ただし患者さんの動脈血酸素分圧・酸素吸入濃度等が不明のため、急性呼吸促迫症候群であってもそのなかで軽・中・重の、どの程度の重症度であったのかは分かりません。

　その治療上のポイントは何だったのでしょうか。新型コロナウイルス感染症において、急速に人工呼吸器を用いなければならない重症の呼吸困難となるのは、肺組織が急速に広範囲に破壊される急性呼吸促迫症候群（ARDS）になったものと考えられます。

　その病態は、肺内に過剰に集積した自らの好中球から放出される、①**ウイルスを攻撃するための蛋白分解酵素エラスターゼ*****が、自らの肺組織の蛋白質のペプチド結合を分解して肺組織を破壊する。②活性酸素種が抗蛋白分解酵素の活性を阻害するために、蛋白分解酵素の組織破壊が制御されない。③活性酸素種／フリーラジカルが自らの肺組織を酸化し破壊する。**

（もともと生体は、この活性酸素種・活性窒素等の過剰な防衛《酸化》反応を抑制し得る抗酸化物質を保有し備蓄している。その個体差が、個体が重症化するか否かの分かれめであり、個体にはその備蓄が十分でなければならない、と考えるのが本論の趣旨です。）

個体を救命するためには、❶肺内に集積している好中球からの**蛋白分解酵素*の放出を阻害する**こと、❷好中球他から発生する有害な**活性酸素種（フリーラジカル）を消去する**こと、等が必須となります。

* （病原体の蛋白質を分解して殺菌するために放出される蛋白分解酵素が、生体自身の肺組織：蛋白質をも破壊する。）

相模原中央病院では、呼吸困難に陥った新型コロナウイルス感染症の 2 名の患者さんに、上記❶の働きをする薬剤シベレスタット（商品名：エラスポール）[17]が 2 週間にわたり投与されました。他の多くは手探りの域を出ない治療法でしたが、日本国産のシベレスタットの登用は病因の本質に迫る優れた治療でした。

サイトカイン発生の元にもなる好中球からの蛋白分解酵素エラスターゼ放出は、薬剤シベレスタットが選択的に阻害します。しかし本剤の効果が期待できる症例には限界があり、(1)急性肺障害の発症から 3 日以内、(2)臓器傷害が肺 +2 臓器以下、(3) 75 歳以下、とするのが妥当とされています[17]。

相模原中央病院の症例報告では、前記②③にかかわる、❷フリーラジカル（活性酸素種）の消去治療は行なわれていません。重症度が軽度であれば臨床的には、前記❶のシベレスタットの投与だけでも救命できるということでしょうが、重症度がすすむにつれ、❷の有害な活性酸素の消去はどうしても実施しなければならない、と思われます。

🔳 市立札幌病院の 15 例の新型コロナウイルス感染症の症例報告中に、3例の重症例がありました[18]。死亡例はそのうち 70 歳台男性の重度呼吸不全で ICU 管理下の 1 例です。

抗菌剤レボフロキサシンと吸入ステロイド剤シクレソニド（商品名：オルベスコ）、抗菌剤セフトリアキソン、抗ウイルス《HIV》薬ロピナビル・リトナビル等が取り換え引き換え投与されてはいますが、本論で説く "病態の本質" に迫る薬剤（活性酸素の消去剤／フリーラジカル・スカベンジャー）は使用されていません。

エリスロマイシンには混合感染において発生する一酸化窒素ラジカル（・NO）を還元する作用がある[15]、といわれますので先述 （239 頁）のアジスロマイシンとともに、試みるべきであったと思われます。

　●　福知山市民病院が「急性呼吸窮迫症候群を発症し、救命に成功した COVID-19 の一例」と題した症例報告を発表しています [19]。

　69 歳男性で喫煙歴、飲酒歴がある。慢性閉塞性肺疾患があります。入院当初から重症化を予測し、院内の各部署とよく話し合いを重ねました。入院当初より、気管支喘息用の吸入ステロイド剤シクレソニドと抗ウイルス《HIV》薬が 10 日目まで投与されています。入院 5 日目から経口ステロイド剤 40mg / 日と免疫調節剤ヒドロキシクロロキンが加えられています、入院 10 日目に低酸素血症が改善されず意識障害が出現してきたので上記の薬剤の投与は中止され、ICU で気管挿管・人工呼吸管理がはじめられました。1 日あたり 12 〜 16 時間の腹臥位管理が行われました。同時に薬剤は抗ウイルス薬ファビピラビル（商品名：アビガン）と副腎皮質ホルモン剤の全身投与のほかに抗菌剤と、蛋白分解酵素阻害剤シベレスタット（242 頁）が投与されるようになりました。これら薬剤への変更後から CRP 値（炎症の指標）と体温が低下しはじめ、挿管後 13 日目に人工呼吸器から離脱しています。

　この患者さんには、気管支喘息用の吸入ステロイド剤シクレソニドは無効でした。シベレスタットの登用が決め手になったのであろう、と思われます。

　シクレソニドについて国立国際医療センターは 2020 年 12 月 23 日、軽症患者を対象とした臨床研究で有効性は示されなかったと発表しました。結果からは肺炎を悪化させる恐れがみられ、使用は推奨されないとしています。

　また、インフルエンザウイルス肺炎による急性呼吸促迫症候群（ARDS）には、副腎皮質ステロイドホルモン剤を使用すべきではないことが明確となっている、と記載している医師がいます（『今日の治療指針 2020』329 頁）。

　●　高齢者の多くが持病を持っています。新型コロナウイルス感染症の重症化と死亡例のほとんどは高齢者です。新型コロナウイルス感染症の重症例も、高齢者のもつ持病の多くをしめる脳卒中や心筋梗塞のもとになる動脈硬化・悪性腫瘍等々も、本質的な病因論としては程度の差こそあれフリーラジカル（活性酸素種）傷害です。それ等の人々は有害なフリーラジカルを消去する抗酸化能が低下しています。これが高齢者の致命的な弱点であろうと考えるのが本論の立場です。

　したがって適格なビタミンサプリメントや野菜の煮汁等を日々十分に摂取している高齢者には抗酸化能の欠乏はなく、新型コロナウイルス感染症によ

る重症化を免れ得る、と考えられます。これは、マスクの着用や3密を避けること以前の、生体内の分子レベルでの基本的予防法です。

持病を持っている高齢者がコロナウイルスに感染して、もともとフリーラジカル傷害である持病が悪化して死亡します。コロナウイルスそのものが直接死因ではなく、抗酸化能が低下しているためにウイルス感染が、フリーラジカル傷害を悪化させる引き金を引いたのです。

高等動物は酸素を吸入することにより、各細胞内のミトコンドリアおよびその他の処で活性酸素（スーパーオキサイド）が常時発生しています。しかし生体は、この活性酸素を消去するスーパーオキサイド・ディスムターゼ（SOD）という酵素を肝臓で合成して保有しています。高等動物は、エネルギー代謝率当たりのSODの活性比が、多いほど最長寿命が長い。このSODは生体の抗酸化能の主成分の一つです。

糖尿病は、この貴重な生体内のSODをいわば食いつぶすのです。過剰なグルコース（血糖）がSODと化合（糖化）して、SODの活性を失わせるのです。また糖化蛋白からも活性酸素が発生します。したがって糖尿病では、フリーラジカル傷害（活性酸素種による酸化傷害）が現われやすくなります。

糖尿病であった大相撲の力士　勝武士は、新型コロナウイルスに感染して重症化し、多臓器不全となって　2020年5月13日に28歳の若さで逝去しました。

力士　勝武士の場合、少なくとも糖尿病でなければ、20歳代の死亡例としては極めて稀であり、ほとんどあり得ません。この症例は、糖尿病でなければ抗酸化能を充分もっているはずの若年者でしたが、糖尿病にもとづく抗酸化能の低下のためフリーラジカル傷害が大きく、致命的な結果にたちいたったことを示しています。ひるがえって、このような症例には抗酸化剤を大量に投与すれば、救命される可能性があると考えられます。

2021年5月26日時点での、厚生労働省発表の「新型コロナウイルス感染症の国内発生動向」（図4 [245頁]）[20]によれば、次のことがわかります。

年齢階級別にみた陽性者数（PCR検査陽性で新型コロナウイルスに感染したとされる）は最多の20歳代をピークにして、以下減少し、60歳代から80歳以上はほぼ一定です。

最近は低年齢層にも死亡者が発生しつつありますが、それは僅かです。死

図4：新型コロナウイルス感染症の国内発生動向（2021年5月26日時点）21)

（厚生労働省「国内の発生状況など」）

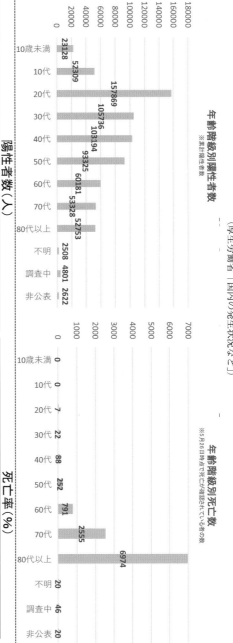

年齢階級別陽性者数
※累計陽性者数

年齢階級別死亡数
※5月26日時点で死亡が確認されている者の数

【陽性者数（人）】

	10歳未満	10代	20代	30代	40代	50代	60代	70代	80代以上	年齢階級計
女	11002	22941	73502	44132	41568	43299	26454	25821	33211	323586
男	11770	28832	83381	60858	59198	51050	32214	27094	19167	376025
計	23128	52309	157869	105736	103194	93325	60181	53328	52753	711754

【死亡者数（人）】

	10歳未満	10代	20代	30代	40代	50代	60代	70代	80代以上	年齢階級計
女	0	0	0	7	22	47	159	730	3399	4384
男	0	0	6	14	66	202	625	1804	3508	6247
計	0	0	7	22	88	252	791	2555	6974	10775

【死亡率（%）】年齢階級別にみた死亡者数の陽性者数に対する割合

	10歳未満	10代	20代	30代	40代	50代	60代	70代	80代以上	年齢階級計
女	0.0	0.0	0.0	0.0	0.1	0.1	0.6	2.8	10.2	1.4
男	0.0	0.0	0.0	0.0	0.1	0.4	1.9	6.7	18.3	1.7
計	0.0	0.0	0.0	0.0	0.1	0.3	1.3	4.8	13.2	1.5

注1：現在厚生労働省HPで毎日更新している陽性者数、死亡者数は、各自治体のウェブサイトで公表している数値を積み上げたものである。これに対し、本「国内発生動向」における陽性者数・死亡者数は、この数値を基に、厚生労働省が都道府県に詳細を確認できた数値を集計したものであるため、両者の合計数とは一致しない。

注2：本「国内発生動向」における陽性者数・死亡者数、各年代の「計」には、年齢階級が明らかであるものの都道府県に確認してもなお性別が不明・非公表の者の数を含んでいるため、男女のそれぞれの「計」の数字の合計とは一致しない。

注3：本「国内発生動向」における死亡者数・陽性者数の「年齢階級別」には、性別が明らかであるものの年齢階級が不明・非公表の者の数を含んでいるため、各年齢階級のそれぞれの欄の数字の合計とは一致しない。

亡者数は 20 歳代までは少なく、40 歳代から俄然増え始め、80 歳以上へと増えつづけています。その増え方の割合が高齢になるほど増えています。陽性者数と死亡者数の多さは左右対称的です。

　昨年（2020）の 8 月 5 日[21]と今年（2021）5 月 26 日の年齢階級別死亡者数を、それぞれ 40 歳代を基準にして、各年齢階級層別に死亡者数が何倍に増えているかを各々昨年と今年について計算してみます。その結果を、今年の各年齢階級別の倍率を分子に、去年のそれを分母において割り算をします。50 歳代は 2.86/2.57=1.11 倍、60 歳代は 8.99/7.64=1.18 倍、70 歳代は 29.03/19.64=1.48 倍、80 歳以上は 79.25/40.64=1.95 倍に、と去年の 8 月にくらべて今年の 5 月のほうが高齢になるほど死亡者の増加率は増えています。

　80 歳代以上の死亡者数に対する 40 歳代の死亡者数の割合は昨年 8 月 569/14=40.64 倍でしたが、今年 5 月のそれは 6974/88=79.25 倍に増えています。

　微増の傾向にあるとはいえ、若年者の死亡者数はほぼ皆無に近いのに対し、高齢者の死亡者数は激増の傾向にあります。死亡例にかぎると本症は明らかに老人病です。COVID-19 による死因と、老化・老病死の機構には共通するものがあると考えられます。

　老人病の本質を何ととらえるか、という問題です。それには種々あるでしょうが本論では、老人の生命に直接関係するものとして、抗酸化能及び免疫力の低下があると考えます。本論の表題のごとく、<u>新型コロナウイルス感染症の重症化・死因はウイルスではなく、ウイルス感染が引き金を引いた結果、組織内で発生する活性酸素種／フリーラジカルによる組織の酸化傷害</u>ではないだろうか、と考えます。

7. 活性酸素種/フリーラジカル傷害が中心命題

　新型コロナウイルス（SARS-COV-2）の受容体 ACE2 は腸管粘膜・肺内をはじめ、あらゆる臓器の血管内皮細胞や動脈平滑筋細胞に強く発現しています。全身をめぐる血管内皮細胞を覆う血管内皮グリコカリックスは、高血圧・糖尿病・肥満等の基礎疾患や高齢・喫煙などによって傷害をうけます。血管内皮細胞グリコカリックスが傷害されると、血管内皮細胞同士の接着がゆるみ、微小血管から血漿成分が漏出し、微小血管腔内の血液凝固・血栓形

成、過剰な炎症性サイトカインの放出・活性酸素種／フリーラジカルによる
傷害等々の、「全身炎症性微小血管内皮傷害」をひきおこします[22)]。肺胞毛
細血管内には広範囲に微小血栓による閉塞が認められます。

　広範な血管内皮グリコカリックス傷害によりバリア（障壁）機能を失っ
た血管内皮細胞には、さらに容易にウイルス（SARS-COV-2）が侵入し、
COVID-19 が重症化すると考えられます。

　新型コロナウイルス肺炎の入院患者のうち重症化した症例は、ICU に移
されて治療されます。重症化したその人々は、高齢であり多くの合併症を
もっています。重症化した COVID-19 で生じるサイトカイン・ストームと
活性酸素種／フリーラジカルによる傷害はあらゆる器官の損傷をもたらし、
ARDS、心筋炎や心筋梗塞、2 次感染にともなう敗血症、多臓器不全へと死
に至る病態をひきおこします。したがってサイトカインストームから活性酸
素種／フリーラジカルによる酸化傷害の制御が、COVID-19 重症患者の治療
の中心命題[22)]となります。それは抗酸化剤（活性酸素種／フリーラジカル消去剤）
の投与です。

　かつて故前田浩熊本大学医学部教授の薫陶を受けた、いま米国在住の Jun
Wu 氏が書いています[23)]。

「The pathogenic role of free radicals in viral infection are profound, but over-
looked. In all current official guidelines for COVID-19 treatment, there is no
mention about the role of free radical damage in this disease.」

（ウイルス感染症の病因におけるフリーラジカルの役割には深遠なものがあるが、それは見落とさ
れている。新型コロナウイルス感染症の、現行のすべての公式の治療ガイドラインでフリーラジカ
ル傷害に言及したものはひとつもない。）

　言葉尻を取り上げるようで申し訳ないが、これは overlook（見落とし、
見逃し）というレベルの問題ではなく、関連学会を除き、一般の学会レベル
においても、フリーラジカルという重要な基本的な概念の認識が希薄である、
と考えられます。

　フリーラジカル（活性酸素、活性窒素、過酸化脂質ラジカル等々）という量子力学の
概念は、基礎医学の領域ではいまや常識となり、生体分子の傷害要因として
のみならず情報伝達因子等々の積極的な役割が広範囲に研究されています。
「21 世紀をフリーラジカルの世紀に」[24)]、といわれます。

　フリーラジカルが生物学領域で注目されだしたのは 1969 年、SOD（スーパー

オキサイド・ディスムターゼ) の発見が契機となっています。酸素の存在下で生きるすべての生物は、スーパーオキサイドという活性酸素 (フリーラジカル) を消去 (還元) する酵素 SOD をもっています。酸素を電子受容体とする呼吸がエネルギー生成法となり、有害なフリーラジカルの酸化傷害から身を守るためにも生体には精密な、酸化に対する防禦システムが構築されています。酸素が多い地球上で生物が生きるということは "酸化と還元" 両者のせめぎ合いです。臨床ではフリーラジカルが関与しない病態はないといっていいほどフリーラジカル傷害は広範囲にわたっています。

ところが、フリーラジカルという概念の臨床医学への導入はまだ全くもって不十分であり、医師たちはフリーラジカルをほとんど理解・受容することができずにいます。それは、ひとつには現在の臨床医学が巨大製薬企業主導のもとに成り立っており、フリーラジカルを消去 (還元) する抗酸化剤が収益を生まないからであろう、と思われます。抗酸化剤としてのビタミン剤やある種の抗酸化作用のある抗生物質[15] の使用等では、ほとんど収益にならないのです。ビタミン C はその低分子のアスコルビン酸それ自体及びその前駆体はもとより、高濃度の静注用アスコルビン酸の国産品すら無いのが現状です。SOD は長時間作動型の高分子化された製品が望ましいが、そういう製品はありません。製薬大企業は巨利を追及します。莫大な収益が望めない領域には、製薬大企業はきわめて冷淡です。現代医学は、そういう製薬大企業に支えられています。

傷害された組織の修復に必要なコラーゲン繊維の架橋形成に必須の、ビタミン C は必要不可欠です。ビタミン C の血清濃度は、若いほど多く、歳をとるほど直線的に減っていきます。ビタミン C とおなじく、活性酸素種を消去する抗酸化能と年齢の間には、歳をとるほど抗酸化能は減少する逆相関の関係にあると考えられます。この傾向に相応して、新型コロナウイルス感染症の死亡率も、60 歳台から高齢になるにつれ急激に増えます。

このウイルスに感染して発病し重症化する第一の要因は免疫力の低下とともに、生体が保有するビタミン C をはじめとする抗酸化物質の働きの総和である抗酸化能の、低下によるものと考えられます。生体の抗酸化能を測定する簡便な方法として、抗酸化物質の代表であり、保険の点数もついているビタミン C の血清濃度を測定することがすすめられます。

　悪しき習慣である、大量のフリーラジカルを発生させる喫煙もアルコール多飲も、市販の弁当に多用されている食用油による加工食品（精製された食用油が過酸化脂質ラジカルという強力なフリーラジカルと化している）の摂取も、過労、ストレス過多も、有害なフリーラジカルを発生させるという意味で、改める必要があります。生体は、発生するそれら有害な活性酸素種を、己が体内に蓄えている抗酸化物質を消費して除去しなければならないのですから、体内に備蓄されるべき貴重な抗酸化剤／抗酸化能を、悪い生活習慣等によって消耗することは愚かなことです。

　いま、徒にコロナウイルスに感染することのみを恐れ、ただ人と人との過密な接触を避ければよい、マスク、手指の消毒という皮相な考えかたのみでは早晩、行きづまります。いや、すでに行き詰まっています。疾患の病因を、外因であるウイルスにのみ求めず、より深く生体側の内因について考えなければならないと思われます。病原性の強い次の流行に備えるためにも、むしろウイルスには自然に感染して、抵抗力／免疫力を身につけたほうがよいぐらいです。そのうえ積極的に、上述の活性酸素種／フリーラジカルを発生させるような、喫煙等の悪しき生活習慣をこそ改めるべきです。

　そして、体内に十分な量の抗酸化剤／抗酸化能を蓄え維持するために、**野菜スープ・無化肥・無農薬栽培の茶・コーヒー・ビタミンサプリメント等々のフリーラジカル中和・消去剤（抗酸化物質・スカベンジャー）を日々充分に摂取して蓄積**することがすすめられます。

8.　ワクチン

　いまだかつて人類に対して用いられたことのないmRNA（メッセンジャー・リボ核酸）という人工的な、特定の蛋白質をウイルスの遺伝物質を使って人体内で複製し、ウイルスと戦うように命令するワクチン療法の基礎が、ハンガリー生まれの女性生化学者カリコー・カタリンによって開発されました[25]。Kariko Katalinは20歳代から66歳の今日まで苦難にもめげずひたすら、このmRNAの研究をつづけてきたといいます。**mRNAには、人体に直接投与すると免疫反応により重篤な炎症をひきおこす**、という欠点がありました。これに対しカリコー等は、修飾ヌクレオシドを使ってこの免疫反応を抑制する方法を発見し、特許を取得しています。これらの技術をもとにして、新型

コロナウイルス感染症（COVID-19）に対する予防注射のワクチンがつくられ、緊急措置として大急ぎで一般に使用されるようになりました。

ノルウェーでは、米製薬大手ファイザーの mRNA ワクチンを少なくとも 1 回打っただけで短時間のうちに、75 歳以上の高齢者が 2021 年 1 月 19 日現在、33 人死亡しています。ファイザーと WHO は、「これまでの死亡者の数は期待された範囲内にある、警告的ではない。ノルウェーの死亡者は病弱な高齢者で、想定される死亡率と死因の範囲内であり、ワクチンが死亡の一因になったとは確認できない」、とワクチンを擁護し、責任を認めようとはしません。しかし、この事実を公開したノルウェー政府は良心的でした[2]。死亡者の過半数は高齢者だったので同政府は、80 歳以上の人の遺伝子ワクチン接種に警告を出しています[26]。

日本では 2021 年 5 月 26 日現在、すでにワクチン接種後 85 例の死亡者が発生しています[27]。これも高齢者が過半数です。それに対し厚労省の専門家部会では、接種との因果関係は「評価できない」か「評価中」、「現時点で接種体制に影響を与える重大な懸念は認められない」としました。しかし（2021 年 2 月 17 日〜4 月 7 日）、ワクチン接種後の死亡者 6 名につき調べたところ脳血管傷害が 4 名であり《ワクチン接種と症状名との因果関係が認められないもの》は 1 件もない、と発表しています[28]。

ワクチン接種後の急死が、ワクチン接種と関係がないとは断言できないのです。断言できなければ、その急死はワクチンの接種によるものと考えるほかにはありません。少くとも高齢者（75 〜 80 歳以上か）に対する遺伝子ワクチンの接種は中止すべきであると考えられます。

また現在は、ワクチン接種後に死亡（に限らず副反応）例が発生した場合、「予防接種との関連性が高いと認める症状」と**医師が疑った時点で**、医師または医療機関が PMDA（独立行政法人医薬品医療機器総合機構）に報告しなければならないことになっています。ワクチン接種後の死亡例をすべて報告しなければならない、という制度にはなっていないのです。死亡例を報告するか否かは、現場の医師の判断次第である、ということになっています[29]。したがって今後も報告されないワクチン接種後の死亡例は増え、闇から闇に葬られていくでしょう。

この点、全国の病院へ通達を出して、発生した死亡者の死因の如何に拘わ

らず PCR 検査陽性であれば厚労省に報告させるやりかたと、正反対です。新型コロナウイルス感染による死亡者数は水増しされ、ワクチンの接種による死亡者数は割り引きされる。いずれも、コロナウイルス感染への恐怖心を煽（あお）り、ワクチン接種を強引にすすめる政府の思惑が透（す）けて見えるものです。

　ファイザーから販売されている mRNA ワクチン接種の、第 3 相試験の結果が報告されている論文[30] を見ると、まずこの実験の被検者総数は 43,448 人です。被検者は均等に 2 分されて、各々 mRNA ワクチンと偽薬（食塩水）を 2 回ずつ注射され、わずか 3 カ月と 2 週間後に実験結果の観察は終了しています。その結果 COVID-19 の発症例は、対照群では 162 例であったのに対し、ワクチン注射群ではわずか 8 例であった、ということで日本でのファイザー・ワクチンの使用が特例で承認されています。

　ここでは重要な事柄はファイザーが、この人体実験に参加させなかった（除外された）例の基準は、何であったかということをとりあげます。発生した不都合な事例を論文に加えるとワクチンの有効性は低下します。そのため小人数を対象とした人体実験を先行させ、発生する不都合な事例についてよく研究します。そうして不都合な事例が生じるような症例を明らかにし、大規模の二重盲検による第 3 相試験において、そのような症例をあらかじめ除外するのです。それは決して悪賢（わるがしこ）いことではありません。論文に、どういう症例を除外したかが明記してあればよいのです。そうしてワクチンを接種する側が本番の予防接種において、除外すべき症例はきちんと除外して実施すればよいのです。あくまでも安全な範囲において限定して実施するのが、この予防接種の基本的な原則と考えられます。

　これに対して、このたびの新型コロナウイルス・ワクチンはできるだけ多くの住民に接種して、蔓延するウイルス感染の減弱をはかりたいという日本政府（および WHO）の意図のもとに開始されました。世界各国の接種情勢が日々報道され、各国間の競争が煽られているような昨今です。そこには、接種することによって不都合な事態が発生するかもしれない条件の人を積極的に前もって見つけ、接種をさせないようにするという姿勢はまったくありません。

　ファイザー論文[30] には冒頭に、次の 3 群に相当する人々が第 3 相の人体実験の参加者からは除外されていることが明記してあります。❷．❸．は免

疫のシステムに異常がある場合です。ワクチンは獲得免疫のシステムに強力に介入します。もしワクチンを、すでに免疫のシステムに異常がある症例に接種すると、その免疫システムはさらにいっそうこじれるのではないか、と考えられます。先行して行なわれた予備試験の、ワクチン注射によって発生した死亡事故をはじめとする有害事象等々の総てを、ファイザーは知っています。そのうえでファイザーは、このワクチンの予防接種に参加させなかった症例の除外基準を書いたのです。

ファイザー論文の予防接種除外例の基準

[30)]

❶. 新型コロナウイルス感染症 /COVID-19 の病歴あり

❷. 免疫抑制剤（抗ガン剤、副腎皮質ホルモン剤等）による治療例

❸. 免疫異常の病歴（自己免疫疾患等）あり

　　（　）は筆者の註記

　除外例の❶. は COVID-19 罹患により、すでに抗体が生じている場合と思われます。そういう人にファイザー・ワクチンを接種すると、まず抗体依存性感染増強（ADE）等が発生する可能性があります。また、その筋注によって生じる抗原が血流に乗って流れ血管の内皮細胞に吸収されて（ウイルスに対する受容体 ACE はファイザー・ワクチンがつくるスパイク蛋白にも親和性があるのではないか、と推測される。受容体 ACE2 は血管内皮細胞上皮に豊富である）、そこにコロナウイルスに対する抗体が存在すれば、激しい抗原抗体反応が惹起されるおそれがあります。単層の血管内皮細胞は損傷を受け、そこに血小板が凝集して血栓が形成されます。血管腔には血栓により塞栓、梗塞、血管壁の壊死、そして出血が発生します。血管が脳内の穿通枝動脈（本書第Ⅱ部「第10章 脳卒中の研究」参照）なら脳内出血となります。

　したがってファイザー・ワクチンの接種希望者には、事前に必ず新型コロナウイルス（SARS-CoV-2）に対する抗体の有無を調べる検査が必要であると考えられます。抗体陽性ならばワクチンは接種できない、ということです。しかし日本でのファイザー・ワクチン（コミナティ筋注）の添付文書には、そういう注意事項は記載されてありません。

　❷. と❸. は免疫システムの異常者です。mRNA という強力な遺伝子ワクチンの介入により、すでに存在していた免疫の異常は悪化こそすれ、改善される保証はありません。ワクチンは免疫システムの治療薬ではありません。免疫のシステムの異常が悪化すれば癌は再発・進行し、関節リウマチの症状

は悪化する、ということになります。

　ファイザー・ワクチンの接種が今後、医療従事者から高齢者、そして基礎疾患を有する人々へと拡大していくにつれ、重大な副作用が続発することを怖れるものです。それというのも、ファイザーが明記している本ワクチン接種の❶．❷．❸．の三つの除外基準が、ワクチン接種の現場では無視されているからです。

　先日私の診療所に、ファイザー・ワクチンを1カ月前に注射されて以降、微熱がつづき、全身の筋肉痛、関節痛に悩まされているという看護師さんが受診されました。この方の以前のカルテを見ると、涙が少なく角膜が渇き、唾液の分泌が少なく餅がくっつく。自己抗体（抗ss-A抗体価）が高値です。この方は、本ワクチン接種から除外されるべき免疫異常の自己免疫疾患／シェーグレン症候群でした。

　以前とは違いこの方は、元気になって山登りもできるようになっていたといいます。本ワクチンの注射の前に行われる医師の問診のさい、とくに突っ込んだやりとりはなかったそうです。しかし残念ながら本ワクチンの注射によって、持病である自己免疫疾患が再燃・増悪したものと思われました。

　ファイザー（とモデルナ）の遺伝子ワクチンは治験（新しい薬の製造・販売の承認を得るために、人体に対する有効性・安全性を調べる試験。臨床試験）がまだ終了していません。治験が終了しておらず、発生する副作用の全貌が分からない段階で取り急ぎ承認されたもので、「特例承認医薬品」となっています。

　私自身は、医療従事者としてのワクチン先行接種を申し込みませんでした。私にはⅠ型アレルギーの花粉症があり（今年［2021］は小柳津先生のオリゴ糖の内服で治っています[31]）、別に癌の患者さんを対象に永年使い慣れた蓮見ワクチンやBCG-CWSを知っています。敢えて問題が多い遺伝子ワクチンを打たねばならぬ必然性はなく、ワクチン接種は断った次第です。

　それとは別に熊本市役所から後期高齢者として「新型コロナウイルスワクチン接種のお知らせ」が郵送されてきました。市役所からのお知らせ、厚労省＋市役所からの注意点、ファイザー社製の説明書、予診票の4枚の文書が同封されてありました。私個人はワクチンの接種をすでに断っていますが、参考のために文書を熟読しました。

　●市役所のものには、基礎疾患13群の病名が具体的に記載されていまし

た。それはワクチン接種の順番が高齢者群の次になる「基礎疾患のある方とは？」という説明のためのものであり、ワクチン接種を見合わせるための参考資料ではありませんでした。しかし、そのなかの①免疫の機能が低下する病気（抗がん剤で治療中の悪性腫瘍をふくむ）、②抗がん剤、ステロイド・ホルモンなどの免疫の機能を低下させる治療を受けている、③免疫の異常に伴う疾患、の３つは、前記のファイザー論文に明記されてあった、ワクチン接種の除外例（ファイザー論文の除外例の基準、❷. ❸.）の２つの群に相当します。

　●厚労省＋市役所のものには、接種を見合わせた方がよいという件については何も記載されてありませんでした。

　●ファイザー社製のものには、接種を受けることができない人について５項目が、接種に当たり注意が必要な人について６項目が記載されてありました。そのうちの一つが、その詳細は記載されていませんが、「過去に免疫不全の診断を受けた人」です。これは前記ファイザー論文の、接種から除外されるべき病名のひとつの❸. です。

　●予診票には病歴を問う箇所に、「免疫不全」とのみ記載がありました。これは前記の❸. です。

　つまり４枚の文書において、住民が接種を見合わせるべき病名の記載が具体的ではなく、また統一されていないので分かり難い。これではシェーグレン症候群の看護師さんが、接種を断るべきであったのが分からなかったのも無理からぬことです。

　前記ファイザー論文に記載されている❶. ❷. ❸. の３群に対する本ワクチンの接種は不都合な事態が発生する危険な例ですから、第３相の人体実験から除外したのがメーカーであるファイザーの基本方針でした。しかし日本の厚労省はその重要な基本方針を骨抜きにしてしまったようです。これは日本政府だけではないのかもしれません。

　もし化学療法を受けている、あるいは受けていない（免疫力が低下している）悪性新生物の患者さんたちと、（免疫異常の）慢性関節リウマチをはじめとする自己免疫疾患の患者さんたちを加えると、それだけでも接種を見合わせるべき人々はかなりの員数になります。そういう人々に強引に本ワクチンを接種する結果として、発生する副作用の増加を憂えるものです。

　高齢者や基礎疾患を有する人々に優先してワクチンを接種するのは、弱者をウイルスの感染から守るために有益なことだ、という考え方は間違っており危険です。むしろその逆で、免疫力が低下している高齢者や基礎疾患を有する人々に対する強力なファイザー・ワクチンの接種は、副作用を発生させる恐れがあり、見合わせるべきです。ウイルスから積極的に身を守りたいならば強力なファイザー・ワクチンを避けて後述する、はるかに穏やかでありかつ免疫のシステムにおいて、より本質的な自然免疫の活性化をはかるほうがよいと考えます。

　前記ファイザー論文の❶. ❷. ❸. に該当する人が厚労省と市役所の文書を読んでも、接種を見合わせようと考えさせるものありません。

　ファイザー論文が明記している接種を除外すべき病名を、ワクチン注射を見合わせるべき具体的な病名群として一箇所に明記し、間違いなく予防注射の適応から除外する必要があります。

　たとえば、 ファイザー社製の説明書にある 、予防接種を受けることができない人ないしは接種を受けるに当たり注意が必要な人のなかに、具体的には、前記❶. ❷. ❸. を列記し、Ⅰ型アレルギーの**アナフィラキシーショック・気管支喘息**、自己免疫疾患の**重症筋無力症・関節リウマチ・全身性エリテマトーデス・シェーグレン症候群・間質性肺炎、クローン病・潰瘍性大腸炎**等々の病名を入れるべきです。こういう患者さんたちは本ワクチンの注射をされると、何らかの副作用が発生する可能性が高い、と考えられます。

　ファイザー社はそれをよく知っているのです。それ故に第3相試験において、前記❶. ❷. ❸. の疾患を除外して二重盲検の人体実験を実施したのです。ファイザー・ワクチンを使用する場合、同社が公開している接種の除外基準を順守しなければなりません。

　現在の日本のように、この通り一遍の印刷物を与えられそれを読まされるだけで、自分がこの予防注射の適応外であることを理解できる人は少ないのです。いっぽう、接種現場で問診を担当している医師たちは、政府の方針に逆らって、接種を見合わせるべき人を次々とつくりだすわけにもいかないでしょう。接種を見合わせるべき人たちは、接種会場へは行かないことです。問題があればあらかじめ、予防接種・ワクチンのことが分かっている医師によく相談して、行くならば決心して行くべきです。このことはファイザー・

ワクチンの成分に関する批判以前の問題です。

　さて、変異しつづける遺伝子をもつこの RNA ウイルスに対する特異的なワクチン療法は、原理的にはその成功は覚束（おぼつか）ないのです。私が受け取ったファイザー社製の文書には、本ワクチンを接種しても「現時点では感染予防効果は明らかになっていません」、とちゃんと明記しています。

　抗原性が変異する新型コロナウイルスのような RNA ウイルスに対する、ファイザーの mRNA ワクチン療法の本当の評価は、①圧倒的に死亡者数が多い後期高齢者層においてなされるべきであり、②その第 3 相試験の場合のように観察期間がわずか 3 カ月余という短期間ではなく、年余の長期的な物差しで判断されなければならない、と考えられます。

9. 免疫療法

　ウイルス感染症はまず、生体に備わる自然治癒力すなわち❶免疫力（自然免疫と獲得免疫）によるウイルス攻撃および、サイトカインがらみの❷活性酸素（フリーラジカル）によるウイルス攻撃（酸化）と、フリーラジカル反応を制御する生体の❸抗酸化能によって守られています。このような自然治癒力により、新型コロナウイルス感染症のほとんどを占める軽症は自然に治る。そうして自ずからヒトは免疫力を獲得（獲得免疫）していくのです。

　静かに行われている自然治癒力という生命の営みは偉大です。感染者数の増加ばかりを強調して危機感を煽（あお）る現在のやりかたは、ウイルスは毒であり自然感染を何が何でも悪とする考え方を醸成します。それは間違っています。決して正しくありません。ウイルスの感染で発生する有害事象は、生体側の反応でありウイルスの毒ではありません。この新型コロナウイルス（SARS-CoV-2）には病原性はあっても、そこにフグ毒のような毒物は存在していません。社会生活上、自然感染はある程度避けられないものであり、むしろ免疫を獲得するために自然感染は必要です。

　ヒトと動物の生体細胞内に出入しし、ヒトと動物の間を往来しながら存続し、ヒトにウイルスなどの感染症を発生させる疾患を人獣共通感染症（じんじゅうきょうつうかんせんしょう）と称します。この人獣共通感染症において、ウイルスの撲滅は不可能です。ウイルスが寄生する動物を撲滅することはできないからです。天然痘の撲滅は、そのウイルスがヒトだけにしか寄生しないから可能でした。ヒトの生存を脅かす

ものでないかぎり、ヒトとウイルスは共存しなければなりません。そのためにヒトには免疫という、ウイルスから身を守るシステムが与えられています。コウモリにも寄生するこのたびの新型コロナウイルスには、ヒトは必ず共存しなければなりません。共存の手段としてヒトには免疫療法、いや"免疫"というものが与えられているのです。

　吸入による上気道の自然感染では鼻腔粘膜・咽頭粘膜の粘膜上皮細胞において、抗体産生細胞から IgA 抗体がつくられ、IgA 抗体が粘膜免疫の主役となります。下気道と腸管の粘膜免疫も同様です。

　必要なのは粘膜上の粘液内の IgA 抗体の産生であり、ワクチンの筋肉注射によって得られる血中の IgG 抗体ではないのです。ウイルスが粘膜の細胞内に侵入し、増殖して細胞外に溢れ出て血中に入れば、そこでようやく中和抗体である IgG 抗体の出番となるのです。しかもその IgG 抗体は、他の免疫グロブリンの半減期が数日以内と短いのに対し 3 週間と長いとはいえ、寿命があます。

　皮膚よりも粘膜面の方がずっと感染の危険にさらされています。とくに腸管は食餌とともに大量の細菌と接しています。粘膜面には多くのリンパ球が常駐しており、IgA が常に大量につくられています。侵入する SARS-CoV-2 の受容体 ACE2 は、小腸・大腸に大量に分布しており、それは肺よりもずっと多いようです。

　腸管や気道の粘膜免疫を支配する上皮間リンパ球は、上皮細胞の間に割り込むようにして存在しています。これに対しリンパ節や脾臓にいるリンパ球は、基本的にはリンパ管と血管を循環しています。両者は同じリンパ球でも系統が異なります。そのため mRNA ワクチンの筋肉内注射によって血中にIgG 抗体ができることと、粘膜免疫の感染防禦の能力が高まることには直接的な関係はない[8]、といわれます。粘膜免疫に必要なのは、あくまでも IgA 抗体です。

　一般に、ワクチンにはその効果を高めるために、アジュバント（免疫補助剤）といわれる物質が添加されます。アジュバントは、免疫システムの要の所に位置し司令塔のような存在である"樹状細胞"を、活性化させる補助薬として極めて重要な物質です。ファイザーの新型コロナウイルスワクチンの場合、mRNA という核酸自体が樹状細胞の受容体 TLR3 に作用して、アジュ

バントのはたらきをもしているのかもしれません。アジュバントが良くないと、ワクチンの目的である獲得免疫を得る効果が現われないのです。一般の不活化ワクチンに用いられているアジュバントは、化学合成品ないしは水酸化アルミニウムのような金属です。そのためにアジュバント自体の副作用が発生します。

（ファイザー・ワクチンには、これまでのワクチンには使用されたことのない添加剤が含まれていると同社製の文書には記載されており注意を喚起しています。）

　変異性のつよい mRNA ウイルス（抗原が変異する）に対する免疫療法は理論的には、抗原特異的な獲得免疫を得ようとするものではなく、非特異的な自然免疫を賦活（活性化）するものがよいと考えられます。

　弱体化した高齢者や基礎疾患をもつ人々にも、この穏やかな、非特異的な自然免疫を賦活する方法がすすめられます。

　免疫系の要に位置する樹状細胞をはじめ自然免疫の主役の１つである NK 細胞を活性化するのが正攻法であり、優れたアジュバントの皮下ないしは皮内接種（皮下と皮内注射は異なる）をする方法です。NK 細胞を活性化させるという漢方薬 霊梅散等の内服をする方法もあります。高齢者や基礎疾患のある弱者は、ファイザー・ワクチンのような強力なワクチンの接種は避けた方が良い、と思います。

　ほかに、薬剤を使わない免疫療法があります。上気道粘膜（全身の粘膜も）および全身の皮膚の下には、網の目のようにびっしりとリンパ管がはりめぐらされており、かつ頚部には数多くのリンパ節が散在します。表在性のリンパ節は腋下、鼠蹊部にも集まっています。これらのリンパ管系を刺激して活性化させるために日常的にすぐ実施・反復できる方法には、まず乾布摩擦があり、次に皮膚に直接手技を加えるイトーテルミーの温熱マッサージがあります。体表のリンパ系に直接手を加える免疫療法としての物理療法の優秀さは比類なく、これを我々は年中愛用させてもらっています。

　感染予防のために嗽と鼻洗は必要です。ただしウイルスが侵入する喉の奥の粘膜までは、嗽水は届きません。大切なのは鼻から呼吸をすることであり、息は口からは吐いても絶対に口から吸ってはいけない、そのように習慣づけることが必要です。

（初版の本稿をご高閲のうえ有益な資料とご助言をいただいた故前田浩名誉教授、症例報告の資料の収集と討論にご協力頂いた村尾憲優医師、およびバイオハザード研究会の臼田篤伸博士の声明「新型コロナウイルスワクチンの危険性」を参照させていただいたことに感謝申し上げます。）

参照

1）クロスビー, A. 西村秀一訳『史上最悪のインフルエンザ』みすず書房、2004
　　速水融『日本を襲ったスペイン・インフルエンザ』藤原書店、2006
2）近藤誠『こわいほどよくわかる新型コロナとワクチンのひみつ』ビジネス社、2021
3）井上正康『本当はこわくない新型コロナウイルス』方丈社、2021、7刷
　　井上正康、坂の上零『コロナワクチン幻想を切る』ヒカルランド、2021
4）前田浩『活性酸素と野菜の力』65頁、幸書房、2007
　　同『ウイルスにもガンにも野菜スープの力』幻冬舎、2020
　　前田浩、特別寄稿 コロナ対策の今後、幻冬舎プラス（15回連載）2020/7/20〜2020/8/19
5）副島隆彦『もうすぐ世界恐慌』徳間書店、2020
　　ベンジャミン・フルフォード『図解 世界「闇の支配者」とコロナ大戦争』宝島社、2020
6）崎谷博征『新・医療ビジネスの闇』165頁、学研パブリッシング、2013
7）ナオミ・クライン著、幾島幸子他訳『ショック・ドクトリン 上・下』岩波書店、2011
8）大橋眞『PCRは、RNAウイルスの検査に使ってはならない』ヒカルランド、2021、5刷
9）バクディ, S.鄭 基成訳『コロナパンデミックは、本当か?』日曜社、2021、2刷
10）荻原博子「株価だけが上がる不思議」論壇、*熊本日日新聞*、令和2年9月13日
　　社説「日銀のETF購入10年、弊害が拡大するばかりだ」*毎日新聞*、2020.11.2
11）太田晴雄『預金封鎖』オーエス出版、1998
　　藤井厳喜『新円切替』光文社、2004
　　同『国家破産以後の世界』光文社、2004
　　コールマン, J. 太田龍監訳『ビヨンド・コンスピラシー、陰謀を超えて』成甲書房、2004
12）忽那賢志. 総説 新型コロナウイルス感染症（COVID-19）
　　URL: https://note.com/chugaiigaku/n/n8583a93b5a80
13）Oda,T.et al. Oxygen radicals in influenza-induced pathogenesis and treatment with pyranpolymer-conjugated SOD, *Science*, **244**, 974-976, 1989
　　Akaike, T.et al. Dependence on O2-Generation by Xanthine Oxidase of pathogenesis of influenza virus infection in mice, *JClin Invest*, **85**, 739, 1990
　　Maeda, H. et al. Oxygen Free Radical as Pathogenic Molecules in Viral Diseases, *Proc. Soc. Exp. Biol.* **198**, 721,1991
14）Grum,C.M. et al. Plasma xanthine oxidase activity in patients with adult respiratory distress syndrome, *J.Crit. Care*. **2** :22.1987
15）Sato, K.et al. Therapeutic effect of Erythromycin on influenza virus-induced lung injury in mice. *Am J Respir 6 Crit Care Med*. **157**.pp 853-857, 1998
16）市中病院で経験した人工呼吸器装着が必要であった重症COVID-19肺炎の感染症対策、治療について」日本感染症学会HP（2020年3月11日公開）URL: https://www.kansensho.or.jp/uploads/files/topics/2019ncov/covid19_casereport_200312_4.pdf
17）田坂定智「急性呼吸窮迫症候群（ARDS）治療薬ジベレスタット（エラスポール）」、*日本内科学会雑誌*、**99**、7、平成22年
18）「挿管管理を要した3例を含む新型コロナウイルス感染症15例の報告」日本感染症 HP（2020年3月19日公開、アクセス最終2020年3月26日）
　　URL: https://www.kansensho.or.jp/uploads/files/topics/2019ncov/covid19_casereport_200319_1.pdf
19）「急性呼吸迫症候群を発症し、救命に成功したCOVID-19の一例」日本感染症学会HP（2020年4月15日公開）
　　URL: https://www.kansensho.or.jp/uploads/files/topics/2019ncov/covid19_casereport_200415_4.pdf

20）厚生労働省「新型コロナウイルス感染症の国内発生動向」（2021年5月26日18時点）
　　URL: https://www.mhlw.go.jp/content/10906000/000785178.pdf（アクセス2021.5.28）
21）厚生労働省「新型コロナウイルス感染症の国内発生動向」（2020年8月5日18時点）
　　URL: https://www.mhlw.go.jp/content/10906000/000657357.pdf（アクセス2020.10.21）
22）東條美奈子『新型コロナウイルス感染症と血管内皮』19頁、南山堂、2020
23）Jun Wu,Tackle the free radicals damage in COVID-19, *Nitric Oxide*, **102**, (2020), 39-41
24）吉川敏一「序文 21世紀をフリーラジカルの世紀に」『別冊「医学のあゆみ」酸化ストレス フ
　　リーラジカル医学生物学の最前線』医歯薬出版、2001年9月
25）大西康之「世界経済の革命児55 新型コロナ・ワクチンの開発手法を生み出したハンガリー移
　　民」文藝春秋、2021年5号
26）崎谷博征『今だから知るべき! ワクチンの真実』291頁、秀和システム、2021
27）「ワクチン接種601万人余 85人死亡 "重大な懸念認められず"」NHKニュース、2021.5.26
　　URL: https://www3.nhk.or.jp/news/html/20210526/k10013053461000.html
28）*女性セブン*、2021年4月29日号
29）*週刊文春*、2021年4月29日号
30）Polack, F. P. et al. Safety and efficacy of the BNT162b2 mRNA Covid-19. *N Eng J Med*, **383**,
　　27, 2603-2615, 2020
31）小柳津広志『花粉症は1日で治る』自由国民社、2020、5版

第9章　コレステロールの欺瞞
──虚構の上に立ち製薬企業と結託した学会──

1. 鶏卵を食べても血清コレステロール値は増えない

「コレステロールの欺瞞」という少々どぎつい表題です。誰かが「悪玉コレ
ステロール」という学問的ではない名前を広め、コレステロールは悪いもの
であり、その数値を下げなければならないという風潮が、日本だけではなく
全世界的に広がっています。もしそこに問題があれば、それを明らかにしな
ければなりません。

『コレステロールの欺瞞』[1]という表題の本があります。本章の表題はこの
本からもらったものです。著者はドイツ人で、大学病院の外科の教授のよう
です。原書は二十数版も売れたといいます。これは日本語訳ですが、内容は
論旨の展開がきちっとしておらずわりと杜撰なものと思われました。しかし
扱っているテーマは重要なものであり、私はこの本をきっかけにいろいろと
調べてみました。

　この本の表紙に卵の写真が使われているのは、卵を少々食べても血中のコ
レステロール値は増えないということを強調しています。私は毎朝鶏卵を
1個食べていますが、朝空腹時の血清コレステロール値は、悪玉と呼ばれて
いる LDL コレステロールが 107mg/dL、善玉といわれている HDL のそれ
が 58mg/dL、中性脂肪値が 92mg/dL です。計算した総コレステロール値は
183mg/dL です。因みに日本の動脈硬化学会の診断基準によれば、高 LDL
コレステロール血症は 140mg/dL 以上、120 ～ 139mg/dL を境界型高 LDL コ
レステロール血症とされています。

　この本に、鶏卵の摂取量と血清コレステロール値の関係を示すデータがあ
ります。これによれば、卵を 1 週間に 4 個以上食べている人の方が、2 ～ 3
個や 1 個以下の人よりもコレステロール値が低いという結果になっています。

　コレステロールは生体にとって必需品ですから、その 7 割前後は肝臓が合
成してつくります。コレステロールを含む食品を沢山食べれば、その分肝臓
でつくる量を減らすように自分の体が調節します。食品からのコレステロー

ルの摂取量の多い人はその分体内での合成を抑制する調節機能が働き、結果的に総コレステロール値が低くなっているのではないかということです。食べ物で摂取するコレステロールの量と血清コレステロール値とはほとんど関係がないということを、この著者は述べています。

　鶏卵はそのアミノ酸組成比が蛋白価（プロテインスコア）100であるということから、動物性蛋白の中で最も優秀なものです。蛋白価とは、ヒトはヒトの蛋白質を摂取するのが一番理想的であるという考え方に基づき、単位重量当たりのヒトの蛋白質を構成している各必須アミノ酸の量を100という基準にして、その食品の蛋白質がもっている各必須アミノ酸の含有量が、ヒト蛋白質のそれよりも少ないものの少なさの程度をあらわすものです。

　幸いに値段も安く手に入りやすいですので、鶏卵を毎日食べるということが健康法の一つになっています。

　卵焼きや目玉焼きをつくるのであれば、そのときに使う食用油は要注意であり、未精製の油を使います。精製された油は原料の種子に含まれる様々な抗酸化物質が取り除かれており酸化されやすく、酸化された油は体内で過酸化脂質ラジカルという危険なフリーラジカルとなり、がん・動脈硬化等のもとになります。しぼっただけの未精製の油には抗酸化物質が豊富に含まれているので、未精製の食用油を使用することが大切です。

2. 生体にとって必需品のコレステロールを 「悪玉」呼ばわりするのは間違い

　コレステロール、とくにLDLコレステロールが悪玉であるという説が広められています。血清コレステロール値が基準値を上回る患者にはコレステロール値を下げる薬を処方するということが、健康保険でも優遇され奨励されています。実はそれが正しくない、しかもむしろ有害であるということになればそれは重大な社会問題となるわけですが、そのような批判勢力は日本や米国には稀です。日本の医学は米国に完全に追随しています。これに対しヨーロッパでは、この通説に対しかなり医師たちの批判的な意見が出ているといいます。

　この問題を考えるにあたって、まず生体内にとって必要不可欠なコレステロールの意義を知らなければなりません。コレステロールは、①生体膜の支

柱、②副腎皮質ホルモンの素材、③性ホルモンの素材、④胆汁酸の素材等々
です。

　コレステロールは生体膜の支柱であり、これがなければ生体の細胞は膜が
崩壊して死んでしまいます。下記の**図1**は細胞膜の構造を示しています。
10万分の1mmという非常に薄くてブヨブヨした細胞膜を、強化するための
必需品としてコレステロールが用いられています。

　図1の縦長方形の枠内に拡大してある、上下に向き合ったキノコのよう
な形をしたものが膜成分のリン脂質です。この脂肪酸アシル鎖間にコレステ
ロールは入り込み脂肪鎖同士の相互作用を妨げ、脂肪酸鎖の密な充填を妨げ
ています[2]。このグニャグニャしている構造の生体膜を、その中に赤丸では
さまっているコレステロール分子が、突っかい棒となって支えています。

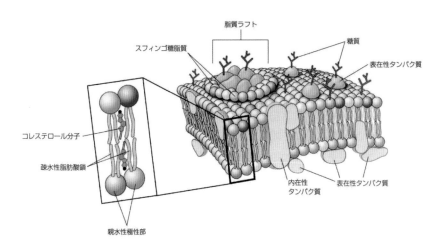

図1：細胞膜を強化するコレステロール

(内田安男ほか訳『Ross 組織学 原書 第5版』29頁、南江堂、2012)

流動モザイクモデルを改変した細胞膜の模式図
細胞膜は脂質二重層であり、主要分子としてリン脂質、コレステロール、タンパク質がある。リ
ン脂質の疎水性脂肪酸鎖は膜の内側に向き、親水性極性部は細胞内外に向いた表面を形成するよ
うに位置する。コレステロール分子は、脂質二重層のリン脂質の隙間に入り込んでいる。脂質ラ
フトはスフィンゴ糖脂質とコレステロールに富む領域であり、内在性、表在性膜タンパク質を多
く含んでいる。ラフトは脂質二重層中で非対称に分布するリン脂質よりも上に突き出ている（リ
ン脂質頭部を異なる色で表現）。糖鎖は内在性、表在性タンパク質の両方に結合して糖タンパク質
を形成し、リン脂質の極性頭部に結合して糖脂質を形成する。

細胞はつねに新陳代謝を繰り返しており、コレステロールも新しく LDL（低比重リポ蛋白）により搬入され、HDL によって搬出されています。細胞表面の LDL 受容体に取り込まれて細胞内へ入った、酸化されていない通常の LDL は、分解されてコレステロールを遊離します。遊離したコレステロールが種々の用途に用いられます。死んでいく細胞や代謝回転中に血中に放出されるコレステロールを回収し、肝臓に戻す運搬体が HDL（高比重リポ蛋白）です。またコレステロールは、副腎皮質ホルモンや性ホルモンの材料、肝臓から分泌される消化液である胆汁酸の材料となる必需品です。コレステロールは生体の重要物質です。

　学術書でも、LDL コレステロールのことを「悪玉」と書いているものがありますが、これは正確ではありません。LDL の芯の部分にある、コレステロールとエステル結合をしている不飽和脂肪酸のリノール酸が、酸化されてフリーラジカルと化しそのラジカルが動脈内膜に傷害を与えます。次にフリーラジカルを含む LDL が食細胞により処理されて、アテローム性の動脈硬化の基になると考えられます。悪玉は酸化 LDL のことです。

　いろいろな疾患において、発疹やショックなどの過剰な免疫反応による症状が発生します。そのとき副腎皮質ホルモンを使えば劇的に症状が改善されます。これは非常に重要な物質であり常時、副腎皮質から分泌されているこの副腎皮質ホルモンは、コレステロールから合成されます。男性ホルモン・女性ホルモン・蛋白質を消化する胆汁酸などの重要な物質も、コレステロールを基本材料として体内で生合成されているものです。

　このようにコレステロールは生体にとって必需品ですので不足しないように、肝臓や脳・小腸が一所懸命つくっています。これに対し血清コレステロールを減らす薬剤は、肝臓や脳におけるその生合成を抑制するものです。したがってこの薬剤を処方する場合には肝機能検査を合わせて実施し、肝機能障害があらわれていないかどうかを調べることが必要です。

　脂溶性の高いスタチン類は脳内のコレステロール合成を阻害し、認知症・奇形をもたらすおそれがあります。コレステロールの生合成を阻害する薬剤を、安易に使用することは慎まなければなりません。さらに、n-6 系脂肪酸（リノール酸、アラキドン酸）の摂取を減らし、n-3 系の脂肪酸（α-リノレン酸、EPA、DPA）の摂取を増やすことがすすめられています[3]。

3. LDL コレステロールとその酸化

　コレステロールという脂質は、それ単独で血流内を流れているのではありません。リポ蛋白（リポプロテイン）というパッケージ（梱包・運搬体：図2）の中に入れられて他の諸物質とともに流通しています。このパッケージを担体といいます。

　この担体であるリポ蛋白の中身は、長鎖の不飽和脂肪酸（ほとんどリノール酸）とエステル結合をしているエステル型コレステロール・遊離コレステロール・リン脂質・中性脂肪の4種類の脂質と1分子の蛋白質（アポB-100）です。これら5種類の物質がいっしょに包装されて、一つの物体（リポ蛋白）となって血液循環の中を流れています。

　含まれている5種類の重量比が1通りではなくリポ蛋白には、高比重リポ蛋白（HDL: High Density Lipoprotein）・低比重リポ蛋白（LDL: Low Density Lipoprotein）・超低比重リポ蛋白（VLDL: Very Low Density Lipoprotein）の3種があり、各々役割が異なります。リポ蛋白の比重は含まれている蛋白質の量が多いほど大きく、サイズは小さくなります。コレステロールや中性脂肪等の脂質が多いほど比重は軽くなり、サイズは大きくなります。コレステロールを測定する場合、HDL・LDL・VLDL（中性脂肪の1/5）の芯に含まれるエステル型コレステロールを加水分解（エステル化の逆反応）し、遊離コレステロールと合計したものを、総コレステロールと称します。この場合問題になるのは全身の各細胞に搬入されるLDLです。

　LDL（低比重リポ蛋白）は各組織・細胞にコレステロー

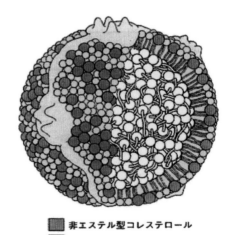

■ 非エステル型コレステロール
□ リン脂質
□ コレステロールエステル
▨ アポリポタンパク質 B-100

図2：LDL（低比重リポ蛋白）

（入村達郎ほか監訳『ストライヤー生化学 第7版』722頁、東京化学同人、2013）

ルを届ける運搬体（担体）です。LDL粒子の直径は約22nm（10万分の1mm×2.2）で、その模式図を図2（265頁）に示します。

　LDLの芯には、約1500のコレステロール分子が多価不飽和脂肪酸（多くはリノール酸）とエステル結合をしたものと中性脂肪が含まれます。図2では芯の部分の中性脂肪は少量のため書かれてありません。この芯は、リン脂質・遊離コレステロール・アポリポ蛋白B-100から成る殻に包まれています。LDLの中味は重量比で言うと、最も多いのがエステル型コレステロールの38%で、リン脂質と蛋白がそれぞれ22%と21%、中性脂肪と遊離コレステロールが10%と8%です[2] 721頁。

　LDLは放射線、薬物、打撲、加熱等々のいろいろな原因で酸化されます。はじめにエステルコレステロールやリン脂質に含まれる不飽和脂肪酸が酸化されフリーラジカルとなり、それぞれのハイドロパーオキサイドが1次酸化物として生じます。これにつづき2次反応が起こり、各種のアルデヒドが生成されます。アルデヒドは反応性に富み、蛋白質と付加体をつくりやすく、強い細胞毒性があることが知られています。

　リン脂質のハイドロパーオキサイドからは酸化された脂肪酸が加水分解を受けて切り取られて、リゾリン脂質が生じます。コレステロールも酸化されて、多くの種類の酸化物オキシステロールになります。酸化されたLDLは、血管の内皮細胞の表面の細胞膜に傷害を与えます。

　LDLは血管の内皮細胞にある受容体を通して内皮細胞内に入ります。細胞内には過酸化水素があり、正常細胞ではカタラーゼという酵素が過酸化水素を酸素と水に分解して処理します。処理されなかった過酸化水素からは、鉄などの金属イオンを触媒として最強の活性酸素種の水酸化ラジカル($\cdot$OH)が生じます。この水酸化ラジカルが、LDLをはじめ生体の脂質分子から水素を引き抜いて脂質を酸化させる有力な因子です。因みに、がん細胞の中にはカタラーゼがほとんどありません。

　LDLの中で酸化されやすい部分は、エステル型コレステロールとリン脂質に含まれる不飽和脂肪酸です。この不飽和脂肪酸の多くがリノール酸であることに問題があります。リノール酸は過酸化物になりやすく、その過酸化物はヘム鉄などと反応し、パーオキシラジカルとなります。それは寿命も長く生体成分と反応し傷害を与えます[4]。

　LDL の酸化は、まず芯の部分にあるエステル型コレステロールからはじまり、次に殻のリン脂質です。活性酸素種の水酸化ラジカル (·OH) によって、LDL に含まれる不飽和脂肪酸から 1 個の水素原子（H）が引き抜かれてアルキルラジカル（L·）となります。それに 1 個の酸素分子（O_2）が化合し、アルキルパーオキシラジカル（LOO·）という強力なフリーラジカルとなります。

　アルキルパーオキシラジカルはラジカルでありながら寿命が長く、脂質であるため細胞膜との親和性が高く、生体に重大な悪影響を与えます。血管の内皮細胞を傷つけます。活性酸素種の水酸化ラジカル (·OH) の半減期が 200μ 秒程度で拡散距離が 200μm と瞬間的なものであるのに対し、アルキルパーオキシラジカルは半減期が 30 分以上、拡散距離は全身です。

　そこに水素供与体があればアルキルパーオキシラジカルは、過酸化脂質（LOOH）となって安定します。傷害された内皮細胞を通り抜けて、過酸化脂質は血流に乗り全身にまわります。過酸化脂質は、触媒としてのヘム鉄や活性酸素種の攻撃（酸化）を受けて水素を引き抜かれると、また有害なパーオキシラジカルなどへ変わります。LDL の中の、酸化されてフリーラジカルとなる過酸化脂質が本論の中心のテーマであります。

　実際は生体内には、有害なこれらフリーラジカルを消去するシステムがはりめぐらされており、そのシステムの働きによって我々の健康は守られています。

　がんの患者さんの血清総コレステロール値は、一般には低くなっていきます。また LDL コレステロール値が低いほど脳出血による死亡率は高くなることがわかっています。脳内動脈の各細胞膜がしっかりしていないと動脈壁が引き伸ばされて薄くなり、そこに生じている動脈瘤が破裂しやすくなるということです。

　全細胞の細胞膜を支える重要な物質であるコレステロール自体は「悪玉」ではあり得ず、LDL もふくめて「悪玉コレステロール」という用語は用いられるべきではありません。酸化された LDL、過酸化脂質、過酸化脂質ラジカルが悪玉であります。問題は酸化された LDL の有害事象です。酸化された LDL とは言わず、ただ単にコレステロールは有害であることをことさら強調し、必要不可欠なコレステロールの意義を無視しているのは間違っています。

4. 活性酸素種／フリーラジカルとその消去剤／抗酸化剤

　原子核の周囲を回る電子の軌道のうち最外殻の軌道の、電子の定員は2個です。そこに電子が2個あれば原子ないしは分子は安定状態にあります。酸化によって最外殻の電子を1個だけ奪われ（還元され）ると不対電子となり、その原子ないしは分子は不安定な状態となって、他の原子ないしは分子から電子を1個奪い返し（酸化し）て元の安定状態に戻ろうとします。この不安定な原子ないしは分子をフリーラジカルといいます。酸素のフリーラジカルが活性酸素です。

　活性酸素種は反応性が高く、適度な活性酸素種は細胞内シグナル伝達などに必要ですが、過剰なそれはリン脂質・蛋白・DNA などを酸化して、種々の疾患の原因や重篤化に大きな影響をあたえていることが分かっています。動脈硬化・脳卒中のもとになる病変は、動脈内膜の内皮細胞が慢性的に活性酸素種による傷害を受けた結果である、と考えられています。

　有害な活性酸素種を消去するためにビタミンCやビタミンEなどの抗酸化剤の摂取が有益であろうと考えられ、そのことを確かめるための研究が行われてきました。しかし有効であるという決定的な結果は得られていないといわれます。

　その一つ目の理由は、生体の電子伝達系に代表される化学反応では、活性酸素は正常なエネルギーを産生するために必要なものだからです。また、異物として生体内に侵入したウイルスや細菌を殺傷するために生体は、酵素から活性酸素を放出して自己を防禦しています。

　そこで生体にとって必要不可欠な活性酸素は温存させ、疾患の原因や重篤化にかかわる活性酸素のみを除去するような抗酸化剤をつくるという考えが生まれました。血中の高分子化合物は、正常細胞の組織には漏出・透過せず、悪性腫瘍の組織の部分には漏出・透過するという特性があります。この腫瘍選択的な透過性を利用して、抗酸化剤が悪性腫瘍の細胞にのみ選択的に取り込まれるように、製剤を高分子化するという新しい試みがその一つです。

　2つ目の理由は、酸化還元システムの中に投入された抗酸化剤は、活性酸素種に遭遇することにより相手に電子を1個供与し、自らはラジカル化します。すなわち抗酸化物質自体が、電子1個の不足状態となり活性酸素種に相

当する毒性を帯びるという事実です。ビタミンＣならビタミンＣの単独摂取は、ビタミンＣラジカルを生み、危険ですらあります。それで次の別種の抗酸化剤ビタミンＥによりこのビタミンＣラジカルを消去します。するとビタミンＥラジカルが生じ、これをビタミンＣやカロテノイドが還元します。このあとは野菜やお茶の主成分であるポリフェノール類が働きます。

　このようにしてトランプのババ抜きのように、次々と電子がやりとりされていきます。これにはきりがありませんが、十分多種類の抗酸化剤を併用することで、ラジカルというババ抜きを生体成分以外の物質同士により廻していくと、生体成分が活性酸素種ラジカルの傷害をうけることから免れられる、という考え方が生まれます。

　したがって日常的には抗酸化剤である、複数のビタミンサプリメントのみならず野菜スープや煎茶・コーヒー等を多数併用することによってはじめて、抗酸化剤は有益になると考えられます。ビタミンＣやＥなどの抗酸化剤単品による介入試験は、実験計画自体が正しくありません。

5.　有害な酸化LDLと、必需品であるLDLコレステロールとが意図的に混同されている。心筋梗塞は酸化LDLの量と相関し、LDLコレステロール値とは関係がない。

　次に、果たして虚血性心疾患において高コレステロール血症が心筋梗塞の真因なのだろうか、という問題を掘り下げてみます。

　心臓は不眠不休で１日に10万回も拍動して全身に酸素や栄養を送っています。冠動脈は重労働をする心臓の筋肉を養う血管ですが、網の目のようには張り巡らされておりません。バイパスはあまり発達していませんので、動脈硬化によりどこか１ヵ所が詰まるとその先の筋肉へは血液が届かなくなります。血液が供給されなくなった部分の心筋は壊死して弱くなり、心臓腔内の血液はその部分から血圧によってどっと外（縦隔、胸腔）へ溢れ出ます。人はこれで即死します。

　冠動脈の血管造影検査はちょっと手間がかかるので一般には入院が必要ですが、外来で容易に実施できる頸動脈エコー検査により冠動脈の状態を類推することをおすすめします。

　大阪市立大学医学部等の研究者たちによる、世界で初めて心筋梗塞の患者

さんたちの酸化LDLを測ったデータがあります（**図3** [289頁]）。酸化LDLを測ること自体大変難しいのですから、これは日本人研究者たちの快挙でした。

　詳細は**図3**の研究に関して後述しますがこの研究は、<u>血清酸化LDL値は心筋梗塞の重症化ときれいに相関しているのに対し、血清総コレステロール値はそれとは明らかに直接関係がない</u>ことを見事に示しています。この点、体制側は「LDLが多いほど酸化LDLが生成される確率は高くなる」[5]と、この最も重要な点で虚偽を記しています。確率の問題などではありません。この書は、上記の大阪市大グループの論文の存在を無視しています。知らなかったのでしょうか。体制は自分たちに都合の良い論文は採用し、都合の悪い論文は無視するというやりかたをします。非常に恣意的であり、学問的でありません。官僚的な学会が科学なのではなく、学問が科学であります。

　安定狭心症・不安定狭心症・心筋梗塞という順序の病状の重症化は、動脈内膜のアテロームの増大を示しているとし、アテロームの増大すなわち冠疾患の重症化は、マクロファージに取り込まれる酸化LDLの増量を示していると仮定します。この酸化LDLの増量はある程度までは、血中の酸化されていないLDLコレステロールの量とは無関係である、といえます。ただし血中LDLコレステロールが極端に増えればこの限りではなく、酸化LDLが取り込まれる量も増加する、と考えられます。このことは血清総コレステロール値が400以上の家族性高コレステロール血症のグループに最も心筋梗塞が多発する（**図4** [293頁]）ことの説明となります。

　図3の研究においてはさらに踏み込んで、高血圧症・高コレステロール血症・糖尿病・喫煙という危険因子別に酸化LDLの量を分類しています。患者さんたちの酸化LDL量はそれら危険因子の有無にも関係がない（図3中のNS: No Significant change、有意の差がない）ことを示しています。

　この論文では、それでは酸化LDLの量には一体何が影響しているのかについては触れられておりません。論文の書き方としては事実を示すことが大切であり、事実の先の推測を書くことに慎重であるのは正しい行き方です。

　この研究の結果は、悪玉とされる血清LDLコレステロール値と、真の悪玉である酸化LDL値とは直接関係がないということを明示しています。私

が推測することを許されるなら、次の段階ではフリーラジカルとなった酸化LDLを消去する能力（抗酸化能）の差が、心筋梗塞・狭心症の重症度を左右しているのではないかと考えます。抗酸化能が低いほど、酸化LDLが増えて重症化する、ということです。

　抗酸化能の差は、その人が野菜の煮汁やお茶、ビタミンC・E・カロテノイド類のサプリメント等々の抗酸化物質をどれだけの期間と量を摂取しているかによって決まります。次の研究テーマとしては、この抗酸化能を測定しなければなりません。

　いまや、血清コレステロール値を下げることが心筋梗塞死を減らすという名目から、心筋梗塞の予備軍でもない多くの一般人に対しても、LDLコレステロール値が160mg/dLないしは120mg/dL以上の場合にはそれを減らすべく安易な薬物治療が行われている真っ最中です。

　それは薬剤費のほかに健康保険上、特定疾患療養管理料などの加算料金が医師側に支払われる仕組みがあるからです。高脂血症（高コレステロール血症、高中性脂肪血症）の薬物治療には医療機関側には特別な利益が加算されるように仕組まれています。これは製薬企業と厚労省・医師会の共謀の作為です。生活習慣の改善はよいとしても、安易な薬物療法には問題があります。

　LDLには、構成成分である不飽和脂肪酸が酸化されるとフリーラジカルという有害物質になり、動脈硬化や発がんの基になるというマイナスの面があります。「悪玉コレステロール」と強いて言うならばそれは酸化LDLのことです。

　脂質には、不飽和脂肪酸の部分が酸化されやすいという弱点があります。酸化されるということは、例えば白く輝く鉄が錆びて赤茶けた酸化鉄という別の物質になるように、物質としては変質することであり、生きた細胞としては傷害をうけるということです。食用油が酸化されフリーラジカルになるとその食用油は、他の物質を酸化します。おとなしかった油が他の物質をも酸化させるという強い酸化力を持った酸化油に変わります。酸化油は非常に危険であり、酸化されにくい未精製の食用油がすすめられる所以です。物理的にしぼっただけの一番しぼりの食用油には、自然の豊富な抗酸化物質が含まれています。

　酸化されたLDLは正真正銘の悪玉となります。血管内皮細胞を傷つけ、

末梢血単球の内皮細胞への侵入・接着やマクロファージの増殖・泡沫化を促進し、血管平滑筋細胞を増殖させ、動脈硬化を起こす主役になります。また酸化 LDL は、血管内皮細胞からの血管拡張（血圧降下）物質である一酸化窒素の産生を抑制しますから、血圧は上昇しやすくなります。

　すなわち、酸化されていない大切な LDL のコレステロールと、酸化された有害な LDL という全く異質の物を混同させているというのが、後述する第 1 の虚構です。

6. 高 LDL コレステロール血症の全死亡率・全脳卒中死亡率は低く、心筋梗塞死亡率は？

　表 1「LDL コレステロール値別各疾患の死亡率（比）」を作成するにあたり用いられたデータの出典は、大阪大学医学部公衆衛生学グループによる論文[6]であり、この論文は非常に優秀な論文です。柴田博氏が、この論文のデータをもとにして作成した表が、次頁の**表 1** です。

　この研究は茨城県において 9 万 1214 人を対象に、その後 10.3 年間にわたり追跡調査を行ったという大規模で組織的な調査・研究です。血液検査でその人たちの LDL コレステロール値を測りながら、何の病気で亡くなったか、また元気で生き残ったかを追跡し年齢・男女別に分析していくわけですから、容易には繰り返すことのできない大規模な研究です。きちんとした研究であれば後世までずっとものをいう論文となります。**表 1** (273 頁) は、LDL コレステロール値（80mg/dL 以下〜 140mg/dL 以上）と各種疾患による死亡率の関係を示したデータです。

　学術論文というものは英語で書かなければ世界的に通用しません。一流雑誌を出す出版社も米英両国にほとんど限定されており、日本人は自ら英語で論文を書くか英文書きを職業とする人たちに翻訳を依頼するかして、英文の論文を雑誌社に提出します。そして欧米の一流雑誌に採用され掲載してもらえれば、研究者としての自分に箔がつくので大喜びです。そのような論文がいくつかあれば大学医学部の教授候補になれるというわけです。著者たちは発表された論文を同僚たちに見てもらうために、その論文の別刷りを出版社に註文します。出版社はその別刷りを売って金儲けをします。学問研究も米英両国に支配されています。

表1：LDL コレステロール値別各疾患の死亡率（比）

(Low-Density Lipoprotein Cholesterol Concentration and Death Duo to Intraparenchymal Hemorrhage
: The Ibaraki Prefectual Health Study)（表題：LDL コレステロール値と脳内出血死）

LDLコレステロール(mg/dL)	＜80	80〜99	100〜119	120〜139	≧140
総死亡率**	1.0	0.81 p<0.001	0.72 p<0.001	0.67 p<0.001	0.66 p<0.001
全脳卒中**	1.0	0.73 p<0.001	0.67 p<0.001	0.65 p<0.001	0.67 p<0.001
脳実質内出血**	1.0	0.65 p<0.03	0.48 p<0.001	0.50 p<0.001	0.45 p<0.001
虚血性脳卒中	1.0	0.75 p<0.07	0.77 p<0.09	0.75 p<0.07	0.85 p<0.29
冠動脈疾患*	1.0	1.14 p<0.45	1.19 p<0.31	1.11 p<0.57	1.50 p<0.02

p：確率　有意の差の有無　*$p<0.05$　**$p<0.001$（pの値が小さいほど両者の差は確実）
出典：Noda H. 他：Circulation 119巻、2138頁（2009年）
（柴田博『なにをどれだけ食べたらよいか。』64頁、ゴルフダイジェスト社、2014）より改変

　大学医学部の図書館に行けば、英文の雑誌のバックナンバーがそろえてあります。貸出禁止ですから必要な箇所はコピーしなければなりませんが、そのかわりに雑誌は何時行っても必ずあります。決まりきった用語・表現ですので、英語の論文を読むのはそう難しくはありません。現在は雑誌も紙でなく電子化されており、医学専用のインターネットを見なければなりません。私は東京の日本医師会医学図書館と熊本大学医学部図書館を利用します。

　研究のためには大勢の患者さんたちと研究者の参加が必要です。多額の資金が必要であり、その資金を製薬メーカーに出してもらうと研究の結果は歪められる恐れがあります。一般に製薬企業から研究資金をだしてもらい、その研究結果が製薬企業の利益にならないか不利益なものであったら、そのような結果を論文にすることは有り得ません。製薬企業から研究資金の援助をうけておりながら、利益相反（conflict of interest）が無いということは、製薬会社の利益に合致するようなデータ（だけ）を発表していることとみなされます。良心的な研究者なら、利益相反が無いということは、紐付きの資金ではない資金をもらっていることと同義でなければなりません。

　この研究資金の出所は、厚生労働省およびウエハラ記念財団と記されてあり、製薬企業名は記されておりません。

　この表1では、総死亡率、全脳卒中と脳出血・虚血性脳卒中（脳梗塞）、冠動脈疾患（心筋梗塞）での死亡率のデータが示されています。私たちはこ

の中で、総死亡率のデータに着目いたします。

　この研究をした人たちは、表1の中ほどにある脳実質内出血の死亡率について得られた結果が、この研究の主目的であるとしています。この論文の表題が「LDLコレステロール値と脳内出血死」となっており、論文の結論も、「LDLコレステロール値が低いと脳内出血の危険性が高くなる」ということになっています。

　しかし私たちが問題にするところは、総死亡率および冠動脈疾患による死亡率です。こちらの問題のほうが反体制的な大きな意味をもっているので、この論文の著者たちは体制に遠慮し敢えてポイントを逸らせたのではないかと思われます。

　表1の一番下の冠動脈疾患による死亡率は、LDLコレステロール値が80mg/dL未満の基準グループの冠動脈疾患による死亡率にハザード比を乗じたものを1とした場合、80～99mg/dLの人は1.14、100～119mg/dLの人は1.19と少し増えていますが、120～139mg/dLの人では1.11と減少し、140mg/dL以上の人で1.50となっています。

　この論文では、この最後の140mg/dL以上のグループのデータ1.5（p値が0.02以下）のみに注目して、冠動脈疾患による死亡率はLDLコレステロール値にともなって増加すると記しています。1と1.14、1と1.19、1と1.11との間の差は有意ではありません。p値が0.02以下である、1と1.50の間にだけは差があるとみなされています。このp値は他の3グループにくらべるとこの群だけが不自然に低い。これは差があるように見えますが、そのp値は0.02と十分には低くなく、有意の差ではなさそうです。有意の差であるにはp値は0.01以下でなければなりません。

　また、最後の140mg/dL以上のグループには本来なら除外されるべき、高率に心筋梗塞が発生する家族性高コレステロール血症の人々が混入されているおそれがあります。他の3グループのp値はそれぞれ＜0.45、＜0.31、＜0.57であって、基準グループとの間には相関関係はないことが示されていますが、このことをこの論文の討論では逃げています。しかしこのことが重要です。LDLコレステロール値が139mg/dLまでは、その値と冠動脈疾患の死亡率とは関係がない、ということは大変重要です。

　p値が＜0.45というのは45%以下の確率で差がないということです。一

般に p 値は 1% 以下でなければ（差がないという確率が 1% 以下 = 99% 以上差がある）、差がある（有意である）とはいえないことになっています。p 値が 45% もあれば両者の差は全くありません。**表 1** の他のグループ（総死亡率、全脳卒中、脳実質内出血）のように、p 値が 0.001 未満（0.1% 以下）であれば両者の差は認められます。

　他の死亡率のデータでは p 値は 0.001 未満であり、コレステロール値が高いほど虚血性脳卒中（脳梗塞）を除く全脳卒中、脳出血および総死亡率が低くなるということは確実に言えそうです。コレステロール値が高いのは結構であり、それを無理やり下げるのはとんでもないということです。脳梗塞の死亡率と LDL コレステロール値との間には相関は認められないようです。これも重要です。

　これは、基準値より高いコレステロール値を一律に薬物療法により下げるのは間違っていることを明らかに示しています。同様の研究が他のいくつかの自治体でも追試という形で行われており、ほぼ同じ結果が得られています。

　日本脂質栄養学会・コレステロールガイドライン策定委員会による『長寿のためのコレステロール ガイドライン 2010 年版』[7] という本があります。これは異色の本です。表紙には先ほどの**表 1** のデータを、折れ線グラフに改変した図が使用されており、コレステロール値が高いほど長生きするということを主張しています。

　その序文の中で、「2008 年にマスコミ 2 社が調べたように、動脈硬化学会のガイドライン作成者の多くは、高脂血症治療薬メーカーから数千万あるいは数億の研究費を取得している。このような状態で、まともなガイドラインが作られるであろうか」と疑問を投げかけています。そしてこの書の編集委員の氏名・所属と年間 50 万円以上の研究費等の寄付を受けた団体が各人について公開されており、編集委員のほとんどが製薬企業から研究費等をもらっていないことを示しています。

　また序文では、「より多くの人（特に医療に従事する医師たち）に読んでもらい、よりよいものへと改訂していきたい」と述べられているのですが、残念ながらこの本はこれ限りで絶版となってしまいました。著者らの意気込みにもかかわらず、初版で絶版となり、古本の大手インターネット通販のアマゾンからでも手に入らないという状況です。どうもおかしい。私は熊本市

立図書館蔵のものを借りて読みました。

　ただしこの本でも、LDL コレステロールと酸化 LDL は別物であるということ、また諸病の根本的な対策は抗酸化剤を沢山摂取して LDL の酸化を予防することであるということには全く触れられておりません。

7.　日本動脈硬化学会の反論はピントはずれ

　これに対して日本動脈硬化学会等は批判を加えています。『長寿のためのコレステロール ガイドライン 2010 年版』の中心となっている論文の一つである疫学調査のメタ解析[6]を、「Kirihara T. et al. 『The relationship between total cholesterol levels and all-cause mortality in Fukui city, and meta-analysis of this relationship in Japan』」[8]にすり替えて、下記の如く批判しています。

　『発表に際して専門分野の複数の研究者による検証、査読をうけた論文ではない。科学的な学術論文ではない。ガイドラインは作成に当たっては，専門分野の診療に携わる医学研究者を多く擁する学会により，正しく検証評価されたものでなければならない』[9]として、〈研究者らが製薬業界から資金の提供をうけており、業界に益するデータを発表している＝研究者らは業界に買収されている〉学会の権威により真っ向からこの Kirihara T. et al. 論文を否定しています。

　しかし表 1 の基になっている大阪大学医学部公衆衛生学、ハーバードの人口動態センター、茨城県健康プラザ等々のスタッフたちの共同研究の結果である Noda H. et al. 論文[6]は名指しにしておらず故意に避け（すり替え）ており、彼らもこの論文は否定できなかったようです。卑怯です。

　動脈硬化学会の反論の矛先のピントは故意に、はずされています（反論すべき論文が違う）。動脈硬化学会が本気で『長寿のためのコレステロールガイドライン 2010 年版』を批判するならば、この表 1 の中心になっている上記 Noda H. et al. 論文をこそ批判しなければなりません。

　さらに、この日本動脈硬化学会の批判に対して日本脂質栄養学会の理事長（当時）浜崎智仁氏が、インターネット上で反論しています。読みますと一々ごもっともであると思わされます。

8. 例外的な家族性高コレステロール血症のデータを一般人のそれの中に混入させるという欺瞞

　平成 25 年の厚労省の人口動態統計によれば、当今最多の死因である悪性新生物の死亡者数が 36 万 4872 人、次が脳血管傷害の 11 万 8347 人であるのに比し、心筋梗塞の死亡者数は 3 万 9656 人と前 2 者にくらべて 1 桁少ないのです。冠動脈疾患による死亡者数（心筋梗塞による死亡）は総死亡者数のわずか 7.5% にしか過ぎません。

　しかも、日本人の心筋梗塞死亡率は欧米のそれと比較すると極めて低く、その年齢調整死亡率は 1970 年以降、男女共に低下傾向がつづいています [10]。

　悪性新生物と脳血管傷害の場合は、コレステロール値が低いほどそれらによる死亡率は高くなります。細胞の崩壊が、細胞膜を支えるコレステロール値の減少に反映されるのは当然でしょう。コレステロールは生体にとって必要不可欠で基本的な物質ですから、このような研究結果が得られたのは当然のことです。

　全体的なこのような傾向に対し正反対の、むしろ例外的な家族性高コレステロール血症において心筋梗塞死が多いことからコレステロールは悪者という結論だけが、安易に全体に広げられています。心筋梗塞になる可能性のない人であっても基準値以上に高い血清総コレステロール値（LDL コレステロール値）は下げなければならないという、論理のすり替えが学会・学問・科学の名のもとに行われています。

　心筋梗塞になりやすい人というのは、粥腫（アテローム）動脈硬化が発生している人です。この動脈硬化をもたらすのは LDL コレステロールではなくて酸化 LDL であるということが無視されています。

9. 利益相反（学会と製薬メーカーとの利害関係）

　日本動脈硬化学会が出している『動脈硬化性疾患予防ガイドライン 2012 年版』『動脈硬化性疾患予防のための 脂質異常症治療ガイド 2013 年版』および、日本高血圧学会が出している『高血圧治療ガイドライン 2014』を私は購入し、目を通しました。いずれもはじめから結論ありきであり、論理的な記載はなく、フリーラジカルに関する記載もありません。自分たちの説への反対意見に対して反論をしながら論をすすめていくという学問的な姿勢は

全く見られません。

　日本動脈硬化学会の『動脈硬化性疾患予防のための脂質異常症治療ガイド 2013 年版』の執筆者は 35 人であり、序文の前に「編集委員の利益相反に関して」と題する文章がわずか 1 頁に記載されています。資金の提供を受けている企業名が列挙されています。その基準は、100 万円以上の役員報酬、株式、特許権使用料、50 万円以上の講演料、200 万円以上の研究費、奨学寄付金等々となっており、多くの大手製薬メーカーが列挙されています。

　しかし、委員も企業も名前が列挙されているだけであり誰がどこから、いくらもらったという記載は全くありません。1 人で複数の会社から資金を提供されていることなどは一切わかりません。

「利益相反（conflict of interest）が無い」ということは、仮に「研究者が企業から資金の提供（献金）をうけていても、この研究はその見返りに企業の利益を図ったものではない」、つまり研究者の学問的な研究成果と資金の提供者との相互の利益が相反している、という意味でしょうか。研究者が身の潔白を宣言するものと理解されます。

　企業から資金をもらいながらも企業に対し不利益となるような論文を研究者が書くのは、裏切り行為であり、まず不可能です。敢えて裏切るぐらいなら、はじめから企業の紐付きの資金をもらってはいけません。研究者が企業から資金の提供をうけていれば間違いなく、彼らは企業の不利益となる論文を書くことはできません。研究者が企業から資金を提供されていながら、研究者が敢えて企業の不利益になるような結果を論文に書く、すなわち両者の利益が相反しているということはあり得ません。

　まわりくどくて解り難いのですが「利益相反が無い」ということは、研究者が紐付きの資金はもらっていない、ということの上品な言い回しです。研究者が企業から（紐付きの）資金の提供を受けていなければ問題はなく、「The authors declare that there is no conflict of interest.」と「著者は利益相反が無いことを宣言し」、公的あるいは財団等の紐付きでない中立的な研究資金の出所を堂々と記載すればよいのです。この宣言と資金の出所と金額の記載が無ければ、利益相反が無いことの根拠は無く、述べていることは虚偽である可能性が疑われます。

　企業から資金の提供を受けておりながら、それは紐付きではないと、どう

しても主張するのならば、具体的に個々の研究者に対して資金を提供した企業名と提供された金額を明記しなければ意味がありません。たとえ明記しても果たしてそれが真実か否か（虚偽を書いても罰則はない）、その資金に紐が付いているか否かは厳密には不明ですが、明記しないよりはましです。利益相反に関する情報として執筆者各人の詳細（資金の出所、金額等）が明記されていなければ、全く意味がありません。そこのところの詳細が、日本動脈硬化学会などの体制側のガイドラインには全く記載されていないのです。しかし総て公的ではない企業名が列記してあるので、資金が紐付きであることを隠しおおせることはできません。

　この程度のことで科学的と自称する日本の最高権威である学会の、「治療ガイドライン」がまかり通っています。利益相反（conflict of interest）についての情報を公開することは、欧州から入ってきたやり方です。最近では論文を書くにあたり、この利益相反についての記載をするようになってきています。日本の体制は欧米のやり方に、止むを得ず仕方なく表面的に追随しているだけのようです。彼らの言う利益相反状況の申告とは、信用でき難いものと思われます。

　動脈硬化の本質は酸化LDLにあるのですから、その本質的な対策としてLDLの酸化を防ぐ抗酸化剤、活性酸素消去剤である野菜スープ、緑茶、ビタミンC・E、カロテノイド類、等々の摂取が重要であるというのが我々の主張です。ただ単にコレステロール値を下げる薬を飲めばよいという行き方には組することはできません。

10.　コレステロールについての5つの虚構

　血清コレステロール値を測定して基準値よりも高ければ、それは悪いものであるから減らさなければならない、という考え方が広く人々の中に植え付けられています。しかし、それは間違っています。

「人は血管（動脈）とともに老いる」、といわれます。動脈には十分に高い血圧がかかっていますから、傷ついて出血すれば致命的な事態になります。閉塞して血流が遮断されても同様です。心臓の冠動脈などの丈夫な大血管は破裂するのではなく、動脈硬化によって狭窄・閉塞をきたします。その動脈硬化はアテローム（粥腫）＋血栓というかたちをとり、アテローム血栓とい

われます。そのアテロームの核になるのがコレステロールを含む酸化 LDL です。それで欧米において、コレステロールを悪者に仕立て上げるという虚構がつくられたと思われます。

　いまも日本では血清コレステロールを低下させる薬剤の投与が、推計学という科学を装った医学の名のもとに、健康保険を使ってさかんに行われています。しかし実は LDL の成分にある不飽和脂肪酸が酸化されたものが問題なのであって、LDL に内蔵されたコレステロール自体は必需品であって善玉です。

　一流大学の医学部教授でも多国籍企業のメガファーマ（巨大製薬会社）に買収され、テレビ・新聞・雑誌・単行本などのマスコミも同様にして、コレステロールの虚構が維持されています。国民の圧倒的大多数が影響を受けているという意味では、これは国家的な犯罪かとも思えます。コレステロールについての誤った考え方が流布されている背景には、次の 5 つの虚構が仕組まれていることというふうに理解されます。

　第 1 の虚構：私たちの体にとって必要不可欠なコレステロールを含む LDL と、有害な酸化 LDL とは異なるものですが、両者が意図的に混同されています。

　第 2 の虚構：LDL コレステロール値が低いほど脳内出血による死亡率が高く、総死亡率も高くなる（長生きできない）という調査の結果が無視されています。コレステロール値を安易に下げることは間違っています。

　第 3 の虚構：重症の心筋梗塞では有害な酸化 LDL が多量に発生しており、それは軽症の狭心症では少ない。心筋梗塞・狭心症の重症度は酸化 LDL の多寡と相関しており、それは血清コレステロール値には関係がない。よって真の悪玉は酸化 LDL であるという、優秀な研究が無視されています。これは悪玉コレステロール説を唱える体制が、自分たちには都合の悪いデータは無視しているという 1 例です。この研究には、家族性高コレステロール血症の症例は含まれていないようです。

　第 4 の虚構：通常の高脂血症の調査研究に家族性高コレステロール血症を含めると、LDL コレステロール値とともに心筋梗塞死が増えるという結果になるおそれがあります。それが虚構です。家族性高コレステロール血症は、正常な LDL 受容体が欠損しているという独立した別の疾病単位ですか

ら、単なる高コレステロール血症とは統計上、区別して取り扱わなければなりません。家族性高コレステロール血症のみの統計でも、血清コレステロール値(400mg/dL以下では)と虚血性心疾患の発生率は必ずしも相関しません。

　第 5 の虚構：日本人の場合、全体の死因の 7% 程度にしか過ぎない心筋梗塞死とその LDL コレステロール値との間に、有るか無いか分からぬ程度の相関関係を、健常人や全疾患に拡大解釈して当てはめるのは間違っています。

　諸外国と日本人の場合を比較して見ますと、欧米人とくに北欧（フィンランド人）と米国人の場合は心筋梗塞による死亡率自体が高く、基礎になる血清コレステロール値と死亡率との相関性も高い（**図 5** [296 頁]）。このような欧米人の調査研究の結果を、日本人の場合にも当てはめてその治療概念をも模倣するのは間違っています。

第 1 の虚構にある問題：必需品のコレステロールを含む LDL と、有害な過酸化脂質ラジカルを含む酸化 LDL とを区別をせずに混同させている

　全細胞の膜に必須のコレステロールを運ぶ LDL（運搬体）と、有害な過酸化脂質ラジカルを含む酸化 LDL とを区別しなければなりませんが、両者が故意に混同されて流布されています。

　細菌の細胞膜は植物の細胞壁セルロースにちかく、動物の細胞膜よりも丈夫ですが、細菌を殺す抗生物質にはこの壁を傷つける作用があります。細胞壁を傷つけられると細菌は死にます。動物の細胞膜は細菌のそれよりはるかに弱く、細胞膜が傷つくことは細胞の死につながります。細胞膜は全細胞の生命線です。

　先述しましたように、コレステロールは生体の細胞膜の支柱成分として、重要な役割を担う物質です。生体の細胞膜は薄くて、ぶよぶよとしたやわらかいものですから、コレステロールはこれをしっかりさせる支柱のような働きをしています。

　そのコレステロールを各細胞に届ける運搬体の LDL の成分には、酸化されやすい部分があり、ヘム鉄を触媒にしたり、細胞内に発生する活性酸素種（水酸化ラジカル等）などによって酸化されるという宿命があります。酸化

には、

　①酸素と化合する、

　②電子1個を奪われる、

　③水素原子1個を引き抜かれる、

という3通りがあります。酸化は生体の中で刻々と常に生じている化学反応です。酸化に対して逆の還元作用も同様です。これが生きているということです。

　コレステロールを含むその運搬体であるLDLの中にある、リン脂質とエステル型コレステロールには、リノール酸を代表とする酸化されやすい不飽和脂肪酸が多く含まれています。不飽和脂肪酸は、前記③の水素引き抜きの格好の対象となります。ヒドロペルオキシドの水素が引き抜かれると、相手分子を酸化するアルキルパーオキシラジカル（LOO・）という過酸化脂質ラジカルで強力なフリーラジカルとなります。

　この場合、水素引き抜きの主役はヘム鉄を触媒として生じる水酸化ラジカルや、先行して存在していた過酸化脂質ラジカル等々です。その源は喫煙により吸入された過酸化水素かもしれないし、市販の精製された天ぷら油の過酸化脂質かもしれません。喫煙同様、精製された食用油による揚げ物は酸化された危険なものです。

　生じたアルキルパーオキシラジカル（過酸化脂質ラジカル）は、次は相手分子を酸化するという攻撃をいたします。過酸化脂質ラジカルは、今度は他の分子あるいは他の脂質から電子や水素を引き抜きます。この分子が単なる水素供与体であれば反応はそこで終わりますが、脂質が水素を引き抜かれた場合は、そのラジカル化した脂質がまた次の脂質から水素を引き抜く（酸化する）という、トランプのババ抜きのような悪循環の連鎖反応がはじまります。

　しかも元になる過酸化脂質は寿命が長い。それが破壊された細胞の外に出て血流に乗り、過酸化脂質はあちこちでフリーラジカルとなって全身の各細胞を酸化するという攻撃を繰り返します。その悪影響は全身に浸みわたり、計り知れないものがあります。もし無防備であればこれは致命的ですらあります。遺伝子の酸化から発がん、動脈壁内のLDLや各細胞膜等の酸化から動脈硬化等々が発生してきます。

　しかし生体は種々の抗酸化の防禦システムをもってそれに対処していま

す。また野菜の煮汁、ビタミン剤の摂取等の程度の差による個人差がそこに発生します。

　そういうわけで、生体に有害なのは LDL の中に含まれる脂質のラジカル化であり、コレステロールではありません。必要不可欠なコレステロールと、その運搬体である LDL の中の脂肪酸の部分が酸化されて有害な過酸化脂質ラジカルとなったものとが、故意に混同されています。両者は区別されなければなりません。

　LDL コレステロールを（薬剤で）減らすという単純な考え方ではなく、LDL の中の脂質が酸化されにくいような体内環境をつくることの方が大切です。十分な量の各種の抗酸化剤を継続的に摂取していくことが必要です。血清 LDL コレステロール値を下げることばかりを強調するのはよくありません。

第2の虚構の問題：LDL コレステロール値80 〜 139mg/dL の範囲内では同値が低いほど総死亡率は高く、同値が高くなるほど総死亡率は低くなる事実が無視されている

　表1(273頁)の脳実質内出血による死亡率を見てみます。LDL コレステロール値が 80mg/dL 未満という低値の死亡率にハザード比を乗じたものを 1 とした場合、LDL コレステロール値が増加するにしたがい死亡率比は減少し、LDL コレステロール値が 140mg/dL 以上になると死亡率比は 0.45 と半分以下になっています。コレステロール値が低いほど脳内出血になりやすく、同値が高くなると脳内出血を起こしにくい、ことがわかります。この論文の主題は低 LDL コレステロール血症と脳出血の間には関係がある、となっています。

　表1の一番下に冠動脈疾患すなわち心筋梗塞の死亡率比が示されています。因みに日本動脈硬化学会の診断基準によれば、LDL コレステロール値140mg/dL 以上が高 LDL コレステロール血症、同値 120 〜 139mg/dLが境界型、とされています。表1の右端の「≧ 140」のグループが高LDLコレステロール血症のグループということになります。

　LDL コレステロール値 139mg/dL 以下の範囲内では、LDL コレステロール値と死亡率の間にはほとんど関係がありません。一般に p 値が 0.01 以下

でなければ両者の間には優位の差がない、とみなされます。強いていえば
LDL コレステロール値が 140mg/dL 以上のグループのみがわずかに p 値 0.02
以下で、このグループだけには差があるのかもしれません。この高 LDL コ
レステロール血症のグループの死亡率の比だけが、基準グループの 1.5 倍と
やや多くなっています。ここに家族性高コレステロール血症の症例が混入さ
れている可能性があります。

　したがって、LDL コレステロール値が 140mg/dL 以上であり、かつ冠動
脈疾患のリスクがある人に限り心筋梗塞・狭心症の予防のための治療・指導
が必要になるという、日本動脈硬化学会の指針は肯定されます。もし一般の
臨床で LDL コレステロール値が 140mg/dL 以上あるというだけで、冠動脈
疾患のリスクはないのに投薬されているなら、それは同学会の指針にも反し
ています。

　LDL コレステロール値が低いほど総死亡率や脳内出血の死亡率が高いと
いう論文の結果について日本動脈硬化学会は、それは「見かけ上のもの」で
あるとして否定しています。

　肝硬変の肝がんの死亡者が低コレステロールでの死亡率の上昇に寄与して
いるといいますが、その論法で高コレステロールでの死亡率の低下に寄与す
る疾患を求めることはできません。

　体制側の言い分には理論はなく、言い逃れのようなもので根拠はない[11]
と私には思われました。

　脂質異常症（高コレステロール血症ほか）に対する日本動脈硬化学会の治
療指針は、まず生活習慣の改善にあり、①禁煙は必須で、肥満を軽減させる
ことになっています。②肉の脂身・乳製品・卵黄の摂取制限、魚類・大豆を
増やす、③野菜・果物・未精製の穀類・海草をすすめ、④食塩制限、⑤アル
コール制限、⑥ 30 分以上の有酸素運動等々、をすすめています。冠動脈疾
患のある症例では生活改善とともに、薬物療法を考慮する。生活習慣の改善
は動脈硬化性疾患の予防の根幹である、安易な薬物療法の導入は厳に慎むべ
きであり、薬物療法開始後も継続を要する、云々と述べられています。

　日本動脈硬化学会の治療指針には、フリーラジカルである酸化 LDL への
フリーラジカル対策という考え方はありません。脂質ラジカルという用語は
一切出てきません。これでは到底科学的であるということはできません。ま

た、単なる野菜食では不十分であって、紫外線を浴びた葉菜の煮汁が大切なのです。紫外線がフリーラジカルをつくり、そのフリーラジカルを打ち消すために植物は抗酸化物質をつくっているのです。

『長寿のためのコレステロール ガイドライン 2010 年版』は初版で絶版となっておりましたが、次のような続編が出版されていることを釘克志さんから教えられました。『続「長寿のためのコレステロール ガイドライン」作用メカニズムから見たコレステロール低下医療の危険性』[12] です。

　取り寄せて見ましたらその内容は、薬剤の服用で血清コレステロール値を下げても有益ではない、という論証です。

　この本の"おわりに"、「アメリカの学界では、延期に延期を重ねてきたコレステロール・ガイドラインの改訂版を公表した。『LDL コレステロール値の基準値を決め、それ以下に保つようスタチンを使う』というこれまでの医療の基本を、『臨床としてエビデンスがないとして放棄した』」、と書かれています。スタチンは血清コレステロール値を下げる代表的な薬剤名（商品名ではない）です。

　しかしこのアメリカの学会の話はちょっと複雑です。新しい心血管系疾患のリスク計算ツールにより、心血管系の疾患のリスクが高い（動脈硬化性疾患発症リスクスコアが 7.5% 以上高い）症例では、心血管系疾患の既往歴が無く LDL コレステロール値が 189mg 以下であってもスタチン投与をすすめる、となっています。ひるがえって、このリスクが 7.5% 以下であれば、スタチン投与の対象としない、ということになります。LDL コレステロール値が 190 以上であればスタチン療法の対象者となることに変わりはないようです[13]。

　また『作用メカニズムから見たコレステロール低下医療の危険性』(119 頁)によると、この動脈硬化性疾患の発症リスクスコアが使える（有用である）ことを証明する臨床研究が全く存在しないのが問題である、といいます。

第3の虚構にある問題：心筋梗塞とその重症化の真因は LDL コレステロールではなく酸化 LDL の増加である

　私たちの体の全身にあります動脈は、それぞれ役目に応じて多少構造が異なっています。大動脈や冠動脈などの大きな血管は内膜・中膜の外に、強い

血圧にも耐えられるように丈夫な外膜をもつ3重構造になっています。

　▲内膜の最も内側は血管の縦軸に沿って並ぶ薄い単層の内皮細胞であり、これらはわずかな結合組織で取り巻かれています。内皮細胞の上皮（細胞膜）は直接血流に触れています。この内皮細胞が酸化LDLの中の過酸化脂質ラジカルによって、酸化されるという傷害を受けます。この酸化は、内皮下腔に生じた動脈硬化の病巣であるアテローム（粥腫）内の酸化LDLに由来します。内皮細胞の傷害は重大な結果をもたらしますが、詳細は省略します。内膜には、内皮細胞の次に基底膜があり、その次に窓をもち弾性のある内弾性板があります。

　▲中膜には、発達した弾性線維と平滑筋細胞がつながりあって輪状及びらせん状に配列されています。動脈が心臓から遠ざかるほど、その弾性線維は減少し平滑筋が増えます。この中膜の平滑筋細胞は冠動脈においては、酸化LDLの貪食細胞として働きます。

　中膜病変に関しては、①胸腹部の大動脈においては石灰化が生じて大動脈瘤となり、②冠動脈においてはマクロファージと平滑筋細胞が内膜へ移動して酸化LDLを貪食しアテローム（粥腫）となり、③脳内の穿通枝動脈においては平滑筋細胞の組織融解・壊死が生じて動脈瘤をつくる、という違いがあります。しかし①②③のいずれにも共通して、酸化されたLDL由来のフリーラジカルが深くかかわっていると考えられます。

　ただし、昭和49年に出版された名著『脳出血の病理』（文光堂）で大根田玄寿教授は上記③の穿通枝動脈の中膜平滑筋の組織融解は酵素による、と書いておられます。当時はまだフリーラジカルに関する知見は乏しかったのです。

　▲外膜は血管と周囲を結びつけ、縦方向に並ぶ結合組織性の細胞と斜走する線維の格子構造をもっています。大きな動脈、冠動脈は外膜をもっています。心臓は1日24時間に10万回ぐらい休まずに拍動しますので、その重労働をしている心臓の筋肉を養う冠動脈の血管壁は丈夫につくられています。その結合組織と伸縮する筋肉の線維はタテヨコ互い違いという強い構造になっており、通常では狭窄こそすれ動脈瘤などはできず、破裂することはありません。

　これに対し、脳内の細くて短い穿通枝動脈にはこの丈夫な外膜は存在せず、動脈瘤が生じて破裂する危険性があり、両者のちがいは対蹠的です。冠動脈

の動脈硬化は脳内の細い穿通枝動脈とは異なり、アテローム（粥腫）血栓というかたちをとります。冠動脈の破綻形式は脆弱な脳内動脈とは異なり、破裂ではなくアテローム血栓による狭窄から閉塞です。

　動脈壁を構成するこれら全細胞も、その細胞膜がコレステロールを必要としていますのでLDLは各細胞内に取り入れられます。しかし酸化されたLDLは通常のLDL受容体には受け取られず、代わって異物処理専門のマクロファージおよび中膜平滑筋細胞がこれを処理します。

　血液の中にある単球という細胞が内皮細胞間の間隙から進入しマクロファージ（食細胞）となり、また中膜内の平滑筋細胞も内膜下に移動してきて、酸化LDLを貪食します。しかし有毒な酸化LDLを無制限に摂取するマクロファージや平滑筋細胞などの貪食細胞は死んでしまいます。そうして酸化LDLは次から次へと発生してきます。内膜下には堆積した貪食細胞の死骸 / 泡沫細胞が累々と積み重なり、アテローム（粥腫）をつくります。内膜は血管腔内にせり出して動脈腔は狭窄します。これを画像診断上はプラーク（plaque: 斑、歯垢）といいます。

　アテロームによって肥大した内膜下腔の部分を養うための栄養血管（血管内血管）が、外膜から新生されてきます。丈夫な冠動脈は外膜をもっています。内膜下腔に進出してきた栄養血管の細胞膜は脆弱であり、酸化LDLが分解されて遊離した過酸化脂質ラジカルによっても酸化されて傷つきます。そこから容易に出血します。出血して止血されれば、それが血栓となります。その血栓によって血管腔はさらに塞がれ、やがて血栓性アテロームによって血管は閉塞されます。

　冠動脈の血流が遮断されると、冠動脈から血流を受けていた心筋は壊死におちいります。このとき激烈な狭心症の胸痛が発生します。さらに壊死におちいって脆くなった部分の心筋が穿孔すれば、心臓内の動脈血がどっと胸腔内へ噴出して即死します。

　心筋梗塞死は、動脈壁内で処理された酸化LDLの堆積がもとになっており、そこにコレステロールが溜まっていますから、酸化LDLの前身であるLDL、さらにコレステロールが犯人あつかいをされたのです。LDLの酸化変性が動脈硬化のはじまりであるとする酸化仮説を提唱した、ゴールドスタインとブラウンの先駆的な研究は、家族性高コレステロール血症の患者さん

たちについてでありました。このお 2 人は 1985 年のノーベル賞を受賞しています。

　冠動脈疾患の重症化において、LDL 受容体が欠損しているか少なめの家族性高コレステロール血症の場合と、LDL 受容体が正常に存在していると思われる日本人グループについてもう少し深く考えてみます。

　大阪市立大学の研究者たちによる、世界で初めて心筋梗塞・狭心症の患者さんたちの酸化 LDL 等を測定した画期的な論文が存在することは先述しました（270 頁）。これは非常に優秀な研究であり、重要な意味を持っています。重症（急性心筋梗塞）・中等度（不安定狭心症）・軽症（安定狭心症）・対照の 4 群の冠動脈疾患の患者さんたちにおいて、酸化 LDL と総コレステロール、HDL コレステロール、LDL コレステロールの量を同時に測定した研究です（**図 3**［289 頁］）。

　研究の対象となった患者さんたち重症・中等度・軽症 3 群の総コレステロール値はそれぞれ 195±42mg/dL、191±42mg/dL、195±38mg/dL です。ここには、総コレステロール値が極端に多い家族性高コレステロール血症の症例は含まれていないとみられます。ここが基本であり大切です。この論文では総コレステロール値が 220mg/dL 以上である場合を高コレステロール血症と定義しています。家族性高コレステロール血症とは、本章の**図 4** 左（293 頁）に示されるような総コレステロール値が 300 ～ 400mg のグループです。

　図 3 の左側のグラフは、虚血性心疾患の程度別（横軸）に酸化 LDL の量（縦軸）を測ったデータの分布を示します。白丸○と赤丸●がそれぞれ患者さん 1 人ずつを表わします。4 本の柱のグループは左から急性心筋梗塞（AMI）、不安定狭心症（UAP）、安定狭心症（SAP）、対照群（Control: 何もない人、健常者）という順になっています。赤丸●で示されたデータが高コレステロール血症（血清総コレステロール値が 220mg/dL 以上）の患者さんたちです（n は症例数）。白丸○はコレステロール値が基準値以内の対照群症例です。

　これによれば各グループにおいて、血清コレステロール値が高くない例（白丸）と高コレステロール血症の例（赤丸）とが混在しています。重症の急性心筋梗塞（AMI）群でもコレステロール値が低い例があり、軽症の安定狭心症（SAP）群でもコレステロール値が高い例が多く認められます。重症度にコレステロール値は関係ないということです。しかし酸化 LDL 値が（○

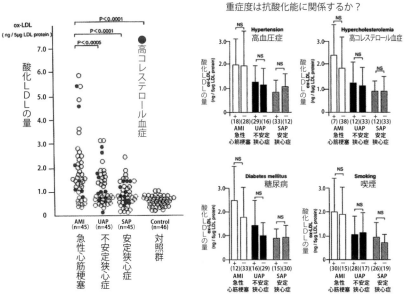

図３：心筋梗塞の重症化は酸化 LDL 濃度に相関

（Ehara S., et al. Elevated levels of oxidized low density lipoprotein show a positive relationship with the severity of acute coronary syndromes. *Circulation*, **103**, 1955-1960, 2001）より作成

と●を合わせて）高い症例が、重症に多く軽症に少ないのは一目瞭然です（**図3左**）。

　重症（急性心筋梗塞）群の酸化 LDL の量は最高 6.0（ng/5μg LDL protein）まで広がっており、次の中程度群の酸化 LDL の量は最高 3.0 まで、軽症群は 2.0 まで、狭心症ではない対照群の酸化 LDL の量は 1.0 以下の低いところにかたまっています。

　図3左の各グループ内のデータのばらつきは大きく見えますが、重症群を基準にして他の3群の酸化 LDL の量との差を、推計学的に比較しています。重症群と中程度群との差、重症群と軽症群との差、重症群と対照群との差の、それぞれの p 値は 0.0001 未満となっています。0.0001 つまり 10000 分の1以下の確率で両者の差がない。裏を返せば 10000 分の 9999 以上の確率で両者の差がある、差は確実にある、酸化 LDL と重症度とは相関している、ということです。心筋梗塞には、酸化 LDL が重大な影響を与えていること

が示されています。

　総コレステロール値220mg/dL以上の高脂血症の症例（●）は重症・中程度・軽症の各群に散らばっています。狭心症ではない対照群には、高コレステロール血症の人は含まれていません。重症群にも総コレステロール値が高くない人もいれば、軽症群に総コレステロール値の高い人がいます。一見して総コレステロール値と心筋梗塞の重症度は関係がないように見えます。

　著者らはさらに1歩踏み込んでいます。危険因子別に酸化LDLの量を整理したデータが、図3の右側の棒グラフです。それぞれ重症度を表す白色（AMI：急性心筋梗塞）、黒色（UAP：不安定狭心症）、灰色（SAP：安定狭心症）に塗られた2本1組の棒グラフの＋と－は、危険因子の有無を示します。（－）は各危険因子が無いという対照群です。これによれば高血圧症、高コレステロール血症、糖尿病、喫煙という危険因子の有無と酸化LDLの量との間には、棒グラフの高さには差があるように見えますが、有意の差はない（NS ＝ No Significant）という結果になっています。高血圧症・高脂血症・糖尿病・喫煙者であろうとなかろうと、心筋梗塞の重症群では酸化LDLは多く、狭心症の軽症群では少ないということです。それほど酸化LDLが決定的な因子であります。

　ここで問題になるのは高コレステロール血症の場合です。LDLコレステロール値が220mg/dL以上の群とそれ以下の群とに二分して、両者の差を推計学的に検討して、有意の差がなかったといいます。元々母集団のLDL値の幅が、重症195±42mg/dL・中等度191±42mg/dL・軽症195±38mg/dLと狭いのに、その集団をわずかに二分したことでバイアス（判断の偏り）が生じたのではないか、という疑問も生じます。二分せずに総ての症例を並べて、縦軸の酸化LDL値と、横軸のLDL値との間に相関関係がないということを検証することが望ましい。それではじめて、LDL値とは直接関係がなく、酸化LDLは存在しているといえます。

　心筋梗塞（死）の真犯人はLDLコレステロールではなくて、酸化LDLでした。狭心症の重症化と、フリーラジカルとなった酸化LDLとは直接関係しています。冠動脈を狭窄させ閉塞させるアテローム血栓は、侵入し累積する酸化LDLを処理したマクロファージや平滑筋細胞の堆積物です。

　この場合酸化LDLは、生体の防衛反応であるマクロファージ等による貪

食のみによらず、抗酸化物質等によっても処理ができると考えられます。実際生体内では抗酸化物質等による還元等の、酸化LDLの処理システムが働いているはずです。

　酸化LDLは、LDLコレステロール値が基準値以内であっても、微量ながら血中に存在しています。**図3**左の図の4群のうちの右端control：対照群では、酸化LDLの量が1.0（ng/5μg LDL protein）未満と少量ながら発生しています。この少量の酸化LDLは、プラークの形成・動脈硬化に至らないように、生体に備わった抗酸化システムが働いて処理した結果の少量であると思われます。

　酸化LDLがマクロファージや平滑筋細胞に貪食される前に、十分な抗酸化物質によって還元されれば元の単なるLDLに戻ると考えられます。酸化されていないLDLは細胞内で分解され、コレステロールは遊離されて必要なところに配られます。酸化LDLが十分に少なければ、マクロファージによる大量の酸化LDLの貪食もありませんから、泡沫細胞から成るアテロームは生じません。アテローム血栓が生じなければ動脈硬化は生じません。

　酸化LDLを消去（還元）する能力、すなわち抗酸化能の個人差が狭心症の重症化（動脈硬化の程度）を左右していると考えられます。

　その抗酸化能の個人差は何に由来するのか。それは私たちが人為的にできることとしては、多量のフリーラジカルを吸入する結果となる喫煙をしない等の生活習慣の是正、野菜の煮汁やお茶をはじめビタミンC・E・B・カロテノイド類のサプリメント等々の抗酸化物質をどれだけ摂取しているか等々によって決まります。

　したがって次の研究としては、患者さんたちの酸化LDLおよび抗酸化能を測定すればよいということになります。そうすれば、たとえ高（LDL）コレステロール血症であっても、抗酸化能が高ければ酸化LDLは少なくなり、かつ心筋梗塞等の動脈硬化疾患になりにくい。またその逆も真なりで、抗酸化能が低ければ酸化LDLは多くなり、かつ心筋梗塞等の動脈硬化疾患にもなりやすいというデータが出てくるかもしれません。私が知らないだけで、すでにそういう研究はなされているのかもしれません。

　臨床では未だ個々の患者さんたちの酸化LDLや抗酸化能を測定することはできません。その代わりに、酸化LDLと抗酸化能という相反する因子の、

相殺効果の結果である動脈硬化の程度とその推移を見ることができます。頸部血管エコー検査、負荷心電図、頭頸部の MRA 検査等をすることで、頸動脈、冠動脈、脳底の動脈等の主要な血管の動脈硬化の有無、程度を見ます。

　もし動脈硬化がなく、あってもその程度が軽くかつ進展しないようであれば、たとえ血清コレステロール値が高くても許容される、と考えられます。また動脈硬化が認められれば、血清コレステロール値が基準値以内であっても要注意であり、治療対策が必要と考えられます。

　それで繰り返しますが対策は生活改善のほかに、過酸化脂質ラジカルの生成のきっかけとなる活性酸素種を消去するために、酸化 LDL の有害性を打ち消す、すなわち還元するために、野菜の煮汁やお茶の常用、サプリメントビタミン C・E・B などの抗酸化（還元）物質の摂取をつづけるのです。また、酸化されやすい精製された食用油、すでに酸化された精製油による加工食品の摂取を止めることです。この考え方で動脈硬化による、冠動脈の狭窄・閉塞、脳動脈瘤の予防まで対処できるのではないかと考えられます。原理的に一元論で対策を一本化します。

第 4 の虚構の問題：遺伝的な少数の家族性高コレステロール血症は特殊であり、多数を占める通常の高脂血症と区別して統計をとるべき

　家族性高コレステロール血症という優性遺伝の疾患は機能的な LDL 受容体の、遺伝的欠損やその発現低下によるものです。その結果、血中（細胞外）の LDL が溢れかえって、総コレステロール濃度がヘテロ接合体で 260 ～ 500mg/dL、ホモ接合体では 600 ～ 1000mg/dLと非常に高くなります。この疾患の LDL コレステロールの高値と心筋梗塞は、密接な関係にあります。この特殊な疾患の存在によって、高脂血症の研究は発展してきました。

　家族性高コレステロール血症には、ホモ接合体とヘテロ接合体の 2 種類があります。前者は一般人口 100 万人に 1 人の頻度で認められ、そのほとんどは子どもの時期に心筋梗塞で死亡します。LDL コレステロール値が 180mg/dL 以上の後者は約 500 人に 1 人の割合でみられ、より軽症で多様な臨床症状を示します。実際は後者が通常の高コレステロール血症の統計に混入してくることが問題となります。この症例を除外せずに統計処理をすると、

誤った結論が導き出されます。

　このような特殊な症例は一般人を対象とした疫学的研究では、母集団から
は除外する必要がありますが、各論文を見てもこの特殊な高脂血症を除外す
るという決然たる姿勢は見当たりません。

　家族性高コレステロール血症の血清総コレステロール値と、虚血性心疾患
（心筋梗塞）の発生率の関係を示したものが下記の**図4**です。血清総コレス
テロール値が280mg/dL以下の群とくらべて、それ以上の群では虚血性心疾
患の合併率が高くなりますが、280mg/dL以上で400mg/dLまでの3群では
総コレステロール値と同疾患合併率は相関していません。むしろ虚血性心疾
患の合併率は減少しています。400mg/dL以上になると同疾患合併率は急激
に増えます。この特殊なケースである家族性高コレステロール血症において
も、総コレステロール値と虚血性心疾患の合併率の間には、直線的な相関関
係はみられないという結果になっています。両者の間には、ここでも何か他
の要因が存在していることを示唆しています。

　家族性高コレステロール血症の場合、LDLとともに血中および細胞内の
酸化LDLも増加していると思われますが、果たして血中の酸化LDLの量

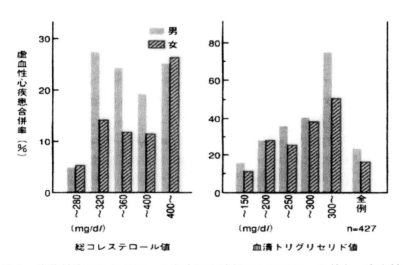

**図4：家族性高コレステロール血症の血清総コレステロール値と、虚血性
　　　心疾患（心筋梗塞）の発生率**

（木原進士ほか「高脂血症と動脈硬化」、北徹編『動脈硬化の分子医学』137頁、羊土社、1994）

が測定されているのかどうか、私は寡聞にして知りせん。また、総 LDL の中のコレステロールが、果たして細胞膜の強化物質として正常に利用されているのかどうかも問題であります。

　家族性高コレステロール血症では冠動脈疾患対策として、血中 LDL 濃度を減少させるスタチン系等の薬物療法を厳格に実施しなければならないとされています。この考え方の基本が、そのまま家族性高コレステロール血症ではない通常の（遺伝性ではない、コレステロール値が極端な高値ではない）高コレステロール血症の人々にも準用されているというのが、日本の現状のようです。

　図4は『動脈硬化の分子医学』という分担執筆の小さな薄い本から引用したものです。20 年も前に出版されたものですが、内容は非常に優れたものであると専門家ではない私にもわかります。その後改訂版も出されておらず、類似の新しいものも見つかりませんでした。この本の編者は北徹という当時京都大学の教授ですが、現在の日本動脈硬化学会の理事長で、この方のお名前で先ほどの "「長寿のためのコレステロール ガイドライン 2010 年版」に対する声明" が出されています。

　家族性高コレステロール血症と単なる高コレステロール血症との本質的な差異は何か、を考えてみます。

　血漿中の LDL を細胞内に取り込むための、LDL 受容体が細胞の表面にあります。コレステロールが細胞内に豊富になると、LDL 受容体は新規に合成されなくなり、LDL の細胞内への取り込みは抑制されます。通常はこういう調節が自動的に行われています。

　問題は LDL の酸化です。通常は LDL の酸化は細胞内で行われます（板部他）。家族性高コレステロール血症で重要なのは、細胞内に取り込まれずに血中に溢れかえっている過剰な LDL が酸化されて、酸化 LDL がつくられることであるとされます。酸化 LDL はマクロファージのスカベンジャー受容体によって無制限に動脈壁内のマクロファージに取り込まれます。それはマクロファージの泡沫化から動脈硬化へと進みます。

　家族性高コレステロール血症における細胞表面の LDL 受容体の欠損ないしは減少は、細胞内に取り込まれる LDL すなわちコレステロールの正常な供給ルートの減少を意味します。酸化 LDL のコレステロールは、この正常

な供給ルートに乗らないだろう、供給ルートに乗っても供給量は十分ではないであろう、という前提です。

　コレステロールは細胞膜の強化成分ですからコレステロールの供給不足は、細胞膜の脆弱化をもたらします。その結果、重要な動脈内皮細胞の細胞膜が傷つきやすく、内膜下に生じたアテロームへの新生血管の細胞膜も傷ついて出血しやすくなります。出血して止血されると血栓が生じ、そのアテローム血栓が冠動脈を狭窄・閉塞させます。

　また増加している酸化LDLの過酸化脂質ラジカルが同様にして、動脈内膜や新生血管等に傷害を与えます。そういうわけで家族性高コレステロール血症は非常に危険な状態にあるといえます。その危険性は、各細胞膜の脆弱化と、増加している酸化LDL内に生じる傷害性の過酸化脂質ラジカルの増加による、と考えられます。

　ヘテロ型家族性高コレステロール血症は500人に1人という頻度で認められるものですから統計処理上、家族性高コレステロール血症ではない群と区別し、特殊な例として取り扱わなければなりません。積極的に冠動脈硬化症の発生に留意し、定期的に頸部血管エコー検査等を行うことが必要です。

第5の虚構の問題：心筋梗塞死の多い欧米人の研究結果をそれの少ない日本人へ直輸入する誤り。日本は北欧北米とちがって抗酸化物質の素材（野菜・緑茶）が豊富である。

　図5 (296頁) は世界各国における、血清総コレステロール値と冠動脈疾患（心筋梗塞）による死亡率の関係です。日本、南欧2地域・中欧・北欧の欧州5ヵ国、米国の7ヵ国の6地域において25年間追跡した結果をまとめた原著論文の図を、著者以外の日本人研究者が色分けして太線に書き換えたものです[8] 78頁。因みに血清総コレステロール値とLDLコレステロール値は大体同じ傾向をとります。総コレステロール値の計算法は次の通りです。

総コレステロール＝LDLコレステロール＋HDLコレステロール＋中性脂肪×1/5

　日本人グループは耳納山麓の福岡県田主丸町 (現久留米市田主丸町) と、海浜の熊本県牛深市 (現天草市牛深町) の1010人で、その死亡率は図5中の黒線で一番下位です。総コレステロール値は下限の124±14mg/dLからは上限の212±21mg/dLまでの間にあって、死亡率の増加がほとんど認められません。

むしろ途中でいったん減っています。

　この論文の結論は、世界各国で血清コレステロール値と冠動脈疾患の死亡率は相関している、となっています。各国間の死亡率の大きな差違は、食餌等の1次予防の重要性を示しています。

　北欧と米国は、参加者の総コレステロール値が最高のグループでそれぞれ平均321±37mg/dLと平均300±33mg/dLと非常に高く、死亡率も日本人の数倍は高く、日本人とくらべものになりません。死亡率はコレステロール値の増加とともに直線的に増加しています。北欧と米国の参加者のコレステロール値は日本人のそれより100mg/dL以上高く、そこには家族性高コレステ

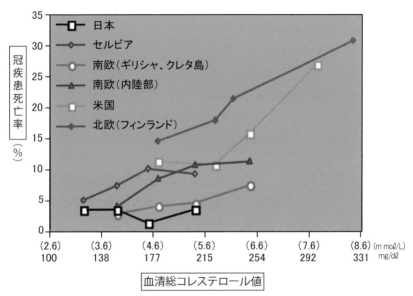

図5：血清総コレステロール値と冠疾患死亡率の国際比較

（Verschuren W.M.M. et al. Serum Total Cholesterol and Long-term Coronary Heart Disease Mortality in Different Cultures. *JAMA*. **274**, No.2, 131, 1995）をもとにして作図された（日本脂質栄養学会ほか『長寿のためのコレステロールガイドライン2010年版』中日出版社、78頁、平成22年）より作成

血清コレステロール値4分位における心疾患死亡率－7カ国6地域における25年間の追跡調査結果
この結果は、（ア）地域、生活習慣を越えて、高コレステロール値は心疾患の危険因子であった、と解釈されているが、（イ）同じコレステロール値でも心疾患発症率に数倍の差があり、コレステロール値以外の因子がより重要な危険因子である、という解釈は、なおざりにされている。また、フィンランドと米国の集団には異常にコレステロール値の高い群が含まれ、一般集団ではなかったことが示唆されている。

ロール血症が含まれていないという記載が見当たりませんでした。多分家族
性高コレステロール血症の症例が混入されているのではないか、と思われま
す。

　日本では前記の2地域で、総コレステロール値232mg/dL以上の十分な人
数をこの研究に参加させることができなかったのでしょう。日本人には高コ
レステロール血症に該当する患者が少ないのです。日本人の狭い総コレステ
ロール値の幅と同程度の幅であるセルビア（旧ユーゴスラビア）人の場合は、
総コレステロール値と死亡率の間にやや正の相関がありそうです。

　このように国際的に比較して見ると、とにかく日本人の場合は心筋梗塞死
自体が少なく、かつ総コレステロール値のレベルも低く、総コレステロール
値が124±14mg/dLからは212±21mg/dLまでの間では両者の相関すらありま
せん。総コレステロール値の上限がもう少し高い集団で同様に冠動脈疾患の
死亡率を調べると、表1の最も下の欄（この表ではLDLコレステロール値
が対象）のような結果が得られるのでしょう。いずれにしろ欧米人と日本人
の冠疾患の死亡率の差は格段に大きいということは間違いないのです。

　北欧フィンランドの首都ヘルシンキは北緯60度です。米国のニューヨー
クは日本の秋田と同じく北緯40度です。心筋梗塞の死亡率の高い国々は寒
冷であり、そこではお茶を飲み野菜とくに野菜の煮汁を摂取する習慣はない
のだろうと思います。これに対し南欧地中海沿岸の国々（図5の緑色の線で、
日本人に次いで死亡率が低い）では、強力な抗酸化物質を含む未精製（バー
ジン）のオリーブ油が常用されていると聞きます。

　一方日本では、燦々と照る陽光の紫外線を浴びて豊富な抗酸化物質を産生
する野菜と緑茶が、人々の重要な抗酸化物質の供給源です。この抗酸化物質
が活性酸素種を消去し、酸化コレステロールの産生を抑制し、脂質ラジカル
を還元し、動脈壁内のアテロームの形成を抑制する結果、心筋梗塞の死亡率
を低下させるものと理解されます。

　こういう恵まれた気候風土の差が、図5に見られる日本人と欧米諸国と
の間の冠疾患死亡率すなわち心筋梗塞死亡率の圧倒的な差をもたらしている
と思われます。

　日本列島は古来豊葦原の瑞穂の国といわれ、米穀や野菜の栽培に適した山
紫水明の地であります。抗酸化物質がふんだんに摂取できるという意味でも

たいへん恵まれています。私どもは欧米の文化に対する劣等感から脱し独立自尊の精神をもって、この栄えある国土に生を享けた恩恵を深く感謝しなければならないと思わされます。

参照

1）ワルター・ハルテンバッハ著、大島俊三・小出俟子共訳、奥山治美監修『コレステロールの欺瞞』中日出版社、平成 23 年
2）入村達郎ほか監訳『ストライヤー生化学 第 7 版』328 頁、東京化学同人、2013
3）奥山治美「コレステロール医療の方向転換―緊急の課題」*薬学雑誌*、**125**(11)、833-852 頁、2005
4）前田浩『活性酸素と野菜の力』119 頁、幸書房、2007
5）村勢敏郎『高脂血症診療ガイド 第 2 版』90 頁、文光堂、2012
6）Noda, H. et al. Low-Density Lipoprotein Cholesterol Concentrations and Death Due to Intraparenchymal Hemorrhage, *Circulation* **119** (16): 2136-45, 2009
7）日本脂質栄養学会・コレステロールガイドライン策定委員会監修、奥山治美ほか編著『長寿のためのコレステロール ガイドライン 2010 年版』中日出版社、平成 22 年
8）*J. Lipid Nutr.* 17：67-78, 2008
9）日本動脈硬化学会「『長寿のためのコレステロールガイドライン 2010 年版』に対する声明」、インターネット、2010 年
10）杉山大典ほか「わが国の虚血性心疾患の疫学」*医学のあゆみ*、Vol. **245**、1115 頁、2013
11）日本動脈硬化学会『動脈硬化性疾患予防のための脂質異常症治療ガイド 2013 年版』112 頁
12）日本脂質栄養学会・コレステロールガイドライン策定委員会監修、奥山治美ほか編著『続「長寿のためのコレステロール ガイドライン」作用メカニズムから見たコレステロール低下医療の危険性』西海出版、平成 26 年
13）金木正夫「スタチンをめぐる米国新治療指針」*アンチ・エイジング医学*、Vol. **10**、No. 1、77 頁、2014

第10章　脳卒中の研究
——脳卒中対策は降圧剤のみではなく
　高蛋白食と抗酸化物質を——

1.　活性酸素種／フリーラジカルとその消去剤／抗酸化剤

　原子核の周囲を回る電子の各軌道内の電子の定員は2個です。各軌道にスピン（旋回）が正反対の電子が2個あれば、スピンは互いに打ち消し合って0となり分子は安定状態にあります。

　分子内の電子は通常2個ずつ対を作って安定していますが、対の相手を失うと不対電子となり、不対電子をもつ原子や分子をフリーラジカルといいます。

　酸素分子は全部で16個の電子をもっていますが、**図1-1**（300頁）の下の1から7までの軌道内には電子が2個ずつスピンが0の安定した状態で入っています。しかし最外側の8と9の2個の軌道内には電子は1個ずつしか入っていません。これらの電子を不対電子といい、不対電子をもつ原子や分子をフリーラジカルといいます。

　通常の酸素分子は8と9の2個の軌道内に別々に、同じ方向の2個の不対電子をもっているのでビラジカルといいます（**図1-2**［300頁］の左）。同じ方向の2個の不対電子があると互いに力を弱め合って、1個の不対電子をもつフリーラジカルよりもむしろ活性が弱くなり、ビラジカルは酸素分子の中では比較的安定したかたちで、これを基底状態といいます。1個の不対電子をもつ酸素のフリーラジカルには、**図1-2**の右のスーパーオキシドアニオンラジカル（O_2^-）があり、これは9の軌道に1個の電子を取りこむ（相手を酸化する）反応をする活性酸素です。

　酸化によって最外殻の電子を1個だけ奪われ（酸化され）ると不対電子となり、その原子ないしは分子は不安定な状態となって、他の原子ないしは分子から電子を1個奪い返して元の安定状態に戻ろうとします。不対電子をもったこの不安定な原子ないしは分子をフリーラジカルといいます。酸素のフリーラジカルが活性酸素です。

　活性酸素種は反応性が高く、適度な活性酸素種は細胞内シグナル伝達など

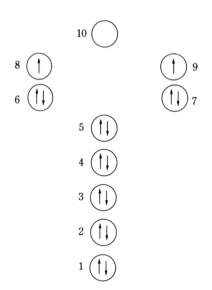

図 1-1：酸素分子（O₂）中の電子の配置

矢印は電子を表わし、↑はスピン ½、↓はスピン－½ を示す

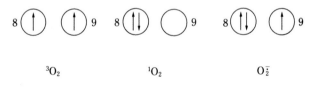

$^3O_2$ $\quad$ $^1O_2$ $\quad$ O_2^-

図 1-2：活性酸素

三重項酸素（$^3O_2$）、一重項酸素（$^1O_2$）、スーパーオキシドアニオンラジカル（O_2^-）の電子配置

（永田親義『活性酸素の話』57 頁、61 頁、講談社ブルーバックス、1996）より作成

に必要ですが、過剰なそれはリン脂質・蛋白・DNA などを酸化して、種々の疾患の原因や重篤化に大きな影響をあたえていることが分かっています。動脈硬化・脳卒中のもとになる病変は、動脈内膜の内皮細胞が慢性的に活性酸素種による傷害を受けた結果である、と考えられています。

　有害な活性酸素種を消去するためにビタミン C やビタミン E などの抗酸化剤の摂取が有益であろうと考えられ、そのことを確かめるための研究が行

われてきました。しかし有効であるという決定的な結果は得られていないといわれます。

　その一つ目の理由は、活性酸素をすべて有害とすることが誤っているからです。生体の電子伝達系に代表される化学反応では、活性酸素は正常なエネルギーを産生するために必要なものだからです。また、異物として生体内に侵入したウイルスや細菌を殺傷するために生体は、酵素から活性酸素を放出してそれらを殺傷し、自己を防禦しています。

　そこで生体にとって必要不可欠な活性酸素は温存させ、疾患の原因や重篤化にかかわる活性酸素のみを除去するような抗酸化剤をつくるという試みが生まれています。

　2つ目の理由は、酸化還元システムの中に投入された抗酸化剤は、活性酸素種に遭遇することにより相手に電子を1個供与し、自らはラジカル化します。すなわち抗酸化物質自体が、電子1個の不足状態となり活性酸素種に相当する毒性を帯びてくるという事実です。

　細胞膜の脂質の酸化を防ぐビタミンEは電子を与え、自らは酸化されてそれ単独ではビタミンEラジカルとなります。そこに抗酸化剤ビタミンCがあれば、ビタミンEラジカルに電子を供与し、自らのラジカルは消去されて元のビタミンEになります。ビタミンEラジカルを還元したビタミンCはビタミンCラジカルになりますが、それは専用の還元酵素によって大部分もとのビタミンCに戻ります。ここのところは本書第Ⅰ部「**第4章 ビタミンCの臨床**」で詳述しています。このほか多種類のフリーラジカルをカロテノイドやビタミンB群、葉酸、野菜や緑茶の主成分であるポリフェノール等々が消去します。

　このようにしてトランプのババ抜きのように、次々と電子がやりとりされていきます。これには十分多種類の抗酸化物質を併用することで、ラジカルというババ抜きを生体成分以外の物質同士により廻していくと、生体成分がフリーラジカルの傷害をうけることから免れられる、という考え方です。

　したがって日常的には抗酸化剤である、複数のビタミンサプリメントのみならず野菜スープや煎茶・コーヒー等を多数併用することによってはじめて、抗酸化剤は有益になると考えられます。ビタミンCやEなどの抗酸化剤単品による介入試験は、単品という実験計画自体が正しくありません。そうい

うわけで、抗酸化ビタミン単品の効果を疫学的に証明することは困難です。しかし証明が困難だから、抗酸化剤の効果がないということではありません。

2. 動脈壁のコラーゲンとその脆弱化

大・中動脈は内膜、中膜、外膜の3層構造となっています。内膜にはまず、機能的に重要な幾多の作用を営む1層の内皮細胞が、わずかな結合組織で取り巻かれて存在します。その外に弾性のある内弾性板があります。中膜の筋層は、平滑筋細胞の末端が弾性線維網とつながりあった"つなぎ筋"となっており、それらが輪状およびらせん状に配列されています。中膜と外膜の間に、発達のよくない外弾性板があります。外膜は、縦方向に並ぶ結合組織の細胞と斜走する線維の格子からなり、血管を支え周囲と結び付けています。

脳・腎等の細小動脈には外膜・外弾性板はなく薄い内膜と中膜だけですから、大・中動脈にくらべると脆弱です。

生体が十分な量の血液を求めているところへ血液を送るために、動脈の内圧/血圧が上がります。内外の弾性板の結合組織が柔軟であれば、内圧/血圧がある程度のところで、平滑筋とともに動脈壁は引き伸ばされて膨らみ、動脈の内圧は吸収されます。その分血圧は上がりにくくなります。

また人が精神的に緊張すると交感神経が緊張し、交感神経が支配する動脈の平滑筋が収縮し、血圧が上がります。その高血圧から動脈壁が破裂しないように守るのは、柔軟性をもった内外の正常な弾性板と外膜の結合組織です。

動脈壁の収縮と伸展という柔軟性は、平滑筋細胞とともに内・外弾性板の結合組織のはたらきによります。弾性板はコラーゲンおよびエラスチンという蛋白質の結合組織によってできています。

コラーゲンは縦に伸縮し、エラスチンは網のように横に拡がります。コラーゲン線維は3本1組に撚られていますが、撚りがほどけないように3本の線維は相互に架橋で固定されています。3本1組になったコラーゲン線維の束も別のコラーゲン線維の束と架橋によって結び付けられています。この固定装置（架橋）の生成にはビタミンCの存在が不可欠です。この固定装置がないとコラーゲン線維は、ばらばらとなって結合組織は粗となり、強固な支持組織とはなり得ません。

血管の伸縮に耐える動脈壁の内・外弾性板や外膜の結合組織では、支持組

織であるコラーゲン線維の束がしっかりと束ねられていなければなりません。ビタミンＣの欠乏が高じるとコラーゲン線維の撚りがほどけ、線維の結束がゆるみ、血液が血管外に漏れ出ます。絶対的なビタミンＣ欠乏症である壊血病の出血は、このようにして起こります。脳出血の場合にも、ビタミンＣが相対的に欠乏しているという壊血病の要素があるのではないか、と思われます。

　動脈壁の脆弱性が脳出血・脳梗塞をきたすもとになるとすれば、脳卒中の患者さんは程度の差こそあれ、コラーゲンの素材である蛋白質も相対的に欠乏している可能性があります。脳卒中においてはビタミンＣの血中濃度が低いのみならず、低蛋白血症である可能性も考慮しなければなりません。完全菜食主義で塩分の摂取量が多い人は、脳卒中の危険性が高いと思われますが、そのビタミンＣ濃度、アルブミン濃度のデータがほしいところです。

　そこで私は、脳卒中の患者さんたちの血清蛋白とビタミンＣの血中濃度を測定した論文がないかと探しましたが見つかりません。脳卒中の臨床的な研究は、高血圧にのみ偏っていると思わざるを得ません。

3.　脳卒中の変遷〜降圧剤の普及で脳出血の死亡率は減少

　虚血性心疾患については「コレステロールの欺瞞」という表題で深く考察を加えてみましたが、今回は、その延長線上にある脳卒中（脳内出血・くも膜下出血・脳梗塞［脳血栓・脳塞栓］）の成因とその対策について考えてみます。

　わが国の循環器疾患の疾病構造は従来、脳卒中が多発し、中でも脳出血の発生率がきわめて高く、虚血性心疾患（狭心症／心筋梗塞）の発生率は低い、という傾向がありました。しかし脳出血から脳梗塞の多発へ、また虚血性心疾患は増加するという傾向に変貌しています。**図 2**（304 頁）は、それらの人口 10 万人当たりの死亡率を折れ線グラフで示したものです。

　脳内出血の人口 10 万人対の年齢調整死亡率（老人人口の増加という因子を消した統計）は昭和 26 年の 100 から激減し、いま 1 桁となって横ばい状態です。脳梗塞のそれは昭和 45 年にピークに達したあと激減し、その後いったん上昇したあと、いま鈍化しながらも逓減中です。（**表 1**［304 頁］）

　脳虚血が進んでしまった症例については専門医であっても無力ですが、超急性期の脳卒中は神経内科や脳外科の専門医が診療すべき疾患です。発症後

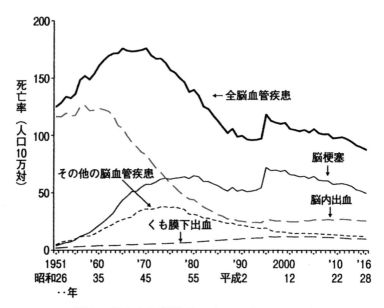

死亡率（人口10万対）

← 全脳血管疾患

脳梗塞

その他の脳血管疾患

脳内出血

くも膜下出血

| 1951 | '60 | '70 | '80 | '90 | 2000 | '10 | '16 |
| 昭和26 | 35 | 45 | 55 | 平成2 | 12 | 22 | 28 |
‥年

図２：脳卒中の変遷（『国民衛生の動向』2018/2019）

脳血管疾患は、脳内出血と脳梗塞とその他の脳血管疾患の合計。くも膜下出血は、平成６年までは
その他の脳血管疾患の再掲。

	脳血管疾患（男）				脳血管疾患（女）			
		脳 内 出 血	脳梗塞	くも膜下出血		脳 内 出 血	脳梗塞	くも膜下出血
昭26年 ('51)	100.0	100.0	100.0	100.0	100.0	100.0	100.0	100.0
35 ('60)	119.6	96.9	561.8	210.3	105.8	86.7	471.8	189.7
45 ('70)	117.0	57.0	1 297.8	244.8	97.0	46.8	1 085.9	210.3
55 ('80)	70.8	23.2	1 088.8	255.2	61.4	19.1	939.4	265.5
平 2 ('90)	34.3	9.8	592.1	269.0	29.9	7.3	487.3	324.1
12 ('00)	26.0	7.6	502.2	244.8	19.9	5.0	352.1	289.7
22 ('10)	17.4	6.4	285.4	196.6	11.7	3.6	180.3	196.6
27 ('15)	13.2	5.3	203.4	162.1	9.2	2.9	131.0	165.5
28 ('16)	12.7	5.1	191.0	158.6	8.7	2.9	121.1	162.1

資料　厚生労働省「人口動態統計」
年齢調整死亡率の基準人口は「昭和60年モデル人口」

表１：脳卒中の変遷、年齢調整死亡率（人口10万対）

（『国民衛生の動向』2018/2019）

4 時間半以内の脳梗塞であれば、脳内出血等の副作用が発生するかもしれない
という重大な危険を敢えて冒す、抗血栓療法（アルテプラーゼ）が慎重に
行われます。発症後 8 時間以内であれば、ステント挿入などの血管内治療も
行われます。また発症後 48 時間以内であれば抗凝固療法が可能です。これ
らの技術の進歩が、脳梗塞の死亡率の低下にある程度寄与しているのではな
いでしょうか。

　脳梗塞の内訳は、脳底動脈などにおけるアテローム（粥腫）性血栓性梗塞
と、極細の穿通枝動脈のラクナ梗塞、それに人口の高齢化とともに増えてき
た心房細動の血栓による心原性梗塞があります。

　人口 10 万人当たりの全脳血管疾患の日本人男性の年齢調整死亡率指数（昭
和 26 年 = 100）は、昭和 35 年の 119.6 をピークに以後激減し、平成 28 年
は 12.7 となっています（表 1 ［304 頁］）。

　秋田県は昭和 58 年（1983）以来の脳画像診断に基づく脳卒中の登録数が 9
万件を超える（2013 年現在）、日本最大の地域発症登録数を誇っています[1]。
秋田県の中でも雄和町（現秋田市雄和）は 1968 年から 1987 年にかけての 20 年
間に、高血圧の受療率を 6% から 27% に増やし、脳卒中の人口 10 万人当た
り年齢調整発症率を 453 から 193 に激減させることに成功しています。

　降圧剤には交感神経抑制剤や利尿剤等しかなかったころの、高血圧症の患
者さんたちは悲惨でした。私が 32 歳で臨床をはじめたのは昭和 42 年でし
たから、そのころのことは知っています。高い血圧を下げられない患者さん
たちは、みすみす脳出血で斃れざるを得なかった時代が長くつづきました。
脳出血の激減は、とくにカルシウム拮抗剤等の強力な降圧剤の出現によると
思われます。その濫用は慎まなければなりませんが、現在は有り難いことに
強力な血管拡張剤をはじめとする豊富な降圧剤が提供されています。

　さらに、これ以上の脳卒中の年齢調整死亡率の減少をめざすならば、高血
圧をコントロールするだけではなく、動脈内膜の内皮細胞の細胞膜の酸化を
防ぐ強力な根本的な対策を講じなければなりません。

4. 日本人では血圧が高いほど、血清総コレステロール値が低いほど、脳卒中は増える

　図 3（a）（b）（306 頁）は、日本人（秋田県男性）の脳卒中の発生と最大血

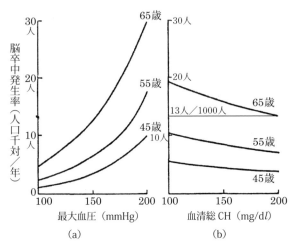

図3：高血圧と低コレステロール血症が脳卒中の要因

（小町喜男「わが国の脳卒中の発生要因に関する疫学的考察」栄養と食糧、Vol.**34**、No.3、185頁、1981）

圧および血清総コレステロール値との係を、11年間追跡調査をしてその成績を分析したものです。

図3（a）では、集団の血清総コレステロール値が160mg/dL・肥満度0%・血清総蛋白7.2g/dLとされています。各年齢において最大血圧が高くなるにつれ脳卒中の発生率は高くなり、図2（b）では、最大血圧が160mmHg、血清総コレステロール値が100〜200mg/dLの範囲内で、脳卒中の発生率はコレステロール値と逆相関（コレステロール値が高いほど脳卒中の発生率は減少）することを示しています。血清総コレステロール値200mg/dLの点では65歳の脳卒中発生率は低く、1.3%（母集団1000人中13人）です。

脳出血は、心筋梗塞のもとになる冠動脈硬化にある粥状動脈硬化を必ずしもともなわないことが、病理解剖による研究で明らかにされています[2]。

血管壁の筋肉の層が薄くて脆い穿通枝動脈の脳出血は、酸化LDLによるアテローム（粥状硬化）血栓の形成とは別のかたちの動脈硬化により、微小脳動脈瘤の形成とその破綻に至るものと考えられます。また脳出血は、血清総コレステロール値が低い人に多い、という報告があります。脳梗塞群では、血清総コレステロール値が低い人ほど高度の冠動脈硬化がみられる、という

結果になっています。日本人の場合、コレステロール悪玉説は間違いであることは早くから分かっていたことになります（同上）。

5. 高血圧のコントロールと動物性蛋白質摂取量の増加で脳出血は減少

　秋田県および茨城県下の 3 地域において（1979 ～ 1987 年）、総ての脳卒中の発症が調査されています。そのうち脳卒中発症後の 3 週間以内に CT 検査が実施された 273 例について病型が分類されています。それによると 3 地域の 40 ～ 69 歳の男女合計で、脳梗塞 42%、脳出血 32%、くも膜下出血 16% でした。脳梗塞の内訳は、穿通枝系動脈の 65%、皮質枝系動脈の 35% でした。脳梗塞の割合が多く、その中でも穿通枝系動脈の脳梗塞の割合が高かったのです[3]。

　愛媛県西伊予地域で実施された（1996 ～ 2004 年）脳卒中発生調査の結果によれば、60 歳以上の男女合計で最も多かったのが、穿通枝系脳梗塞の 51.9% でした。第 2 位は脳（内）出血の 18%、以下、分類不能の脳梗塞 9.7%、皮質枝系脳血栓 8%、脳塞栓 7.5%、くも膜下出血 5.3% とつづきます[4]。

　全国 12 集団（人口約 5 万人）の直近 2 ～ 12 年間の脳梗塞の病型別の割合を調べた論文があります[4] 974頁。いずれの年齢層においても脳梗塞では穿通枝系動脈の脳梗塞が過半数を占めています。これに対し欧米の穿通枝系動脈の脳梗塞は少なくわずかに 10 ～ 20% です。

　脳内出血の減少は、高血圧をコントロール（降圧）したことと、動物性蛋白質の摂取量が増えてきていることによると考えられます。脳出血の多かった秋田県を例にとると、秋田県の冬季は長く雪に閉ざされるため、以前の食生活は澱粉類の主食と漬物でした。生野菜と動物性蛋白質は少なく、漬物の塩分で血圧が高くなり脳出血になりやすかった。降圧剤の普及とともに、そういう食生活が改善されることにより脳出血が減ったと考えられます。

　秋田県本荘市（現由利本荘市）石沢地区を診療圏とする秋田県厚生連由利組合総合病院における、脳卒中の剖検例（1966 ～ 1972 年）を中心とした論文があります[2]。その特徴はまず脳出血群のほとんどは高血圧症であり、その血清コレステロール値は低値の例が多く、動脈硬化の程度も軽度ないし中等度の症例が過半数です。

剖検例およびフィールド調査の比較的若年者（30 〜 59 歳）の脳出血例において、動脈硬化病変（アテローム / 粥状硬化）および高脂血症が存在しない例が認められています。併発した心筋梗塞もその粥状硬化は冠動脈全体のびまん性硬化であり血栓形成の頻度が著しく低く、高脂血症ではなく高血圧が粥状硬化の主因であると考えられています。脳内出血の原因は、急性高血圧性病変である血管壊死による脳内小動脈瘤の破裂であり、脳梗塞の発生基盤となる動脈硬化も高コレステロール血症によるのではなく、ともに高血圧が主因であるとされています。

6. 脳内小動脈瘤が破裂しなかった場合の修復像と言える脳梗塞

通常、複数の微小脳動脈瘤がいっしょに破裂します。小さな動脈でも動脈からの出血はどっと広がって脳を圧迫します。したがって脳出血の症状には割れるような激しい頭痛があります。血管径が如何に小さくても動脈からの出血は自然には止まりません。手術においてはその動脈を結紮します。患部に手出しができれば手指で圧迫し、しかも長時間圧迫しつづけなければなりません。脳内動脈の出血には手出しができません。自然に止血するまでにかなりの出血量となります。出血した血液の凝固した血腫と浮腫が脳組織を圧迫します。この圧迫が出血箇所をも圧迫するので、動脈からの出血は自然に止血されるのであろうと思われます。

脳内小動脈瘤が破裂しなかったら、動脈瘤内に血栓がつくられ、それが加齢とともに次第に成長して血管内腔を狭め、最後には血管を完全に閉塞して器質化し、そこから先への血流が杜絶すると脳梗塞になります。微小脳動脈瘤が破裂する前に血栓が形成されると、脳出血に至らずに脳梗塞で済んだのであるという言い方もできるかと思います。

7. 多くの脳出血・脳梗塞が発生する脳の穿通枝動脈

脳の穿通枝動脈は、比較的太い脳底部の動脈から分枝して脳実質内に穿通し、脳幹部へと細く短く分布します。後大脳動脈から枝分かれしている穿通枝動脈は（前後視床穿通動脈）直径 1mm に満たない細い血管で、脳の実質の細胞に血液を送るために張り巡らされています。

　脳出血や脳梗塞の好発部位である脳内の穿通枝動脈の直径は 150μm（0.15mm）前後と極めて細く、そして短く、穿通枝間に吻合はなく終動脈です。穿通枝動脈の壁は内腔に比しさらに薄く、生命線である内皮細胞の次の中膜平滑筋も薄く、外弾性板を欠き、貧弱な結合織は内弾性板のみです。ここに動脈圧が加わるのですから、穿通枝動脈というのは元々構造的に脆弱で危険な血管であるといえます。高血圧は最も強い中膜傷害因子です。中膜壊死は加齢にともない進行します。

　冠動脈では、内皮下に侵入したマクロファージが過酸化脂質ラジカルのようなフリーラジカルを貪食し、それが泡沫細胞となって粥状動脈硬化を形成します。過酸化脂質ラジカルが、血管壁から漏出して心筋細胞へ行かないように、マクロファージが犠牲となって（泡沫細胞となり）血管壁内で食い止めているものと理解されます。

　脳内の穿通枝動脈では、血管壁の外側に常在する脳スカベンジャー細胞（間藤細胞/Mato 細胞）が、血管壁外に漏出した脂質などの異物を素早く取り込み、脳の神経組織を保護する機能をもっていると考えられます。この間藤細胞の変性・消失が、細動脈の血管構造変化・細動脈硬化の進展の鍵となります[5]。

　脳内の穿通枝動脈は（その外直径が）同サイズの細い内臓の動脈にくらべても、血管壁の厚さ（内膜＋中膜）がきわめて薄いのです。前者は後者の 1/4 〜 1/5 といわれます。ただでさえこのように薄い脳内の穿通枝動脈壁が、そのうえ傷害されてさらに脆くなり動脈瘤となっているところへ、高血圧によって伸展されると動脈瘤が破裂します。脳出血の好発部位である被殻や視床を支配する穿通枝動脈の血管長は短い。動脈への血圧は、血管長の短い方が、長い方よりも高い血圧がかかってきます。

　いまは古典的となった名著『脳出血の病理』[6] で大根田玄寿教授は、「高血圧性脳内出血の直接原因は、血漿性動脈壊死に基因した脳内小動脈瘤の破綻である」「血漿性動脈壊死すなわち血管壊死は、直径 150μm 前後の脳内動脈ことに（不随意運動を司る被殻を灌流する）中線条体動脈外側枝に好発する。その特長は、先行する中膜の平滑筋細胞の消失、内膜における血漿浸潤・組織融解・線維素沈着（類線維素変性）である」「内膜病変に先行して中膜平滑筋細胞が消失するのは、元来貧弱な中膜に加齢や高血圧により過大な負

担がかかるからである」、云々と述べておられます。

　脳内の穿通枝動脈の破綻・出血のもとは小動脈瘤であること、それは先行する動脈壁の中膜（平滑筋細胞）壊死に引き続き内膜の血漿浸潤による類線維素変性（血漿性動脈壊死）が小動脈瘤を形成し、そして破裂する。血管壊死（血漿性動脈壊死・中膜筋壊死・中膜筋細胞の限局的な欠損）については松岡茂教授から教えられた云々、と大根田玄寿教授の『脳出血の病理』の良心的な序文には心を打たれます。その原著は英文[8]で発表されています。

　一般の動脈は強力な血圧に耐え得るようにその構造は頑丈にできています。ところが、穿通枝脳内動脈には外弾性板、外膜の結合組織という強力な外壁がありません。中膜の平滑筋層も貧弱で、内皮細胞下の結合組織もない。心臓周辺の動脈に比べて繊細な働きをもっていますが、頑丈にはできておりません。

　多くの脳梗塞・脳出血はこの穿通枝の動脈瘤に起こりますが、穿通枝動脈の外直径はわずか0.15mmですから、穿通枝動脈の動脈瘤は通常の造影MRI写真では見えません。通常のMRI検査で発見できるのは、頸動脈や脳底動脈などの比較的大きな動脈瘤に限られています。また穿通枝に発生した動脈瘤は発見されたとしても処置はできません。

　図4は脳内穿通枝動脈に生じた動脈瘤の造影写真です。左被殻に行く左中線条体動脈外側枝に生じた矢印で示す大小2個の微小動脈瘤です。この微小脳動脈瘤の直径は大きい方が0.225mm → 0.7mm、小さい方が0.075mm → 0.36mmです。（矢印の前は動脈瘤が生じる前の部分の直径）

8. 脳出血とフリーラジカル

　脳内出血の多くは脳の微小脳動脈（穿通枝動脈）に発生した、微小動脈瘤の破裂によります。元来脆弱な穿通枝脳動脈壁は、フリーラジカル / 酸化LDL等々によって

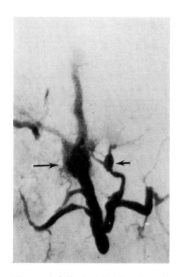

図4：脳内微小脳動脈の動脈瘤
（大根田玄寿『脳出血の病理』78頁、文光堂、昭和49年）

容易に傷害され（中膜壊死—内皮細胞傷害）、小さな動脈瘤をつくるものと考えられます。

　大根田教授は穿通枝動脈の中膜壊死は（自らの消化）酵素による（自己）組織の融解と記しておられますが、それは、無理ではないかと考えます。現代においては中膜平滑筋細胞の壊死は、フリーラジカル（過酸化脂質ラジカル等）による傷害と考えることができます。脳の穿通枝動脈は動脈壁が薄いので、分厚く丈夫な冠動脈の場合のように粥状硬化（アテローム）ができる場所・余地がなく、中膜壊死となるものと考えられます。脳内の穿通枝動脈の中膜壊死も冠動脈の粥状硬化も、ともにフリーラジカルによる傷害として理解することができます。

　活性酸素 / スーパーオキサイド / フリーラジカルによる組織傷害をはじめて証明したのは、小腸の再灌流傷害が SOD（活性酸素消去剤）の投与により抑制されることを報告した 1983 年の Granger 等とされます。1973 年の大根田教授の業績は、まだフリーラジカル傷害が知られていなかったころのものでした[7]。

　脳内血管である穿通枝動脈からの脳出血を予防する方法は、酸化 LDL ほかのフリーラジカルによる動脈壁の傷害を防ぐためフリーラジカル消去能（抗酸化能）を身につけることと、および血管の細胞壁の支持成分であるコレステロールを補給することと蛋白質の摂取であると思われます。

　脳内血管の代表的な特徴は、血液脳関門にあります。血流中の物質が何でも血管壁を透過して脳細胞に吸収されることを防ぐために血管の内皮細胞は、高分子の物質等は透らないような選択的透過性をもっています。脳細胞と動脈壁からすればただでさえ物質が入りにくいところに、供給される血液の中身が低栄養状態になると、脳細胞のみならず動脈壁への栄養の供給は不足します。さらに穿通枝動脈の動脈壁には栄養血管（血管壁を養うための血液が流れる血管内血管：大きな動脈には動脈壁を養うための専用の血管が外膜側から入っている）が存在せず、動脈壁の栄養は内皮細胞からの物質の透過にのみ依存しています。そのため低コレステロール血症を含む低蛋白血症は、脳内血管自体を容易に脆弱化させます。

　高血圧性脳内出血の好発部位は被殻（35〜45%）、視床（25〜35%）、皮質下（10〜20%）、小脳（5〜10%）、橋（4〜9%）の順といわれています。

穿通枝に多発する高血圧性脳内出血の原因は、中膜壊死の究極病変である脳内小動脈瘤の破綻です。高血圧は最も強力な脳内動脈の中膜傷害因子です。

この脳内小動脈瘤は40歳以上の高血圧、とくに最小血圧が110mmHg以上の例に多く見られ、加齢とともに増えます。小動脈瘤は直径200μm（0.2mm）前後で動脈分岐部付近に発生し、それが直径0.3〜0.7mm以上に膨らみます[8]。

脳内小動脈瘤は穿通枝動脈と皮質枝動脈のいずれにも発生しますが、穿通枝の動脈瘤のほうがより破綻しやすく大出血につながります。それは穿通枝動脈のほうが高い内圧の割には動脈壁が薄く、動脈瘤が密集するために連鎖状に破綻が拡大・進行するからです。また静脈血が鬱滞しやすく2次性小動静脈破綻性出血が加わります。

脳出血が発生する場所は、脳実質の中の血管と脳実質の外の血管に分類することができます。脳内の穿通枝動脈の動脈瘤の破綻による脳出血および、脳底部の動脈瘤の破綻によるくも膜下出血においても、核心となる中膜壊死がフリーラジカルによる組織傷害ではないかということを、調べる必要があります。

活性酸素種 / フリーラジカルは血管内皮細胞、平滑筋細胞等からも産生されることが分かっています。フリーラジカルは、すべての細胞膜の脂質に存在する高度不飽和脂肪酸を攻撃し（水素引き抜き）、過酸化脂質ないしは過酸化脂質ラジカルをつくります。そのラジカルが組織傷害をもたらします。

高血圧により脳動脈、冠動脈、腎動脈、大動脈等の全身の動脈に動脈硬化が生じます。このうち高血圧の影響を最も強く受けるのは、脳動脈と腎動脈です。脳動脈の最も特異的な高血圧性病変は、中膜平滑筋細胞の萎縮・壊死・消失です。これ等の変化は脳動脈の穿通枝に最もよく生じやすく、虫食い状に発生します。

高血圧自体が、粥状動脈硬化の主因ともなります。昇圧物質アンギオテンシンIIは、血管収縮作用以外に内皮細胞や平滑筋細胞からの活性酸素の産生を促します。コラーゲンやエラスチンは、多くの活性酸素種 / フリーラジカルが発生するグリケーションによる修飾を最も強く受けます[9]。

酸化LDLを代表とする酸化力の強い有害物質 / フリーラジカルが脳動脈の内皮細胞を傷害して侵入し、中膜の平滑筋細胞を傷つけ壊死に至らせるこ

とが脳出血・脳梗塞の大きな原因であると推測されます。中膜壊死が生じた脳の穿通枝動脈には動脈瘤が発生し、動脈瘤の破綻が脳出血を来します。一方破綻しなかった動脈瘤の部分に血栓が形成され、そのあるものは器質化して血管結節瘤となり、動脈腔が狭窄あるいは閉塞したものが脳梗塞です。脳梗塞は、血管壊死が破綻し出血するに至らなかった場合の治癒像として理解されます。ラクナ梗塞は穿通枝が閉塞することで生じる小梗塞です。

　外膜がしっかりしており丈夫な中大脳動脈などの主幹動脈や冠動脈の場合は、血管壁内のフリーラジカル（過酸化脂質ラジカル、酸化 LDL 等）は貪食されて内膜下に食い止められ、そこに粥状硬化（アテローム）が形成されます。冠動脈は動脈瘤をつくって破裂するのではなく、アテロームをつくって動脈腔を狭窄させます。脳の穿通枝動脈と冠動脈とは構造上の相違はあっても、ともに流血中のフリーラジカルから化学的傷害を受けるものと考えられます。

　大阪市立大学医学部のグループにより血中の酸化 LDL / フリーラジカルが測定され、心筋梗塞の重症度と酸化 LDL の量とは相関していることが報告されており、これについてはすでに詳述したところです。(本書第Ⅱ部「**第9章 コレステロールの欺瞞」図3**［289頁］)

　また、脳卒中の重症度と酸化 LDL との相関関係については、宇野昌明氏ら（徳島大学医学部脳神経外科、川崎医大脳神経外科）のグループが報告しておられます。血中にも血管壁内の 1/1000 の濃度で存在する酸化 LDL の量が、半定量的に測定されました。それが急性期脳梗塞では健常人と比較して有意に血中に増加し、発症3日までにピークに達するといわれます。脳卒中の発症にもフリーラジカルが関与していることが分かれば、脳卒中の根本的な治療法・予防法として、フリーラジカル消去剤を登用する道が開けます。

　このような脳卒中の分子生物学的な研究は非常に重要なテーマです。IPS細胞などのような企業化され得るテーマはノーベル賞で派手にもてはやされます。しかし、悪性新生物・心疾患・肺炎に次ぐ死因であり、寝たきりの患者になる最多の要因である脳卒中についての地味な基礎的な研究は、あまり顧みられないようにみえます。

9. 高蛋白食にすれば高血圧・塩分過剰でも脳卒中にならないネズミ

　人間に対しては介入試験ができないところの、脳卒中を起こさせる生体実験がネズミに対して行われました。研究者は人間の医学の研究のために、動物を犠牲にした動物実験をします。

　まず、普通に育てていれば83%、餌に塩分を追加すると100%の高率で脳卒中が発症する、遺伝的な脳卒中易発症高血圧ネズミ（Spontaneously Hypertensive Rats Stroke-Prone: SHRSP）の集団が京都大学医学部病理学の研究室において、人工的に交配を重ねてつくりだされました。初出の論文はすべて英語で書かれ欧米の雑誌に発表されているので、SHRSPという呼称が普通に用いられています。

　SHRSPに関する日本語の総説は『脳卒中—基礎と臨床』の中の、「実験病理」という章に家森幸男・堀江良一両氏が書いています[10]。一般用には堀江良一氏の『脳卒中がほんとうになくなる日』[11]があり初版後もう30年がたっていますが、その内容は立派な不滅の業績です。

　それによるとSHRSPの脳卒中は、出血よりも梗塞の方が多い。出血は動脈壊死部に生じた微小動脈瘤の破綻による。梗塞は、動脈壊死部や微小動脈瘤内に生じた血栓によるものであり、動脈壊死・血栓性脳卒中である。言い換えれば、「脳内穿通枝動脈由来の脳卒中は、微小動脈瘤の破裂による脳出血であり、あるいは破裂せずに動脈壊死や微小動脈瘤内に血栓が形成されて閉塞に至ると脳梗塞になる」ということです。脳出血になる一歩手前で脳血栓により食い止められているのが脳梗塞、と言えましょうか。ネズミの場合もヒトと同じです。

　この集団に高蛋白食を与えると、脳卒中の発症率が0%になるのです。この場合の蛋白質には、魚粉の方が大豆よりも血圧を下げる効果が認められます。高脂肪食でもわずか2.4%になります。ヒトがネズミと根本的に異なる点は、ビタミンCを生合成することができないということです。したがってヒトの脳卒中の予防策は、蛋白質とビタミンC・E他を十分に摂取すればよいと要約されます。

　したがって蛋白質の摂取量が制限されている、血圧も高い慢性腎臓病の患者さんから、脳出血が多発するのも肯けることです。

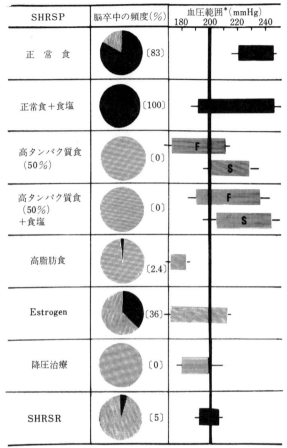

* 15～45 週齢の血圧

図5：脳卒中易発症ネズミ群における高蛋白食等の予防効果

(家森幸男・堀江良一「実験病理」、北村・亀山編集『脳卒中─基礎と臨床』86 頁、朝倉書店、1979)

　脳卒中対策が高血圧の管理だけでは不完全であるということは、これまで
お示しした数種のデータからも明らかです。

　図5を上段から順に見ると、SHRSP と言われるネズミに、

◆まず普通食（正常食）を与えていくと、83％ が脳卒中になります。以下、
　円グラフの黒色の部分は脳卒中の発生率を示します。

◆食餌に食塩を添加すると、血圧上昇の幅が拡がり、100％ 脳卒中になります。

◆高蛋白食にすると、全く脳卒中は発生しません。

◆高蛋白食に食塩を添加しても、同様に脳卒中は全く発生しません。
この場合、植物性蛋白質（大豆：soya bean: S）よりも動物性蛋白質（魚粉 :Fish: F）の方に降圧効果があります。

◆高脂肪食にしても、ほとんど脳卒中は発生しません。

◆女性ホルモン（Estrogen）を加えても、脳卒中の発症率は 36% に減ります。

◆降圧剤を投与して血圧を下げると、全く脳卒中は発症しません。
したがって最良の脳卒中予防法は、高蛋白食にして高血圧を下げることであるといえます。

◆なお最下段の SHRSR は Spontaneously Hypertensive Rats Stroke-Resistant の略号で、「脳卒中難発症高血圧ネズミ」という意味です。脳卒中になり難いネズミ群では、高脂肪食にしてコレステロール成分を加えても、脳卒中になったのはわずかに 5% に過ぎなかったというデータです。

この実験で用いられたのはネズミでした。ネズミはビタミン C を含むオレンジや生野菜等を食べなくても、自らビタミン C を生合成します。ネズミとヒトが決定的に異なるのは、ネズミはビタミン C の生合成ができるのに対し、ヒトはそれができないということです。ヒトと同様にビタミン C を生合成できない実験動物はモルモットです。このため実験用には、本来ならばモルモットが使われなければなりませんでした。

そういうわけで、ヒトにおいて脳卒中を防ぐには、ネズミと同じように単に動物性蛋白質を十分に摂取すればそれでよいというわけにはいきません。高血圧性の脳卒中においても、フリーラジカルによる脳動脈硬化が基になっていると考えられます。したがって降圧剤の服用の他に高蛋白食と、フリーラジカルを消去する抗酸化物質（フリーラジカル消去剤）の摂取が動脈硬化の予防法になる、と考えられます。

ヒトにおいては、ビタミン C をはじめとする豊富な抗酸化剤を摂取しなければ、"脳卒中がほんとうになくなる日"は来ない、と思われます。

しかしこの優れた研究をした堀江良一医師は、急にその後この研究から手をひいたように見えます。名前が出て来なくなったのです。かわりに、共同研究者であり先輩の家森幸男氏の長寿食などの本が出されています。堀江良一氏らの研究は優れたものではありますが、まだ完成されたものではありません

でした。モルモットを使うかという問題も残されています。惜しいことでした。

　上記の動物実験では、動物性蛋白質とりわけ魚粉が血圧降下作用を示しています。魚肉にはメチオニンやタウリンなどの含硫アミノ酸（硫黄を含むアミノ酸）が含まれています。含硫アミノ酸にはチステインもありますが、チステインはメチオニンやタウリンと違って脳血液関門を通過し難く、降圧作用も認められませんでした [12) 166頁]。脳血液関門である血管内皮細胞を通過して動脈壁内に入ったメチオニンは、中膜平滑筋細胞に作用して弛緩させ、血圧を降下させるのでしょうか。

　脳出血・脳梗塞を予防するためには、十分な量の動物性蛋白質を摂取し、血管壁の細胞膜を強化せねばならないと思われます。動脈壁の各細胞膜の支柱となるコレステロールは必須であり、鶏卵・魚類などの動物性蛋白質の摂取が重要です。

　これに対し、長生きをするための健康法としては、塩辛い玄米菜食の粗食は脳卒中になりやすく危険であると考えられます。ある特定の病気治しのために菜食で小食にすると、一時的には劇的に有効であることがあるのはよく知られています。しかしそれは決して長寿食ではありません。

　1日1食の玄米菜食ではげしい運動をして鍛錬するという健康法を昭和48年、当時38歳の私も故小倉重成先生から教えられて、患者さんたちとともに実践したことがありました。この場合、塩分摂取量は少なかったと思います。多くの患者さんたちは極度の空腹感に耐えられませんでしたが、それでも慢性病において自然治癒力をひきだす強烈な効果がありました。

　しかし多くの場合、老人でないかぎり玄米菜食の小食を長く継続することは困難でした。また慢性の腎疾患等においては、一食鍛錬をしながら酒を飲むことは有害でした。小倉先生ご自身の血圧は高かったのでしょうか。正確なことは分かりませんが仄聞したところによれば、まもなく73歳で脳出血により亡くなられたようです。

10.　正常（高値）血圧・降圧剤服用中でも発症する脳卒中

「脳卒中治療ガイドライン2004」に対し、そのガイドライン改訂に向けてという副題をつけた優れた論評を、秋田県立脳血管センター（当時）の安井信之医師が書いています [12)]。以下、その論評を読んだ私の所感です。

降圧剤を服用していない、脳卒中既発症者を除く 40 歳以上の福岡県久山^{ひさやま}町住民 1620 名を、昭和 36 年（1961）から 32 年間追跡した九州大学第二内科（現病態機能内科）の分析結果があります [13]。発症した全脳卒中の 91% に剖検・頭部 CT/MRI 検査を施行して、脳梗塞・脳内出血・クモ膜下出血に分類されています。追跡期間中に発生した全脳卒中は 190 例（うち脳梗塞 144 例、脳出血 28 例、クモ膜下出血 17 例、タイプ不明 1 例）でした。6 群に区分された収縮期血圧と各脳卒中の発症率の関係が分析されたのが **図 6-A**（319 頁）です [12]。この 6 群の収縮期圧の血圧区分は、追跡開始時の血圧をもってされており、かつ拡張期血圧が 90mm/Hg 未満の例です。

　人口 1000 人中脳卒中が何人（‰）発症したかを示す **図 6-A** の棒グラフを見て考えます。

- ●血圧が高くなるほど発症率が高くなることを示しているだけではありません。

- ●血圧が 180mm/Hg 以上あっても発症する例は 1000 人中わずかに 18 人であり、残りの 982 人は発症していないことをも示しています。人々の脳内の穿通枝動脈の血管壁は薄くて動脈瘤をつくりやすいとはいえ、したたかであると言えます。

- ●この統計は、降圧剤を服用していない人々だけについて調べたものです。

　降圧剤を服用している人々の脳卒中の発症例数は、どうなのでしょうか？

　久山町の場合、実際は調査対象の住民総数がわずかに 1621 人であり、そのうち高血圧の治療をせずに脳卒中になった 190 例が分析の対象となっています。1621 人中の 190 人が対象です。剖検をしたとはいえ、総数わずか 190 例です。それが 6 群に分けられ、発症率が 1000 分の 1‰で示されています。血圧が 120mm/Hg 以下であっても 2‰が発症していますが、このグループの総数は最も多かったと思います。仮にその母集団を 500 人とします。発症した実数は 1 人です。

　血圧が 180mm/Hg 以上の群では発症率が 18‰ですから、仮にその母集団を 150 人とします。母集団 1621 人中の約 1 割です。すると発症した実数は 2.7 人です。このようにまず発症した実数を明らかにして、それから母集団数との割合を出して考えたいと思います。上記のように仮に計算してみると、血圧 120mm/Hg 以下の群の実数 1 人と、血圧 180mm/Hg 以上の群の実数 2.7

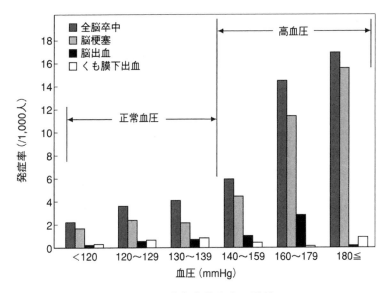

図6-A：脳卒中発症率の比較

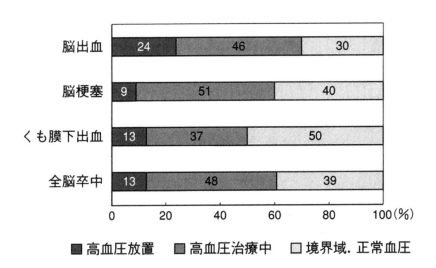

図6-B：脳卒中発症率の比較

上図 A, B ともに（安井信之「脳出血治療のガイドラインと今後の問題点」『脳卒中—基礎研究と臨床の最前線』別冊医学のあゆみ、82 ～ 83 頁、図 1、図 2、2006）

人となります。

　残念なことにはこれら各群の母集団の実数が、**図6-A** のもとになった口演抄録 [13] に記載されてありません。別途、この実数を発表した論文があるのではないかと調べてみましたが不明に終わりました。

　私がここで指摘したいのは、脳卒中の発症率という割合だけで考えてはいけない、実数も大事だということです。このことは次の**図6-B** のデータでわかります。

　図6-B は、秋田脳卒中医の会の登録データをもとにした秋田県立脳血管センターのデータです [12]。脳内出血・脳梗塞・くも膜下出血の各脳卒中および全脳卒中の発症者1万4558症例について、それぞれに高血圧を治療せずに放置していた例数、高血圧を治療中であった例数、正常血圧ないし境界域の例数の3群に分けて、3群全体の合計に対する各群の割合をみました [15]。

　全脳卒中についてみると、そのわずか13％ が高血圧の放置者からの発生であるのに対し、高血圧治療者群からの発生は48％、正常血圧ないし境界域群からの発生は39％ です。すなわち、降圧剤を服用しながらも脳卒中が発生した例数が全脳卒中の48％ と約半数を占めています。降圧剤を服用していたほうが（48％）、高血圧であるにもかかわらず放置していた群（13％）よりも多数の脳卒中が発生しています。

　ここでも母集団数が問題になりますが、記載されてありません。血圧は正常域ないしは境界域の人々が最も多くその群からの発症者の実数は多く、また降圧剤を服用している患者数も多いのでその群からの脳卒中発症の実数も多くなる。高血圧を放置している人々の数は少なくそこから発生する脳卒中発症の実数も少なくなる、という解釈が果たしてできるかどうか。

　いずれにせよ**図6-B** の事実は、降圧剤の服用他の高血圧に対する治療をやっていても、また高血圧ではなくても、かなりの患者さんが脳卒中になっていること示しています。

　この傾向は、脳内出血、くも膜下出血、脳梗塞に分けてみても、変わりがありません。これは一体どういうことでしょうか。脳卒中は、高血圧という臨床症状からのみ発生しているのではないことを如実に示しているのです。

　図6-A の福岡県久山町の統計では、一見すると最大血圧値が高いほど脳卒中になる割合が高くなっています。高血圧を下げれば脳卒中にはなりにく

い、という印象を与えます。秋田県の**図 6-B** と全く逆の結果になっています。ただしこれは秋田県の**図 6-B** の母集団とは異なり、降圧剤を服用していない人々だけを集めた統計です。一方の秋田県の**図 6-B** は、降圧剤を服用していた患者さんをふくめ脳卒中が発症した総ての症例を合計した統計です。母集団が違うと、一見してこれだけ異質な結論が引き出されます。

　高血圧は治療中あるいは血圧は正常域であっても、相当数の脳卒中が発症するという秋田県のデータが事実であるとすれば、事は重大です。**脳卒中の最大の危険因子は高血圧以外に、他にもあることを示しています。**脳卒中の発生率と高血圧には関連性はありますが、危険因子はそれだけではありません。

　脳卒中の分子生物学的な病理は、活性酸素 / 酸素ラジカル / フリーラジカルにより内膜の内皮細胞が傷害され、同様にして生じた動脈壁中膜の平滑筋細胞の壊死ではないか、と考えられます。これに血圧が高ければ追い打ちをかけて微小動脈瘤が発生しやすくなります。その脳内微小動脈瘤が破綻すれば脳出血、出血の前後に形成された血栓によって閉塞すれば脳梗塞です。

　ここから脳卒中において高血圧は、本質的な要因ではなく誘因であろうと考えられます。ある程度高血圧というものは循環器系の異常に対する生体のホメオスターシス（恒常性）の結果でもあります。確かに降圧剤の進歩により脳出血による死亡率は、直接的には減少しました。これは脳内出血でいえば高い圧力にはもろい、極細の穿通枝動脈からの出血が減少したということです。対症療法的には降圧剤が有益であったのであり、脳出血の本質的な原因である動脈壁の脆弱性を治療した結果ではありません。

　図 6-A、B の結果に対し（当時秋田県立脳血管センター脳神経外科の）安井信之氏は、「正常血圧や治療中の高血圧患者からの脳出血が多発していることから、高血圧以外の危険因子を明らかにすることも今後の課題である」[12] と述べています。

　これに対し同センター疫学研究部の鈴木一夫氏は、「高血圧の有無にかかわらず、疾病の有無にかかわらず、集団全体を対象に徹底的に血圧を低下させる」というポピュレーションアプローチと称する脳卒中予防戦略を提唱しています[14]。この方は脳卒中に対し、あくまでも血圧降下一本槍で立ち向かうという姿勢ですが本来、血圧そのものは生理的に無くてはならないものであり、決して悪玉なのではありません。

一律に塩分の摂取制限といっても、塩分の感受性には個人差があります。おのずから徹底的な無塩食を摂っているアフリカの狩猟民族ならともかく、伝統的な保存食の文化を持った日本人に強権的に減塩食を強いることなど土台無理な話です。脳血管センター疫学研究部のリーダーがポピュレーションアプローチと称して、無茶苦茶なことを主張しているように思われます。

　この鈴木一夫氏の暴論に対し同氏の論文より19年前にすでに、『脳卒中がほんとうになくなる日―ラットが拓く予知医学への道』[10]・[11]において、高血圧であって食塩を添加しても高蛋白食であれば脳卒中にはならないというマウスにおける実験病理の結果が発表されています。しかしこの京都大学の家森幸男・堀江良一氏らの優れた業績は、いま怒濤のごとき多種類の降圧剤の氾濫により掻き消されてしまったようです。

　前述の安井信之氏のような、高血圧以外の脳出血の危険因子に言及している臨床家は稀です。日本医師会雑誌 第142巻特別号（1）の生涯教育シリーズ81『高血圧診療のすべて』（平成25年）を見ても、酸化ストレス/フリーラジカル・スカベンジャーというキーワードは全く出てきません。

　高血圧性脳内出血では突然に頭痛・嘔吐・片麻痺・言語障害あるいは意識障害が出現し、発症後1〜6時間後に症状が完成します。朝7時から8時の間、夕方の17時から18時の間の活動時に発症しやすい。そういう時間帯が最も血圧が高くなっているからであろうと思われます。

　脳内出血の危険因子は次に高齢であり、男性であること、過剰の飲酒、慢性腎疾患、低コレステロール血症とつづきます。静脈瘤や心房細動などにおいて、血栓形成を予防するために抗凝固薬（ワルファリン等）を常用していると、脳出血の危険性はさらに高くなります。そして発症後には、重篤化する傾向があります。血清コレステロール値を減少させる薬と、抗凝固薬のワルファリン等を、無造作に併用することは危険です。

11. 脳卒中の真因は血管内皮細胞傷害

　脳動脈瘤の破裂による初回の脳出血で20〜30%が死亡するというクモ膜下出血において、幸いにも根治手術ができたとします。やれひと安心と思ったのも束の間、術後4〜14日後、10日をピークにして脳血管攣縮が約30%の割合で発生します。

　クモ膜下出血後の脳血管攣縮は、酸化ヘモグロビンおよびそれから発生する活性酸素フリーラジカルが第1の原因と考えられています。いまや、脳卒中の分子生物学機構を追求する考え方は基礎医学の研究者ではごく普通の常識になっています。早くから脳卒中において活性酸素・フリーラジカルに注目し研究をしてきた東京大学脳神経外科の浅野孝雄（元埼玉医科大学総合医療センター教授）博士らのグループがありました。

　脳卒中の病変の核心を一言で言えば、フリーラジカルによる、血管内皮細胞をはじめとする脳動脈壁の酸化傷害です。したがって、臨床的には血圧を管理するにしても、脳卒中の真の原因の一つはフリーラジカル傷害であると認識しなければ、脳卒中をほんとうに無くすことはできません。

　正常血圧という血圧を維持するアンギオテンシンⅡの薬理作用自体の中に、酵素を介してフリーラジカル（スーパーオキサイド）を発生させるということに問題の本質があります。

　動脈・静脈ともに大血管から微小血管網にいたるまで、血管の最内層である血管内皮は1層の細胞層からなっています。それは単なる障壁ではなく、多種類の血管収縮因子および血管拡張因子等を産生し分泌しています（図7-A［324頁］）。血管内皮細胞は血管の拡張と収縮、血管平滑筋の増殖と抗増殖、血液の凝固と抗凝固、炎症と抗炎症、酸化と抗酸化という相反する作用を営み、かつ両者のバランスをとるという神業（かみわざ）のような仕事をしています。

　人体の血管内皮細胞の総重量は肝臓のそれに匹敵し、一面に敷き詰めるとテニスコート6枚分にはなり、1列に並べると10万kmという地球を2周半する長さになるといわれます。血管の内皮細胞は、血流の調節をはじめとする神業のような多種類の仕事をする一つの臓器単位であるとさえいわれる所以です。

　生体内で常につくられ血管に作用している生理的な昇圧（血圧維持）物質であるアンギ（ジ）オテンシンⅡは、NADPHオキシダーゼという酵素を活性化して活性酸素スーパーオキサイド（$\cdot O_2^-$）を発生させます。この活性酸素は内皮細胞が出す一酸化窒素ラジカル（$\cdot NO$）と反応して、強力な細胞毒性をもつパーオキシナイトライト（$ONOO^-$）に変換されます。強力なフリーラジカルであるこのパーオキシナイトライトがひるがえって血管内皮細胞自体に酸化傷害を与えます（図7-B）。事は、インフルエンザ肺炎のマウ

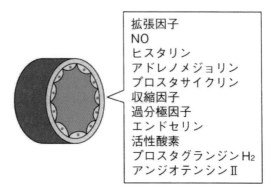

拡張因子
NO
ヒスタリン
アドレノメジョリン
プロスタサイクリン
収縮因子
過分極因子
エンドセリン
活性酸素
プロスタグランジンH₂
アンジオテンシンⅡ

総重量≒肝臓 　総面積≒テニスコート6面 　総延長≒地球2.5周

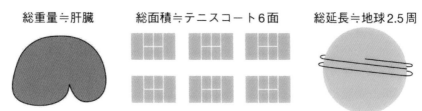

図 7-A：血管内皮細胞の構造と意義

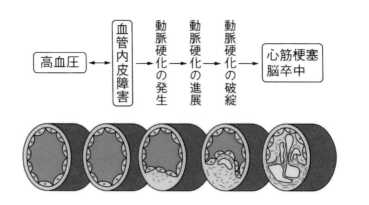

高血圧 ↔ 血管内皮障害 → 動脈硬化の発生 → 動脈硬化の進展 → 動脈硬化の破綻 → 心筋梗塞 脳卒中

図 7-B：血管内皮細胞の構造と意義

（今泉勉編『最新高血圧診療学』40 頁、永井書店、平成 22 年）

スの死因と同じです。（本書第Ⅱ部「**第7章 インフルエンザと天然痘**」参照）

　アンギオテンシンⅡによる高血圧とフリーラジカルの発生は、悪循環を形成して、動脈硬化の発生とその進展につながることがわかっています。これに関して、抗酸化剤であるビタミンCの投与で血圧が低下するという報告もあります。

　脳出血・脳梗塞の本質的な病因は脳動脈の内膜および中膜がこうむったフリーラジカル傷害であると考えれば、脳出血・脳梗塞の本質的な治療・予防法は活性酸素/フリーラジカル対策であり、それは活性酸素消去剤/スカベンジャーの摂取という方法に至ります。基礎医学では常識になっていることが臨床には伝わっていないという、日本の基礎医学と臨床の間には大きな乖離があります。日本の臨床医学は学問・科学ではないといわれる（三石巌博士）所以です。

　たとえば、もう20年も前になりますが羊土社が、「臨床医のための実験医学シリーズ」という小冊子群を発行しています。執筆者たちは神経内科・脳神経外科・精神神経科等の臨床医学に在籍していても基礎医学的な研究に従事しておられ、臨床と基礎とをつなぐ重要な仕事をしている人々です。しかしこのような書籍は売れないものと見え、この優れた企画は1回きりで終わっているようです。研究というものは進歩しますので、その成果をまとめる本は改訂されていかなければならないのですが。

　この実験医学シリーズに、15『動脈硬化の分子医学』(1994)、20『脳虚血の分子医学』(1994)、があります。そこには、脳卒中対策はとにかく血圧を下げることであるという単細胞的な皮相な考え方をするような医学者はおりません。彼ら第一線の基礎医学の研究者たちは脳の神経細胞はなぜ脳虚血（血液が流れなくなること、梗塞）に弱いのか、なぜ活性酸素/フリーラジカルによる損傷を受けやすいのか、脳動脈硬化症の分子機構の解明等々と極めて本質的なテーマを掲げてそれに突き進んでいます。

　脳動脈硬化症には、内頸動脈・椎骨動脈・脳底動脈などの脳主幹動脈における粥状動脈硬化（アテローム）と、直径1mm以下の細い穿通枝動脈・皮質枝動脈における細小動脈硬化の2種類があります。

　前者は、臨床家がよく言うように単なる脂質（コレステロール）の蓄積や血栓の器質化で起きるのではなく、血管内皮細胞への慢性的な酸化傷害等に

対する生体反応が基になって生じるものとするのが研究者の一般的な考え方です。冠動脈硬化症→狭心症→心筋梗塞という病変に対しては抗酸化物質 /スカベンジャーを投与する、という考え方をすでに明らかにしています。冠動脈等の大きな筋性血管の場合、流血中から、緩い内皮細胞間隙をくぐり抜け動脈壁内に浸入した有害なフリーラジカル / 過酸化脂質ラジカル / 酸化LDL を、内皮細胞下に血流から動員された単球→マクロファージ（貪食細胞）が貪食し処理します。

　後者、脳の細小動脈は直径が細くその血管壁もまた薄いため、有害なフリーラジカル / 酸化 LDL 等が血管壁外へ漏出し、脳神経組織に傷害を与える危険性があります。それに対し生体は間藤細胞（Mato Cell）という脳スカベンジャー細胞（brain scavenger cell）を脳細小動脈周囲に蔦が絡まるように配列させて、細小動脈壁外でフリーラジカルを処理させるべく備えています。

　前者のマクロファージが流血中から動員されるのに比し、後者では脳スカベンジャー細胞が血管壁外に常在しているという特徴があります。この間藤細胞 / 脳スカベンジャー細胞の変性・消失が、脳細小動脈の構造変化・細小動脈硬化などの進展の鍵となっていると考えられています。

　前者・後者いずれの場合も、酸化 LDL 等のフリーラジカルに対処する生体側の総合的な体全体の防衛機構＝抗酸化能力が十分であるかどうかが問われています。もし生体の総合的な抗酸化能力が不十分であれば、現場の動脈壁で抗酸化力として働くマクロファージや間藤細胞等が疲弊し、内皮細胞にある SOD などの重要なスカベンジャーも消耗されます。それで動脈硬化が促進されます。

　全身的な脳動脈硬化症の予防・治療対策は、体全体の抗酸化能力を充実させるために、フリーラジカルの消去剤（スカベンジャー）の十分量を日常的に摂取するということが最も根源的な方法であると考えられます。

　前記「脳虚血の分子医学」を書いた東京大学脳神経外科のグループはそのあと、リーダーの浅野孝雄教授の編著で、『脳虚血の病態学』[15] という単行本を出版しています。この著作の後半には三千数百本の英文原著論文の表題と掲載誌のリストが 120 頁にわたって付けられています。

　この書の冒頭には、「この書は近来発行された医学書の中での magnum opus である」という推薦者の一行があります。magnum opus というラテン

語は、畢生（ひっせい）の大事業、最も偉大な業績、という意味です。この賛辞はこの書が、脳卒中という疾患の背後には活性酸素・フリーラジカルが深くかかわっていることを詳述していることから、述べられたものであると思われます。編著者の序文は格調が高く次のような事柄が述べられています。

「脳卒中において脳が損傷される最も基本的な機序は脳虚血である。〜脳虚血—脳循環・代謝について、現在では分子生物学的な研究が主流となっている。自然は、複雑に入り組んだでき事の織物としてその姿を現す。〜事物の本質は物自体ではなく、物と物との相互関係にある。〜これら相互関係が、それらが存在する細胞内外の環境、とくに活性酸素・フリーラジカルによって大きく影響される。最近の知見は、活性酸素が虚血性脳損傷の発生に極めて重要な役割を果たすことを明らかにしている。」

　脳卒中に関する基礎的な研究は、活性酸素・フリーラジカルに到達しています。臨床医学も単なる血圧管理にとどまることなく、活性酸素・フリーラジカルのコントロールをしなければならない時代になっています。

12. 久山町研究（ひさやままち）

　故勝木司馬之助（かつきしばのすけ）九州大学第二内科教授の先見の明により、昭和36年に開始された福岡県久山町の疫学研究は、いまや蓄積された50年余のデータをもとに日本人の脳卒中の実態を明らかにしました。無数ともいえる学術論文が発表され、今日に至っております。

　脳卒中の疫学研究は久山町研究（Hisayama Study）として、米国のフラミンガム研究（Framingham Study）を超える世界一の権威を有するものとして認められるようになりました。久山町研究は100％ちかい剖検率に裏打ちされていることで、フラミンガム研究を超えたのです。それらは日本人の脳卒中の実態を明らかにした基本的なデータとして用いられています。

　ジャーナリスト祢津加奈子氏によって書かれた『剖検率100％の町 九州大学久山町研究室との40年』[16]には久山町研究のことがよくまとめられています。久山町研究が開始されて30周年の記念式典が行われたときの小早川町長の挨拶に、「我々は一生懸命やってきたつもりであるけれども、必ずしもみんなが健康になっているわけではないな、と思いました。」とあるのが目につきました。また、久山町研究班の初代の班長であった廣田正夫医師

をして、「一将功成りて万骨枯る」と言わしめたのは、故勝木教授にとっては痛恨の極みであったと思われます。

ひるがえって、故勝木教授の門下生の手によって、久山町研究の全体を総括した単行本（monograph）がいまだに出版されておりません。勝木教授ご自身が総説・解説を書くよりも原著論文を書いて世界に発信せよと指導しておられたことも、単行本を出版しにくい理由としてあるのかもしれません。数十年の長きにわたりあまりにも多くの医師たちの協力によって行われた研究ですから、その総てを総括することはむずかしいとは思われます。

しかしそれでは第三者が、久山町研究の必要な論文と全体像を把握することは困難です。片や、前記の東京大学脳神経外科グループが『脳虚血の病態学』という magnum opus を出版していることを思えば、九州大学第二内科の久山町研究を総括した magnum opus となるべき一書が存在しないのは残念なことです。

前記 祢津氏の本に、この高名な勝木教授のご死因が脳卒中（脳梗塞）であったと記されてありましたので私はその詳細を知りたいと思いました。私はいつものように日本医師会の医学図書館に FAX で用件を依頼し、数日後に調査結果を得ることができました。これは 1 人の有能な秘書をかかえているのに等しいことです。同医学図書館の報告によると故勝木教授のご病歴は次のようになります。

61 歳：高血圧 160/110mmHg、鬱血性心不全、痛風（血清尿酸 13.5mg/dL）、心房細動、眼底の硬化所見、肺炎、尿路結石、顔面神経麻痺、黄斑部変性症による眼底出血、視力障害

75 歳：脳梗塞（脳血栓）発症、

81 歳：2 回目の脳梗塞発症、

85 歳：3 回目の脳梗塞の発症、ご逝去　となっています。

資料は九州大学第二内科同門会発行の、門弟の方々の書かれた恩師の追悼文が主体ですので、ご病歴を医学的にまとめたものではありません。再発が繰り返された脳梗塞は、心房細動により心房内に発生したフィブリン血栓が遊離して脳塞栓をきたしたものかと思われますが、詳細は不明です。当時のことですから心房細動は根治できずに存続していたわけです。門弟の 1 人が主治医となっておられますから、高血圧はよく管理されていたと思われます。

　いまや心房細動は、日本の脳卒中の 2 〜 3 割を占める心原性脳塞栓症の主たる原因です。国内外の疫学調査によると心房細動がある人は、それがない人々より脳梗塞を 3 〜 5 倍も発症しやすいことが報告されています。

　久山町研究の柱であった町の脳卒中死亡者全員に対して行われた剖検が、故勝木教授ご自身に対しても行われたか否かが問題です。門弟のどなたも剖検については触れておられないので、多分行われなかったのであろうと推察します。ご本人の遺言あるいはご遺族の申し出がなければ、剖検はできなかったはずです。死者に鞭打つようなことはしないのが日本の風習であり、ましてや故恩師の死因を云々することは弟子たちにはできませんでした。

13.　脳卒中は再発する

　ここで脳卒中は再発、再再発するという事実に注目します。高血圧があっての脳卒中であれば、発症後は厳重な血圧管理が行われるでしょう。心房細動なら心房内の血栓形成を阻害するため従来はワルファリンが、現在はアピキサバン（エリキュース）などが使われるようになっています。その他の危険因子についても同様によく管理されているとします。しかしそのような管理が行われていても、脳卒中は再発する場合が必ずあります。

　脳卒中の専門家であられた勝木教授のように 3 度も発生します。勝木教授の場合は、3 度の発症が同じタイプの心房細動由来の脳塞栓であった可能性は高いと思われますが、穿通枝動脈の脳出血・脳梗塞も混在していたかもしれません。現在の心房細動の治療法は、カテーテル・アブレーション（焼灼術）という根治療法の普及により、飛躍的に進歩しています。しかし勝木教授のときは、総て対症療法の域を出ませんでした。心房細動そのものは治せなかったのです。

　脳卒中の再発は機能予後、QOL（基本的な生活能力の質：立つ、歩く、坐る、食べる、排泄等々）を著しく悪化させます。また血管性認知症等の新たな症状をきたし、寝たきりとなっていく危険性があります。久山町研究の結果では脳梗塞の発症 5 年以内での再発率が 35% であり、10 年以内のそれが 51% です。

　脳梗塞は脳梗塞として再発するのが 90%、脳出血として再発するのが 10% とされています。脳出血の再発率は年間 2.9% で、脳梗塞として再発す

るものが半数ちかいといわれます。

　心房細動によるフィブリン血栓の脳塞栓であっても、比較的大きな動脈の
アテローム血栓（血小板血栓）であっても、微細な穿通枝動脈の血栓であっ
ても、血圧が高ければ降圧剤を服用します。そのようにして血圧の管理をし
ながらも、脳梗塞は再発のおそれがあります。脳出血も同様です。

　これは脳出血・脳梗塞の本質的な原因が、単なる高血圧ではなく動脈壁の
脆弱化にあるからです。それはフリーラジカルによる内皮細胞の傷害に根ざ
しています。現今の脳卒中対策があまりにも血圧の管理に片寄りすぎていて、
問題の核心を衝いていないから脳卒中は再発するのではないかと考えられま
す。核心とは、フリーラジカル対策と蛋白質（動物性蛋白質、魚類）の摂取です。

　故勝木教授は昭和49年（66歳）のWHO循環器疾患東京会議に出席して
おられます。そこで地域における高血圧と脳卒中に関する管理についての討
論が行われました。それについて勝木教授は、「会議は、境界病変が中心になっ
た。境界域高血圧とそのコントロールおよび脳卒中の発生をどうするかが議
論になった。軽い高血圧ほどその治療が難しく、結論としては未解決の問題
が多く、漠然としたものだった」[17]と述べておられます。

　さすがに勝木教授はすでにそこで、血圧を下げるだけが脳卒中対策の本質
ではないということを見抜いておられました。軽度の高血圧、境界域の高血
圧、正常血圧でも脳卒中が発生します。軽い高血圧ほどその治療が難しいと
いうのは、軽い高血圧ほど降圧剤ではなくより本質的な治療対策が講じられ
なければならないということを意味します。

14.　沖縄の長寿は豚肉と野菜による

　脳卒中を予防するために必要なのはひとくちに言うと、動物性蛋白質の十
分な摂取（1日100g目標）、塩分摂取量の制限、豊富でバランスのとれた副
食である、と松崎俊久氏は述べています[18]。この方は長寿の研究者で、東
京都老人総合研究所疫学部長を経て当時、琉球大学医学部教授です。これに
先立ち、高血圧ネズミにおいて高蛋白食（大豆と魚）が脳卒中を予防すると
いう実験結果が、京都大学病理学教室の家森幸男・堀江良一氏によって発表
されています（本書315頁、図5参照）。

　松崎氏の著書によると、昭和58年（1983）から昭和62年（1987）にかけての、

全国各都道府県別の脳卒中の（全国平均を 100 とした場合の）標準化死亡比は、沖縄が 53.8 と最少であり、栃木が 134.1 と最多で秋田のそれは 129.5 と第 2 位でした（前掲書 77 頁の表 1）。

　2 次医療圏は、都道府県ごとに 3 ～ 21 の医療圏、全国で 344 医療圏に分けられます。2 次医療圏別に調べられた 2008 ～ 2012 年のがん、脳卒中、心臓病の標準化死亡率が公開されています。それによると脳卒中の標準化死亡率の 1 位は男性が岩手県宮古の 167.9、女性が秋田県湯沢・雄勝の 160.6 でした。男性の最低（344 位）は大阪府豊能の 67.2、女性のそれは香川県小豆の 62.6 でした。沖縄県女性の北部・中部・南部がそれぞれ 63.9（342 位）、63.5（343 位）、70.6（339 位）で最低に近いグループとなっています。沖縄の男性も、女性に準じます[19]。

　表 2（332 頁）は奥村 歩 氏が松崎俊久氏の前記著書の影響をうけて、平成 16 年（2004）の時点で作成されたものです。沖縄の長寿食がひと目でわかる表ですので、転載させていただきました。ただし個々のデータの出典が明記されておらず不明です。（松崎医師、奥村医師ともに一時期沖縄で医業をしておられます）

　奥村歩氏の表 2 によれば、沖縄県と秋田県とを比較すると日に摂取した食塩の量が沖縄 9g/ 秋田 13 ～ 14g、以下、肉類の量が 90 ～ 100g/30 ～ 45g、魚類が 60g/70g、緑黄野菜が 90g/30g、豆腐が 110g/70 ～ 80g という結果でした。すなわち脳卒中による死亡率が全国最少の沖縄は秋田に比べて、塩分の摂取量が少なく、肉類が 2 倍から 3 倍多く、緑黄野菜は 3 倍多く摂取されていました。

　肉や魚の蛋白質は、血管の支持組織であるコラーゲンの素材です。野菜は抗酸化物質であるポリフェノール等の素材です。抗酸化物質は血管内皮細胞の酸化をふせぎます。生体内に抗酸化物質が豊富にあれば、同じ抗酸化物質であるビタミン C はコラーゲンの束を強固にするほうにまわすことができます。血管壁がじょうぶになります。そういうわけで沖縄の食餌は、脳卒中をふせぐのに有益であると思われます。なお野菜食は米国式の生食（サラダ等）ではなく、煮汁であることが大切です（本書第 I 部「**第 5 章 低線量長期内部被曝とダメージ・コントロール**」図 3 [156 頁] 参照）。

　厚生の指標『国民衛生の動向』（2018/2019）によると、2015 年（平成 27 年）の人口 10 万人当たりの死亡率（粗死亡率）は沖縄が 778.7 で全国最少、秋

田のそれは 1415.9 で最多です。粗死亡率は年齢構成に影響されますので、ある基準人口に合わせて各都道府県の年齢構成を均質化し、死亡率を計算しなおします。人口 10 万人当たりのこれを年齢調整死亡率といいます。

　この年齢調整死亡率により各都道府県の死亡率を比較すると、より正確な結論が得られます。2015 年（平成 27 年）の各都道府県別の全死亡者の年齢調整死亡率は、沖縄の男性が 498.5・女性が 251.7 であり、秋田の男性は 540.3・女性が 266.4 となっています。

　脳血管疾患による年齢調整死亡率をみると、沖縄の男性が 38.1・女性が 17.5 であるのに対し、秋田の男性が 52.2・女性が 26.9 です。いずれも最少、最多ではないけれども、沖縄の死亡率が少なく秋田のそれが多いという傾向に変わりはありません。

　2015 年（平成 27 年）の全死因、全死亡者数の年齢調整死亡率の最少県は長野県です。同年の長野県の平均寿命は男女それぞれ 81.75/87.67 と男性は 2 位で女性は 1 位です。沖縄のそれは男女それぞれ 80.27/87.44 と第 36 位 / 第 7 位です。沖縄の平均寿命が全国 1 であったのは少し前のことでした。

　しかし同年（2015）の、75 歳の平均余命を見ると沖縄の男性が 12.62 と

表２：沖縄と秋田の食生活の比較

（参考:松崎俊久著『長寿世界一は沖縄 その秘密は豚肉食だった』210頁、祥伝社、平成4年）

	沖縄	秋田
脳卒中の死因割合※1	66.9（全国で最も低い）	163.2（全国で最も高い）
県別平均寿命順位	1 位	42位
県民所得順位	47位	42位
食塩摂取量※2	9 g	13〜14 g（50年前は25 g）
肉摂取量	蛋白質90〜100 g	30〜45 g
魚摂取量	60 g	70 g
緑黄色野菜摂取量	抗酸化剤90 g	30 g
豆腐摂取量	110 g	70〜80 g

※1　全死因に対して脳卒中が死因で亡くなる方の全体平均を100とした場合の沖縄県と秋田県の数値
※2　摂取量は 1 日あたり

（奥村歩『「脳卒中」を防ぐ技術』81 頁、世界文化社、2012）

第 2 位、女性が 16.51 と全国最長で第 1 位です。(長野県男性 75 歳の平均余命は 12.63 で 1 位、同女性は 16.06 で 5 位)。これに対して秋田の男性は 11.63、女性が 15.40 とそれぞれ 45 位と 41 位です。しかし順位はともかく、沖縄と秋田の差は僅差です。各都道府県間の較差は小さくなってきています。

　いまや老人の長生きは、高齢者 75 歳の平均余命が示します。0 歳の平均余命を平均寿命といいます。沖縄男性の平均余命は 20 歳、40 歳が相対的に短くなっていますので、これが最近の沖縄男性の平均寿命の減少をもたらしているとみられます。高齢者と若年層の平均余命の全国順位に大差があるのは沖縄県のみです。これは非常に不自然です。

　沖縄の疾病構造の変化は、沖縄が受けた社会環境の影響によると考えられています。米国統治期においては脂質摂取量が増加し、日本復帰後は若年者において食塩の摂取量が増加していると、いわれます。1950 年代(現在の高齢者が 20 歳代)に食していた日常食は、緑黄色野菜・イモ類・大豆製品・鰹節や昆布摂取が多く、高塩分食は少なかった、とされます。いま沖縄は伝統的沖縄型食事パターンへの回帰をめざして、全県をあげて立て直しを図っているそうです[20]。

　沖縄の 20 歳・40 歳の平均余命の減少や、米軍統治期の脂肪摂取量の増加という否定的な要因は、食用油を用いた加工品の多食やファーストフードの流行にあると考えてみます。それらに用いられている食用油は間違いなく、未精製ではなく精製油であると思われます。食用油の精製技術は米国で発達しました。油脂については、それが人体に摂取されたところで、有益な抗酸化物質が消去された結果ラジカル化されて有害となった精製油か、あるいは豊富な抗酸化物質が温存されている未精製油かで、人体に与える影響で天と地ほどの差異が生じます。精製油は酸化されやすくフリーラジカル(過酸化脂質ラジカル)となって万病の基になります。精製油の使用は絶対に避けなければなりません。油脂の精製は、油脂の不飽和脂肪酸の多価以上の危険な因子です。

　これに対して、2013 年沖縄が長寿日本一から陥落した本当の理由は、脂肪摂取量を減らしたからであると柴田博氏は批判します。沖縄は気温が高い上に冷蔵庫の普及が遅れたので、食品の保存上、油脂が重要な働きをしていたのであり食塩の摂取量も少なかったといいます。それで脳卒中死亡率が低

かった。しかし、沖縄の肥満が多いことが平均寿命を引き下げている最大の原因であると考えた学者・行政・マスコミが、脂肪摂取量と摂取カロリーを控えることに血道を上げた結果、沖縄県民の脂肪・カロリー摂取量は全国平均を大きく下回り、2013年の平均寿命の全国順位は下落したのだと批判しています[21]。

　しかし、沖縄男性の各平均余命（0歳の平均余命が平均寿命）は高齢者群（75歳）と青壮年群（40歳）との間に大差があり、高齢者の平均余命すなわち高齢者が長生きすることにおいてはいま尚全国のトップクラスなのです（本書439〜440頁参照）[22]。多分高齢者たちはいまも伝統食の範囲で動物性蛋白質・野菜の煮汁、それに柴田氏のいう油脂も十分摂取していると思われます。これに反し男性の青壮年層は精製された食用油によって加工された外食やファーストフードを摂ることが多く、そのため塩分過多となり野菜の煮汁が少なく、有害な過酸化脂質の多い食事をすることが多くなったために死亡率が増えたのではないかと思われます。女性の同じ層は、男性にくらべると外食やファーストフードを摂取する機会が少なかったのではないでしょうか。

15.　脳卒中対策のまとめ

　脳卒中対策が高血圧の管理だけでは不完全であるということは、これまでお示しした諸種のデータから明らかです。

●脳血管傷害による年齢調整死亡率は昭和35年から昭和45年にかけていったんピークに達し、その後の減少の傾向は最近鈍化している。脳血管傷害を克服しようとする臨床は限界に達し、ゆきづまっている。

●降圧剤と減塩食が普及した現在、脳卒中発症の実数は、高血圧の未治療群からよりも、高血圧の治療群および正常血圧群からのほうが多い。

●一度発症した脳卒中の10年以内の累積再発率は51%と高く、再発の度に重症化する。

●かつてのデータで、脳卒中死が少なかった沖縄県と脳卒中死が多かった秋田県とを比較したら、沖縄県は秋田県よりも塩分摂取量が少なく、肉・魚・野菜の摂取量が多かった。

●遺伝的な高血圧のためにほとんどが脳卒中を発症するネズミの群の餌に、さらに食塩水を加え条件を悪くしても高蛋白食にしてやれば、高血圧は

そのままでも脳卒中は全く発症しない。

　脳卒中を克服するには降圧剤と減塩だけではなく、蛋白質とフリーラジカル消去剤（野菜とその煮汁、お茶、ビタミンＢ・Ｃ・Ｅ・カロテノイド等の抗酸化剤のサプリメント）の十分量の摂取である、という結論になると考えられます。

参照

1 ）由利組合総合病院『秋田の脳卒中』2013
2 ）小西正光「脳卒中の発生要因の疫学的研究」491 頁、*日本公衆衛生雑誌*、**21** 巻 9 号、昭和 49 年
3 ）山海知子ほか「CT 所見を中心とした脳卒中の疫学的研究」*日本公衛誌*、901 頁、第 38 巻、第 12 号、平成 3 年
4 ）小西正光「高齢者に多い病気」*臨床検査*、**50**、No. 9、2006
5 ）本多真・児玉龍彦「脳動脈硬化症の分子機構」、桐野高明編『脳虚血の分子医学』28 頁、羊土社、1994
6 ）大根田玄寿『脳出血の病理』文光堂、昭和 49 年
7 ）Oneda, G. et al. Morphogenesis of plasmatic arteriosclerosis as the cause of hypertensive intracerebral hemorrhage. *Virchows arch. Abt. A Path. Anat. and Histol*. **361**, 31, 1973
8 ）正和信英ほか「脳内出血の責任血管病変の病理と破綻出血の機序」*日本臨牀*、**64**、増刊号 8、322 頁、2006
9 ）坂田則行「酸化ストレスと動脈障害」*脈管学*、Vol.**43**、No.11、685 頁、2003
10）家森幸男・堀江良一「実験病理」、喜多村孝一・亀山正邦編集『脳卒中 ―基礎と臨床』朝倉書店、1979
11）堀江良一『脳卒中がほんとうになくなる日 ―ラットが拓く予知医学への道』保健同人社、昭和 59 年、増補版 6 刷
12）安井信之「脳出血治療のガイドラインと今後の問題点」『脳卒中 ―基礎研究と臨床の最前線』*別冊医学のあゆみ*、82 ～ 83 頁、2006
13）谷崎弓裕ほか「収縮期高血圧と病型別脳卒中発症率の関係：久山町研究」、*脳卒中*、**24** 巻 1 号、75 頁、2002
14）鈴木一夫「日本の脳卒中の特徴」*老年病予防*、**1**、16 ～ 22 頁、2002; 同「脳卒中予防における高血圧治療の位置づけ」*血圧*、**9**、19 ～ 25 頁、2002
　　鈴木一夫氏の出典には各脳卒中ごとの、高血圧の放置・高血圧の治療中・正常血圧ないし境界域の 3 群の、脳卒中発生率の内訳の記載が見当たらない。上記の全脳卒中症例における 3 群の割合 % が文章で記載されているだけで、安井論文にあるような図表ないしはそれの、基となるデータは見当たらない。
15）浅野孝雄編著『脳虚血の病態学』中外医学社、2011
16）祢津加奈子『剖検率 100% の町 九州大学久山町研究室との 40 年』ライフサイエンス出版、2011、改訂 3 刷（剖検、病理解剖：遺体を解剖し病理学的にその病因を明らかにすること）
17）勝木司馬之助述、林道雄著『医の心人の心 勝木司馬之助聞書』193 頁、西日本新聞社、昭和 58 年
18）松崎俊久『長寿世界一は沖縄 その秘密は豚肉食だった ―ダイエット食は、ボケ、早死を招く』210 頁、祥伝社、平成 4 年
19）埴岡健一他ほか『三大病死亡 衝撃の地域格差』中央公論新社、2018
20）等々力英美「沖縄の伝統的な食事によって長寿再生は可能か」日本禁煙学会学術総会プログラム、2014
21）柴田博『なにをどれだけ食べたらよいか。』29 頁、ゴルフダイジェスト社、2014
22）「第 21 表 平成 27 年都道府県別生命表―主な年齢の平均寿命―」『国民衛生の動向 2018/2019』*厚生の指標増刊*、433 頁、厚生統計協会、2018

第11章 肺がん陰影の消失と自己免疫疾患の発生
——オプジーボ批判と免疫療法の正道——

1. 免疫チェックポイント阻害剤

　根治切除不能な悪性黒色腫の治療において、「免疫チェックポイント阻害薬」のニボルマブ（ヒト型抗ヒト PD-1 モノクローナル抗体：商品名オプジーボ）が保険薬として認可されたのが 2014 年 7 月でした。この免疫療法の薬が 2015 年 12 月から、切除不能な進行・再発の非小細胞肺がんにも適用されるようになりました。さらに 2017 年 9 月から、切除不能な進行・再発胃がんにも適応が拡大されました。

　このオプジーボの薬価は当初、点滴静注用 100mg1 本が 72 万 9849 円でした。肺がんの場合、投与量は体重kg当たり 3mg を 2 週間おきに注射します。体重 50kg の人なら、12 ヵ月で 150mg×26 回が投与されます。この薬剤費に検査・診断・副作用対策等の膨大な診療費が加わります。実際は高額医療費の公費負担がありますので、患者の自己負担額は少なくなりますがそれでも、年間 100 万円以上の個人負担を覚悟しなければならない、といわれていました。

　オプジーボの高薬価に対する批判は激しく、2017 年 2 月には半額に減額されました。さらに 2018 年 4 月には 27 万 8029 円に、同年 11 月には 17 万 3768 円へと減額されました。それでもオプジーボを投与される患者の医療費が高額であることに変わりはありません。何もわからない患者さんたちは、溺れる者は藁にもすがりたい思いでオプジーボを求め、この薬剤を投与される患者数は激増しています。

　プラチナ製剤を含む化学療法歴を有する切除不能なⅢb 期 / Ⅳ期または再発の非扁平上皮非小細胞肺がん患者 582 例を対象にした治療成績が、小野薬品提供の添付文書（第 14 版）に記載されています。その延命効果たるやドセタキセルの対照群とくらべて生存期間の中央値は、12.19 − 9.36 ＝ 2.83 ヵ月とわずか 3 ヵ月足らずに過ぎません。結局 2 年後には両群ともにほとんど死亡してしまうことに大差はありません。

　オプジーボの投与成績は、奏効割合は 20% 程度にとどまるものの、奏効例では治療効果が長時間持続するといわれます。しかし、複数の臨床試験における無増悪生存期間では対照群に対する優越性は認められていません。オプジーボの Financial toxicity（経済的有害性）は明らかに intolerant（耐えられない、不耐）であるといわれます[1]。

　オプジーボの有効性と安全性は、全身状態の比較的良好な患者において確認されたものであり、その全身状態が不良な患者での有効性・安全性は確認されていないこと、死亡例の多くは高齢者であることを留意してほしい、と日本肺癌学会は医師たちに警告しています。すなわちこの治験は、全身状態が比較的良好な患者群を選抜し行われて得られたものであることが告白されています。ここが現実の臨床と乖離（かいり）するところです。

　関節リウマチ等の自己免疫疾患の既往歴があり、またそれ等を合併している患者さんには使用できません。間質性肺炎がある症例、またその既往歴がある症例には、オプジーボは使用できません。この薬は両刃（もろは）の剣であるということを忘れず、肺がん治療に精通した医療機関において冷静に得られる利益と危険性のバランスについて検討した後に、はじめて使用されるべきものであることをご承知おき頂きたい、と日本臨床腫瘍学会は患者他関係各位に警告しています。

　特に○○がんセンター等の大病院では、一種のデータの捏造（ねつぞう）が行われているのではないかとみられます。というのは、統計をとるための患者さんを選別するということです。治験・研究用に患者さんを募集するのですが、同じ IV 期でも比較的元気な患者さんたちが選抜され、当然のことながら衰弱している患者さんは最初から除外されるという作為的な母集団づくりが行われています。患者さんの選抜が、データづくりの第 1 段階となります。選抜された選手によって試合が行われるという次第です。選抜された体力のある選手によって試合の結果が左右されるのは当然です。

　このオプジーボが保険薬として認可されてから 2016 年 6 月末までの 1 年間に投与された非小細胞肺がんの症例数は 6521 名でしたが、次の 1 年後の 2017 年 6 月末には倍増し 1 万 4284 名に達しています。このうち発生した重篤な副作用は先の 1 年間に 466 例中の 690 件、次の 1 年間に 1734 例中の 2041 件でした。重篤な副作用のうち間質性肺炎が 247 件から 578 件へと増

え、1型糖尿病が11件から23件へ、同劇症1型が7件から11件へ増えています。

オプジーボ以外にも、いま複数の「免疫チェックポイント阻害薬」の開発が海外で急速に進行中です。オプジーボと同系統でさらに高価なペムブロリズマブ（商品名：キイトルーダ）が保険薬として2017年2月に登場しました。これはオプジーボと違って、1次治療で（健康保険を用いて）使用でき、かつそのほうが2次治療の場合よりも治療成績が良いのです[2]。当然のことです。

これに対してオブジーボは、すでに白金製剤などによる強力な化学療法を受けた症例に対してだけ2次的にしか（健康保険では）使用できません。化学療法によって患者が保有する免疫力が破壊されたあとで、その免疫力を用いた治療をしようとするのですから、考え方が本末転倒で間違っています。効き方が悪いのは当然です。

しかし殺細胞性抗がん剤に、免疫の主役である樹状細胞を活性化させる種々のサイトカインを発する作用がある、といいますから話がややこしくなります。

免疫チェックポイント阻害薬は、生体に本来備わっているT細胞の細胞傷害性の免疫力をそのまま利用するものですから、その免疫力が先行して行われた化学療法によって破壊されていたら、無効となります。化学療法をせずに免疫チェックポイント阻害薬をはじめから1次治療として用いれば、より効果的なのは当然です。

免疫チェックポイント阻害剤のオプジーボが、保険薬としての承認時に採用された比較試験の患者群は、過去に化学療法を受けてきた肺がん患者でした。生存期間生存率ではオプジーボ投与群のほうが、生存率は高かったので承認されたのです。治療開始から2年以上たつと両群とも20%以下になることで大差はありませんが。

このあと、過去に化学療法を受けていない肺がん患者を対象とした比較試験の結果が発表されました。それによると、治療開始から15ヵ月以降こそオプジーボ投与群の無増悪生存期間生存率が化学療法群のそれを上回ってはいるものの、いずれも20%どまりであり、15ヵ月までの間ではオプジーボ群のほうが化学療法群より大きく下回る、ないしは両者間に大差なし、という結果でした。

この比較試験で生存期間における効果を見ると、治療開始後15ヵ月ごろ

まで両者の生存率曲線は重なっており、20ヵ月を過ぎるあたりからオプジーボ投与群の生存率は対照群を大きく下回る、すなわちオプジーボは無効であるというものでした[3]。

　化学療法をやった症例にはオプジーボは無効、やっていない症例には有効というなら分かります。しかしその逆で、すでに化学療法をやって無効であった症例にはオプジーボは有効であり、化学療法をしていない症例には無効というのは、おかしな結果です。

　ただしここでは、制禦性T細胞（Treg）の免疫抑制効果を、微量の化学療法が減弱させるという要素は考慮していません。実際に行われる化学療法が微量であるはずがないと考えるからです。

　がんの免疫療法における主役は獲得免疫ではなく自然免疫であり、なかんずく優れたアジュバント（免疫刺激剤）を皮内接種することが第1です。重篤な自己免疫疾患の発生を許すような免疫チェックポイント阻害剤の投与は正統ではありません。しかもオプジーボの場合、臨床試験の結果とはいえ既存の免疫能を壊滅させる化学療法全身投与の先行が、条件として求められているのは本末転倒と思われます。

　臨床試験の結果が許認可を左右しているのでしょうが、そこに利益相反（conflict of interest）がないということの正当性は保証されているのでしょうか。ここが最も重要です。

　オプジーボの開発・研究を主導した京大の本庶佑名誉教授は受賞ラッシュであるといいます[4]。これは細胞傷害性T細胞（CTL）の免疫チェックポイント受容体に、がん細胞のリガンドに拮抗する抗体薬を結合させて（がん細胞のリガンドがCTLの免疫チェックポイント受容体に結合できないので、がん細胞はCTLの攻撃から身を守ることができない）、CTLに自分のがん細胞を攻撃させようとするアイデアです。CTLをして、がん細胞に対してだけ自己免疫を発揮させようとしても、それは他の正常細胞にも及びます。望まざる自己免疫疾患が副作用として新たに発生します。

　研究としては最先端であっても、これは医療の理念としては誤っているのではないか、と思われます。免疫療法の基礎であり王道であるアジュバント（樹状細胞を活性化させるために不可欠の免疫賦活剤）の開発に対しては一顧だにせず、金儲けに邁進する巨大製薬企業とそれに協力する研究者たちが

脚光を浴びています。

　元々免疫療法というものには、阪大の審良静男教授が明らかにした本筋があります。それは獲得免疫を動かすにはまず樹状細胞（自然免疫）を活性化させなければならないという筋です。樹状細胞の TLR などのパターン認識受容体に受容させて樹状細胞を活性化させる物質、アジュバント（adjuvant）の投与がまず必要不可欠です。アジュバントには効果が弱いものから非常に効果的なものまで種々あります。がん治療に用いられるべきアジュバントは優秀なものでなければなりません。

　そのアジュバントの問題をなおざりにし、がん細胞に対してだけ言わば自己免疫という攻撃を加えるために細胞傷害性 T 細胞（CTL）を効率よく働かせようとしても筋違いであり、本来備わった天与の、免疫機構の活性化は無理というものです。アジュバント無しで、高価なオプジーボだけで CTL を働かせようとしても、天与の免疫システムからすれば邪道です。したがって鮮やかな治療効果は得られません。小野薬品の薬剤添付文書にある治験成績が雄弁にそのことを物語っています。

「免疫チェックポイント阻害薬」オプジーボ単独ではなく、他の種々の方法と組み合わせなければならないという意見が出されていますが、抗がん剤等の何かを組み合わせるどころか何はさておいても、優秀なアジュバントを登用することこそが正統的な免疫療法の基本です。オプジーボに注がれた精力をもってすれば、優秀なアジュバントの開発と登用ぐらい訳もないことと思われます。優秀なアジュバントを用いれば、あるいはオプジーボのような薬剤は不要です。アジュバント単独療法のほうがはるかに安価であり、かつオプジーボよりも効果的で包括的であると考えられます。しかも副作用はほとんどないはずです。

　この「免疫チェックポイント阻害薬」の「免疫チェックポイント」というのは元来、生体が自分で自分の細胞を攻撃しないようにするための、自己免疫を防止するための歯止めです。肺がん治療のためにこの歯止めが利かないようにすることは、生体が自分で肺がん以外の自分の正常細胞をも攻撃することを許すことになります。実際オプジーボの投与により、この生体が自分で自分の正常な細胞を攻撃する自己免疫疾患という重い副作用の発生が、報告されています。もし潜在的な自己免疫疾患があれば、オプジーボの投与に

よってそれが顕在化されます。当然そういう疾患の症例には、オプジーボのような薬剤は使用禁止です。

　患者側からすれば高額医療費の補助が与えられますから負担はそれほどでもなく、駄目で元々と気軽に考えられてはじめられても、公的健康保険制度としてはこの高額な医療費の公費負担により、制度自体の存続が危ぶまれます。

　日本でも最近やっと「がん治療と費用対効果評価」が議論されるようになりましたが、むずかしい計算をして分析し、議論するうちにも事態は深刻化していきます。いまこの手の欧米発の高額な薬剤が新たに続々と日本に上陸しつつあり、これらが日本の健康保険財政を圧迫し、遠からず日本の国民皆保険制度の瓦解をもたらすであろうことは、火を見るよりも明らかです。

　いまひたすら発行され続けている日本の赤字国債は日銀が買い支え、それによって日本政府が得た膨大な資金は株式に投資されています。いまや上場された日本の大企業の大株主の大半は外国勢です。株の上昇は作為的で一時的であり、やがて株式は計画的に（戦乱の勃発などの口実で）外国勢によって売り逃げされ、日本の国富の大半は外国勢に収奪されます。株価も国債も暴落します。これが、日本の国家財政を意図的に破綻させる仕組みであり、日本人による日本人のための政治が行われていない所以です。さなきだに、世界に冠たる日本の公的な国民保険制度もおのずから崩壊せざるを得ない見通しです。

2. オプジーボによる自己免疫疾患（筋無力症クリーゼ・心筋炎・多発性筋炎）の発生

　悪性黒色腫の切除後 10 ヵ月後に多発性のリンパ節転移をきたした 80 歳という高齢の患者さんに、オプジーボが 1 回だけ投与されました。その 2 週間後に患者さんは筋力低下と呼吸困難におちいり、緊急搬送されました。オプジーボの投与によって自己免疫疾患の重症筋無力症のクリーゼ（急激な呼吸困難、球麻痺が進行し呼吸管理が必要な重篤な状態）・重度の心筋炎・多発性筋炎が誘発されたものでした。挿管されて ICU での 4 ヵ月の加療が行われ、やっと救命されています。

　検査分析の結果、たった 1 回のオプジーボの注射によって発生したこの自己免疫疾患は、次世代配列決定法を用いた T 細胞受容体レパートリー分析

によると、全身の自己反応性細胞傷害性 T 細胞（CTL）が活性化され、Th1/Th2（CD8/CD4）バランスの、強い Th1 極性化（CD8 優位）と制禦性 T 細胞（Treg）の減少に起因するものであったと記されています[5]。

3. オプジーボによる自己免疫疾患（1 型糖尿病）の発生

　膵臓ランゲルハンス島の β 細胞が分泌・産生するインスリンやグルタミン酸脱炭酸酵素（GAD）によって、Th1 細胞や細胞傷害性 T 細胞が特異的に活性化されます。活性化されて産生される種々の炎症性サイトカインや CTL による細胞傷害により、膵臓の β 細胞が選択的に破壊されるのが自己免疫性 1 型糖尿病です。この場合、インスリンやグルタミン酸脱炭酸酵素が自己抗原となります。

　このような自己免疫が発生しないように通常は、この免疫チェックポイントの受容体が、相手の自己の細胞に表出されているリガンド（PD-1L）と結合し CTL をして自己の細胞を攻撃させずに守っています。

　ところが、人工的に作られたヒト型抗ヒト PD-1 モノクローナル抗体（オプジーボ）が T 細胞上の PD-1 受容体（免疫チェックポイントの受容体）に結合して、自己の細胞は攻撃しない仕組みを破壊します。その結果、<u>MHC クラス I 分子を表出しており本来ならば攻撃を受けないはずの己の β 細胞</u>は、自らの CTL（細胞傷害性 T 細胞）の攻撃により破壊されるという自己免疫が発生します。この種の 1 型糖尿病は T 細胞病であるといわれます。患者は一生インスリン注射をつづけなければならない運命となります。

　β 細胞が破壊された結果、血中に漏出する自己抗原に対して自己抗体が産生されますが、これら自己抗体が β 細胞を破壊するのではありません。CTL という自らの T 細胞が破壊する、細胞性免疫による自己免疫です。

　オプジーボという薬の副作用として人為的に、自己免疫疾患を発生させることはよくありません。がんの免疫療法が根治療法ならばともかく単なるわずかな延命効果のために、患者の QOL を低下させ、自己免疫疾患の発生をきたすような方法であればそれは邪道であり、はじめから排除されるべきであると考えられます。

4. 自然療法で進行肺がん陰影が一時消失した 1 年後に 自己免疫疾患（皮膚筋炎）の発生

　臼井浩義さん（当時 47 歳）という忘れられない患者さんに初めてお会いしたのが、昭和 63 年（1988）でした。臼井氏は左肺上葉（$S^{1+2}a$）の腺がんでした。

　直径 3cm くらいの腫瘍は大動脈弓部に密に癒着し、左鎖骨下動脈を外側から軽度圧迫し、ガリウムシンチグラフィで両側の肺門部に軽度の集積が認められ、当初は臨床病期 II ないし III a 期の進行肺がん（$T_4N_2M_0$）でした。そのご生前に『がんに克つことなんでもやった』[6]という表題の本を出版されました。彼自身が書いた実にくわしい闘病記録の遺著です。彼の病歴については以下、この書を精読して書きました。

「なんでもやった」とは言うものの、彼がやらなかったことがあります。それは、切除手術・化学療法・放射線療法です。体制外の免疫療法など種々の自然療法をご夫妻で模索し、臼井氏はご自分でそれを「複合免疫療法」と表現しておられます。その結果不思議なことに肺がんの腫瘍陰影が、1 年間ぐらい X 線写真上消失した状態がつづきました。

　X 線写真上で陰影が消えるということは、がん細胞が無くなったということではありません。一般に画像診断では直径 1mm 以下の腫瘍は写りません。たとえば 10g の組織の中に 10^6（100 万）個のがん細胞が含まれているとします。それが仮に 100 分の 1、すなわち 0.1g に縮小されたらがん細胞の数は 1 万個となります。この 1 万個のがん細胞は、抗がん剤やリンパ球の攻撃を受けても死なずに耐性を獲得して生き延びた、精強な細胞群です。

　0.1g1 万個のがん細胞の腫瘍陰影は CT や MRI などの画像診断でしらべても、写真に写りません。小さすぎて見えないだけの話です。がんの増殖を抑え込んでいた生体の免疫力が低下すれば、化学療法の後に生き残った精強ながん細胞は旺盛な増殖力によって増え、やがて腫瘍は再び X 線写真で見えるように大きくなっていきます。

　まず臼井氏の場合は自然療法の結果画像上、腫瘍の陰影が消失しました。肺がんは治りにくいがんですから、強引に化学療法をやってレントゲン写真上陰影は縮小し消失しても、また腫瘍陰影は現われて大きくなります。肺がんの真の自然退縮は世界的にも極めて稀です。

当時の臼井氏の主治医は京都第一赤十字病院の呼吸器外科の先生でした。稀に見る患者本位の心の幅の広い誠意のあるお方であって、患者臼井氏本人の意思を尊重して下さいました。また臼井氏ご夫妻の温かい人柄が、接する医療従事者たちに与えた心理的影響は大きかったと思います。相応の理により、患者のもつ雰囲気は接遇する医療者の対応に影響を与えます。

　臼井氏の場合肺の腫瘍が、心臓から出る大きな血管（大動脈弓）に癒着しており、切除手術をするためには心臓を止めて人工心肺を使わなければならない事態が予想されました。京都第一赤十字病院の呼吸器外科の先生は心臓血管外科出身のお方でしたから、手術をすることに技術的な自信はおありでした。根治手術はできないが、何とか延命効果を得られないだろうかと、当初述べておられます。

　臼井氏自身も手術をしてもらう気持ちになりかけていましたが、急に腫瘍陰影が縮小しはじめ、あまつさえ一時消失したものですから、ついに外科手術をするには至りませんでした。後で自己免疫疾患が発生したので免疫抑制剤が用いられ、肺がんは再び姿を現わして拡大し命取りになりました。手術が可能な時に、切除手術をしておけばよかったのではないかと後で大いに悔やまれます。

　腫瘍陰影が一時消失するまで、彼は種々の治療法を模索しました。免疫療法等々を求めて私のところにも通って来られました。そして私の述べたことに対する彼の客観的な判断等々を含めて、彼の著書に書かれた文章を読みますとそこに嘘や誇張がありません。私自身が関与していますので、誇張して書かれたところがあればすぐわかります。自分が考えて実行した治療法で病気がちょっとでも良くなれば鬼の首でもとったように自慢し、自分にとって結果が悪いことは隠す、世の中にはそういう本が非常に多い。しかしこの方は、患者自身が自分の主治医であるという立場から、実に正直に書いておられます。

　はじめに臼井氏の肺がんが見つかったのは、血便がきっかけでした。大腸がんではないかと大腸内視鏡検査を受けました。その結果大腸がんではなく十二指腸潰瘍でした。しかし、当時調べられた大腸がん（腺がん）の腫瘍マーカー CEA 値が 501ng/mL（基準値 2.5 以下）と高値であったため、同じ腫瘍マーカーをもっている肺の腺がんではないかということで肺の CT 検査をし

て肺がんの存在が発見されています。胸部単純レントゲン写真では、腫瘍陰影は心臓血管に隠れており発見できませんでした。喀痰細胞診の結果、病理組織学的には肺の腺がんと診断されています。

　臼井氏の肺がんの腫瘍マーカー CEA の測定値は最高 2905ng/mL まで上昇しています。色々な自然療法・免疫療法をやりながら、約 2 年でレントゲン写真上の腫瘍陰影は消失しました。寛解状態です。腫瘍マーカー CEA 値も最低 44ng/mL まで減少しましたが、基準値 5ng/mL 以下には減っていません。さすがに腫瘍マーカーはレントゲン写真の陰影とは異なり、がん細胞の存在を示していました。

　腫瘍陰影の消失という寛解状態が約 1 年つづいています。寛解の間、CEA 値は 322ng/mL まで上昇していますから、肺がん細胞は確かに存続しています。

5.　吸入する酸素により、がんが発生しやすい肺

　大気中に含まれる酸素分子は、もともと弱い活性酸素です。活性酸素には強い酸化作用を有するものがあり、大部分の安定した酸素にも弱い酸化作用があります。生体の各細胞内にあるミトコンドリアという発電装置（エネルギー産生装置）において、合目的な活性酸素（スーパーオキサイド）が発生し、4 電子還元により電子の流れ〈電流〉が発生しています。生体はこのエネルギーを ATP という物質の中に蓄えて、生きています。また活性酸素によって微生物の攻撃をし、情報の伝達等々をもしています。

　肺の気管支の末端は肺胞という、吸気位で直径 0.2mm の丸い袋になっており、それが左右の肺を合わせて約 3 億個もあります。呼吸により入った空気の中から酸素を血液中に取り込んで全身に送るということを、一瞬も休まずに行っているわけです。(本書第 I 部「**第 2 章 呼吸法の生理学**」図 2 [35 頁] 参照)

　肺胞がシャボン玉のようにたやすく膨れるようにその内側（肺胞壁、空気に接するところ）には、シャボン玉の石鹸水に相当する表面活性剤（ジ・パルミトイル・フォスファチジルコリンとアポ蛋白の複合体）が、肺胞内壁にコーティングされています。吸入された酸素ラジカル・窒素ラジカル他によって、このリン脂質の不飽和脂肪酸の分子が酸化され、過酸化脂質ラジカルという強力なフリーラジカルになる危険性にさらされています。このフリーラ

ジカルが近くの細胞の遺伝子を傷つけて突然変異を起こさせ、肺がんの直接の原因になっているのではないか、と推測されます。

食べ物の油や体の中の脂質成分は酸化されやすく、どこまでいっても危険な物質です。脂質が酸化されると、過酸化脂質ラジカルという非常に強力なフリーラジカル／発がん物質が発生します。市販の精製された食用油で揚げた天ぷらは危険です。推奨されるのは、ビタミンEなど多種類の活性酸素消去剤／抗酸化物質が含まれる未精製の食用油です。がんの予防・治療においても、食用油は最も注意しなければならない危険な食品です。

一般にがんの原因の第1は、両親からの遺伝的要因です。2番目は吸入する空気やタバコの煙、とりわけその中の活性酸素種。3番目は食べ物・飲み物、とりわけ精製された食用油です。

両親が2人とも、または片親でもがん患者であったという人は危険です。その親御さんからがんの遺伝子をもらっている可能性が高いですので要注意です。私たちは遺伝と空気からは逃げられませんからどんなに頑張っても、がんの予防を100%完全にすることはできません。どんなに努力しても、肺がんになる可能性は消えません。我々はお互い様です。特別なことではありません。がんになるのは、長生きするほど人類の宿命であると言えます。

各細胞の遺伝子が酸化されて突然変異を起こしそれが、がんの基になってがんが発生します。LDLに含まれるリン脂質が酸化されると動脈硬化が起こり、脳出血・脳梗塞・心筋梗塞の原因となります。

私たちは酸素を吸わなければ生きてはいけません。酸素は切れ味が鋭く、体内のエネルギー代謝にとって非常に効率がよいものです。酸素がなければ私たちは、手足を動かしたり脳を使ったりという活潑な活動を営む動物にはなり得なかったといわれます。

しかしそういう酸素の酸化作用は両刃の剣であり、発がん性も有しています。休みなく酸素を吸入している肺は、その危険性にさらされています。

それに対し、この肺胞壁の表面活性剤・湿潤液の中には抗酸化剤であるビタミンCが豊富に含まれています。これは、常に紫外線が照射され水晶体が酸化されて白内障となる宿命にある目の水晶体の、前眼房水にビタミンCが濃厚に含まれていることと同じです。

私たちはこういうことをふまえて意識的に、食べ物以外にもビタミンB群・

ビタミンC（脂溶性ビタミンC）・ビタミンE・マルチ・カロテノイド等の複数のサプリメントを併用しています。その他の各種の野菜、未精製の食用油、お茶等々を十分に摂取する努力をしています。それが決してがんや動脈硬化の絶対的な予防法になるのではありませんが、少しでもがん等になりにくいようにつとめるという相対的な考えです。

　臼井氏は多いときは、1日に80本ものタバコを吸っていたそうです。肺がんになってから喫煙は中止されましたが、喫煙によるフリーラジカル傷害は過酸化脂質ラジカルによる傷害としても体内にゆきわたっているはずですから、肺がんと分かってからの禁煙では手遅れです。

6.　肺がん陰影の一時的消失は飲尿の効果か

　臼井氏の本には、ご自分の検査データCEA値、治療法開始等の日付を1枚の紙にまとめて記録したものが巻末に付録としてつけてあります。この一覧表がたいへん参考になります。患者たるものは自らの主治医となるために、自らの全データの一覧表をつくりながら考えていかなければなりません。

　この表を見ますと、1988年6月より玄米菜食がはじめられています。ほぼ同時に、蓮見ワクチンの一般ワクチンおよび他人のリンパ球を注入する抗がんリンパ球療法が行われています。ビタミンCも服用されています。

　1989年7月より、臼井氏はご自分の尿を飲み始めました。1990年2月に腫瘍マーカーのCEAの測定値が2905ng/mLで最高値です。1990年5月ごろから肺の腫瘍陰影が縮小し始め、1991年4月にはほとんど消失しました。複数の健康法／治療法を並行してやっておられましたので確実なことは言えませんが、患者さんとその周囲の人々は私もふくめて、彼が自分の尿を少量ずつ飲むようになったことが、良かったという印象を持ちました。この時の間接体験により、私も起床後の自分の全尿を飲むことが習慣になりました。

　このまま何事もなく、レントゲン写真上の陰影も消えたままであれば良かったのですが、どっこいそうはいきませんでした。レントゲン写真上腫瘍陰影が消失して約1年後の1992年5月、臼井氏に皮膚筋炎というやっかいな自己免疫疾患が発生しました。生体に備わっている免疫機構が、本来ならば自分ではない非自己の細胞・病原体のみを攻撃すべき免疫細胞ないしは抗体が、自分自身の正常な骨格筋細胞ないしは周辺の血管をも攻撃して傷害を

与えるという疾患が発生したのです。

　骨格筋に激痛が発生し、筋肉はやせ細り、歩行困難となりました。最終的には筋肉が切除・生検され京都大学病理学教室で組織検査が行われ、自己免疫疾患の「皮膚筋炎」と診断されています。

　免疫チェックポイント阻害剤のオプジーボの重篤な副作用には、この自己免疫疾患の発生があげられています。自分自身の身体の一部である自分の細胞は本来、自分の免疫細胞からは攻撃されないように作られています。この免疫の歯止めの装置を、わざわざ壊して自分の身から出たがん細胞を自分のリンパ球（細胞傷害性Ｔ細胞）によって攻撃させるというアイデアですから当然の帰結です。現在、オプジーボの注射によって自己免疫疾患が発生したら直ちに副腎皮質ホルモン剤を投与して、その免疫反応を抑制することになっています。

　当時、臼井氏の皮膚筋炎に対する治療には、エンドキサンという免疫抑制剤が使われました。肺がんの切除手術も、免疫を抑制する抗がん剤も拒否して折角ここまできたのに、臼井氏は止むを得ずエンドキサンという免疫抑制剤を使用せざるを得なくなりました。

　筋肉痛等が小康状態を保つようになったところでいったんはエンドキサンの服用を中止し、また再開されています。エンドキサンの服用によってがんに対する細胞性免疫が抑制された結果肺がんの腫瘍が勢いを盛り返してレントゲン写真上、腫瘍陰影が再び見えるようになりました。肺がんは増大しました。最後は心膜タンポナーデという緊急事態が発生しました。大動脈壁に浸潤した肺がんが心嚢にも波及し、腫瘍内の血管が切れて心膜腔内に出血したのではないかと思われます。そのときは一命を取り止めたものの、その後肺がんは肺全体に拡大し、ついに臼井氏は最期を迎えることになりました。肺がんが発見されてから５年が経過していました。

　臼井氏の場合、当初ⅡないしⅢａ期の肺がんが発見され、そこから複数の患者主体の自然療法が開始されました。それらの相乗効果により腫瘍が一時退縮し、５年間生きられたということは非常に評価されるべきことでした。各種の治療法・健康法の実践によってキラーＴ（細胞傷害性Ｔ細胞：CTL）が活性化され、それが肺がんを縮小させたと考えられます。その状態が１年間つづいています。そして最後には自己免疫疾患である皮膚筋炎が発

生し、免疫力を抑制するという対応をするうちに肺がんが再燃して死の転帰を迎えました。

多発性筋炎では、Th1（ヘルパー T1 細胞）→細胞傷害性 CD8$^+$T 細胞が活性化され MHC クラス I を発現する筋線維を傷害する。**皮膚筋炎**では、Th2（ヘルパー T2 細胞）→血管周囲に浸潤した主に CD4$^+$T 細胞を中心にして液性免疫による血管炎が生じ、血流障害による筋線維束の辺縁部を中心とした筋傷害をひきおこしている、という考え方が提出されています[7]。CD というのは、各免疫細胞の表面抗原ないし分子の標識として付けられた番号です。

臼井氏の場合、免疫学的な検査はわずかに OKT4/OKT8（CD4/CD8）が調べられています。

1990 年 5 月から肺がん陰影は縮小しはじめ、1991 年 4 月にはほとんど消滅しており 1992 年 2 月まで同様の状態がつづいています。同年 5 月に皮膚筋炎が発症しています。同年 7 月 1 日に採血して臼井氏の CD4/CD8 を調べると、62.9%/13.3% = 4.73 でした。このあと 7 月 15 日から 8 月 20 日まで免疫抑制剤エンドキサンが投与され、同年 9 月 16 日の CD4/CD8 は 0.52 と激減していました。

CD4 分子を表出しているリンパ球は主としてヘルパー T 細胞であるとし、CD8 分子を表出しているリンパ球を主としてキラー T 細胞（細胞傷害性 T 細胞）とします。CD4/CD8 = 4.73 という値は CD4（ヘルパー T2 = Th2）の働きがさかんで液性免疫により、皮膚筋炎が発生していることに対応します。免疫抑制剤エンドキサンが投与された後の CD4/CD8 = 0.52 という値は、分子と分母の実数が不明なので正確には分かりませんが、エンドキサンの免疫抑制効果により皮膚筋炎の症状は小康状態、つまり軽減されたと解します。それは CD4/CD8 比の、液性免疫を示す分子 CD4 の減少を意味します。分母の CD8 は免疫抑制剤エンドキサン投与によって減りこそすれ、増えてはいないと考えられます。それで CD8 値は前回と同じ 13.3 に仮定し、CD4/13.3 = 0.52 とすれば、CD4 値は 6.92 となり、これは前回 62.9 のわずか 9.2% になったという減少ぶりです。

このあと皮膚筋炎は悪化し、免疫抑制剤が再投与され、問題の肺がんも再燃して手が付けられなくなったのでした。

7. 生体の免疫システム

　生体内の免疫機構というのは一本道ではなく、至るところで複雑に互いに絡み合い、促進と牽制をしながら働いています。このように複雑に絡み合った免疫機構には、人為的には触ってはいけない一種の聖域のようなところがあるのではないかと思われます。

　樹状細胞やT細胞等の免疫細胞の多くは、基本的には体内を循環しています。リンパ節→リンパ管→静脈→心臓→動脈→末梢組織→リンパ管→リンパ節。リンパ節は樹状細胞をはじめとする各免疫細胞が会合する重要な場所であり、免疫療法上、必須の場所です。がんの切除手術においてリンパ管・リンパ節は廓清<ruby>廓清<rt>かくせい</rt></ruby>しないことが望まれます。

　樹状細胞はリンパ節に入り酵素の力で、取り込んだ病原体や細胞等を構成する蛋白質をアミノ酸の単位にまで分解します。これらを樹状細胞はTLR（Toll Like Receptor）等のパターン認識受容体でその本体を認識し、自らは活性化されます。分解された複数のアミノ酸の化合物（ペプチド）は抗原として、樹状細胞の表面にMHC分子によって提示され、T細胞に認識させます。樹状細胞を介しなければ、T細胞は抗原を直接認識することはできません。

　感染したウイルス（生体の細胞内に在る）やがん抗原（生体の細胞）という内因性の、異物の細胞質蛋白質由来のペプチドは、樹状細胞のMHCクラスI分子にはさまれて表出され、未熟なキラーT細胞(CD8)に提示されます。未熟なキラーT細胞は、活性化1型ヘルパーT細胞（Th1）が出すインターロイキン2の側面援助によって、活性化キラーT細胞（細胞傷害性T細胞：Cytotoxic T Lymphocyte: CTL）に成長します。このCTLが、MHCクラスI分子にはさまれて表出されたがん細胞由来のペプチドを、非自己と認識すれば、その細胞（ウイルスをふくんだ感染細胞やがん細胞）をアポトーシスに導いて破壊します。MHCクラスI分子が表出しているペプチドが自分自身の細胞由来のものなら、それをCTLは攻撃しません。

　一方、形質膜や細菌などの細胞外蛋白質に由来する抗原（ペプチド）は、樹状細胞のMHCクラスII分子と結合して、未だ抗原に出会っていない未熟なT細胞（CD4）に対し提示されます。樹状細胞はそれぞれ異なったサイトカインを出して未熟なT細胞を活性化し、主に2つのT細胞群を誘導し

ます。活性化 1 型ヘルパー T 細胞(Th1)と活性化 2 型ヘルパー T 細胞(Th2)の 2 つです。

　インターロイキン 12 を浴びて活性化された前者（Th1）は、インターロイキン 2 を出し細胞性免疫の誘導を側面援助して、CD8 である未熟なキラーT 細胞を活性化キラー T 細胞（細胞傷害性 T 細胞：CTL）にします。また、マクロファージを活性化させます。また、B 細胞も活性化して抗体 IgG を放出させます。

　片やインターロイキン 4 を浴びて活性化された後者（Th2）は、インターロイキン 4 等を出して B 細胞に IgG や IgE 等の抗体をつくらせます。

　BCG-CWS や丸山ワクチンなどの微生物由来の抗原成分をアジュバント（樹状細胞の TLR に受容されて樹状細胞の活性化を助ける物質）として皮内に注射します。すると、皮内に待ち構えていた樹状細胞のパターン認識受容体 TLR（Toll 様受容体＝ TLR2）がその異物（抗原）を取り込んで認識し、自らも活性化されます。つづく獲得免疫と液性免疫生成の段階には人為的な介入はせず、生体の機構にまかせます。これが、悪性新生物等の再発防止・治療に用いられている BCG-CWS や丸山ワクチンなどのアジュバント単独療法の理念です。

　本来がん細胞は宿主と同一の生体から生まれたものですから生体にとっては異物ではなく、がん細胞の存在を生体は許容（免疫寛容）します。これがふつうです。この点、はじめから異物である微生物とはちがいます。しかしすべてのがん細胞は、自らの出自が同一の生体であるという身分証明書を表出しているとは限りません。身分証明書を出していないがん細胞は、NK 細胞の標的となって攻撃を受けます。この身分証明書が MHC クラス I 分子(主要組織適合遺伝子複合体) です。

　免疫療法をやる前に少量の抗がん剤を使用する意義は、化学的にがん細胞をちょっと傷つけて細胞の中身からがん細胞の特異抗原を、MHC クラス I分子にはさんで表出させるためにあると考えられます。その特異抗原は生体にとっては攻撃すべき異物となり得ます。

　免疫療法と併用される抗がん剤は、生体の免疫細胞が壊滅されないように少量用いられるべきです。あとは、がん細胞に固有な特異的抗原を MHC クラス I分子にはさんで表に出しているがん細胞を、細胞傷害性 T 細胞（CTL）

によって攻撃させるというのが免疫療法の理念となります。

　表面に MHC クラス I 分子（とがん特異的抗原）を表出していないがん細胞を、キラー T 細胞（CTL）は攻撃できません。この点が次の NK 細胞の出番と異なります。己の表面に MHC クラス I 分子を表出していないある種の悪性腫瘍（リンパ系腫瘍）やウイルス感染細胞の一部を NK 細胞は出合いがしらに破壊します[8]。

　一般に NK 細胞は常に活動ができるように活性化されていますが、生薬の霊梅散には NK 細胞の活性化作用（土方康世氏「東静漢方研究室」につき後述）と、その霊芝に樹状細胞の TLR2 に受容されると思われる β–グルカン（ペプチドグリカン）を含むアジュバントの働きがあると考えられます。なお β–D グルカンにはマウスに拡張型心筋症を発生させる、という報告があります。
（藤本二郎氏の実験につき後述）

8.　自己免疫疾患（皮膚筋炎）の発生と肺がんの再燃

　CD4 細胞群に属する、T 細胞（T リンパ球）の 1 型ヘルパー T（Th1）細胞と 2 型ヘルパー T 細胞（Th2）は併存しており、お互いにサイトカインを出して制禦し合っているという拮抗関係にあります。この機能的バランスをシーソーで表現したのが図 1（353 頁）です。DC（Th0）というのは未熟な樹状細胞です。皮膚の下で外敵を待ち構えている、免疫システムの出発点に位置する細胞です。そして Th1 と Th2 のバランスがとれている状態を正常とします。現在、CD4 細胞群には少ない割合で、第 3 のヘルパー T 細胞（Th17）と第 4 の制禦性 T 細胞（Treg）が見出されています。このほかにも、濾胞ヘルパー T（Tfh）、Th9 が発見されています。

　免疫チェックポイント阻害薬の投与によって、重篤な自己免疫疾患が発生した症例についての分析が報告されています（本書 342 頁）。それは Th1/Th2 バランスの、つよい Th1 優位と制禦性 T 細胞（Treg）の減少に起因するものであった、と記載されています。

　自己免疫疾患で組織傷害を起こすのは、過去 20 年以上にわたり、1 型ヘルパー T（Th1）細胞の刺激を受けた CD8 細胞由来の細胞傷害性 T 細胞（キラー T 細胞：CTL）であると考えられてきました。ところが必ずしもそうではなく、制禦性 T 細胞のみならず第 3 のヘルパー T 細胞（Th17）の産生

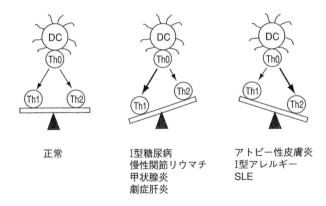

正常

I型糖尿病
慢性関節リウマチ
甲状腺炎
劇症肝炎

アトピー性皮膚炎
I型アレルギー
SLE

図 1：Th1/Th2 のバランスと自己免疫疾患

Th1 へのシフトが起こる自己免疫疾患としては、I型糖尿病、慢性関節リウマチ、甲状腺炎、劇症肝炎などが、一方、Th2 へのシフトが起こるものとしてはアトピー性皮膚炎、I型アレルギー、SLE などが知られている。

（樗木俊聡「自然免疫と獲得免疫の連携における樹状細胞の役割」医学のあゆみ、**205**、No. 1、58頁、2003）を改変

するサイトカイン（インターロイキン 17/IL-17）も、脳・関節・心筋・肺・小腸における各種の自己免疫疾患を悪化させることがわかりました。

　Th1 も Th2 も、それぞれ異なるサイトカインを出して Th17 を刺激しかつ抑制する、という非常に複雑な相互関係にあります。生体の免疫反応はきわめて複雑で、複数の T 細胞のサブセット群が産生する各種のサイトカインが、音楽のオーケストラを奏でるように作動していると考えられます[9]。そこは、人間が人為的な操作を加えない方がよい聖域ではないかと思われます。

　ここでは主たる CD4 細胞である Th1 と Th2 の、バランスという考え方は便利ですので登用します。

　一般に T 細胞は、自分で自分自身の細胞は攻撃しません。それが上記図 1 の真ん中のように Th1 が優位になると、Th1 によって活性化されたキラーT 細胞（細胞傷害性 T リンパ球：CTL）によるがん細胞攻撃がはじまるという、がん治療にとっては望ましい態勢となります。しかし元をただせば、がん細胞は自分自身の細胞です。したがって一方では、Th1 細胞による自己免疫疾

患が発生し得ます。

インスリン依存型の1型糖尿病には、膵臓のβ細胞に対する自己抗体が膵臓のβ細胞を破壊する自己免疫疾患があります。関節リウマチでは自己滑膜抗原などの自己抗原によって活性化されたTh1細胞が、マクロファージを活性化してそのサイトカインが自己免疫疾患をおこします。

甲状腺では甲状腺刺激ホルモン（TSH）の受容体に対する抗体ができ、刺激型抗体ではバセドウ病を、TSHと受容体との結合を阻害する抗体では甲状腺機能低下（原発性粘液水腫）をひきおこします。蛋白含有甲状腺ホルモンのサイログロブリンに対する抗体ができる慢性甲状腺炎（橋本病）でも甲状腺機能低下がおこります。

Th2が優位になると、免疫グロブリンEを介して起こるI型アレルギー疾患（花粉症、アトピー性皮膚炎、喘息）や、自己抗体による全身性エリテマトーデス（SLE）や皮膚筋炎などが生じやすくなります。

臼井氏の場合は肺がんの切除手術をせず、免疫力を高める諸種の健康法・治療により、画像上肺がん陰影が消失するという奇跡的なことが起こりました。その寛解状態が1年つづいて皮膚筋炎が発生しています。この半年、1年という期間は自己免疫が発症するのに必要な時間であったと思われます。

臼井氏の場合、肺がん陰影が消失する2年以上前に、元気のよい他人のリンパ球を治療として複数回注入されています。この他人のリンパ球は、臼井氏の体内で彼自身の免疫細胞により拒絶されずに生着し生き延びたのかもしれません。そして2年間、そのリンパ球は自己増殖（ホメオスターシス増殖）をし続けて、ついに臼井氏の体細胞とりわけ肺がん細胞に対して、移植細胞対宿主反応を起こして肺がんを縮小させた、と考えることもできるのかもしれません。

臼井氏が一所懸命に遂行された免疫力を高める諸種の健康法・治療の結果、Th1優位となってTh1が誘導した細胞傷害性T細胞（CTL）が肺がん細胞を攻撃し、そのレントゲン写真陰影を縮小させたと思われます。その間、腫瘍マーカーCEA値は極大82、極小44、極大174、極小52ng/mLと増減を繰り返しています。しかしその状態を維持すること1年にしてTh1の優位はその限界に達して崩壊し、ついにTh2にその優位をゆずり、Th2が誘導した液性免疫が自身の骨格筋細胞を破壊し皮膚筋炎を発症させたのではない

かと推測されますが、正確なところは分かりません。がん細胞は Th2 を誘導するサイトカインを出します[8) 195頁]。エンドキサンの投与は、その Th2 をも抑制しました。

　かなりの大きさであった腫瘍を切除せずに免疫力だけで縮小させた、Th1 が支援する細胞傷害性 T 細胞（CTL）の働きは、相当強力なものであったと思われます。その状態が 1 年もつづいているのです。もし腫瘍の切除手術をして人為的にがん細胞を激減させていれば、Th1 と CTL にかかっていた細胞性免疫という仕事の重い負担は解消されます。その結果、強く Th1 に傾いていた Th1/Th2 の免疫バランスは Th1 と Th2 のどちらにも傾くことなく均衡を保つようになり、ひいては皮膚筋炎の発症はなかったかもしれません。

　がんの治療によって皮膚筋炎の症状が改善されることがあるという記載が皮膚筋炎関係の論文に見られるのは、腫瘍の切除により抑制されていた Th1 の勢力が回復し、その結果、拮抗関係にある Th2 の勢力が抑制されて皮膚筋炎が下火となるものと理解されます。

　皮膚筋炎を発症した臼井氏には免疫抑制剤エンドキサンが投与されました。それは皮膚筋炎を起こさせた Th2 優位を抑制したのみならず Th1 も抑制し、一挙に肺がんは寛解から増悪に転じたことになります。

　ヘルパー T 細胞の Th1/Th2 バランスにこだわり過ぎているかもしれませんが、人体に備わったこの Th1/Th2 のバランスとそこにかかわる Th17 と制禦性 T 細胞（Treg）などの織り成す複雑な免疫現象は一種の聖域であり、これに強力な人為的操作を加えるのは危険なことではないか、と思われます。また臼井氏がおやりなった、他人のリンパ球を点滴静注する "抗がんリンパ球療法" なるものも、移植細胞対宿主反応をひきおこすおそれがある危険な方法であったと考えられます。

　臼井氏は肺がんになってもビールを飲んでおられました。彼はそんなに完璧主義者ではありませんでした。ご遺著を読んでも、あくまでも切除手術を拒否し自然療法に殉じるというお方ではなかったと思われます。繰り返しになりますが、もし肺がんの切除手術が可能であったころ臼井氏が切除に踏み切っていたならば腫瘍の切除によって Th1/Th2 バランスは均衡を保ち、当面のがん再発の危機は免れ、自己免疫疾患も発生しなかったかもしれません。

9. 心筋症（自己免疫）を発生させる霊芝成分

　各種のキノコ類は古くから抗がん効果を期待して利用されてきました。キノコ類（霊芝、アガリスク、メシマコブ、冬虫夏草等々）の作用についての薬理学的研究はさかんに行われています。マンネンタケ科のマンネンタケの子実体を霊芝といいます。霊芝に含まれる多くの成分のうち、グルコースからなる多糖類である β–D グルカン（β 結合を主鎖とする高分子グルカン）に免疫増強作用があるといわれます。霊芝を含む処方霊梅散（霊芝・梅寄生・藤茎・ヨクイニン・菱の実・肉豆蔲・石榴皮）[10] の、NK 細胞活性化の臨床研究および症例報告がなされています。

　一方では、霊芝の服用によるものと考えられる肝機能障害や偽アルドステロン症の発生が報告されています[11]。

　純粋な β–D グルカンである医薬品にレンチナンがあります。進行胃がんに対し抗がん剤テガフールの内服と併用してレンチナンを投与（静注）すると、生存期間を延長する効果があるとして健康保険で承認されています。

　霊芝等キノコ系生薬の副作用を研究するために、マウスを用いた動物実験でレンチナンの有害事象が調べられました。それによると 2 年間の観察のあとマウス心筋の病理組織学的検索の結果、レンチナンの投与量依存的（投与量が多いほど病変が顕著）に拡張型心筋症が発生していました。投与されたマウスには胸水・腹水が生じ、生存期間が短縮されました。これは致命的な有害事象です[12]。

　ヒトの拡張型心筋症は約 1/3 が遺伝性で、ほかウイルス感染症や自己免疫が関与していると考えられています。この場合、自己免疫性疾患の可能性を問題にします。上記のマウスの実験では対照群にはすべて異状なく、ウイルス感染の可能性もありません。レンチナンを投与されたマウスに発生した拡張型心筋症は、自己免疫性のものである可能性があると考えます。先述したオプジーボによる自己免疫疾患（重症筋無力症）誘発例の症例報告では多発性筋炎および、心筋炎も発生したと記載されています。

　この場合、レンチナンがサイトカイン（TNF–α）を誘導し、ヘルパーTh1 細胞が産生するサイトカイン TNF（腫瘍壊死因子）もヘルパー Th17 を刺激します。この Th17 がインターロイキン 17 （IL17）というサイトカイ

ンを分泌し、IL17 が心筋炎などの炎症性の自己免疫疾患をひきおこすといわれます。

　自然免疫を強化したため肺がんが一時寛解するとともに皮膚筋炎という自己免疫疾患が発生した臼井浩義氏の場合と、マウスに対し β-D グルカンを投与した結果、自己免疫疾患とみられる拡張型心筋症が発生した動物実験の結果との間に、共通したものがあるかもしれません。

　実際の臨床では、前記の霊梅散のように霊芝に数種類の他の生薬をまぜて煎出しますから、レンチナン単品にだけ絞り込んだ動物実験ほど単純ではありません。しかし免疫療法にはそれが強力であるほど、自己免疫性疾患の発生というおそれがつきものであることは銘記しなければならないと思われます。

　がんの治療に霊芝は必要です。霊芝を過剰に用いず、霊芝単独ではなく他の生薬と合わせて煎じることが霊芝の副作用を防ぐもとになるのではないか、と考えられます。

10.　がんの自然退縮

　少々古い文献ですが、肺の非小細胞がんの手術後 5 年の生存率が調べられています。肺がんの期（ステージ）は Ⅰ、Ⅱ、Ⅲ、Ⅳ期とすすんでいくわけですが、Ⅳ期というのは他の肺葉、他臓器に転移した状態です。臼井氏のⅢa 期の 5 年生存率は日本で 34.6％ となっています。これに対し米国は 22％ です[13]。

　ここでいう「臨床病期」とは、CT などの画像診断だけで判断した病期であり、「病理病期」とは、手術をして切除した腫瘍の組織標本を顕微鏡で調べた上でのものです。この病理病期Ⅳ期の 5 年生存率をみても、米国がわずか 1％ なのに対し、日本は 19.3％ と素晴らしくよい成績です。

　2005 年から 2009 年診断症例において、肺がん生存率の国際共同調査（CONCORD study）の結果は、日本 30.1％、米国 18.7％、スウェーデン 15.6％、英国 9.6％、と日本人の高い生存率が明らかでした。この理由は、CT 検査の普及による早期診断にともなう腺がんの発見が多いからであろうといわれます[14]。

　日本人の場合、患者さん自身が銘々努力して免疫療法・基礎療法にはげむ

ことが多いのではないかと思われます。さらにこの頃の日本人の肺がんの大半を占める腺がんは、病気の進行速度そのものが遅いといわれています。

　患者さんは一所懸命努力して自然療法・免疫療法等々をやるわけですが、医師側は自然療法・免疫療法などの効果は無視します。医師側の治療法は何もせずに、がんが治れば「自然治癒・退縮」と呼ばれます。いまではもう、「がんの自然退縮」というテーマをとりあげた論文を見つけることはできませんが、がんが自然治癒した例について調べた50年前の論文があります。

　下記の**表1**のデータは日本だけではなく、世界中の症例報告を集めたものです。これによれば、手術・化学療法・放射線治療をせずにがんが消滅したという例は、稀ではありますが存在します。末期がんで手術不能であっても稀には、長期生存する患者さんが存在します。

表1：がんの自然退縮例

腎臓がん	35例	卵巣がん	7
神経芽細胞腫	29	乳がん	6
悪性黒色腫	19	子宮がん	4
絨毛腫	19	胃がん	4
膀胱がん	13	肝臓がん	2
軟部組織肉腫	11	肺がん	2 術後発熱
骨肉腫	8	甲状腺がん	2
大腸・直腸がん	8	喉頭がん	1
精巣腫瘍（睾丸）	8	膵臓がん	1
原発不明がん	4	舌がん	1

（細田峻「人体癌の自然退縮」*日本医事新報*、No. **2319**、23頁、昭和43年）

　かつて第31回癌学会総会シンポジウム（1972）において名古屋大学外科の故今永一教授の企画で、「癌の治癒と再発」というシンポジウムが行われ、大阪大学第二外科、東北大学抗酸菌研究所臨床癌化学療法部門、国立がんセンター病院他からの研究発表がありました。進行がんの長期生存例や自然治癒などに焦点をあてた企画で、発表者は全国各施設にアンケート調査も行い、膨大な症例数が集計されています。こういう企画をして下さった名古屋大学今永教授に、深い敬意と感謝の意を表するという謝辞が発表者から述べられ

ていることからして、これは貴重な珍しい企画でした[15]。

　最後の討議の冒頭で司会の今永教授ご自身が、担がん症例の長期生存例について話しておられます。35 歳の男性、昭和 27 年に胃がんの診断のもと第 1 回目の開腹手術。胃前庭部小彎側に直径 3cm の胃がんが発見され、腹腔内に多発性リンパ節転移があったので腫瘍の摘出ができなかった。翌年、がんが大きくなって胃の狭窄症状が生じたので再開腹のうえ、胃腸のバイパス手術が行われた。その 17 年後に胃出血で 3 回目の開腹手術をしたところ、がんは胃全体に広がって後腹壁に浸潤固定されており、摘出手術は不可能であった。死亡はその 1 年半後で、初診時から 19 年以上たっていた。

　こういう場合は、患者さんたちは裏で必ず何らかの健康法・治療法をやっているに違いありませんが、そういうことに医師側は関心がなく、患者側の努力は完全に無視されています。患者側は、学校外医学による治療を自分で実施していることを医師には黙っていますから、医師は患者が裏で何をやっているか知る由もありません。医師が患者に教えを乞う気持ちで積極的に尋ねなければ、患者は黙っています。がんの自然治癒というのは棚ぼた式に手に入るものではなく、患者側の必死の努力の結晶です。医師にはそれが分かりません。ここにも「誤れる現代医学」があります。

　演者と司会者との討議の中で、今後のがんの自然治癒・長期生存例についての検討は、遺伝学的背景・特異的免疫反応・非特異的免疫反応・免疫に関連した内分泌などについて行われるべきである、といわれています。また、免疫を抑制する化学療法をどう考えるべきかという問題が今永教授から提出されています。

11.　腫瘍選択的化学療法

　それについては、その後、故前田浩教授（当時熊本大学医学部微生物学）によって腫瘍選択的油性制がん剤がつくられて問題は解決しました。この方は生化学者であり、高分子化合物の制がん剤をご自分で設計することのできるお方でした。通常の制がん剤の分子量は数百であり、そのくらいであると末端の血管壁を容易に透過して各（正常）組織内に入ります。しかし悪性腫瘍を養う血管壁は内膜のみで平滑筋層と神経を欠き、緻密にできておらず肌理が粗く、物質の透過性においては正常血管壁と大差があります。

そこで化学物質制がん剤のサイズ（分子量）を十分に大きくしてやり（スマンクスは分子量約1万6000、血中ではアルブミンと結合して分子量8万5000ぐらいで動いている）、それを造影剤リピオドールの油滴内に懸濁させます。それで、この高分子油性制がん剤を動注すると正常組織へは漏出せず、悪性腫瘍の部位には滲出（しんしゅつ）してそこに特異的に滞留します。悪性腫瘍の化学療法における有利なこの腫瘍選択的集積性を、Enhanced permeability and retention effect（EPR効果）と前田教授は記載しておられます[16]。

　そこに昇圧剤を併用すると、正常動脈は収縮してスマンクスをふくんだリピオドールをさらにいっそう滲出させず正常組織のところを素通りさせます。一方平滑筋を欠く腫瘍血管では相対的に血流が増えて血管は拡張し、血管内膜の内皮細胞の細胞間隙は拡大して、その間隙からスマンクスをふくんだ高分子のリピオドールは腫瘍組織の周囲に流出し集積されます。悪性腫瘍には排泄系のリンパ組織が乏しいためにリピオドールはその場に滞留し、その場の酸性環境により高分子化合物と制がん剤の結合がはずれます。薬剤の徐放性が認められます。

　制がん剤を悪性腫瘍にのみ到達させ、正常組織内には入らないようにすることができます。宿主の免疫力を阻害することなく微量の制がん剤を用いて、副作用なしで悪性腫瘍のみを集中的に包囲し死滅させることが可能となりました[17]。

　前田浩教授はこの功績で、1996年度（平成8年）の高松宮妃癌研究基金学術賞を受賞しておられます。それは先述の故今永教授主催のシンポジウムの24年後のことでした。

　しかし現実はどうでしょうか。日本の製薬会社は世界的に優秀なこの薬剤の製造を中止し、これを使用する医師はいま1人もおりません。たしかに、正しい投与法が徹底されていなかったきらいがありました。しかし、原理的にもこの薬が優秀であることに変わりはないのです。「スマンクス・ダイナミック療法による各種進行固形腫瘍に対する著明な抗腫瘍効果」と題する日本語論文[18]も書かれましたが、時すでに遅く、いまや顧みる者はおりません。微量で副作用がなく（宿主の免疫力は温存される）よく効く制がん剤が滅ぼされた歴史を知る者も少なくなっています。

　片や、かなりの量が1人の患者に繰り返し投与されて副作用のある制がん

剤の全身投与が、わずかな生存期間の延長効果をうたい世界中、全国津々浦々で今日も行われています。「誤れる現代医学」はここに極まります。

12.　がんの基礎療法

　人間はがんを持ったままでもある程度生きられます。がんは慢性病です。患者は決して急にころりと死ぬわけではありません。がんと共存するという考え方があるのは自然であり、当然です。

　本章表 1（358 頁）で一番自然退縮の症例が多かったのが腎臓がんであるというのは、注目すべきことです。腎臓というのは、血液を濾して尿という排泄物をつくるだけではなく、赤血球産生を刺激するホルモンであるエリスロポエチンをつくるという重要な仕事をしています。

　乳がんには、分泌される女性ホルモンの刺戟によってできるがんがあると考えられます。妊娠・出産・授乳により女性ホルモンの分泌が止まるので、そのぶん乳がんになる危険性は減ります。妊娠・出産・授乳の経験のない婦人に乳がん発生の危険性が高いといわれます。ホルモン依存性のがんは、このホルモンの作用を打ち消すホルモン療法で治療することができます。

　がんの自然退縮の要因として次に、体温を高めるということがあげられます。がんの患者さんが急性の熱性疾患になり高熱が数日間続き、熱が下がった時にがんが小さくなっていたという話があります。がん細胞は高熱に弱く、がん細胞を攻撃する免疫細胞は高熱で活性化します。

　ですから、体温を上げてがんをやっつけようというアイデアが出てきます。体の内部に熱を入れて温度が高くなるような装置が開発され、それを使う温熱療法（ハイパーサーミア）は健康保険でも認められています。私はそれを患者さんにやってもらいたいと思って、専門の医師に紹介したことがあります。そうしたらそこでは温熱療法は抗がん剤と併用するという方針であり、がっかりしました。

　弱い抗がん剤による少量の化学療法や放射線照射と免疫療法を併用する意図は、がんの細胞膜を傷つけて抗原を露出させ、その抗原を樹状細胞が取り込んで MHC クラス I 分子にはさんで提示し、CTL（細胞傷害性 T リンパ球）に認識させて攻撃させるということであろうと思います。そこには化学療法や放射線治療が、樹状細胞をはじめとする免疫細胞に与えるマイナス効果は

無視されています。もともと温熱療法の主旨は、加温による樹状細胞の活性化であったと考えられます。

　加熱するという方法には、イトオテルミーという温灸マッサージ法や、太いもぐさを使うビワの葉温圧のような強烈な方法があります。それから半身浴です。熱いお湯に全身浸かろうとしても数分しか我慢できませんが、へそから下だけをぬるめの湯につかり、30分〜1時間温まるわけです。そうしますとコーヒー沸かし器のような原理で、温められた下半身の血液が上に上がって全身に循環し、体全体の体温を上げることができます。これを毎日毎日行います。砂風呂とビワの葉温圧をセットにして商売としてやっているところもあり、末期のがん患者が沢山集まっているそうです。これは良い治療法です。医者も顔負けです。医師たちは何も知りませんが、患者さんたちは必死で免疫療法をやっています。

　それから、少食、生菜食・絶食です。これは、いままである程度食べており、通常の体格以上の人に当てはまります。普段から少食でやせた人がやっては逆効果です。絶食して青汁だけ、などというと大変ですが、進行がんともなれば一所懸命になりできるものです。そうしますと一過性に、免疫力は増大します。

　さらに、がんを結合組織/コラーゲンで囲み転移・増殖しないようにすることも、がんの自然退縮の要因です。がんが広がらないようにまわりをコラーゲンで固めるわけですが、そのためのしっかりしたコラーゲンの線維をつくるのにビタミンCが必要不可欠です。

　がんには基礎療法というものがあります。これらは医療機関でやってもらえるものではなく、患者自身が日常生活の中でしなければなりません。このような地味なことを積み重ねながら、強い精神力を持って、山登りをするように1歩1歩頂上目指して進まねばなりません。

　これらの基礎療法が全て無視されているのが、いまの病院のがん治療です。しかし、患者自身がすべき基礎療法があり、その上に立って必要であれば手術をする、抗がん剤を使う、放射線治療をする、というような考え方を私たちはもっています。その方が治りやすいですし、再発もしにくい。これらの基礎療法は、何でもかでも人任せにはせずに自分で自分の肉体と精神はコントロールする、自分の意志で生きそして死ぬという人生観につながるものです。

13.　がんの年齢調整死亡率は減少中

　人口 10 万人当たりの悪性新生物（がん）の死亡率は右上がりに増加しています。年齢階級別死亡率を見ると、年齢が上がるにつれて悪性新生物（がん）の死亡率が激増しています。全年齢層の全がんの死亡者数を合算した死亡率の増加は、老人人口の増加の結果です。

　統計的にはがんは確実に老人病です。心疾患、脳血管疾患についても同様に、基本的には老化現象であると言えます。ただし各個人においては必ずしも、歳をとることと老化は同時進行ではなく、老化の速度には著しい個人差があります。

　それで老人人口の増加という要素を除外した、年齢調整死亡率という計算の仕方があります。まず 5 歳きざみの各年齢層の死亡率（各年齢の死亡者数/ 各年齢の人口数）を計算します。年齢層ごとにこの計算をします。この死亡率を、昭和 60 年の基準人口の各年齢階級の人口に掛けて、各年齢階級のがんの死亡者数が得られます。そうして得られた各年齢階級のがんの死亡者数を合計し、この死亡者総数を総人口（基準人口）で割れば、年齢調整死亡率が得られます。

　この年齢調整死亡率でみると、全悪性新生物（がん・白血病他）による死亡率は、男性が 1990 年代中半ごろから女性が 1980 年代半ばごろから減少中です。1960 年代から死亡率が増加中の女性の乳がんと、近年微増中の男女両性の膵がんを例外として、他の部位のがんでの年齢調整死亡率はすべて横ばいか減少中です。肺がんの年齢調整死亡率もこの 20 年来、微減中です。日本はこういう現状でよいのではないか、と思われます。

　世界的に誇るべき日本の国民皆保険システムを危殆（きたい）に瀕せしめてまでして、多くは高齢者の、末期の進行肺がんのわずか数ヵ月の延命のために、高額の免疫チェックポイント阻害剤用の公費支出をする必要は全くないと考えられます。

参照

1 ）今村善宣ほか、「免疫チェックポイント阻害療法②非小細胞肺がん」『がん免疫療法 腫瘍免疫学の最新知見から治療法のアップデートまで』実験医学、Vol. 34、No.12（増刊）、161、2016

2） 前門戸任ほか「肺がん免疫療法の現状と課題」*日本医師会雑誌*、第 **146** 巻、7 号、2017. 10

3） Carbone, D. et al: First-Line Nivolumab in Stage IV or Recurrent Non-Small-Cell Lung Cancer. *N ENGL J MED*, **376**, 2415, 2017

4） 岸本忠三、中嶋彰『新・現代免疫物語「抗体医薬」と「自然免疫」の驚異』講談社ブルーバックス、2009

5） Kimura, T. et al. Myasthenic crisis and polymyositis induced by one dose of nivolumab. *Cancer Science*, vol. **107**, No. 7, 1055-1058, July 2016

6） 臼井浩義『がんに克つことなんでもやった』講談社、1993

7） 熊ノ郷淳ほか編『免疫学コア講義 改訂 4 版』208 頁、南山堂、2017

8） 審良静男ほか『新しい免疫入門』105 頁、講談社ブルーバックス、2014

9） 鈴木隆二『免疫学の基本がわかる事典』81 頁、西東社、2015

10） 土方康世「消えてほしくない処方 WTTC 加減方（WTTCGE, WTMCGEP）のその後」*東静漢方研究室*、Vol. **39**、No.3、29 頁、2016 ほか

11） 鍋島家昌ほか「民間薬 霊芝による偽性アルドステロン症と考えられる 1 症例」*埼玉医学会雑誌*、**22**（3）、521 ～ 523 頁、1987：大山賢治ほか「霊芝（マンネンタケ）による薬剤性肝障害の 1 例」*肝臓*、**38** 巻、suppl（3）1997：安達真紀子ほか「標準化した薬学的管理指導に基づいてサプリメント過剰摂取との因果関係が疑われる薬物性肝障害の重症化を回避した 1 例」*New Diet Therapy*、3 ～ 12 頁、**32** 巻 4 号、2017

12） 藤本二郎「抗がんを謳うキノコ系健康食品で心臓が危ない」*日本癌治療学会誌* **42**、620 頁、2007

13） Mountain C.F. Revisions in the international system for staging lung cancer. *Chest.* **111**(6), 1710-1717, 1997：白石高歩・小林紘一「肺癌外科切除例の全国集計に関する報告」*日本呼吸器外科学会雑誌*、**16** 巻、6 号、757 ～ 768 頁、2002

14） 伊藤ゆりほか「肺がん生存率の国際比較」*肺癌*、**55**、266 頁、2015

15）「特集 癌の治療と再発」*癌の臨床*、第 **19** 巻、第 4 号、274 ～ 321 頁、1973

16） Matsumura, Y. & Maeda, H. A new concept for macromolecular therapeutics in cancer chemotherapy: Mechanism of tumoritopic accumulation of proteins and the antitumor agent Smancs. *Cancer Res.* **46**: 6387-6392, 1986

17） 橋本行生ほか『あなたにもできるがんの基礎療法』220 頁、農文協、2005：奥野修司『「副作用のない抗がん剤」の誕生 —がん治療革命』110 頁、文藝春秋、2016

18） 永光彰典ほか「スマンクス・ダイナミック療法による各種進行固形腫瘍に対する著明な抗腫瘍効果」、*Drug Delivery System*、**22** 巻、5 号、510 頁、2007

第 Ⅲ 部

第 12 章　誤診・誤治療論

1.「誤診論」は大学医学部において講義されるべき重要な学問

「誤診論」というのは、本当は大学医学部の学生や医師たちの重要な課題です。そして不思議なことには、大学医学部や医師会には誤診について集中的に研究するカリキュラムがないのです。これは驚くべきことです。誤診というものはあってはならないというのは建て前です。実際は誤診・誤治療は医療には付き物です。

　誤診という言葉は、非常に許されないものという響きを持つものですが一般に、物事は最初から正解には容易に到達できません。修正・訂正をくり返しながら、より完全なものに近づくものです。失敗というものは、常に成功の元です。厳密にいえば物事というものは、試行錯誤を繰り返しながら成功という完成に近づきます。

　その良い例は文章作法にあります。書き直し、読み直しを繰り返しながら、創作に等しいものをつくっていきます。これを「推敲」といいます。書く、削除する、また書き加える。こういう操作を繰り返しながら自分の考え方を練り上げていく。書き言葉を駆使しながら、ものの考え方の錬成をし、思想をつくっていく文章作法は一つの修行です。

　こういうことは母国語でなければできません。こういう言語能力の基礎は10代の後半にはできあがるといわれます。たとえば、日本人でありながら外交官の子どもとして少なくとも10代の後半まで長くパリに住んでいたら、その人はもうフランス語でなければ物事を考えることができない日本人となります。青少年時代の言語の学習は一生を支配します。

　患者さんを診療するということにおいても、やはりそれに非常に近いものがあると思います。やってみては考え反省し、またこれはいけなかったなあと思うことは改める。新しいことは取り入れる。そういうことを繰り返しながら自分自身の医学医療をつくっていきます。これは診療科目にもよりますが、いつも決まりきった、型にはまった正解が最初からあるものではありま

せん。人命にかかわることですから、致命的な失敗だけは犯さないようにしなければなりません。そのためにはどうしたらよいか、この問題を取り上げるのも「誤診・誤治療論」の重要な課題です。

　飛行機が墜落する、電車が衝突する等の大事故が起こるとその原因を究明します。そして致命的な欠陥が発見されたらそこを改め、より一層性能のよいものを作る、事故が起こらないようなシステムをつくる。そういうふうにして世の中は進んでいくわけです。事実を隠蔽せず、証拠を隠滅させずに事故の原因を追究し、再び同様の失敗を繰り返さないようにしなければなりません。そこに物事の進歩向上があります。

「孫子」の著者孫武は孫子の兵法で有名であり、2500年前の古代中国の思想家です。日本の服部千春という方は一生かけて「孫子」の研究してこられました。「孫子」の研究において世界初の文学博士の学位が、中国の南開大学より授与されています。服部氏の『孫子聖典』[1]によれば、戦わずして勝つのが最善であり、凡そ失敗をしないようにするためにはどうしたらよいかが詳細に書かれています。この本の内容は政治家や軍人をはじめ、経営者などあらゆる組織にも応用できます。医師たちの誤診論の研究にも有益であると思われます。

2. 『誤診百話』

　誤診・誤治療論、誤診というものについて研究して書かれた本は非常に稀です。いまは訴訟、患者が医者を訴えるということが盛んに行われますから、ますますこういう本は出てきません。重症患者や救急患者が集中するある大病院では、手術の際の患者の取り違え、注射薬の間違い等々の失敗を防ぐため、いま徹底した医療安全対策がはじまっています。しかし死亡事故などについての分析・報告は訴訟を恐れ、事は部外秘です。誤診・誤治療に関する埋もれた膨大な有益なデータを一般に知ることはできません。残念なことです。

　誤診について書かれた『誤診百話』[2]という書物があります。内科・外科・婦人科・眼科等々、全科にわたった250例の誤診・誤治療の体験記が掲載されています。失敗例を直視してそれを否定せずに、有益な教訓を見出すことは大切です。「誤診百話」という本は、いまとなってはもはや2度と世に出ない本です。こんな誤診・誤治療をしたとすれば患者さん側から訴えられ

るという例ばかりです。全身冷や汗をかいて呆然となった、冷や汗が出て足がたがたふるえた、穴があれば這入りたい、背筋がすっと冷たくなり気が抜けたようになり、いま思い出しても背筋がぞくぞくする、などと正直に書かれています。

「誤診には即刻気づき、訂正され、それに従った治療方針が打ち立てられなければならない」、「医者は百人失敗しなければ一人前ではないという。失敗せずに一人前になれぬものだろうか」。この意見は重要です。誤診・誤治療を防ぐには、個人の努力がまず必要です。その日その日の自分のした仕事を振り返らなければなりません。病院であれば、組織としてチームワークによりこの問題に取り組まなければなりません。

「諸症状、諸検査成績を十分に検討した結果、導き出された診断が病理解剖所見と一致しなくても何ら恥ずべきことではない」、と述べている方がおられます。当時は、診断が合っていたのか間違っていたのかを最終的に決定するのは病理解剖でした。きちんと最善を尽くしてやって、そしてうまくいかなかったとしてもなんら恥ずべきことではない、というわけです。そして「あてずっぽうの診断が当っても誇るに足りない」、というようなことが言われています。「不注意や怠慢から重要な所見の見落しの誤診は恥ずべき」と、皆偉いお方たちがいろいろと自分に言い聞かせておられます。

　50年近く前の本ですが大切にされて、これが私の手元に残っています。まだいまのように医療訴訟はなかった時代ですからできたことですが、それでも書くには勇気がいります。きちんと肩書と実名が入っており、皆さん首都圏の大学教授や大病院の院長クラスの人ばかりです。旬刊クリニック・タイムズ紙に連載され、それが好評で捨て難いというので、製薬メーカーが出版したもののようです。定価がなく非売品と書かれています。紙の質が悪く字もかすれかかっています。

　誤診というものは悪いことであり隠さねばならないと頭から決めていれば、それは闇から闇に葬られ、また同じ失敗がくり返されます。哀しいかな現今の社会情勢では誤診を公表することなど到底できることではありません。いまや、匿名でさえもそれはできません。こういう実情は決していいことではありません。

　医者というのはいろいろな意味で非常に難しい職業です。医療崩壊といわ

れており、特に大病院の勤務医は、勉強する時間、考える時間を奪われています。誤診の研究どころの騒ぎではない。もう目先の書類、目先の仕事に追われて、それで何かミスでも起こしたら大変です。当事者たちは非常に容易ではない状況におかれています。このままでは、国民自らの手で自国の医療を滅ぼしていくことになりかねません。

現在はCT検査とMRI検査による画像診断が日常的に行われるようになり、診断の精度は飛躍的に向上しています。『誤診百話』の時代にくらべると誤診・誤治療の質は変わってきたと思われます。患者の取り違え等の、初歩的な小手先の誤診・誤治療のみならず、その治療法の本質が間違っているのではないか、という根本的な問題が存在することも分かってきました。

たとえば、抗がん剤の固形がんに対する全身投与です。肺がんにはこれが一般に無造作に行われていますが、これは理論的にも間違っていると考えられます[3]。

固形がんに対する化学療法は、製剤を高分子化して腫瘍選択的な投与法（薬剤が腫瘍の周囲にのみ高濃度に集まる）で、かつ腫瘍周辺の酸性環境で高分子化合物が抗がん剤から外れる等々の工夫をしなければなりません。がん細胞を殺傷する毒物が、健常な組織・細胞には接触しないようにしなければなりません。そういう基本的な配慮をしない固形がんに対する現在の抗がん剤の全身投与は、出発点から基本的に間違っています。

これに対し、悪性腫瘍にのみ抗がん剤が集中し、健常な組織・細胞には到達しないようにつくられた高分子の抗がん剤が保険薬（スマンクス）として存在していました。しかし経緯があって、この保険薬を使用する医師が少なくなり、ついにメーカーは製造を中止し、この保険薬は市場から姿を消しました。まことに惜しいことでした。これに代わる高分子の水性抗がん剤がつくられてはいますが、もはや保険薬として登場させることは至難のわざです。

また、がんの外科手術の際に、術者が腫瘍を直接にぎってはいけないこと、転移が認められるリンパ節は別としてリンパ節の廓清はしない方がよいこと等の基本的な手順の、コンセンサス（同意）が得られていないのです。術者が腫瘍を直接にぎれば、がん細胞は生体内にこぼれ落ちます。リンパ節を廓清すれば、がんの再発を防ぐために働く生体の免疫機構の場を奪うことになります。いずれも外科手術の場合にしてはいけないことと考えられます。

3.「失敗学」のすすめ

『失敗学のすすめ』[4] という本があります。著者は東京大学工学部の機械科
の教授です。機械を作るという仕事では、失敗することが当然であるという
ことらしいです。何か新しいアイデアでものを作るということがはじめられ
ます。そしてそれはまずうまくいかないらしいです。1000 回やって 3 つぐ
らいうまくいくかどうかということから、「せんみつ」という言葉があるそ
うですが、そのように失敗が当然ということらしいです。その失敗の中から
どのようにして成功を導き出すかという一つの学問があっていいということ
を、この教授が提唱しておられます。この畑村教授の失敗学への批判はあり
ます。(桜井淳氏)

　それまで東京大学工学部にそういう講義があったわけではなく、この教授
が初めて行われたもののようです。ノウハウの多くは失敗から生まれます。
すいすいと物事がうまくいけば、物事を深く認識することができず、進歩し
ない。うまくいかないという事態に必ずぶつかり、それをどうやって解決す
るかと努力するところに進歩があります。

　医学・医療も同様です。医学部には、工学部以上に誤診・誤治療論の講義
が必要です。実際はもうおびただしい誤診・誤治療の連続であり、そしてそ
れが必ずしも生かされないところが医学・医療の悲劇です。ある先生が誤診・
誤治療をしたとします。こっちは患者さんを診てその先生が失敗したことを
分かっていても、それを「あなた間違っていたから、反省して……」と、そ
んなことは言い難い。その先生は自分が誤診・誤治療をしていたことを知ら
ずにずっといくわけで、そういうおびただしい無駄が存在しています。

　先述した医療安全運動を組織的にはじめたある大病院では、個人の失敗を
とがめない、上位の者に対してものを言い難いという権威勾配を組織として
否定する、病院の組織を改善するのだという理念、等々のアメリカ式の運動
が提唱され実施されています。

　東大工学部の畑村教授の場合、こうやって堂々と失敗学というものを打ち
立てて、大学で講義して学生を教育しておられます。まず講義のはじめにど
のようにして大事故が発生したのか、機械でも飛行機でも、大事故を題材に
して講義するのだそうです。そこからどのようにして技術が飛躍的に進歩し

たかを話すと、建て前・綺麗ごと、うまくいった話では居眠りをしていた学生が、興味津々として聞いてくるといいます。うまくいった話より、苦労した結果何かを得たという話のほうが人の心に訴えるものです。

　私も同様です。先ほどの『誤診百話』にある他者の失敗であっても、そこから学ぼうとする目的意識を持つものです。自分1人では一生かかってもできないような貴重な体験を、人様の誤診の話を聞くことによって補足するのです。

　そしてここが大事なポイントでして、「思いつく限りの失敗（危機）の可能性を潰していく仮想演習をする」。これはすごいことです。これから起こってくるであろう、具合の悪いことを予想しそれに対して対策を講じていく。いわゆる危機管理の発想につながっていきます。医療の世界でこういうことができるようになれば、それはもう大したことであります。

4.　ある療法で一派を立てた人、指導者にみられる通弊

　『正直な誤診の話』[5]の著者は東京の下町の病院で働いている医師のようですが、全共闘時代の東大医学部の学生です。もう60歳台の方でしょう。自分のところで経験した誤診を、勇気をもってなんとミニコミ誌に連載したらしいですが、それが好評で単行本にしてくれということになったらしいです。それを私は見つけて買って持っているのですが、再版されずに絶版になっていますので貴重です。

　この本も実例がずっと書いてあります。自分の病院で胃がんと診断しておきながらそれを放ったらかしにしておいて、1年が経って気付かれ手遅れになったとか、ひどい話です。みな分業になっているものですから、他の医師たちが関与した記録が綴じてあるカルテをよく見ないわけです。患者側から何も言わなければ分からない。そんなひどい話が書いてあります。

　そこに、「我田引水・唯我独尊」という見出しがついた章があります。我田引水とはどういうことかといいますと、自分に都合がいいようにものごとを取り計らう。自分の田圃にばかり水がくるようにする、自分本位の利己主義ですね。誤診をする医者には我田引水をする医者が多いのだとこの著者は言っています。

「唯我独尊」、天上天下唯我独尊といいます。この世の中で我ほど偉いもの

はいない、我ほど優秀なものはいないと思い上がっている者が唯我独尊です。そして唯我独尊の医者が多いと言っているわけです。特に「何々療法」という創始者にはそんな人が多いとこの著者は言っています。

　たとえば、「奇跡の癌治療法Hワクチン」という本があります。そのS診療所を受診したら胃がん・子宮頸がん・S字結腸がんに膀胱転移と診断された人がいました。その患者さんが著者の病院に来たので再検査をしたところ、どこにもがんは無く異常無しでした。

　もしS診療所以外の一般病院で通常の検査と診断をしてもらわなかったら、この患者さんは落ち込んで、そこでHワクチンの注射をつづけます。しばらくしてから調べると異常なし。元々何もないのですから。患者さんはああ治ったと喜ぶ。Hワクチンは奇跡の治療法だということになります。そういうことが枚挙にいとまなくあり、それでHワクチンのH先生は一般の医師たちの顰蹙を買っていました。私自身もH先生のことは直接経験しています。

　他の医師たちから非難されていても、このH先生はびくともしません。患者に対しても同様です。がん患者の症状がどんどん進行してくる。患者が先生のところに来て、治るとおっしゃったのに私のがんはどんどん悪くなる、何とかして下さいととりすがるようにしても、それを払いのけて前に進んでいける人でした。自分が正しいという信念は強く、自分の理論に露いささかも疑いを持たない人でした。

　いまでしたらH先生は訴訟の対象になっていたでしょう。この方が生きておられたころは、医者が訴えられるということはあまりなかったからよかったようなものです。

　次の例です。ある患者さんが某クリニックで野菜の自然食と塩分の摂取を指導されました。この食物養生法は、野菜を陽性化するためにといって塩味を濃くします。患者さんは腎臓病だったので、塩分の多い野菜食を食べることでどんどん具合が悪くなっていきました。最後に救急車でこの著者の病院の外来に運び込まれました。患者さんは腎不全が進行して肺水腫の状態となり、呼吸困難から死亡しています。塩分の濃い野菜食を指導した医師は、遺族から訴えられたそうです。

　『正直な誤診の話』には、著者自身の誤診でも明け透けに書かれています。

5. 漢方治療は證を誤らないように

　●漢方治療には随證療法という考え方があり、患者さんの「證_{しょう}」を見立てて、その證に合う処方を出すことになっています。證はその人の体質や病状の本質を大極的に判断したものです。全く相異なった證の例を挙げてみます。

　①急に暑くなって、額から汗がしたたり落ちる。びしょびしょになるほどの異常な汗かきです。ひどくなると眩暈_{めまい}がするといいます。甲状腺機能亢進症ではありません。現代医学的な病名がつけられません。何かわからないが体全体が熱くなるといいます。

　②次の例は腹壁が痛い。腹壁を触っても腫瘤や局所的な圧痛点はない。本人は、痛い痛いと訴える。精神科、神経内科等を転々と受診している。検査はいろいろ行われましたが異常なしであった、といいます。よく聞くと、毎夜寝汗をかいて下着を４回取り替える。汗かきであり、そのくせ寒がりでがたがた震える。震えて汗をかくのです。同じ汗かきですが、前者とは体の状態が全く正反対です。

　前者は暑がり、後者は寒がり。両者とも汗かきという表面的には共通の現象がありますが、病態の中味・質はちがう。

　治療法としては、暑がりなら体を冷やす、寒がりなら温める、こういう単純な論法です。この際、汗かきという表面的な現象にはとらわれないようにします。主訴であっても汗かきは本質的な問題ではない、「證」ではないと考えます。患者さんの症候のうち治療上本質的なものを「證」といいます。そこで何が本質かと考えてそれを把握し、処方を用いて効かせる証拠／證拠_{しょうこ}を證といいます。その證に随_{したが}って薬方を考えます。これを随證療法_{ずいしょうりょうほう}といいます。**治療上その患者さんの本質的なところは何か、ということをいつも考えます。**この證を間違えますと漢方の誤診・誤治療は発生します。こういう発想の仕方は、漢方に限らず、現代医学の場においても有益です。

　さて暑がりの前者は清暑益気湯_{せいしょえっきとう}および黄連解毒湯_{おうれんげどくとう}という、熱を冷ます清熱剤の服用で治り、結果として汗が出ないようになりました。これらは必ずしも汗を止める薬ではありません。

　寒がりの後者は黄耆建中湯加麻黄_{おうぎけんちゅうとう}、烏頭_{うず}・サフランという複雑な処方を１ヵ月程度服用したら、毎晩４回も下着をかえないといけなかった自汗がぴたりと止まり、腹壁の痛みも治りました。これにはただ温めるだけではなく、

鎮痛効果・散寒駆瘀血・精神安定の諸作用が奏功することを期待されています。

　これらは誤診の話ではありませんが、この證を間違えますと治療に失敗いたします。證を間違えず、「当たらずといえども遠からず」という結果となれば、それでも可です。いつも、患者さんの症候の本質は何かということを見抜くことが求められます。

　●防風通聖散は後世方の漢方処方で、漢方でいう太陽病（体表）の表証を発表し（温めて発汗させる）、陽明病（腸管）の裏実の症状を攻下（下剤で排便促進）し、少陽病の症状を清熱和解するという複雑な證に対する薬方です。

　一般に肥満症に対して、やせ薬として漫然と用いられることが多いようです。次は、防風通聖散による誤診・誤治療の私の経験です。75歳の婦人で他医から、降圧剤・血糖降下剤・ベザフィブラート・オパルモンの4剤を投与されている患者さんでした。それらの薬を飲みたくないというのが当方への受診の理由だったようです。初診は6月上旬でしたが患者さんが寒いと、言ったことがカルテに記載されています。

　前医の4剤を服用中止後1週間たって、血圧は142/64mmHg、中性脂肪254mg/dL、LDL75mg/dL、HDL39mg/dL、空腹時血糖103mg/dL、HbA1C6.2%、TTT（チモール混濁反応）24単位（基準値5以下）等々でした。甘いものなどの過食を慎んでもらっただけでその後、中性脂肪は123mg/dLに低下しています。元来甘いものが好きで運動不足もあり、検査のための採血が空腹時のものではなかったために糖尿病と診断されて、摂取された糖質の吸収を抑制する薬剤等々が処方されていたと思われました。

　この方には以後、食生活を改善するだけで良かったと思われますが、彼女の体重60kg身長155cmのBMI：24.9（標準22）のやや肥満している体型に対し、私は防風通聖散を処方しています。これを飲みはじめて2ヵ月たたないうちに、食欲不振・微熱・咳嗽・鼻水等の症状が発生しました。直ちに採血し、CRP値が5.7mg/dL（基準値0.3以下）の中等度上昇と赤沈値109/129mm（1h/2h）の高度促進が認められたので、入院のうえ検査・治療の必要があると判断しました。重症度の判定に、赤沈値の高度促進は必要で不可欠な検査です。

　間質性肺炎の疑いということで地域医療センターの呼吸器科に入院させてもらいました。原因と思われる防風通聖散（46日分を服用）の服用は中止

され、免疫学的な検査および臨床的に薬剤性肺臓炎と診断されました。漢方薬の副作用としてのアレルギー性急性間質性肺炎です。漢方薬の服用を中止して、副腎皮質ホルモン剤が投与されました。自覚症状は改善されたので9日目に退院し、そのあとしばらく外来での通院治療となっています。

呼吸器科の担当医にとっては、防風通聖散エキスによる間質性肺炎の副作用症例に出会ったのはこれで7例目であった由です。私にとっては初めてでした。患者さんに対しては、まことに申し訳ないことでした。私は呼吸器科の担当医から検査データをもらい漢方薬エキスメーカーに、厚労省宛の副作用報告書を書いて送りました。

この副作用の主因は、防風通聖散に含まれる黄芩（おうごん）という成分であると考えられます。それは黄芩が本来持つ細胞毒性によるものと考えられています。肝臓で代謝される薬物ですから肝機能が異常であれば（本症例では TTT が24 単位と高値）、他の臓器（肺）に傷害がおよぶことになります。薬剤誘起性の間質性肺炎は通常、抗がん剤によって発生します。

黄芩を含む医療用漢方処方は小柴胡湯（しょうさいことう）・柴苓湯（さいれいとう）・半夏瀉心湯（はんげしゃしんとう）・大柴胡湯・黄連解毒湯（おうれんげどくとう）・荊芥連翹湯（けいがいれんぎょうとう）等々と 29 種類あり、成分に黄芩を含む一般用市販薬は 562 種類もあります。『漢方薬副作用百科』[6] の著者内藤裕史氏は、黄芩を劇薬に指定すべきであると主張されています。

同氏によれば、附子製剤（ぶし）（トリカブト）は医療用漢方製剤の中で唯一、劇薬に指定されていますが死者は 1 人も発生していません。それに対し、黄芩を含む製剤では 10 年間に 40 人以上の死者が発生しています。これら死亡例は、予後不良な慢性の特発性間質性肺炎と関係があったと思われます[7]。

附子は熱症、頻脈と高血圧症には用いないという要注意の指示が知られていますが、黄芩には、本症例のような寒症や、TTT（チモール混濁反応）高値が示唆する膠原病（自己免疫疾患）の可能性があれば、要注意と思われます。煎剤ならば黄芩を除去した処方をつくればよく、エキス剤なら黄芩を除去した処方の製剤化が必要で、それに別製の黄芩単味のエキス剤を必要に応じて加えることになります。

6. 生菜食療法で悪化した関節リウマチ

関節リウマチの例です。この患者さんの関節リウマチは、バセドウ氏病（甲

状腺機能亢進症）の切除手術 2 ヵ月後に発症いたしました。バセドウ氏病というのは関節リウマチと同じ自己免疫性の疾患です。関節がやられるか甲状腺がやられるかの違いであり、疾病の本質は似たようなものです。甲状腺を切除したために、自己免疫の標的が次は関節に向けられたというふうにも考えられます。

　漢方薬によるリウマチ治療では、活血駆瘀剤に附子や烏頭を用いますが、いずれにしろ治療は困難です。生菜食療法で関節リウマチが治ると自著に書いておられる K 先生のことを患者さんに話したところ、その K 先生のところに行ってみたいと言われます。私が K 先生に電話でお尋ねしたところ、「きれいに治ります」とおっしゃいます。私はこの患者さんを大阪府下の K 先生のところに紹介し、九州から受診してもらいました。

　この患者さんは非常に真面目な努力家であり、医師から言われたとおりに忠実に治療法を実践する患者さんです。根っからの自然派で西洋医学的なことは嫌いな人です。ところが生菜食を続けて 1 ヵ月もせぬうちにかえって悪くなり、痛いのは膝関節だけだったのが、全身の関節が痛くなってついに動けなくなりました。

　それで患者さんがこの指導者の K 先生に電話で直接尋ねたところ、先生は好転反応であろうと言われました。病気がよくなる過程で一時悪くなることがある。それはよくなる前の前兆だから我慢しなさい。しかしこの判定が難しいのです、と言われました。しかし K 先生は結局、患者さんに生菜食の中止を指示されました。火を通した食事に戻し、そして落ち着いたところで再度挑戦したらどうかと言われました。この方の生菜食は 1 ヵ月そこそこで中止となりました。それでも関節症状の悪化はすすみ、治療は完全にゆきづまりました。

　今度は生菜食の指導をして下さった K 先生に私が電話をしてご相談しましたが、明確なご回答がないのです。悪化した関節リウマチの治療法のご指示もないのです。止むを得ず通常のリウマチ専門医のところに行ってもらい、通常のリウマチ治療をしてもらいました。炎症反応 CRP 値は生菜食前には 0.6mg/dL だったのが、生菜食後に 9.08mg/dL になって重症化しています。生菜食をする前の状態よりもリウマチは大変悪化しています。これでは患者さんに K 先生を紹介した私にも責任があります。

この生菜食の指導をして下さった K 先生は初めに患者さんに、ご自分の著書をよく読んでくれとおっしゃいました。K 先生は私にもその本を贈って下さいましたから、私も読んでみました。そこには関節リウマチが治った実例が患者さんの実名入りで 10 例ほど書かれてありました。ただしこの先生のお書きになるものには、患者さんたちの血液生化学検査等のデータが一切記載されておりません。医学的な客観性のない本の書き方です。

　この患者さんはすごい方で、K 先生の著書に書かれている、実例の患者さんたちに直接電話をかけて問い合わせたのです。治験例には実名入りで職業までも記載されておりましたから、連絡先は分かったのです。その中に熊本の人もおられました。きれいに治ったと書かれている患者さんに電話で尋ねたら、唖然とするような答えが返ってきました。

　その患者さんは K 先生指示の生菜食をちゃんと実行していなかったのです。「いや、私は一般の病院治療も受けています。おいしいものも食べます。お菓子も食べます」。またその実例の人は、K 先生が書かれているように関節リウマチがきれいに治っているのではありませんでした。私の所の真面目な患者さんは、K 先生の本の書き方と患者本人のいい加減さに唖然としました。私のところの患者さんは、K 先生のご指導を忠実に実践してわずか 1 ヵ月でリウマチが増悪したのです。なんということでしょうか。

　私が考えるに、生菜食・完全菜食あるいは減食・少食というのは、確かに自然治癒力あるいは免疫力を亢進させます。20 代の私自身もその方法で、ゆきづまっていた肝臓病を劇的に治したという体験をもっています。当時の肝臓病の治療法は全国的にまことにお粗末で、大学病院であっても実にレベルが低かった。私は入院して画一的な、安静・高蛋白高カロリー食・強肝剤などの点滴静注等々の治療を受けつづけました。私は肥満体となり、肝機能は改善されるどころか、かえって入院前よりも悪化する一方でした。私は病院治療に絶望して退院しました。いや、退院させられました。昭和 38 年のことです。

　そこで熊本の小川亂先生という優れた指導者に出会い、完全菜食・玄米食・減食と運動をご指導いただき慢性の肝臓病が劇的に治ったという体験を私はもっています。私の肝臓病は脂肪肝[8]であったと思われ、大学病院での治療法は間違っていたのです。

　絶食療法はその後も私は度々経験しており、長引いていた濃い痰の出る上気道炎も慢性腎炎の急性増悪などもよく治りました。ですから玄米菜食・少食・絶食は、甘いものや動物性蛋白の食べ過ぎで年齢も若くある程度体力があれば切れ味が非常によい。自然治癒力がさかんになり、がんや微生物に対する免疫力は高まる、というふうに私は解釈しています。

　ただし長らく低蛋白食をつづけ、また歳をとってくるとその効果は薄れ、低蛋白の減食・少食ではむしろ自然治癒力・免疫力は低下すると考えられます。とくに丈夫な百寿者（100歳以上の老人）には、完全菜食主義者などいないのではないでしょうか。百寿者の研究者である慶應義塾大学老年内科広瀬信義医師の論説を見ても、百寿者の中で最も平均余命が長い群は、乳製品と果物の摂取量が多いという記載があります[9]。

　戦前の穀菜食一辺倒であった時代に世界的な短命国であった日本が、一転して長寿世界一になったのは動物性蛋白質の摂取量の増加に象徴される食生活の改善がありました。その中でも沖縄では、伝統的に豚肉が常食であり、山羊も食べていたそうです[10]。

　私の所の関節リウマチの患者さんはたった1ヵ月の厳密な生菜食により症状は悪化し、1年経っても元に戻らないどころか、当初よりもはるかに悪化しました。ついに続発性アミロイドーシスになったといわれるほどの、非常に悲惨な結果になりました。生菜食も、その適応が危険な場合もあるということです。この点はK先生の奥様が書いておられる、K医院の公式ホームページ（平成27年1月）においても警告されているとおりです。

　関節リウマチは自己免疫疾患ですから、これは生菜食による自己免疫の増悪（亢進）でした。高齢者でないかぎり生菜食療法は少なくともある期間、免疫力を亢進させる働きがあると思われます。詳細は不明ですが、通常の微生物等に対する液性免疫および悪性腫瘍等に対する細胞性免疫の亢進と、自己免疫の亢進とは密接な関係があります。(本書第Ⅱ部「**第11章 肺がん陰影の消失と自己免疫疾患の発生**」参照)

　しかしその後、篠原佳年医師[11]にお願いしてトシリズマブ（商品名：アクテムラ）という、関節の炎症を起こさせている炎症性サイトカイン（インターロイキン–6）の受容体阻害剤単独の点滴静注を間歇的に継続するようになって（抗リウマチ薬を併用せず）、この患者さんは通常の日常生活が送

ることができる完全な寛解状態となりました。点滴静注をする間隔が次第に
延長されていくのです。私のところでは、この方だけではなく他にも数名の
歩行困難な重症の関節リウマチの患者さんたちが、いずれもアクテムラの間
歇的な単独療法[12] で完全な寛解状態となっています。これは現代医学・抗
体療法の輝かしい成果です。

　患者さんたちと生菜食の指導者のK先生との間では、診療上の真実のや
りとりがなされていなかったのだろうと思われます。患者はK先生に、「実
は私は他の病院にもかかっています」とは言えない。その先生の信念、迫力、
強さに圧倒されて、患者さんたちは実は私は他所の病院の薬も飲んでいます
とは告白できないのです。先生の権威の前で患者は圧倒され卑屈になる。先
生の意に沿うように、迎合するように、先生の治療法だけをやっているよう
な振りをする。そうせざるを得ない雰囲気がある。それを見たK先生は、
実は患者が他の病院で出された薬を飲んで関節痛が軽減されていたのだとし
ても、ご自分のご指導の生菜食でよくなったと思われる。患者さんの話によ
れば、晩年のK先生は高度の難聴であられたようです。患者さんとの十分
な対話ができない状態だったのではないかと推察されます。

　患者さんの方から「○○は効かない、○○へ変えて欲しい」と薬剤の変更
を注文する人々は、私の外来にはおられます。私はその患者さんの言うこと
を聞いて、薬を変えてあげます。もし私が自分の考え方が正しいと言って変
えてやらなければ、患者さんは己の要望を聞いてくれる別の医者を探します。
患者さんは自分の感覚で動いていますから、当然です。

　自分のやり方が一番正しいと固く信じている先生の前では、患者は先生の
意に沿わないような自分のありのままを話すことはできません。患者は自分
が飲みたくない薬は頂戴しても、黙って棄てるだけです。

　偉い先生の前に行くと患者はいい子になりたがります。そんなことなら行
かなければよいのですけれど、やっぱりそこには取り巻きも多いし評判も高
いですから、行くわけです。そうするとその先生に患者が合わせてしまい、
裏でやっていること思っていることを正直に言わないのです。そうするとそ
の誤った情報が先生の頭脳に入力され、「ああ、自分のやり方は効くなあ」と、
錯覚で自信を持ってしまいます。

　医師たる者は、患者さんを自分の意思に従わせる権力者であってはならず、

患者さんのあるがままを受け容れるような度量をもっておかないと、患者さんの本当の実態は分からないと思われます。医師自身は確固たる信念はもっていても、患者の体の治療をどうするかは患者自身が決めるのが原則です。ただし主体性のない患者は例外となります。

（筆者注：関節リウマチは自己免疫疾患である。それは遺伝的要因に環境的要因が加わり、シトルリン化蛋白に対する自己抗体等の免疫応答異常と、インターロイキン6（IL-6）他のサイトカイン産生が増加する過程で、関節内／滑膜の炎症が慢性化し増殖するものとされている。IL-6というサイトカインは自然免疫・獲得免疫による宿主防禦反応を局所および全身で促進し、感染症などに対する生体防禦において重要な働きをもっている。一方で過剰なIL-6の産生は炎症性疾患や自己抗体の産生などにより、自己免疫疾患の発生に関与することになる。それでIL-6受容体に結合して、IL-6の作用を封じるヒト化抗IL-6受容体モノクローナル抗体がつくられた。このモノクローナル抗体／トシリズマブ／アクテムラは関節リウマチの治療を一変させた。いまや関節リウマチの寛解はめずらしいことではなくなった。
　しかし、この日本人研究者たちが開発した優れた商品アクテムラは、保険診療上冷遇されているかに見える。免疫抑制剤のメトトレキサート等で十分な効果が得られない場合に、2番手として用いるべきとされている。しかし関節リウマチは、全身的には免疫が低下している状態にあると考えられ、抗リウマチ薬すなわち免疫抑制剤の投与は間違っており、むしろ貧血や低蛋白血症などの治療をして全身状態を改善させながら、アクテムラを単独で使用した方が早く確実に寛解状態に導入しやすいと思われる。この点は、現今のリウマチ治療に対する根本的なアンチテーゼである。）

7. 免疫療法 BCG-CWS 接種が無効だった悪性リンパ腫

　悪性腫瘍に対する免疫療法の一つである、BCG-CWS という樹状細胞（活性化）療法（アジュバント単独療法）が、効かなかったという東北地方の患者さんの話です。

　2007年の10月、左鼠径部に親指大に腫れたリンパ節がいくつも触れます。それで彼女はその地域の基幹病院を受診しました。そこの内科医師は腫れているリンパ節を触診しなかったそうです。血液生化学検査と腹部内臓の CT 検査が行われました。その結果、単なる炎症だろうということでとくに何の治療も行われず、数ヵ月が経過していました。それはその基幹病院に血液内科の専門医がいなかったということもあります。たいてい現在の日本の総合病院の医師は自分が専門とする狭い領域のことしか知りませんので、患者さんは放置されていました。

　実はこの触診が重要なのです。リンパ節と思われる腫瘍が無痛性で硬く動きが悪いと悪性の腫瘍の可能性があり、柔らかくて有痛性であればウイルスや細菌による感染性のものであろうという、非常に単純な判断基準です。後で私が触診したところ、この方の腫瘍は無痛性で、柔らかくもなく硬くもないという状態でした。

後で私に当初の基幹病院での血液検査の検査伝票を見せてもらったところ、LDH（乳酸脱水素酵素）値が高値です。このLDHというのは、どこの細胞でも破壊された場合には血中に増加する不特定の酵素であり、それだけでは病名を特定できません。しかし悪性リンパ腫では、LDHの高値は有意な指標となっています。

　内臓のCT検査で異常なしということは、リンパ節の腫れはこの部分だけのものであり、内臓から転移したものではなさそうです。リンパ節だけが腫れる疾患の筆頭は悪性リンパ腫ですので、私はまずそれを疑わなければならないということを患者さんに伝えました。

　悪性リンパ腫を診断するためには、リンパ節を試験的に切除して組織を調べる必要があります。それで患者さんには東北大学病院の血液内科受診をすすめました。ああいう所は予約・初診・検査・検査結果の報告に至るまで1ヵ月ぐらいかかります。BCG-CWSの皮内接種による免疫療法は、炎症であっても悪性であってもどちらでも用いられますので、この方には、東北大学の初診の日を待つ間に大阪のH先生の所に行ってBCG-CWSの皮内接種を開始してもらいました。

　H先生はBCG-CWSの接種と同時に採血をして悪性リンパ腫のマーカーであるとされる可溶性インターロイキン2受容体の量を調べられ、患者さんにその結果をすぐ電話で知らせて下さいました。基準域が145〜519u/mLのところが873u/mLと増加しており、非ホジキン型の悪性リンパ腫ではないだろうか、ということでした。

　可溶性インターロイキン2受容体は、非ホジキンリンパ腫や成人T細胞白血病の化学療法後の経過観察、寛解後の経過観察のために測定されるマーカーです。しかし可溶性インターロイキン2受容体は、リンパ球の活性化を反映するため、自己免疫疾患や感染症でも高値となるので、悪性リンパ腫特有のマーカーではありません。

　この後患者さんは、予約していた東北大学病院の血液内科を受診し、腫大している鼠径部のリンパ節の針生検が行われました。病理医の組織診断の結果は、「少数の大型の異型細胞が認められるが、大多数が壊死組織ないし死細胞の所見です」という報告でした。得られた組織標本が不適切な（病巣部が含まれていない）ため診断がつかないということであり、これは針生検自

体の失敗でした。そのため再度の生検の実施を求めるという病理医の意見が付記されていました。これは看過してはいけない意見でした。

　悪性リンパ腫の場合各種の組織検査が行われますので、針生検では得られる材料の量が不十分です。メスを用いて1立方センチほどの検体を切除して得る必要があります。また、鼠径リンパ節は生検する場所としては不適当とされています。

　H先生も、可溶性インターロイキン2受容体の高値から悪性リンパ腫を疑っておられました。針生検の結果悪性の細胞が発見できなかったという患者さんの報告を受けたH先生は生検前に行われた、わずか1回のBCG-CWS接種が効いたのだろうと言われたそうです。それを聞いた患者さんはBCG-CWSが効いたと大喜びで自分は、化学療法はせずに免疫療法だけをすると東北大学の医師に明言して帰って来たそうです。再度の生検を要請していた東北大学の病理医の意見は無視されました。その時点で、再度の生検が実施されなかったのは実に不幸なことでした。

　それから半年経って私はふたたび東北へ行き、その患者さんに会いました。患部を見せてもらうと、なんと左鼠径部のリンパ節は小さくなるどころか累々と腫大しているのです。彼女がその後も繰り返し大阪のH先生の診療所へ行って接種されているBCG-CWSは全く効いておらず、病状は悪化していました。患者さんは疑いもせずBCG-CWSの接種を続けておられたのです。

　BCG-CWSを接種して下さっていたH先生は、患者さんが来診するたびにBCG-CWSを接種するというだけで、リンパ節がかえって大きくなって悪化していることに気付いておられませんでした。病気治療の経験がない患者さんは、これはあまり効いていないぞということが認識できない。患者さんはH先生に患部を見てくださいとも言わない。H先生も見せてくれとは言われない。

　この治療法は効いていない！　東北大学の血液内科を再度受診してリンパ節の生検をしてもらい、化学療法による治療を受けるように、と私は患者さんにつよくすすめました。

　東北大学では今度は針生検ではなく、くびのリンパ節の切除生検が行われました。病理組織検査の結果診断名は、びまん性大細胞型B細胞リンパ腫

でした。これは悪性リンパ腫の中の非ホジキンリンパ腫に属するものです。

　非ホジキンリンパ腫は、無治療での予後が年単位の低悪性度、月単位の中高悪性度、週単位の高悪性度に分けられます。びまん性大細胞型 B 細胞リンパ腫は日本人には最も多く、放置しておけば月単位で進行する中高悪性度の非ホジキンリンパ腫です。この方は、国際予後指数はハイリスク（予後不良で致命的）のグループと考えられました。

　患者さんとその家族は東北大学血液内科で、まちがいなく、「こんなにひどくなるまでほうっておいて。免疫療法なんか効くはずがない」と、こっぴどく叱られたと思います。私はその時点で、化学療法に BCG-CWS を併用することをすすめたのですが、彼女は免疫療法 BCG-CWS の皮内接種をぴたりと止めました。そして私のもとから患者さんの心は離れていきました。当然のことでした。

　その後電話でご本人に訊ねたところ、腫れていたリンパ節はきれいに縮小してしまったとのことでした。抗がん剤でこのように一時的によくなることを寛解といいます。寛解といいますのは決して治ったわけではありません。固形がん 10 グラム中の 100 万個のがん細胞が 99% 抗がん剤で死滅したとします。残り 1% は 1 万個です。これはレントゲン写真にも写りませんし手にも腫瘍として触れません。一見がんは治ったように見えるのです。これが寛解です。

　しかし、抗がん剤により鍛えに鍛えられ強くなって生き残った 1 万個のがん細胞が残存しています。やがてこの強くなって生き残っているがん細胞が勢いをぶり返して全身に拡大していきます。再燃です。新手の抗がん剤を使うにしても、今度は必ずしも効きません。ですからこの寛解のときに、油断をしてはいけないのです。そこで一所懸命基礎療法や免疫療法をすべきなのですが、ああ治った抗がん剤が効いた、それにくらべて免疫療法 BCG-CWS は効かなかった、と患者さんは思っていたはずです。

　この方には寛解中にも化学療法はつづけられていたようです。そして全身が衰弱してゆき体は冷たくなり（見舞いに行った人の話）、やがて訃報がもたらされました。まことに後味の悪いことでした。化学療法の開始が 2008 年 6 月で、亡くなられたのはそのわずか 5 ヵ月後の同年 11 月です。

　私は H 先生に、先の患者さんは（BCG-CWS が効かずに）亡くなりました、

と申し上げました。H 先生は何の反応も示されませんでした。

　この方の場合、最初から抗がん剤で治療していても、結果はほぼ同じではなかったかと思われます。一方、化学療法に免疫療法を併用していたらもっと生きられたかもしれません。マルチ・カロテノイド・脂溶性ビタミン C・ビタミン E などの抗酸化剤の大量摂取は、発病前も発病後も実践されていませんでした。

　以下は H 先生から頂いた 2009 年の年賀状です。「私が本気で BCG-CWS 治療に取り組み始めてから既に三十有余年、現在はリンパ節を残す方向に向かいつつあります。これに対して昨年アメリカが特許を認めてくれました。これを受けて頭頸部癌、子宮頸癌等では手術をしない治療ができるようになり、抗癌剤は急性白血病では極端に減らすことが出来、悪性リンパ腫では使わずに治療出来そうです」。依然として悪性リンパ腫には免疫療法 BCG-CWS がよく効く、と思っておられるのでした。

　この症例の悪性リンパ腫は中高悪性度のものです。非ホジキン悪性リンパ腫は低悪性度のものから高悪性度のものまで、WHO 分類では数十の組織型に分類されます。これらをいっしょくたにして、悪性リンパ腫を論じることはできません。H 先生が悪性リンパ腫によく効いたという印象をお持ちになったのは、ほかに低悪性度のものを何例か経験なさったからかもしれません。

　現代医学的な疾病構造はいま複雑であり、○○病がきれいに治るといっても、それがどの程度の重症かということも問題です。肺がんも同様で、浸潤性で増殖の速い肺がん、それほどでもない肺がんがあるものです。

8.　ご立派だった丹田逆式腹式呼吸法の指導者の最後

　健康法をはじめとする種々の指導者たるもの、その人生の最後が問題であると思われます。いろいろと大きなことを言ってきた。さて、その人が死にます。この指導者の言ってきたことが果たして本当に正しかったのかどうか。それはその方の死後次第に明らかになります。

「棺を覆うて事定まる」という格言があります。人が死にますと棺桶に入れられる。告別式が終わったら、そこで菊の花や遺品やらを棺の中に入れて別れを惜しみます。「あるだけの菊投げ入れよ棺の中」(夏目漱石)。棺を蓋で覆います。そして遺体は茶毘に付されます。すべては灰となります。このよう

にして総ての人間はこの世を去らなければなりません。

　その人の真価は、それから歳月が経って定まります。その人が生きている　うちに、いくらもてはやされていたとしても、必ずしもそれは本物ではない。死んで棺桶に蓋をして葬られたあとから、歳月がたつうちにその人物の真の値打ちが定まっていくということです。そこまでいかなくても、まず指導者というのは、死に方が大切だと思われます。

　藤田霊斎というお方は、丹田腹式呼吸法「調和道」の道祖、創始者で昭和32年に90歳で亡くなられました。日本ではなくハワイで亡くなられました。客死です。自動車に乗っていて移動中に急に意識が失われました。脳幹部の出血でほとんど即死でした。この方の偉いのは、医学の進歩のために貢献すべく遺体を解剖してくれという遺言をしておられたということです。その解剖の結果がちゃんと記録に残っていて、その伝記の中に書いてあるのです。

　注目すべきことに解剖の結果、強度の肺気腫が認められました。肺気腫とは、終末細気管支より末梢の気腔の不可逆性拡大があり、肺胞壁の破壊をともない、動作時に呼吸困難になるものです。呼吸法を永年やっておられて、肺が悪くなっていたということです。

　肺の一番末端の肺胞は筋肉ではなく、ちょうど風船玉と同じです。呼吸とりわけ呼気のときに力を入れるのは、胸部や腹部の筋肉を収縮させて胸腔や腹腔の陰圧を減らしているのです。それで肺胞は呼気のときにひとりでにしぼむのですが、息を吸うときに自らふくらむことはできません。胸腔や腹腔内の陰圧の増大によって他動的に肺胞はふくらみます。肺胞は筋肉ではありませんので、その収縮力を鍛えることができません。

　丹田式呼吸法で鍛えているのは腹直筋と内腹斜筋や腹横筋などの下腹部の表層筋と、腸腰筋（大腰筋＋腸骨筋）などの深腹筋です。肺胞は胸腔内圧が陰圧になることで膨れたり、陰圧が減ることで縮んだりしているだけです。肺気腫とは肺胞が伸びきって縮まなくなった状態です。呼吸法といいますのはとくに深く吐きます。このため肺胞壁には相当無理なことをさせていると考えられます。

　この丹田逆式腹式呼吸の調和道の道祖は、徹底的に呼吸法をやってござったわけですから、それはすごい。それでご遺体を解剖してみたら肺が正常じゃない。肺炎にもなっておられた。丹田腹式呼吸法の道祖の肺はだめになって

いたということです。呼吸法の徹底的な実践によって肺気腫になられたのか、肺気腫による呼吸困難を呼吸法によってコントロールしておられたのか、とくに前者ではなかったかと思われます。

　波が寄せては返すように吐いては吸うという、鞴(ふいご)のような物凄い呼吸法をするわけですから、それを毎日一所懸命に何十年もしていたら肺もばてるでしょう。ある程度浅い呼吸をしていた人の肺の方がきれいなのかもしれません。何でもやり過ぎは考えものです。しかしこのお方は、自分の遺体解剖を遺言しておられた点がお見事だったと思います。

　いろいろ立派なことを言ってきた健康法の指導者が亡くなられます。いまは解剖をしなくても、CT写真をとれば相当分かります。その指導者の死後、その方の追悼号が出ます。しかしその中に死因について述べた原稿はほとんどありません。追悼号はもう美辞麗句、死者をほめることばっかり。しかし少なくとも医学関係の人物であれば、本当は死因や死に際(ぎわ)が問題です。

　がんだったら、抗がん剤を使用したのか、どういう治療法を実施したのか。とくに自然療法主義の人だったのならば、それまで自分が否定してきた抗がん剤を最後は（こっそり）使用したのか。いや最後まで自然療法で全うしたのか。そこのところを知りたいのです。いつのまにか亡くなっておられ、死因も不明です。現今の指導者たちにはそういう人たちが多いのです。

　極端な生菜食や少食を提唱してきたなら、それが普遍的に本当に正しいのかどうかを、自分の身体の各種検査の結果を公表して証明し、また亡くなられたらその死因を明らかにしてもらいたいと思います。健康法の指導者は、自分が一生かかって説いてきたことが確かだったかどうかを自らの体を用いて、きちんと整理する方向で死ぬことが望ましい。それが後世に真に役立つものとなります。

　言いたいことを言いっぱなしで、自らの言動に何も責任を取らずに死んでしまう。そういう有名人が多い中でこの呼吸法の道祖は、ご自身のご遺体の病理解剖を遺言しておられたという点が、解剖の結果の如何にかかわらず、非常にご立派でした。

　もし腹式呼吸法の長年の鍛錬により肺気腫が生じるおそれがあるのなら、少なくとも息を吐ききるまで吐くという長息は危険です。また急速に激しく呼吸するのではなく、ていねいに優しく呼吸することがよいのではないか、

と思われます。呼吸法をそのように訂正しなければなりません。

○

　そういうわけで、誤診・誤治療論というテーマは非常に哲学的で、幅の広いものの考え方を含みます。危機管理の思想をも背景に持つ重大なテーマです。物事には学校の試験問題と同じように正解がきちんとあり、正解でないものは全部バツだというのではありません。正解のない問題も多くあります。日常の病気の診断や治療において、どうしていいか分からない場合がよくあります。そこを暗中模索するかのごとく進んでいく。

　その中でも頼りになるのはやはりものの考え方＝哲学です。これは治療学総論です。ものの考え方の一つが基礎療法です。これは患者さん自身がしなければならない、患者さんでなければできない、他の誰かに代わってやってもらうことのできない、生活の中の健康法です。これがすべての基礎となります。ちょうど家を建てるときと同じように基礎、土台のコンクリートをきちんと作ってその上に専門家による医療を組み立てていく。そして続ける。途中で効かないから基礎療法は止めたでは大損します。たとえ不治の病であっても基礎療法をずっと続けていくことにより、苦しまずに死ぬことができたら幸いです。

参照

1）服部千春『孫子聖典』けやき出版、2002
2）キョーリン薬品『誤診百話』協和企画、昭和44年、非売品
3）橋本行生「化学療法のあり方」『あなたにもできるがんの基礎療法』農文協、2005
4）畑村洋太郎『失敗学のすすめ』講談社、2001、4刷
5）川人明『正直な誤診の話』勁草書房、1986
6）内藤裕史『漢方薬副作用百科 —事例・解説・対策・提言』丸善出版、平成27年、2刷
7）本間行彦「主な薬剤性肺障害、漢方薬」*日本内科学会雑誌*、第 **96** 巻6号、1137 〜 1142 頁、平成19年6月10日
8）脂肪肝とは、一般的には脂肪滴をふくんだ肝細胞が小葉の 1/3 以上に及んだ場合で、明らかな壊死や炎症、線維増殖をともなわない病態であり、多くの場合脂肪沈着は可逆性である＝元に戻る。
9）広瀬信義「百寿者調査から探る Successful Aging の条件」*Medical Tribune*、2006年1月5日
10）松崎俊久『長寿世界一は沖縄 その秘密は豚肉食だった』72 頁、祥伝社、平成4年
11）篠原佳年『リウマチが治った2』知玄舎、2015
12）川尻真也ほか「早期関節リウマチに対するトシリズマブ単独、メトトレキサート単独、両者併用二重盲検ランダム化比較試験」リウマチ科、**57** 巻、5 号、514 頁、2017

第13章　リンパ節は廓清せずに温存されなければならない

かくせい

1.　がんの免疫療法について

　がんの治療法には大まかに言って、①切除手術、②化学療法、③放射線治療法、④免疫療法が存在します。①②③はがんに対して体外から攻撃を加えるわけですが、これに対して④の免疫療法は体内の自分の持っている自然治癒力、免疫力で治療するという全く性質の異なるものです。①②③の攻撃的な治療法が限界に達したところで、他に何か良い方法がないかというところで最後に登場すべきものではありません。

　がんというものは元々、生体の免疫機構が監視し抑制していたものが、免疫力の低下によって増大してきたものと考えられます。したがって①②③の各治療法に先行して、生体の免疫力を強化させ基礎的な底上げを図らなければなりません。そうしなければ、①②③の治療法を講じたところで、がんの勢力次第では再発は必至です。散々①②③を遂行したあとで、その結果免疫力が疲弊し枯渇したところで、やおら免疫療法に手をつけるというのは愚かなことであり、順序がまちがっています。

　免疫療法は、製薬企業を主体とした健康保険制度においては長いこと無視されてきましたが、最近オプジーボという飛び切り高価な薬剤の登場によって、にわかに問題にされるようになりました。しかしこの免疫チェックポイント阻害薬は、従来の抗がん剤と似た感覚で使用されています。患者の体重当たり3mg/kgを点滴静注により直接血液の大循環の中に入れるものです。それを2〜3週間に1回繰り返します。

　我々が考えてきた免疫療法はリンパ管・リンパ節に働きかける一種の刺激療法であり、薬剤は血液の大循環にではなく、リンパ系のリンパ液の中に入れるものです。この方法は、がんではない人々や、がんの疑いのある人におけるがんの予防法としても用いられます。また前立腺がんであるが細胞診上、グリソン・スコアが 3 + 3 = 6 であるところの監視療法（腫瘍マーカー PSA 値等を追跡しながら、悪化せずに現状維持であることを監視しつづける）の対象となるような症例

にも最適です。

　免疫療法は、①②③の治療を行うにしても必ずそれ等と組み合わせで行わねばならないという基礎療法である、と考えられます。

　広い意味での免疫療法には、食事や温熱療法、心の持ち方までが含まれるわけですが、狭い意味での非特異的な免疫療法としては丸山ワクチン、蓮見ワクチン、BCG-CWS 等の皮内接種による樹状細胞療法等々があります。これらは樹状細胞の TLR（Toll 様受容体）に結合して樹状細胞を活性化させるアジュバント療法です。

　エイズ（AIDS：後天性免疫不全症候群）という疾患名は、ヒト免疫不全ウイルス 1 型（HIV-1）が、CD4 陽性 T リンパ球という免疫細胞（ヘルパーT2）に感染し、慢性進行性の細胞性免疫不全症となって各種の感染症を併発した状態です。各種感染症の指標疾患は、真菌症・細菌感染症・ウイルス感染症・非ホジキンリンパ腫等 23 種類があり、これらのうち一つ以上が診断されればエイズとされます。エイズは、抗ウイルス薬服用を生涯継続することでコントロールできることになっています。そこに非特異的な免疫療法を加えることによって、さらに患者さんの QOL が良くなるのではないかと思われます。

2.　リンパ節が免疫療法の仕事場である

　生体の上水道は、動脈と静脈の血流です。生体の下水道はリンパ管、リンパ節、そこを流れるリンパ液のリンパ系です。リンパ液の中には、がん細胞や微生物などの有害物が流れており、リンパ節ではそれ等異物の処理という免疫療法が行われます。

　脳や脊髄の実質にはリンパ管がないので、頸部リンパ節が脳の所属リンパ節として働きます。

　樹状細胞や T 細胞等の免疫細胞の多くは、基本的には体内を循環しています。それらはリンパ節→リンパ管→静脈→心臓→動脈→末梢組織→リンパ管→リンパ節というリンパ液の流れの中に在って循環しています。リンパ節は樹状細胞をはじめとする各免疫細胞が会合する重要な場所です。がんの切除手術においては、リンパ管・リンパ節は廓清せずに温存させなければなりません。

　生体内で免疫療法が行われる場所はどこかというと、それはリンパ節の中です。リンパ節は内臓の周辺、腋の下や鼠径部、頸部などに密に分布しています。リンパ節ががんに対する細胞性免疫の仕事場であり、ここでがん細胞との生体のリンパ球等との戦いが展開されます。（本書第Ⅱ部「**第11章　肺がん陰影の消失と自己免疫疾患の発生**」の生体の免疫システム参照）

　しかしがん細胞はリンパ節を伝って転移するので、転移するルートを遮断するために、がんの手術ではリンパ節をすっかり切除（廓清）する傾向にあります。これは、リンパ節が免疫療法の仕事場であるという私たちの考えと対立します。リンパ節が腫れ、がんの転移がすすむというのはそこで戦いが行われており、いわば生体側ががん細胞に負けている状態です。しかしそれを切除してしまうのではなくそのまま置いておき、免疫力を高めるような治療が成功すれば、腫れていたリンパ節もしぼむということになり、また次の機会に働くことができます。リンパ節を残しておかなければ、免疫療法をやっても効き目が悪いと考えられます。

　外科手術の際に、リンパ節はなるべく残しておいた方がよいという考え方は、日本の医学界ではいまだ主流になっておりません。しかし、リンパ節は残しておいても切り取っても、その後の生存率や再発には差はみられないということが、最近少しずつ言われるようになっています。リンパ節を活用するところの免疫療法を実施すれば、この差はさらに開いてリンパ節は温存された方がよいという方向にいくはずです。このリンパ節を重要視するということが、免疫療法をするにあたっては非常に大きなポイントになります。

　したがってリンパ節が多数存在する部位のがんには、免疫療法が非常に効きやすいということが言えます。一番顕著な例は頭頸部がんです。耳下腺がんや扁桃腺がんは切除手術をしなくても、免疫療法で治る人がかなり出はじめています。これに対し胃がん・肺がんや乳がんなどの内臓の固形がんでは、切除手術により腫瘍を除去したあとで、目には見えないが全身に散らばっている残存がん細胞を免疫療法で制圧するという考え方が安全です。大量のがん細胞は切除手術・腫瘍選択的化学療法・放射線治療で除去することが前提となります。

　ある上咽頭がんの患者さんの再発防止の相談がありました。腫瘍の切除手

術はできず、転移したリンパ節が切除され、患部に対しては放射線治療が行われていました。術後７年が経過しており、多くの歯がボロボロに欠けています。放射線の照射により唾液腺が破壊され、唾液が分泌されなくなっています。少しでも口中が潤うように、麦門冬湯という漢方薬を処方しました。

　唾液というものは殺菌力・免疫力のある非常に有り難いものです。一般に口腔内を清潔にしたうえで、分泌される唾液の力で口腔ケアをしています。ふつうは頬と口元をきゅっとひきしめるだけで、唾液は沢山出てきます。また就寝中は、唇にテープをはり口が開かないように閉めておく習慣が必要です。口で呼吸をすると口腔内は乾燥します。

　手術がし難い頭頸部のがんには、一般には放射線療法が行われていますが、放射線治療にはこの方のような副作用があります。それに対しリンパ節が豊富な頭頸部のがんには、免疫療法は有利な治療法です。

　表在性のリンパ節を刺激する健康法は、テルミーと温灸です。リンパ節に熱とマッサージを加えてやり、温度を上げてやることにより、樹状細胞という免疫細胞の働きが活潑になり、それに反して高温を嫌うがん細胞は弱ってきます。その患者の体温を上げるということは、免疫療法につながります。

3.　頭頸部がんに免疫療法が有効な理由

　リンパ管には弁があるために、リンパ液の流れは末梢から中枢へ、一方通行になっています（ただし逆向き弁も存在します）。末梢である内臓から細い流れとしてはじまったものが次第に大きな流れとなり、最終的には左右それぞれ１本の大きな流れ（左半身と右下半身は胸管、右上半身は右リンパ本管）となります。胸管には、リンパ節をもつ多くの細いリンパ管の分枝が合流しています（図１〔393頁〕）。

　頭蓋の全静脈を受容する内頸静脈と、上肢の全静脈を受容する鎖骨下静脈との合流点を、静脈角といいます。右の静脈角に右リンパ本幹が流入し、左の静脈角に胸管が流入します。

　リンパ管の、リンパの流れを規定する弁の数や形態には個人差が著しく、とくに胸管が、静脈に流入する左の静脈角付近では、リンパ液が中枢から末梢へ流れるところの逆向き弁が多いといわれています。とくに、首より上方の皮膚（浅層）のリンパ管には弁が欠如しています。胸管の末端から頭頸部

＊：ウィルヒョウ リンパ節

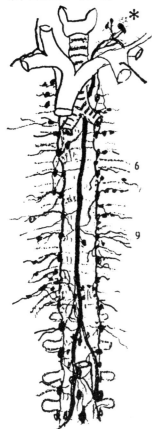

**図１：胸管からの細いリンパ
　　　管の分枝とリンパ節**

（鉤スミ子「リンパ系の局所解剖学」『リ
ンパ管』大谷修ほか編、図7-50、299
頁、西村書店、1997）より作成

にかけてのリンパ液の流れは一方通行ではな
く複雑にからみあっており単純ではありませ
ん。

　太いリンパ管は胸管として左半身に発達し
ており通常、下肢、腹部からのすべてのリン
パ管は左胸部、左上肢、左頭頸部からのすべ
てのリンパ管を合わせて左静脈角に注ぎ込み
ます。

　胃がん等の腹部内臓からのリンパ節への遠
隔転移は左の静脈角を経て、鎖骨上窩の深頸
リンパ節鎖にきます。深頸リンパ節鎖の下部
ではとくにリンパ節が発達しており、下深頸
リンパ節、深頸リンパ節下内側群、鎖骨上リ
ンパ節などとよばれています。ウィルヒョウ
リンパ節腫脹といわれるものの多くは、リン
パの逆流や個々のリンパ節へのがん細胞の転
移性の差異などにより、鎖骨上リンパ節の１
個ないしは複数が顕著に腫大したものと考え
られます[1]。

　この場合胃がんの細胞が胸管から大静脈に
入らずに頸リンパ本幹などへ入るのは、胸管
の末端、静脈角付近に逆向きの弁があって
リンパの流れが頸部へ逆流するからと考え
られます。

　鎖骨上窩にグリグリと腫れたリンパ節（**図1**：
ウィルヒョウ リンパ節）が無いかどうかを
触診します。これは胃がんの早期発見になるのではなく、この部分に転移し
ていれば進行がんです。

　肩の皮内に接種されたBCG-CWSは、鎖骨下リンパ本管を流れ静脈角か
ら血管（静脈）に入る前に、頸リンパ本管を逆流して頭頸部の各リンパ節に
至ることができます。

樹状細胞を活性化させる BCG-CWS などの免疫活性物質を肩の皮内に接種する免疫療法が、頭頸部がんに有効と考えられます。切除手術が難しい頭頸部がんに対しては、化学療法と放射線治療が行われます。化学療法の全身投与は論外であるし、放射線治療にも後遺症があります。免疫療法がうまくゆけばこれに越したことはありません。その場合、リンパ節が温存されていることが必要であり、また基礎的な免疫力が存在することが必須となります。

4. 免疫療法の意義が理解されると、リンパ節・リンパ管の廓清はしてはいけないことが分かる

これに対し肺がんや乳がん等の内臓のがんでは、皮内に接種された BCG-CWS は鎖骨下リンパ本管からいったん静脈に入り、肺循環を経て大循環から患部に到達するか、毛細血管から毛細リンパ管に渡ってやっと患部に到達するという遠回りになっています[2]。全身に散らばっているがん細胞を標的にするのであればそれは望むところなのですが、免疫細胞の量としては相当薄まっていくのではないかと考えられます。

少なくとも頭頸部以外の固形がんでは、ある程度の腫瘍結節は切除しなければ、自然免疫療法1本では歯が立ちません。手術後の再発防止に免疫療法を用いる場合であっても、インターフェロンγ誘導能が十分にあることが、免疫療法が効く条件となっています。あとは獲得免疫による免疫療法で固形がんを攻める特殊な方法しかありません。

いずれにせよ、リンパ節が免疫療法にとって重要な仕事場であるということを認識することが重要です。リンパ節を悪者であるかのように考えて根こそぎ取ってしまうというのが、今日の大方の日本の外科医の考え方です。しかし将来、免疫療法が広まるとすれば、リンパ節は切除せずに温存させるという行き方が主流になると思われます。

現在乳がんについては多くの症例による人体実験のデータから、リンパ節を取っても取らなくてもその人の寿命に差はないという説が、アメリカを中心に広がりつつあります。差はないというよりも、そこで免疫療法をすれば、差は出てくると考えられます。乳がんの患者さんについては、手術の際にできるだけリンパ節を切除しないで欲しいという術前の相談は、可能になりつつあると思われます。

　最新の『胃癌治療ガイドライン、医師用 2018 年改訂』（金原出版）では、最近行われた複数の臨床試験結果により、予防的傍大動脈リンパ節廓清、上部胃がんに対する脾摘、進行胃がんに対する網嚢切除の有用性がすべて否定された。これらのことは、従来行われてきた「徹底廓清」というわが国の基本的な姿勢に再考を求めることになり、胃癌ガイドラインでは、これらの重要な臨床試験結果を念頭に置いた診療方針が明記された、とあります[3]。

　しかし他のがんにおいては、リンパ節は切除しなければならないという考え方がいまだに根強いのです。やはり免疫療法というものの意義がよく理解されてこなければ、リンパ節切除の是非の問題は解決しません。ただ単に切除するという行為による延命効果の有無の問題ではなくて、リンパ組織の存在が生体における免疫治療の重要な仕事場であるという原理的な認識が必要

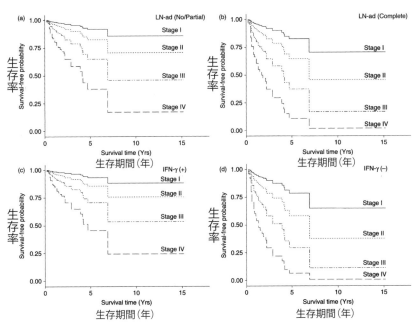

図２：BCG-CWS と卵巣がんの生存率
（リンパ節廓清とインターフェロンγ誘導能の有無）

(A.Hayashi et al, Immunotherapy of ovarian cancer with cell wall skeleton of Mycobacterium bovis Bacillus Calmette-Guérin : Effect of lymphadenectomy, *Cancer Sci.* **100**, No. 10, 1991-1995, October 2009)

です。その原理的な認識を得る努力をせず、徒（いたずら）に臨床試験という人体実験に走るエビデンス本位のアメリカ医学に追随する風潮はよくありません。エビデンス本位のアメリカ医学のやり方が科学的なのでは決してありません。

　図2（395頁）は、林昭先生のところでBCG-CWSの皮内接種による免疫療法（樹状細胞療法）が行われた卵巣がんの患者さんのデータです。リンパ節をすべて廓清されている症例（図2の上段の右側）と、部分的な廓清が行われた症例ないし全く廓清されていない症例（図2の上段の左側）との、15年間(横軸：年)の生存率（縦軸）が比較検討されています。

　これによれば、末期であるⅣ期（Stage Ⅳ）は、リンパ節を廓清されている群の15年生存率はほとんど0％であるのに対し、リンパ節が温存されている群のそれは25％弱と両者の間には大差があります。「LN-ad」というのは「リンパ節切除＝Lymphadenectomy）、「No」はリンパ節切除をしなかった群、「Partial」は部分的切除、「Complete」はすべて廓清された症例です。

　インターフェロンγの誘導能の有無で2分するとⅣ期の15年生存率は、誘導有り（＋）の群25％で（図2下段の左）、誘導能なし（－）の群がほとんど0％です（図2下段の右）。

　インターフェロンγは、がん細胞を直接攻撃する細胞傷害性T細胞（CTL）を活性化させるサイトカインでCD4リンパ球の、ヘルパーT1（Th1）から出されるものです。結核菌に由来するBCG-CWSの皮内接種免疫療法の目的は、Th1細胞にインターフェロンγというサイトカインを十分量出させるために刺激を加えているものと理解されます。BCG-CWSの皮内接種が、そのインターフェロンを十分量出させるような効果があった場合、インターフェロン誘導能があった（図2のINF-γ ＋）と表現します。

　BCG-CWSの皮内接種をする直前と、接種18時間後に採血して微量のインターフェロンγの増量を測定し、両者の差が500pg/mL以上あれば（事前に化学療法を反復されていても見込みがある）陽性である（＋）、と林昭先生の論文には記載されています。

　Ⅳ期のがんというのは、初発の部位から他の臓器（遠隔転移）やリンパ節へ転移しているものです。別表によればⅣ期の症例が全症例73例中、過半数の43例です。リンパ節が温存されるのはⅣ期の場合が最もありうると考えると、部分的にしろリンパ節が温存された症例数が33例（全症例数73

－廓清された症例数 40 ＝ 33）ですから、この 33 例がすべてⅣ期であると
しても、Ⅳ期の残りの 10 例（43 － 33 ＝ 10）はリンパ節廓清が行われた症
例となります。Ⅳ期でありながら（手術され）リンパ節の廓清が行われた症
例が 10 例あったということです。Ⅰ～Ⅲ期のリンパ節はすべて廓清された
と仮定します。

　他臓器転移をきたしているⅣ期であっても手術が可能であり、リンパ節を
廓清するという無茶なことをされていても、インターフェロンγを誘導する
ことができさえすれば BCG-CWS 皮内接種による免疫療法は有効であると
いう、推計学的な結論が得られています。

5.　がんの基礎療法の 3 つの柱

　がん治療法全体の枠組みは、基礎療法を下から上へと積み上げていくもの
と考えられます。この中で、BCG-CWS 等による狭義の免疫療法は、特殊
な専門的な治療法のうちの一つであるという位置づけになっています。

　がんの基礎療法の大きな柱は、要約いたしますと「精神」「物理療法」「飲
食」です。「精神」とは、要するに自分自身の中身のことです。問題は、た
だ単に表面的にだけでも笑えばよいということであるとは限りません。不安
をなくすというのは相手が、がんですから容易なことではありません。独学
は無理であるかと思われます。やはり、自分の精神を導いてくれる指導者あ
るいは指針の存在が必要です。そして、自分自身の心について自問自答して
いくことになりますから、日記を書くことが重要な方法であると考えられま
す。人には言えないような想いや不安を日記に書いていくことにより、自分
の心と対話をするということは、非常に重要な方法の一つです。ただ漫然と
していてはいけません。そういうことをずっと自問自答しながら書いていく
ことにより、おのずから自分を支え救うことになっていきます。

　恐れや不安をただ人に打ち明けて吐き出せば楽になるということもありま
すが、「書く」という行為は、自分自身の心を深く掘り下げて安らぎが与え
られることになり得ます。精神というものは最終的には自分でしかコント
ロールができません。従って自分自身との対話というものが最も大切と考え
られます。

　次に「物理療法」です。これは体を温めることです。体温を上げることに

より、免疫療法で重要な役割を担う樹状細胞が活性化します。平たい手頃な石を焼いて、タオルで包み、頸部の上部にある延髄の近くと、骨盤の仙骨（仙髄）を温めます。延髄というのは私たちの急所であり、呼吸や心臓の中枢があり、体温調節もつかさどっている非常に重要な場所です。延髄近くを温めてやることにより、じんわりと気持ちよく汗ばんできます。体を温めるポイントは、頸髄の上部の延髄の近く（頸の後ろ）、仙髄（骨盤の仙骨のところ）、足先です。風邪をひいたときの治療にもなるし予防にもなります。テルミーで温める場合は、併せてリンパ節も温めてやると効果的です。

　それから「食べ物」です。食べ物のポイントは、蛋白質などの栄養成分のほかに、抗酸化物質の摂取と消化酵素の補給が大切です。抗酸化物質の摂取が重要なのは、人間のいろいろな病気は生体成分が、酸素をはじめとする様々な酸化力のあるものによって「酸化」されて発生するからです。有色野菜の煮汁・緑茶に多種類のビタミン剤を常時摂取し、未精製の食用油を使用することにより、有害な酸化物・フリーラジカルを消去することが重要です。

　酵素の補給により、生体内の消化酵素や代謝酵素群の消耗を節約することができます。酵素を含む食品は、生野菜・果物、ヨーグルト・納豆などの発酵食品です。

参照

1）村上弦「リンパ系の局所解剖学／ヒトのリンパ系」『リンパ管』264頁、大谷修ほか編、西村書店、1997
2）山下昭、図4-3「腸管吸収とリンパ管との関係」『リンパ管』197頁、大谷修ほか編、西村書店、1997
3）日本医師会雑誌、第147巻、6号、1246頁、2018

第14章 『がん検診の大罪』は本当か

1. 早期胃がんの自然史——早期胃がんもゆっくり進行する

『がん検診の大罪』[1] には、早期胃がんの患者が切除手術を受けないとどうなるのかを追跡調査した論文[2] に対する批判が書いてあります。この早期胃がんの論文は私も読みましたが、その内容は貴重なものと思われました。

　一般には早期胃がんと診断されたら直ちに切除手術が行われますから、早期胃がんを切除せずに放置すればどのような経過をたどるのかについては知ることができませんでした。この論文の著者が所属する大阪府立成人病センターの集団検診部門および外来では多数の胃がん症例を経験しているので、その中から早期胃がんと診断されながら何らかの理由で手術を受けなかった症例を検索し、統計的な解析に堪え得るだけの症例数を集めることができたと言います（**表1**）。

　総数 36 例のうち、追跡した時点で早期ではなく、すでに進行がんになっ

表1：早期胃がんの自然史

経　　過	手　　術	転帰	人数（%）
進行がんになった 18例	手術した 9例	胃がん死	5
		生　　存	3（30%）
		他原因死	1
	手術せず 9例	胃がん死	8
		生　　存	0（0%）
		他原因死	1
早期胃がんのまま 12例	手術した 7例	胃がん死	2
		生　　存	5（70%）
	手術せず 5例	胃がん死	1
		生　　存	2（40%）
		他原因死	2
不　　明　　6例	検査も手術もしなかった 6例	胃がん死	3
		生　　存	3（50%）

ていた症例が18例ありました。追跡した時点でもなお早期胃がんにとどまっていた症例が12例ありました。残りの6例は追跡した時点で確認の検査を受けていないので（本人たちが検査を拒否したのでしょう）、その内容は不明です。

　追跡した時点ですでに進行がんに変わっていたという例は18/36、すなわち50%です。これら18例の症例が初診から進行がんに変わっていたことが確認されるまでの経過期間は平均して<u>33.94</u>ヵ月です。一方、追跡した時点でなお早期胃がんの段階にとどまっていた12例のうち、初診からの生存期間が最長の例は女性で73ヵ月です。この症例だけが突出して長く、その次に長い例が男性で28ヵ月です。これら12例が早期がんにとどまっていたことが確認されるまでの経過期間は、突出して長い73ヵ月の例も含めて平均すると<u>17.66</u>ヵ月です。これは前者と比較すると半分の短さです。

　したがって、追跡した時点でなお早期胃がんの段階にとどまっていた12例でも、もう少し長く経過したあとで検査すれば進行がんに変わっていく症例が出てくる可能性があると思われます。

　6年（73ヵ月）もの長い間、早期胃がんのままにとどまっている稀な例があるという事実だけでも非常に重要ですが、早期胃がんの進行速度には様々な程度があるけれども病変は進んでいきます。時間が経過するにつれ、早期胃がんにとどまる割合は逓減していきます。これが早期胃がんの自然史というわけです。

　表1によると、追跡調査をした、進行胃がんに変わっていたことが確認された時点で18例中、9例が手術を受けています。それからしばらく時間が経過し、再々調査が行われました。進行胃がんになった18例のうち13例（手術した例としなかった例を合わせて）が再々調査の時点において胃がんで死亡しています。このうち5例が手術後の死亡です。残りの8例は手術をせずに胃がんで死亡しています。手術不能であったのか手術を拒否したのかどちらかでしょう。18例－13例＝5例のうち事故死と膀胱がん死の2例を除くと、再々調査の時点での生存者はわずかに3例です。このように進行胃がんの予後は不良です。生存者3例は皆手術を受けた例で、初診からの生存期間はそれぞれ16・21・57ヵ月です。

　一方、追跡調査の時点でまだ早期がんにとどまっていた12例のうち7例

がその段階であらためて手術を決心して受けていますが、そのうち 1 例が手術死で、1 例が胃がん死であり、再々調査の時点で残りの 5 例は生存しています。初診からの生存期間は 7・7・15・15・73 ヵ月です。なお手術を受けなかった例は、12 例 − 7 例 = 5 例であり、そのうち再々調査の時点での生存者はわずかに 2 例であり初診からの生存期間は 5・20 ヵ月です。5 例 − 2 例 = 3 例の死因は死因不明・胃がん・肺炎となっています。

　追跡調査の時点で進行がんに変わっていた 18 例のうち手術をしなかった 9 例と、追跡調査の時点でなお早期胃がんにとどまっていた 12 例のうち手術をしなかった 5 例と、検査も手術もしなかった 6 例が、結局手術をしなかった症例です。その 9 例 + 5 例 + 6 例 = 合計 20 例について、Kaplan & Meier の方法で 5 年生存率が推計学的に計算され 57.1％ となっています（図 1）。

　一般に早期胃がんと診断されてすぐ行われた切除手術による 5 年生存率は 90％ 以上とされますから、両者の差は 30％ 以上あり、これはやはり早期胃がんは切除手術した方がよいという結論になります。

『がん検診の大罪』の著者はこの論文をして、これは後ろ向きの調査の結果を報じたものでしかなかった、早期胃がんの手術が有効か否かは誰も知らない、とこき下ろしていますがそれはおかしいと思います。この場合、前向きの調査はしようと思ってもできるものではありません。

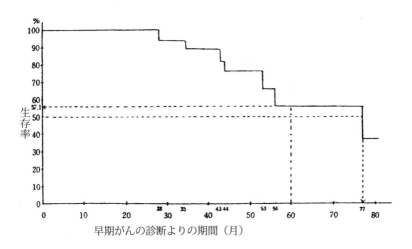

図 1：切除しなかった早期胃がんの生存率

前向きというのは、早期胃がんと診断された患者さんたちを相当数集めて、質量ともに均等な集団に2分します。この2分の仕方に偏り(かたよ)があってはならないので、患者さんがどちらの集団に組み込まれるかはくじ引きで決めてもらいます。一つの集団には手術をし、もう一つの集団には手術をせずに、経過を観察して両者の差をみます。こんな研究に患者さんが参加するでしょうか。参加する人はいないでしょう。手術する安全さにくらべて、手術しない方は冒険です。それが分かっている現在、その程度の冒険的な研究に自分の命を捧げるという患者さんはいないと思われます。

　大阪府立成人病センターの外来で早期胃がんと診断された患者512例中、それぞれ特殊な事情によって手術をしなかった例あるいは手術が6ヵ月以上遅れた例はわずかに22例です。同センターの検診で発見された胃がんの総数は452例であり、同様の理由で直ちに手術をしなかった早期胃がんの症例数は14例で、両者合わせてわずかに36例と少数です。しかし、これだけの少数例でも、早期胃がんであることが確定したうえで直ちに切除手術をしなかった（できなかった）症例を集めることができた施設は、国際的にも他には存在しないだろうと思われます。

　このような実情ですから、『がん検診の大罪』の著者が言うような、前向きの実験に参加するような十分な数の早期胃がん患者さんは日本にはいないでしょう。早期胃がんの手術をする/しないの差を見るための前向きの実験研究をせよといっても、それは机上の空論です。早期胃がんを切除すべきであるということに関しては、大阪府立成人病センターの論文で十分です。

2. 肝細胞がんの発生を予防するマルチ・カロテノイドの摂取

　がんの発見と治療、あるいは発がんの予防に関して、前向きの人体実験が可能であるのは特殊な場合であると考えられます。前著『あなたにもできるがんの基礎療法』でもご紹介している、西野輔翼教授らによる肝硬変症C型に対するマルチ・カロテノイドの投与実験がそれです（**図2**[403頁]）。

　肝硬変症C型は高率にがん化することが分かっています。しかもそのがんは、複数の種類が混在しているのではなく単一のものです。そういう母集団を選ばなければ、明確ながん化防止の効果をみることはできません。当時そのがん化を予防するのにマルチ・カロテノイドが有効であることはまだ明

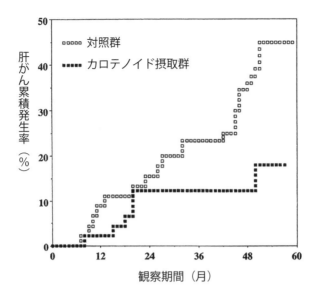

図２：カロテノイド摂取により肝がん発生を抑制

（Hoyoku Nishino. Prevention of Hepatocellular Carcinoma in Chronic Viral Hepatitis Patients with Cirrhosis by Carotenoid Mixture. Recent Results in *Cancer Research*, Vol. **174**, 67, 2007）より改変

らかでありませんでした。したがってこの前向きの実験に参加する患者さん
たちには当初、マルチ・カロテノイドを摂取しない集団に組み込まれること
に対する危機感はなかったと思います。それでこの前向きの人体実験は可能
となり、実験は開始されました。

　1日の摂取量は、アルファ（α）トコフェロール（ビタミンE）50mgといっ
しょにカロテノイドはリコペン10mg、ベータ（β）カロテン6mg、アルファ
（α）カロテン3mg、その他のカロテドノイド1mgが投与されています。

　しかし、年を追うにつれマルチ・カロテノイドの効果が明らかになり、7
年間継続されるはずだったこの実験は4年目に中止されました。あとは、少
数例に対する生命表方式の解析法であるKaplan & Meierの方法で、その5
年生存率が推計学的に計算されたということです。マルチ・カロテノイドを
摂取すれば、がん化する率が低下することが明らかとなれば、敢えて対照群
の患者さんたちにマルチ・カロテノイドを摂取させないという非人道的な実
験を続行することはできません。

『がん検診の大罪』の著者は気安く、後ろ向きの統計学的な研究を軽蔑しますが、前向きのそれは容易にできるものではありません。たとえ、がんの免疫療法の効果を調べるために前向きの統計学的な研究が求められても、それは人道的に無理というものです。後ろ向きの研究でも、相当に貴重な情報がもたらされるものです。

なお現在は、開発されている直接的抗ウイルス剤によってC型の慢性肝炎は高い確率でウイルスが根絶されますので（完全著効）、がん化のおそれは激減しています。代償性のC型肝硬変症の場合の完全著効の確率は慢性肝炎のそれよりも少なくなりますが、抗ウイルス療法は有効です。しかし抗ウイルス療法が効かない症例はあり、またウイルス性ではない肝炎と肝硬変症はあるわけですから、上記の西野教授らのマルチ・カロテノイドの研究成果は、現在も有益です。

肝硬変症C型の発がんをカロテノイド類（ビタミン剤のサプリメント）が抑制するという西野輔翼教授らの、前向きの優れた研究成果を、『がん検診の大罪』の著者は知らないようです。

3. 肺がん検診

がん生存率の国際共同調査（2005 〜 2009 年診断症例）において、肺がんの5年相対生存率は米国18.7%、スウェーデン15.6%、英国9.6%と20%以下であるのに対し、日本は30.1%と特別に高いことが示されました。うち男性のそれは22.7%、女性は37.6%でした。

なぜ日本人の肺がんの生存率が他国とくらべて高いのか、疫学統計の専門家は次のように分析しています。比較的進展速度の遅い腺がんが多い、遠隔転移例の占める割合が少ない、胸部X線による肺がん検診が行われ（外国では実施されていない）、臨床の現場でCT検査が容易に行われることで、微小な腺がんが早期に発見される等々[3]。

『がん検診の大罪』の著者は肺がん検診に否定的ですが同様に、肺がん検診の有効性に疑問を投げかけた、チェコスロバキアとアメリカで行われた大規模な前向きの研究論文があります。このため欧米諸国では「胸部X線写真による肺がん検診では、肺がんによる死亡率を低下させることはできない」と考え、米国では胸部単純X線写真はとらず、肺がん高危険群に対する低

線量 CT 検診が推奨されています。

　これに対し日本では、「非高危険群に対する胸部 X 線検査、および高危険群（50 歳以上で喫煙指数が 600 以上の者）に対する胸部 X 線検査と喀痰細胞診の併用法が、死亡率減少効果を示す相応な証拠がある」[4]、とグレードB で推奨されています。この推奨には、次のような条件が付けられています。

　比較読影（過去の胸部 X 線写真と比較する）と二重読影（1 人ではなく複数の医師が読影する）等々の条件下で、肺がん検診による肺がん死亡率の減少効果が認められる、といいます。写真自体の撮影が適切であることと、読影者の診断技術が確かなものでなければならないことは言うまでもありません。要するに精度の高い検診を行うことによって初めて、肺がん検診は有効であるといいます。

　また米国と違って日本では、「低線量 CT を用いた肺がん検診は、死亡率減少効果を示す証拠は不十分であるので、勧めるだけの根拠が明確ではない。非低線量 CT 検査は被曝の面から検診としては勧められない」（推奨グレードC）、とあります。

　一般に、症状が出て外来を受診し発見される肺がんの多くはすでに進行がんであり、これらは常に速い経過をたどる。しかし検診で発見される肺がんは、診断までかなり長い時間を要する場合があるにせよ、病変の進行が緩徐であり直ちには死に至らないことも多い、といわれています。肺がん検診の有効性、すなわち「検診で肺がんを早期に発見できれば肺がんの死亡率を低下させることができる」ことの証明は、容易ではありません。

　その証明を困難にしているのは、肺がんには小細胞がんと非小細胞がんに大別されるほか、悪性度の脈管侵襲性と血管侵襲性、遺伝子異常等々の高度な多様性因子が関与しているからです。肺がん検診による肺がん死亡率の低下という利益と、肺がん検診での疑陽性率などの不利益とのバランスも考えなければなりません。肺がんは複雑であり、胃がんとは大いに異なります。

　それ等の難点を克服しながら、日本の肺がん患者の生存率が他国にくらべて高い状態にあるのは、早期診断が多い点にあるといわれます。早期診断は、胸部 X 線検査による肺がん検診の功績というわけです[5]。

4. その他のがん検診

　国立がん研究センター社会と健康研究センター検診研究部というところがあって、「がん検診に関する最近の知見：2010年以降の研究とガイドライン」という総説を発表しており参考になります。利益と不利益を勘案してつくられていると思われますが、詳細は不明です[6]。

　それによると、検診を推奨する程度がAで最高なのは大腸がんのみで、方法は2日分の検便による便潜血を見る検査です。2日のうち1日でも便潜血が陽性であれば、大腸内視鏡検査にすすむということです。他のがんは推奨の程度がBばかりです。

　Bの中でも胃がんは、X線と内視鏡検査がともに推奨されていますが実際は、X線検査は奨められません。X線検査はその（膵臓等に対する）被曝量を考えても避けるべきであり、異常があればどうせ内視鏡による再検査となりますから、初めから内視鏡検査をしたほうが良いと考えられます。

　子宮頸がんは、国際的にはHPV（Human Papilloma virus）検査が一般化しつつあります。米国ではこの方法が推奨Aになっています。この方法によると従来の細胞診よりも、検査間隔が延長できるといわれます。これに対して日本では従来の液状検体法でやられており、HPV法は個人的に受診してすればよい、とされています。

　乳がん検診のマンモグラフィーの意義については、国際的にも疑義が出されており、確定していないようです。超音波検査は、検診では推奨されていません。

　前立腺がんの診断法の一つに、血清中のPSA（前立腺特異抗原）という微量物質の測定が行われます。これを検診でやると陽性の中に、前立腺肥大の症例が多く入ってきます。前立腺がんは高齢化とともに増えるがんです。また通常の前立腺がんは進行速度が遅く、なるべく早期に発見して治療すべき疾患ではないと思われます。それで検診ではこの検査をオプションと言って、任意選択の特別料金にしてあるところが多いようです。

　そういうわけで、がん検診は決して悪いことをしているのではないと思います。この『がん検診の大罪』の著者の考え方の傾向を知るために、私はさらに同氏の『がんは8割防げる』[7]を読んで見ました。主として食べ物が課題になっていますが、私どもが最も重要視する精製された食用油の有害性が

一切触れられていません。米や小麦の胚芽には有用な抗酸化成分〈抗フリーラジカル剤〉が含まれていると述べ、（食べ物や生体内に）大量に含まれる脂肪（成分）はフリーラジカルになり連鎖反応をする（ので有害である）と述べておりながら、有用な抗酸化成分が除去されフリーラジカル化した大多数の市販されている精製油の弊害については全く触れられていません。

　精製油がふんだんに使用されてフリーラジカル化している "お持ち帰りの弁当" で気になることは、有害なフリーラジカル化した油ではなくシュッシュッとふりかけている消毒液だというのでは、ピントがはずれています。未精製の食用油の使用こそが推奨されなければなりません。

　"無駄なサプリメント"、"根拠のない漢方"、という見出しもあります。これらは私どもがもっぱら臨床的にも研究している領域ですから著者の論旨が杜撰であることがよく分かります。

　"無駄なサプリメント" に対しては、本書第Ⅰ部「**第 4 章　ビタミン C の臨床**」の中の「10.　複数の抗酸化ビタミン剤の長期摂取の効果を調べた研究」で深く掘り下げています。"根拠のない漢方" に対しては、本書第Ⅲ部「**第 12 章　誤診・誤治療論**」の中で、漢方には漢方なりの論理「證」があることを述べています。統計の母集団をそろえるには患者の「證」に焦点を合わせなければなりません。漢方の効果を単純に統計的な前向きのくじ引き試験で証明せよといわれても、机上の空論のようなものです。『がん検診の大罪』の問題は著者が、がんの臨床に従事していない、臨床を知らない基礎医学の教授であることにあるようです。

参照

1 ）岡田正彦『がん検診の大罪』192 頁、新潮選書、2008
2 ）大島明ほか「間接正常群の取り扱い方—早期胃がんの自然史からみた適正な検診間隔の検討の試み」*胃癌と集団検診*、**50** 巻、23 ～ 30 頁、1981
3 ）伊藤ゆりほか「肺がん生存率の国際比較」*肺癌*、Vol.55、No.4、266 ～ 272 頁、2015
4 ）「有効性評価に基づく肺がん検診ガイドライン」平成 18 年度厚生労働省がん研究助成金「がん検診の適切な方法とその評価法の確立に関する研究」主任研究者　祖父江友孝および『「肺がん検診の手引き」2016 年改訂』
5 ）中村秀範「胸部 X 線検診の有効性と意義」『検診胸部 X 線写真の読影 —肺がんの発見から治療、予後までを追う』浜松市医師会、国際医学出版、平成 28 年
6 ）濱島ちさと「がん検診に関する最近の知見：2010 年以降の研究とガイドライン」*日本がん検診・診断学会誌*、Vol. 24、No. 3、270 ～ 281 頁、2017
7 ）岡田正彦『がんは 8 割防げる』祥伝社新書、2007

第15章　進行がんの長期生存例
──進行がんでも生きられる──

　がんの病期はふつうⅠ期・Ⅱ期・Ⅲ期・Ⅳ期と分けられ、初発の臓器から他の臓器に転移した場合（遠隔転移）をⅣ（4）期といいます。胃がんであれば、肝臓や腹膜に転移している場合が遠隔転移でⅣ期です。乳がんは、骨・脳・肺・両側の鎖骨上窩リンパ節等を遠隔転移とし、乳房の部分の外方への皮膚浸潤がある場合も、Ⅳ期とされます。肺がんは、右肺の上・中・下葉、左肺の上・下葉の合計5葉のうちの1葉にとどまっているのがⅠ期からⅢ期で、がんが複数の肺葉にまたがって存在すれば遠隔転移としてⅣ期です。肺以外の臓器に遠隔転移していればもちろんⅣ期です。腹膜にはがん細胞が、種子をばら撒いたように広汎に転移し広がりますので播種性といい、腹膜播種といいます。

　以下、6名の方々の実例をご紹介します。

1. 尿管がんと膀胱がん

　昭和4年生まれの男性。本態性高血圧症で降圧剤を服用中です。

　1992年4月：尿閉を主訴としてK熊本病院泌尿器科を受診し、右尿管がんであることが分かり、右腎臓と右尿管の全摘と膀胱部分切除手術を受け、放射線治療が40日間行われました。

　1993年9月：肉眼的な血尿が出たので同泌尿器科を受診し、膀胱がんであることが分かりました。尿管がんの転移によるものと思われます。経尿道的膀胱腫瘍切除手術が行われました。病理組織診断は、移行上皮がん、異型度3、pT$_1$（粘膜下層に至るもの）でした。このあとも、尿細胞診が陽性という状態が続いて、膀胱がんの再発が繰り返されます。

　1997年1月までに経尿道的膀胱腫瘍切除は3回繰り返されています。最後に、膀胱を全摘すべきであると言われましたが本人は納得せず拒否し、健保保険で認可されているBCGの膀胱腔内注入療法（人為的な膀胱結核による免疫療法）が行われています。この後は尿細胞診が陰性となりました。

BCG の注入療法が成功し、がん細胞が（尿中に）発見されなくなったという好条件下で、当方の免疫療法がはじめられています。

同年 4 月：2 月に入院中のところを外出して私の方を受診。4 月に主治医の紹介状を持って来診され、①蓮見ワクチン（HB・M）注射、②飲尿療法、③サフラン 0.5g/ 日と六味丸エキス顆粒、④マルチ・メガビタミン療法、等々が開始されました。放射線治療の後遺症で腸閉塞の症状が時々起こっていましたが、大建中湯エキス顆粒の服用で事無きを得ています。

2002 年 8 月：5 年ぶりに膀胱がんの局所再発が認められました。経尿道的膀胱腫瘍切除と BCG の膀胱腔内注入療法が行われました。患者さんは 3 度目の再発を、免疫療法の挫折と受けとるのではなく、よくこれまで持ったと前向きにとらえ、この後もさらに一層免疫療法に精進するようになられました。

2009 年 9 月、脳梗塞となり抗血栓療法が行われています。

2018 年 5 月、心不全により死去。

2. 肝細胞がん

昭和 20 年生まれの主婦。

2002 年 12 月初診：肝硬変症 C 型であり、これの漢方治療を求めて来診。両親とも大腸がんで死亡のよしです。

はやくから腫瘍マーカー AFP（2003 年：350.9ng/mL）が高値（基準値 ＜ 10）で肝硬変のみの状態がつづいていましたが、PIVKA Ⅱ値（基準値＜40）が 25mAu/mL から 53、122、151mAu/mL（2013 年 2 月）と上昇するようになって画像診断上でもがん化が認められました。

2013 年 2 月：腹部エコー検査で、肝臓の S_8 ドーム下に血流シグナルのある腫瘍陰影が認められています。造影 CT 検査（経静脈）では、肝臓 S_8 ドーム下に 13.4×9.4mm の腫瘍が、$S_{3/4}$、S_5、S_6 に小さな腫瘍陰影が見つかっています。

肝臓 S_8 ドーム下の腫瘍に対してラジオ波焼灼療法(RFA)のみを希望して、A 病院消化器病センターを受診してもらいました。折角、代償性のまま維持してきた肝硬変症が、化学療法（肝動注化学塞栓療法：TACE）を反復することにより非代償性へと悪化することを私は恐れました。しかし A 病院で

は、腫瘍陰影が複数（少なくとも4ヵ所）であるからラジオ波焼灼療法（RFA）はしない、化学療法（TACE）をするのが基本方針であるといわれます。一般的にRFAの適応は腫瘍が3ヵ所以内といわれています。しかし私は、腫瘍選択的な化学療法でないかぎり、水性抗がん剤の全身投与には反対です。

　止むを得ず次は、熊本大学病院消化器外科を受診してもらいました。TACEをせずにRFAで治療してもらえないだろうかということを私は診療情報提供書にも書き、そのうえ教授に電話でお願いしました。その結果、経動脈造影CT検査をやってすべての腫瘍陰影が肝細胞がんであるか否かを精査したうえでラジオ波焼灼療法（RFA）をやってみよう、という協力的なご返事でした。

　2013年3月：入院の上、肝動脈造影下CT（CTHA）、経動脈的門脈造影下CT（CTAP）という腫瘍に対する検出能の最も高い検査が行われました。その結果2ヵ所の肝細胞がんを認め、S_8ドーム下の肝外突出型の経横隔膜エコー上直径15mm大の腫瘍に対しては胸腔鏡下にRFAが、S_4の経皮的エコー上直径15mm大の腫瘍に対しては経皮的にRFAが行われました。診断は肝細胞がん、T3N0M0、Ⅲ期ということです。

　この方の肝細胞がんの目安となる腫瘍マーカーPIVKAⅡ値は151mAu/mLから手術後には急減し、3週間後にはわずか18mAu/mLとなっています。RFAで焼灼してもらったのは、肝細胞がんに間違いなかったと思われました。その時のAFP値は157.2ng/mLです。一般に肝細胞がんには、細胞の組織診断は行われません。

　このあと一時、腹水・下肢の浮腫が認められるようになって肝不全になったかと危ぶまれましたが、利尿剤とアミノレバンEN配合散等の投与により症状は消失しました。

　2018年6月：初回ラジオ波焼灼療法（RFA）施行後5年が過ぎましたが、PIVKAⅡ値310mAu/mL、AFP値は413.3ng/mLと増加しており、肝細胞がん再発と思われます。造影剤の注射により不快な副作用が発生しますので、画像診断はできるだけやりたくありません。

　2018年12月：腫瘍マーカーはPIVKAⅡ値393mAu/mL、AFP値は1077.1ng/mL。

　2019年5月：PIVKAⅡ値387mAu/mL、AFP値1527.2ng/mLとさらに

増加しています。再発がんに対する特別な治療法としては多量の野菜スープ
の飲用のみで、ほかは漢方薬をふくめ服用している薬物はありません。ご本
人は画像診断で再発を確かめることを望まず、特別な治療も希望しないとい
う方針です。それでいて明るく淡々としておられます。ご自分の死後のこと
も家族とはすべて打ち合わせ済みであると言って、落ちついておられます。
こういう行き方もあるものです。介護保険により可能なかぎり、在宅で余生
を送るというつもりです。

　2019 年 7 月現在、同様な状況で存命中です。

3. 卵巣がんⅣ期

　昭和 11 年生まれの主婦。

　2001 年 3 月：K 医療センター婦人科で、卵巣がんの手術（単純子宮全摘、
両側付属器切除、骨盤リンパ節・傍大動脈リンパ節廓清）が行われました。
腺がんで病期はⅠc 期、病理組織で pT1c、リンパ節転移なし N0、他臓器転
移なし M0。子宮体がん（Ⅰa 期）もあり、重複がんでした。

　化学療法（パクリタキセル＋カルボプラチン）を 3 コースしたところで強
い骨髄抑制（顆粒球減少）が生じたので中止されています。

　同年 6 月と同年 12 月の 2 回、発熱のため入院治療。

　2002 年 9 月：腹部骨盤部 CT 検査および MRI 検査で、直腸腹側（ダグラ
ス窩）・脾臓腹側にそれぞれ 65×43mm、30×19mm の充実性腫瘤を認め、播
種性の転移と考えられました。そうすると卵巣がんの再発で病期はⅣ期とな
ります。この腹膜播種像は以下の治療にもかかわらず、以後も存在し続け、
最終的に切除手術によって消滅しています。

　同年 12 月：ここで婦人科の主治医の紹介状を持って私のところに来診、
十全大補湯加方が処方され、蓮見ワクチン（OV・M）の注射が始められま
した。腫瘍マーカー SLX 値は 63.9u/mL（基準値＜ 38）。

　2004 年 1 月と同年 9 月に、化学療法が反復されて行われました。

　2005 年 12 月：MRI 検査でやはり、直腸前面に接して腸管と連続性の無
い 48×21×29mm の腫瘍性病変を認められており骨盤内再発と考えられてい
ます。

　2006 年 4 月：腫瘍マーカー CA125 値は 3 月 28 日の 112u/mL（基準域 35

以下）から 4 月 14 日の 172u/mLと増加しています。CT 検査で直腸前面の腫瘍性病変に加えて、脾臓に多発する低吸収域があり脾臓転移の可能性が高いという診断です。FDG-PET 検査で、直腸腹側に SUVmax = 6.0、脾臓腫瘤は SUVmax = 7.8（cut off 値 2.5 ～ 3.0）と異常集積が認められ、同じくがんの転移という診断です。（cut off 値とは正常値上限のこと）

　ここから免疫療法は、BCG-CWS 皮内接種による樹状細胞療法に変更しました。また脾動脈からのスマンクス・リピオドール（高分子油性制がん剤）の動注療法（腫瘍選択的化学療法）を 2 ヵ月間に 2 回繰り返した結果、腫瘍マーカー CA125 値は術前の 172u/mLから術後は 12u/mLへと正常化し、CT 画像上の脾臓腫瘤の大きさは半分以下に縮小しました。

　同年 7 月：INF- γ誘導能[1]はわずかに 12.9pg/mLでした。

　2007 年 1 月：FDG-PET 検査では依然として、直腸腹側に SUVmax = 5.9、脾臓腫瘤は SUVmax = 5.4 の異常集積があり、活動性の病変と考えられました。がん腫瘍の大きさが高分子油性制がん剤による腫瘍選択的な化学療法（スマンクス・リピオドール動注療法）によって半分以下に縮小したのでしたが、再び増大して元に戻ったということです。化学療法の限界を示しています。

　同年 3 月：腫瘍マーカー CA125 値は 226.9u/mLとさらに増加し、病状の進行を示しています。

　同年 4 月：直腸腹側と脾臓の腫瘍は手術によって切除されました。手術後の腫瘍マーカー CA125 値は 1.62u/mLと激減し正常化しています。この手術は根治的なものとなった可能性があります。

　同年 9 月：FDG-PET 検査で、直腸腹側と脾臓の異常集積像は完全に消失していました。腫瘍マーカー CA125 値は 11.8u/mL。

　2008 年 7 月：腫瘍マーカー CA125 値は 8.3u/mLと依然として正常域にあり、がんの再発は認められないことを示唆しています。BCG-CWS の皮内接種、十全大補湯加方、油性ビタミン C 等のマルチ・メガビタミン療法、AHSS・ハイブリッドグルカン等々の服用は続けられています。

　2019 年 7 月現在、この方にがんの再発は認められず、初回手術後 18 年目、Ⅳ期の切除手術後 11 年目にして健在です。BCG-CWS の皮内接種は中止し、漢方薬は霊梅散エキス、脂溶性ビタミン C 等の服用はつづけられています。

　直腸腹側（ダグラス窩）と脾臓への、卵巣がんの腹膜播種は早くから認め

られていました。卵巣がん・胃がん・大腸がんなどの再発の代表的な形式である腹膜播種は、ふつう腹腔全体に広がっていくものですから手術の対象にはなり得ません。化学療法も気休めにしか過ぎず、腹水が貯留し、腹水を穿刺しながら衰弱して死に至るものです。この方の場合は、直腸腹側（ダグラス窩）と脾臓にだけ限局した播種性の転移であったからこそ（根治的な）再切除手術が可能となりました。がんの腹膜播種が限局性であったという幸運は、いったい何によるのであろうかと考えさせられます。

4.　卵巣がん（明細胞がん）

　昭和 30 年生まれの女性。

　2003 年：閉経し、更年期にそなえ婦人科を受診しました。そこで内診により直径 16cm ほどの大きな卵巣腫瘍が発見されました。悪性の疑いで直ちに K 医療センター婦人科へ紹介され、2 週間後に卵巣がんの切除手術を受けました。一般に卵巣腫瘍は自覚症状に乏しく、腫瘍の増大により腹部膨満感を覚えるときにはすでに相当大きくなっており、がんであればその病期は進行しているものです。

　腫瘍は左側卵巣から子宮後壁に浸潤しており、リンパ節転移は無く、Ⅱc (b)期。手術は子宮全摘＋両側付属器摘除＋後腹膜リンパ節廓清＋大網切除、残存病巣は無く手術は完遂されました。病理組織診断は明細胞がんです。明細胞がんはプラチナ系抗がん剤が無効の、予後不良な卵巣がんとして知られています。

　同年 12 月から 2004 年 5 月末にかけて化学療法（パクリタキセル＋カルボプラチン）の 6 コースが行われました。腫瘍マーカー SLX 値は 41.8/mL（基準域＜ 38u/mL）。CA125、A54/61、CA602 等いずれも基準値以内でした。

　2004 年 3 月婦人科の主治医の紹介状を持参して私の所の初診。明細胞がんの予後が不良であることを知り、非常な危機感を持っての来診でした。加味帰脾湯（かみきひとう）とマルチ・メガビタミン療法を処方しました。イトオテルミーによる温熱療法はすでに熱心に日々実施されていました。

　2004 年 7 月：蓮見ワクチン（OV・M）の皮下注射開始。

　2005 年 3 月：BCG-CWS 皮内接種による樹状細胞療法に変更。

　同年 5 月：ツベルクリン皮内反応は 48 時間で 50×50mm と強陽性でしたが、

インターフェロンγ誘導能はわずかに19pg/mLでした[1]。

2006年5月：右鼠径部が大きく腫脹してきたのでMRI検査をしてみると、14×29mmの占拠性病変が認められ卵巣がんのリンパ節転移ではないかという報告がきました。それでさらに別の放射線科でFDG・PET検査を施行してみたら、下腹部と右鼠径部リンパ節への多発性異常集積（SUVmax = 7.7および4.3）という所見です。これの解釈がMRI検査を施行した先の放射線科医とは異なり、「がんの転移にしては卵巣がんで最も多く見られる腹膜播種やリンパ節転移の所見を欠き、皮膚と鼠径リンパ節のみの転移とするには不自然である」、という所見でした。BCG-CWSは腹壁の皮内に接種しているので、炎症が生じているその皮膚の部分にFDG・PETの異常集積が認められるのは当然です。右鼠径部の異常集積もBCG-CWSによる肉芽腫性炎症性の反応ではないだろうか、生検をして確認することをすすめる、という報告でした。

2007年1月：結局生検は行わず経過観察をし、再度MRI検査を施行してみますと右鼠径部のリンパ節の腫大は縮小しており、良性のものであり悪性ではないことが判明しました。BCG-CWS皮内接種による免疫療法によって、所属リンパ節が炎症性に一過性に強く反応して腫大することがあるものです。BCG-CWSの皮内接種はつづけながらこの鼠径部のリンパ節の腫大もやがて消褪しました。

2008年7月：経過は順調で、FDG・PET検査で異常を認めておりません。腫瘍マーカーSLX値も基準域前後で問題は無いようです。

2019年4月現在、BCG-CWS皮内接種による免疫療法は中止されておりますが、健在です。

5. 膵頭部がんⅣb期

昭和23年生まれの男性、専業農家です。

2004年6月：とくに自覚症状は無く検診の腹部超音波検査で、膵頭部に14mm大の低エコー腫瘤が発見されました。腫瘍マーカーDUPAN2値は25u/mL（基準域150以下）と正常値です。FDG-PET検査でも異常集積は認められませんでした（糖代謝が活潑ではないがん細胞はFDG-PET検査によっては検出できない）。しかし熊本S病院消化器内科に紹介され、各種の

画像診断の結果、膵頭部がんと診断され切除手術（幽門輪温存膵頭十二指腸切除術）が行われました。25×11mm の大きさで分化型腺がん、リンパ節転移は切除されたリンパ節の 4/29 に認められ、脈管浸潤と膵後面組織への浸潤が認められて病期はⅢ期でした。抗がん剤（ジェムザール）が投与されましたが、食べ物が食べられなくなったので 1 ヵ月で中止されています。

　2006 年 6 月：CT 検査で両肺に多発性の肺転移と考えられる結節像が認められました。最大は径 7.5mm のもので、分布の仕方から膵がんの血行性転移が最も疑われます。これで病期はⅣ期となりました。

　同年 7 月：同病院の主治医の紹介状を持って、免疫療法を求めて私のところに来診。赤黒く日焼けした筋骨たくましい人です。乾燥した白い舌苔があり、前胸部が赤色で細絡が多数認められます。瘀血の證と考えます。それで活血・駆瘀血剤のサフランと大柴胡湯エキスを処方しました。BCG-CWS 接種による樹状細胞療法、マルチ・メガビタミン剤の服用、野菜の青汁の飲用等も開始されました。

　2007 年 2 月：胸部 CT 写真上の多発性の結節性陰影は前回より全体的に増大しており、腫瘍マーカー DUPAN2 値は 180u/mL と異常値になりました。サフランを 0.5 から 0.75g/ 日に増量し、大柴胡湯と桂枝茯苓丸料の合方に加え、霊芝 3.5 ＋三棱 2g/ 日の煎剤としました。

　同年 11 月：CT 写真上の多発性の結節性陰影は前回よりもサイズ・大きさ共にやや増大の傾向にあり、腫瘍マーカー DUPAN2 値は 450u/mL です。

　2008 年 2 月：腫瘍マーカー DUPAN2 値は 750u/mL と増加の一途たどっています。

　同年 6 月：CT 写真上、以前には目立たなかった腹腔動脈周囲にリンパ節転移と思われる軟部腫瘤像が出現してきました。さすがに農作業も疲れやすくなったそうで、確実に予後は不良です。しかし手術後満 4 年が過ぎて、5 年目に入っていますから、膵臓がんとしては決して悪い成績ではありません。

　同年 8 月、腰背部痛と食欲不振のため、緩和ケア病棟に入院されましたが最後まで BCG-CWS の皮内接種をつづけ、同年 12 月に死去されました。最初に膵がんが発見されてから 4 年半、Ⅳ b 期になってから 2 年半生きられました。

6. 肺がんⅣ期

昭和 3 年生まれの主婦。

2009 年 9 月：半年来、咳と痰が出てとまらない。柴胡桂枝乾姜湯エキス
を投与しています。

2010 年 4 月、A 病院で CT 検査をして呼吸器科の肺がん専門医から、左
肺の気管支拡張症による易感染性の肺炎といわれています。エリスロマイシ
ンの少量持続療法をすすめられています。肺がんではないと聞いただけで安
心して、咳が出なくなったといいます。

2011 年 6 月、労作時の息切れと咳嗽を主訴として B 病院呼吸器科を受診
しました。画像診断のあと熊本大学医学部付属病院画像診断・治療科で生検・
病理組織診断がなされています。左上葉の結節性陰影は混合腺がん、左下葉
のそれは粘液産生型気管支肺胞がんでした。これらに加えて右下葉の、合計
3 カ所の結節陰影ですから、病期はⅣ期です。

手術の適応はありません。EGFR 遺伝子の変異は認められないので分子標
的治療薬イレッサの効果は期待できず、むしろイレッサ投与により薬剤性肺
炎発症の危険性があると予測されました。化学療法を本人は望まず、初めか
ら免疫療法のみによる治療ということになりました。

B 病院呼吸器科の担当医は患者さんとは知り合いであり、病院側の治療法
は何もしないけれども、必要に応じて今後の CT 検査および緊急時の入院等
について便宜をはかっていただける、ということになりました。

BCG-CWS 皮内接種による樹状細胞療法は直ちに始められ、2011 年 6 月
から 2013 年 12 月まで行われました。2015 年 3 月から再開され、蓮見ワク
チンも併用されています。

2015 年 12 月 25 日、この日が私の所への最後の受診でした。咳が止まら
ないという患者さんの希望でエリスロマイシン錠 300mg/ 日を 30 日分処方
しています。この日の血液生化学検査の結果は白血球数 8000/μL（好中球
62.5%、リンパ球 29.8%）、CRP 0.98mg/dL、赤沈 70/103mm（1 時間 /2 時間）、
CEA 1.1ng/mL、SLX 60u/mLと、感染症なら赤沈値の促進が重症を示唆す
るものでした。ただし 2015 年 2 月の赤沈値は 70/95mm と大差はありません。

2016 年 1 月 22 日、夫君の代理受診がありました。37.8 度の微熱があり
頻脈で動悸がする、エリスロマイシンの服用では下痢をするのでシプロフロ

キサシンを飲みたいという本人の希望です。知り合いの B 病院呼吸器科の担当医を 5 日後に受診したいと言われるので、同病院の外来紹介センターに同医師宛の紹介状を 5 日後に受診希望と書いて FAX で発送しました。直ちに私が同医師の外来を受診させていればよかったのですが、入院治療の時期を逸し、まことに残念なことをしました。

　B 病院受診予定の 2016 年 1 月 27 日の早朝、自宅のトイレで意識がなくなって倒れ心肺停止の状態で、救急車で B 病院に搬入されました。救急蘇生法でいったんは心拍が再開し集中治療室に入室となりましたが、自発呼吸の再開がなく、確かめられた夫君の意思により、人工呼吸器は装着されませんでした。再度の心拍停止時の蘇生処置も行わないという夫君の意思で、そのまま自然経過での終焉となりました。

　最期の CT 検査の所見ならびに診断は、「右肺にスリガラス状の陰影・浸潤影が見られ、活動性の肺炎ないしは間質性肺炎の急性増悪。この重症肺炎が死因と考えられる。左肺はほぼ全体が蜂巣肺化している。胸水なし。心拡大なし。肝・胆・膵・腎・脾・副腎に異常なし。」

　肺がんの状態は安定しており大変残念な結果でした、という B 病院呼吸器科の担当医からの私宛の報告がありました。しかしⅣ期の肺がんが 5 年弱、在宅で過ごせたということには免疫療法の意義があったものと思われます。

参照

1) BCG-CWS の皮内接種後 18 時間で、INF- γ が 500pg/mL 以上増加していれば予後が良いと考えられている：Hayashi, A. Immunotherapy of ovarian cancer with cell wall skeleton of Mycobacterium bovis Bacillus Calmette-Guérin : Effect of lymphadenectomy, *Cancer Sci*, **100**, No.10, 1991-1995, October, 2009

第16章　生死の研究
―重装備の現代医学より介護保険の充実が健康長寿へ―

1.　遭難からの生還
太平洋上の漂流で6名死亡、尿を飲んだ1名が生還

　まず、遭難という死に直面した極限的な状況におかれた場合に、人はどのように生き延びるのかという問題を考えてみます。

　『たった一人の生還　「たか号」漂流二十七日間の闘い』[1]という本があります。1991年、太平洋上のヨットレースで帆走中に転覆したヨットたか号の乗組員7名のうち、27日間にわたる漂流で6名が死亡し1人だけが生きて救助されたという事件がありました。その生残者が書いた記録です。27日間の漂流で1人しか生き残らなかった、その生死を分けたポイントは何であったかということです。

　問題の一つは水です。人は食糧がなく、物を食べなくても1ヵ月程度はもちこたえることができますが、水分を全く飲まないと1週間ほどで死亡します。

　太平洋上は水だらけですが、真水ではない海水を飲むことの是非については異なった見解があります。一般には海水を飲むことは危険であるとされていますが、後述しますように、大西洋を自らボートで漂流し人体実験をした人がおり彼は、ミネラルを含む海水を初めから少量ずつある程度飲むことが必要であると主張しています。

　海上を漂流する場合、利用できる真水かそれに近い水分には、いつ降るかわからない雨の水と、自分が毎日出す尿の2種類です。それに加えて、つかまえた生魚を絞って得られる汁は真水に近いそうです。青汁を絞るようにして生魚を絞ります。特別な絞る道具がなければ、魚の身を布で包んで絞るといいます。カツオなどの大きな魚は、腹に穴をあけると体液が出てくるそうです。魚の目玉の水分は、最も真水に近いそうです。

　この太平洋上の漂流の記録から、水分の摂取と5名の死亡の時間経過を調べてみます（**表1**［419頁］）。まず7名の乗組員の最初の1人は、転覆時に事

表 1 ：漂流者の生死の時間経過

```
ヨット転覆、1 人目死亡、漂流はじめ
 4 日：降雨あり。水を溜める
 7 日：海水を真水希釈して飲む 3 人、生還した 1 人は海水を飲まずはじめて飲尿
10 日：最後の食糧ビスケット（1 日 1 枚）を分け合って食べる
11 日：飲み水は最後の20滴ずつで終わり
12 日：2 人目死亡
13 日：朝、3 人目死亡
13 日：昼、4・5 人目死亡
15 日：スコール（にわか雨を伴う強風）あり。飲むだけ、水を溜める気力なし
16 日：1 羽のカツオ鳥を捕食
18 日：6 人目死亡。残された 1 人は毎日 1 回は出る尿を毎回飲んだ
21 日：カツオ鳥を捕食したが、みなは食べられず廃棄。20日ぶりの排便（下痢）
22 日：スコールあり。その雨水を腹いっぱい飲んだが、溜める気力なし
27 日：救出
日本医大救命救急センター医師は、飲尿が生存を可能にしたことを認識できなかった
```

（佐野三治『たった一人の生還　「たか号」漂流二十七日間の闘い』新潮社、1992）より作成

故死しています。

　漂流 4 日目に雨が降り、雨水が溜められました。6 名のうち 3 人はその雨水に海水を希釈して飲みました。

　浸透圧が高い海水を真水の代わりに飲むと、体液が腸管内に滲出してきて脱水をきたしますので危険です。また血中の塩分が増え高ナトリウム血症となり、その血中ナトリウム濃度を下げるためにナトリウム排出用の水分を必要とし、その水分が尿となって排出されますのでさらに水分が欠乏していきます。これらが、海水を飲用水にすることが危険であるという一般的な考え方の論拠です。

　それに対し塩分を含む食糧を食べず、海水も飲まなければ、海上を漂流していながら塩分の欠乏におちいるという考え方があります。塩分が欠乏することにより全身のあらゆる機能が低下し、脱力感が生じ、判断力・思考力がなくなり何をする気力もなくなります。これはビタミンC欠乏症と同様です。

　塩分を補うために、海水を 1 日に少量ずつ飲むことは必要です。真水があれば海水を薄めて飲む。6 名のうち 3 名は、4 日目の降雨で雨水が得られた

ときには海水を雨水に希釈して飲んでいます。4日目の降雨のおかげで水分の補給ができたため、遭難後の命が1週間よりも長くもったものの、雨水の貯えはすぐなくなり、次の降雨があった15日目までに（12日目から13日目にかけて）4名が死亡しています。

ここで注目すべきは、唯一の生還者は海水を飲まずに尿を飲んだということです。ほとんど絶食状態ですから大便は排泄されませんが、水分は摂取しなくても、生理的に尿は少量ながら毎日恒常的に出ます。唯一の生還者は、彼以外のすべての人々が死亡してしまった18日目以降は、毎日出る自分の尿を恒常的に飲んだと記載されています。

ヨットが転覆し乗組員たちは海に投げ出されたために食糧はありません。魚を捕って食べるには釣り針と糸が必要です。彼らはそういういう小道具を身につけていなかったようです。

太平洋上のヨットレースですから、転覆事故の発生は当然予測されていなければならず、食糧なしで漂流生活をして生き延びるためには、魚を釣らなければなりません。釣り針と糸を肌身離さずに内ポケットに入れておくという、危機管理が必要であったと思われます。転覆事故の発生を予測し、現実に起こり得る事態を想定して、あらかじめ対策を講じていなければならなかったのですが、この本を読む限り、対策が講じられていた形跡はありません。

何かのはずみに飛び込んできた飛び魚などの魚を食べた日もあったようですが、大体において飢餓状態がつづいています。10日目に最後のビスケットを1枚ずつ食べていますが、乾燥したビスケットでは余計にのどが渇いたことでしょう。

雨水の真水の貯えは11日目に各自20滴ずつ飲んで終わりです。尿を飲むという方法があったのですが、唯一の生還者以外は誰も飲みませんでした。水分も与えられない餓死を目前にしても、唯一の救いとして飲むべき自分の尿を不潔な排泄物であるとみなす偏見に人々は支配されていました。

残った2名のうち1名が18日目に死亡し、最後は一人ぼっちになってしまいます。唯一の生還者となるこの人は、22日目にスコールが降ったので雨水を飲むことができましたが、雨水を溜める気力はもうありませんでした。そして27日目についに貨物船に発見され、救出されました。

仲間たちみんなが死んでいく過程が詳しく記載されていますが、人々の気

力がなくなっていく有様がよく書かれています。これは、塩分（ミネラル）とビタミンＣの欠乏症であろうと考えられます。生死を分けるのは水・塩分、それに加えてビタミンＣです。塩分とビタミンＣが欠乏しますと気力がなくなり、もう死んでもいいやと投げやりになってしまいます。

　１人生き残ったこの著者も、最後には気力がなくなり、どうでもよいという投げやりな気持ちになっていたところを救助されています。尿はずっと飲んでいたものの、尿だけでは不十分です。食糧がないのですからビタミンＣ欠乏は仕方がありませんが、ミネラルは海水から補給できるのですから、海水を少量ずつ飲んでいれば良かったのに惜しいことをしました。

　こういう実録は貴重であり、詳細な記録が残されており非常に参考になります。１人生き残った著者は、恒常的に自分の尿を飲んだということをはっきりと書いています。この人が 27 日目に救出されて生還したのは間違いなく、自分の尿を飲んで不十分ながら水分と塩分をリサイクルして補給していたからであろうと思われます。

　彼は、オーストラリアに向けて航行中の貨物船のフィリピン人航海士によって発見されて救出された後、東京の日本医大付属病院の救命救急センターに運び込まれました。どうしてこの人だけが生き残ったのかという問題に対して担当医は、わからない、恒常性維持能力が非常にある人なのだろう、と述べています。

　担当医は、佐野氏が尿を飲んでいたということには全く気付いておらず、この重大なポイントが見逃されています。非常に残念なことです。もちろん、佐野氏のビタミンＣ血清濃度は測定されておりません。これでは、後世に役立つべきこの遭難記録の意義が半減しています。

海難事故で漂流する人々のために自ら人体実験をし生存法を研究

　人は真水を飲まなくても３日では死なないものですが、沈没する船から救助され救命ボートに乗せられたにもかかわらず、多くの人たちが精神的な絶望感にうちひしがれて、わずか３日以内に死亡している例が多いそうです。『実験漂流記』[2]の著者、アラン・ボンバールは 1951 年、海岸で難破した船から救助された乗組員の手当てに呼ばれました。そのとき 43 人の遭難者を１人も蘇生させることができなかったという体験がきっかけとなって、海

難事故の恐ろしさに目を向けるようになったそうです。

　また、せっかく沈没船から脱出できたのに、救命ボートで漂流中に死亡する人々が毎年5万人もいること、その多くが脱水で死亡していることを知り、自ら海上を漂流し人体実験をして生存法を研究した20歳代のフランス人の医師です。

　『世にも奇妙な人体実験の歴史』[3]という書にもボンバールの業績が紹介されています。それには、ボンバールに先行する2つの事例が記されています。

●テエフ・マキマレは最終的に4人の仲間とともに、9リットルの真水だけで64日間漂流して生き抜いた。漂流期間のおよそ半分は、海水を飲んでしのいだ。

●トール・ヘイエルダールは、大型筏コン・ティキ号で大西洋横断を成し遂げた際、真水のストックに30〜40%の割合で海水を混ぜて飲用していた。

　真水の代替または補足として海水を飲用するのは誤りです。海水はあくまでも、ミネラルの補給として飲むものです。

　アラン・ボンバールは、まずこれまでの海難事故についての文献を調べました。海難事故で生き残った人はどのようにしてきたのかを調べました。科学的な基礎的な資料が少ないため、アラン・ボンバールは自分自身で遭難した状況を作り出して洋上の漂流生活を実験しようと思い立ちました。

　彼は実験漂流に先立ち、生魚を絞ってその水分の組成を調べました。さらにプランクトン摂取によるビタミンCの補給法を考えるなど、すべてポイントをついたものとなっています。もちろん魚の捕り方や、海難者に都合の良い風や海流についても研究しています。

　彼はゴムボートを用意しました。それに食糧や真水は積み込まず、魚を捕るための釣り針と糸、プランクトンを採取するための網を積み込みました。周囲の人々が無謀な冒険であるから止めよと言って制止するのを振り切り、彼は実験漂流に乗り出しました。地中海からジブラルタル海峡を通って、恐ろしい大西洋に出ます。彼は大西洋で悪戦苦闘し、苦心惨憺のすえ66日目に（カリブ海東部の小アンティル諸島中のウインドワード諸島の）バルバドスの海岸にたどり着いた、と書かれています。

　ボンバールの体重は25キロ減り、赤血球数は50%減っていました。体中

に吹き出物ができており、視力にも一時的な障害がみられました。43日間は魚の絞り汁だけを飲み、14日間は海水だけを飲んだそうです。炭水化物だけが決定的に不足していました。しかし毎日、目の細かい網でプランクトンをすくい上げ、このどろどろした不味い液体を、小さじ2杯分飲んだそうです。ビタミンCの補給源としてこれが効きました。彼は壊血病にならなかったのです。

　クジラは人間と同じように、体内でビタミンCを合成することのできない哺乳類です。クジラはあの大きな体を維持するためにどういう方法でビタミンCを補給しているかというと、それはプランクトンです。プランクトンは海の表面に浮かんでいる微生物で、植物系・動物系といろいろな種類がありますが、このプランクトンはビタミンCを自ら合成する能力をもっており、いわば海の野菜のようなものです。

　ボンバールは目の細かい網を持参して、海面上に浮かんでいるプランクトンを採取して食べました。毎日盃（さかずき）1杯程度のプランクトンを食べるだけで、ビタミンCの補給には十分であると述べています。

　ここでもビタミンCが大きなポイントとなっています。ビタミンCは他のビタミンE・A・Bなどよりも、特に重要のようです。魚のはらわたの肝臓にはビタミンAが多く含まれていますが、ビタミンAを取り過ぎるとビタミンAの中毒を起こすと、ボンバールは述べています。ビタミンAやDの摂り過ぎは危険です。サプリメントでも、ビタミンC以外の脂溶性ビタミンには、厚生労働省が摂取量の上限を定めています。これに対し水溶性のビタミンCには摂取量の上限は設定されていません。

　山や海で遭難する人々は後を絶ちません。山でしたら外傷を受けている可能性がありますが、飲む水がなくても自分の尿を飲んで、救助隊の到着を待つのです。海上ですと海水を真水のように飲むわけにはいきません。塩分補給のために少量の海水を飲み、あとの水分は尿を飲むか魚を捕ってその絞り汁を飲みながら、救助隊に発見される幸運の到来を待つのです。

　以上のように事故で遭難した実例から考えてきたわけですが、生きるか死ぬかの瀬戸際の段階で生命を維持するものは、まず水、塩分、それからビタミンCです。この3つさえ補給されていれば人は、しばらくは細々と生き延びることができるのです。

人が死に至る最後の1週間に見られる諸症状のうち、最も多い深刻な症状は**食欲不振・嚥下障害・呼吸困難**の3つといわれます。病院に入院せずに、食物を食べられなくなりかつ呑み込むことが困難になったら、人為的なことは何もせず自然にまかせて在宅で死を待つことはできます。それは大往生となり得ます。しかし呼吸困難に対しては、第三者がその苦しみを座視するわけにはいきません。呼吸困難を軽減するには酸素吸入とモルヒネ徐放剤（硫酸塩徐放剤 20mg/ 日）が必要です。がん疾患には鎮痛的に適用されますが、保険審査上、「激しい咳嗽」にはモルヒネ塩酸塩錠が使用可能だそうです。在宅の非がん疾患ではこれらの治療法には健康保険が適用されません。

　終末期の患者さんが、慢性閉塞性疾患や心不全、急性肺炎や肺炎末期の呼吸困難で苦しむ姿を周囲の者は傍観することができませんので、そういう症例は呼吸困難に対応できる病院に入院することがすすめられます。末期がんの訪問看護には医療保険が適用されますが、非がん疾患では限度額がある介護保険からの支給となるため、末期であっても必要十分な看護を提供できません。現在の終末期医療・緩和ケアの健康保険のシステムは、がん疾患を中心にして組み立てられています。

　末期のがんの患者さんでも水分、塩分、ビタミンCだけを補給して、蛋白質とカロリー源の補給を制限すると栄養失調になります。その結果、がんに対する免疫力も低下しますが、がんの増殖も遅くなると考えられます。がんに対する免疫力の低下と、がんの増殖力の低下とのバランス次第ではありますが、致命的ながんの浸潤さえなければ、衰弱した生体とがんとの共存（延命効果）が起こり得ると考えられます。

　いずれにしろ迫り来る死を迎えるにあたり、自然に安らかな死を迎えたいのであれば、気休めや惰性で水分や塩分を点滴静注によって補給しないほうがよい。自分の死期がいよいよ迫ってきたことを悟ったならば、水分の補給を止めることが、安らかな死を迎えるための決め手となります。食べ物はもちろんのこと、水分や塩分を断つことにより脱水状態になり気力がなくなり、眠るように安らかな死を迎えることができると思われます。これは太平洋で遭難し、飲まず食わずの状態でゆっくりと衰弱し、亡くなっていった人々の記録を見ても明らかです。

2．延命措置の着・脱を要請して退院し、自宅で死去
救命された急性解離性胸部大動脈瘤

　動脈硬化の起こる仕組みには、一般に悪玉コレステロールと呼ばれている LDL コレステロールが登場いたします。LDL コレステロールは、血管の膜成分をいつも再生させて強化するために動脈壁内に取り入れられています。膜の重要な成分をつくるために用いられる必需品であり、決して悪玉ではありません。（本書第Ⅱ部「**第9章 コレステロールの欺瞞**」図2［304頁］参照）

　しかしこのコレステロールが含まれている LDL が酸化されて酸化 LDL になると、毒性を発揮する危険なフリーラジカルとなります。血液中には酸素が豊富に溶け込んでいますから、LDL が酸化されるのは、ある程度は避けられません。ここにビタミン C などの抗酸化物質が存在しますと、酸化をある程度は阻止することができるのですが、完全に阻止することはできません。

　私の眼底にはわずかに動脈硬化所見が認められます。腹部大動脈の壁内に軽度の石灰化が認められます。意識して種々の抗酸化物質を摂取している私たちでも、加齢とともに動脈硬化がゆっくりとすすむのは避けられません。酸素を吸って生きているかぎり、生体成分の酸化は避けられず、それは程度の問題であります。

　動脈壁内に入ってきた LDL のリノール酸などの不飽和脂肪酸が酸化されてフリーラジカル化されると、それは生体にとっては異物とみなされます。異物を捕まえて処理する部隊がいます。それがマクロファージです。マクロファージは有害な酸化 LDL を食べることにより死んでいきますが、その死骸がるいるいと重なり血管内にせり出してきます。そのため動脈管腔内が狭くなり、揚句の果ては動脈が閉塞します。

　血管内腔にせり出した部分の栄養血管の内膜はひきのばされて薄くなります。弱くなったその部分に傷が入れば出血し、止血作用の一環として（アテローム）血栓が生じます。こうして動脈壁は弾力性を失って脆弱化（ぜいじゃく）していきます。

　このような仕組みで長い年月をかけて動脈硬化がすすみますが、脆くなった大動脈壁に傷が生じ、解離性大動脈瘤が生じますと緊急事態となります。「**延命措置の着・脱を要請して退院し、自宅で死去**」という事例は、私の母

の話です。

　母は明治44年生まれ。遺伝的に本態性高血圧症があり、早くから血圧が高く、手首の橈骨動脈を指で触ると硬くてゴリゴリしておりました。野菜の少ない食生活でしたので、そういう環境で育てられた私もそのまま何も知らなければ、いまごろ動脈硬化症で高血圧症になっていたと思われます。

　私の母の動脈硬化症は全身性のものでした。74歳のときに急性解離性胸部大動脈瘤が発生しました。これはまことに恐ろしい病気です。大動脈というのは人間の体の中で一番大きい、心臓から出ていくホースのような血管です。この血管には高い血圧がかかっています。このホースのような血管が動脈硬化により脆弱になった状態が基礎となります。

　私たちの体の重要な大動脈は3重構造になっています。心臓に近い大動脈について述べます。

　一番内側が内膜：内皮細胞＋弾性線維と縦走する平滑筋＋内弾性板、その次に中膜：輪状およびラセン状に取り巻く多量の弾性結合組織と平滑筋、外側に外膜：主として縦走する結合組織線維と斜走する線維からなり、中膜との境界には発達のよくない外弾性板があります。

　大きな動脈の構造が丈夫であるのは、結合組織の弾性線維が含まれるからです。しかも大動脈の場合、その線維と平滑筋の走向が縦・横・縦と互い違いに走っています。なおビタミンCはこの結合組織コラーゲン線維の強化（架橋形成）に必要不可欠のものです。

　解離性胸部（腹部）大動脈瘤のように、この丈夫な大動脈が裂けて破裂するというのは異常なことです。解離性大動脈瘤は、元々患者の血管に動脈硬化症などによる脆弱性があり、まずそれに高血圧などが原因で内膜に小さな亀裂が入ります。動脈の血液が内膜から中膜に入り、中膜がある深さである長さに末梢方向に向かって縦に裂けます。中膜が2層に解離して、ある長さを持った空間（偽腔）が生じ、そこに血液が溜まります。外膜が健在である限りまだ破裂は起こらず、その部分が瘤としてふくれあがります。私の母の場合、旅行先で胸痛を覚えたのはこの段階であったのでしょう。

　次の段階で外膜が破れ、そこから胸腔、腹腔など広い血管外への空間に大量出血となれば即死します。私の母の場合は上行大動脈から心膜腔（心嚢）内に出血したため、心臓が圧迫されて（心タンポナーデ：心臓タンポン挿入

様急性圧迫：心膜圧填）ショックにおちいりました。しかし心膜腔の容積は小さいために出血量が少なくて済み（1L）、即死しなかったものと考えられます。

　しかも最初の心タンポナーデによるショックがいったん軽快したため、その間隙をぬって、国立循環器病センターに救急搬入をさせていただくという幸運に恵まれました、

　これが胸腹部大動脈瘤の胸腔、腹腔内（容積が大きい）への破裂・出血であれば、循環血液量のほとんどがいっぺんに出て大量出血となり即死します。こういう急性解離性大動脈瘤を発症するもとになる動脈硬化は、がんよりも恐ろしいものであると思われます。

　昭和60年、母は74歳のとき、山陰地方への旅行先で胸の痛みを覚えました。そのときの痛みは一時的なもので、母はそのまま電車等に乗って自力で枚方（ひらかた）の家に帰ってきました。

　帰宅後自分の部屋に入りしばらくしてから2度目の発作があり、意識を失って倒れました。たまたま母のそばにいた私の次女が母の異変に気づき、別棟で診療中の私を呼びに来ました。私が駆けつけたときには母は脈が触れないショックの状態でしたが、私が両腕で抱きかかえしばらくすると、幸いなことに再び脈が少しだけ触れるようになりました。私はそのときこれは心筋梗塞によるものではないかと考えました。

　私は電話で、吹田（すいた）の国立循環器病センターに受け入れを依頼しましたが、空床はないと言われます。心筋梗塞であろうと思われるので、CCUに入れてもらえないだろうかと私は強くお願いしました。CCUには一つだけ空床があるが、それはどうしても必要な患者さんのために空けておかねばならないと言われます。私には国立循環器病センターの医師にコネはありませんでした。

　そのベッドに母を是非受け入れていただきたい、と私は強くお願い申し上げました。電話の相手は、搬送中に死亡するかもしれませんよ、と言われます。「私が救急車に同乗して、母を連れて行きます。途中で駄目になっても構いません」。電話先の先生はついに根負けして、母を受け入れて下さることになりました。

　国立循環器病センターに着き検査の結果、心筋梗塞ではありませんでした。

原因がよくわからないということで、一晩様子を見ることにしていただきました。その夜中に3度目の発作があり、再び脈が触れなくなって母はショックにおちいりました。当直医のお働きで、急性解離性胸部大動脈瘤が発生していることがわかりました。心臓から出た直後の上行大動脈が裂けて心臓を包む心膜の中（心膜腔）、心囊内に出血して血液がたまり心臓が圧迫されて心タンポナーデを起こした結果、ショックにおちいったことがわかりました。

　解離性胸部大動脈瘤の大手術がはじまりました。当時は、開胸して心臓を止めたうえで人工心肺を動かしながら行う手術でした。二十数名もの方々のご厚意により大量のAB型の新鮮血をいただき、その新鮮血輸血のおかげで手術が行われました。

　裂けていた上行大動脈は人工血管に置換されました。手術に際し、ステンレスの金属管を気管内に挿管して全身麻酔をします。挿管が長時間にわたると挿管されている気道の粘膜部分が金属により圧迫され傷つき、挿管を抜去した後の創傷治癒の過程で、気道の粘膜が癒着して気道が閉塞し呼吸困難におちいることがあります。

　皮膚粘膜のアレルギー体質である母にはその後遺症が発生し、退院後しばらくして気道が狭窄し呼吸困難におちいりました。ふたたび国立循環器病センターに受け入れてもらい、狭窄・閉塞した部位より下部で気管切開が行われました。母は、気管開口部にカニューレを挿入して呼吸を行うようになりました。そのカニューレを抜去することができず、カニューレ抜去困難症となりました。日常的に肺炎などの感染症を起こす危険性が高くなったのです。

人工呼吸器を外してもらい退院させて自宅で看取る

　私はその後、母を連れて熊本へ帰りました。母は細々と生きておりましたが、解離性大動脈瘤の手術から10年後の平成7年1月14日の午後10時、母を入院させてもらっていた老人病院の（大学病院麻酔科派遣の）当直医より、母の意識がなくなったので人工呼吸器をつけて延命措置をするかどうか、というお電話をいただきました。

　当時私は熊本から、まだ残してあった枚方の診療所へ定期的に診療に通っており、翌15日の朝一番の飛行機で大阪へ行く予定でした。枚方での診療をいきなり休診にすることはできません。私が熊本へ帰ってくるまでの間、

延命措置で母の命を何とかもたせてほしいと当直医にお願いしました。そういうことは当方の都合であって、病院側はいったん装着した延命措置をあとでとりはずすことはできなかったのです。

　15 日の朝、私は大阪へ出発する予定の飛行機の便を午後に繰り下げ、病院の母のもとに行きました。胸部レントゲン写真と脳の CT 写真で、広範囲の肺炎と脳幹部の脳梗塞が認められました。すでに回復不能の致命的な状態でした。もともと心房細動があったので、心原性のフィブリン血栓による脳梗塞になったと思われます。

　私は大阪へ行き、16 日は枚方の診療に従事し、17 日の早朝に、あの阪神淡路大震災が発生しました。事態の重大さに気付き私は急遽、枚方での診療を切り上げて、18 日の朝一番の飛行機で熊本に帰りました。幸いにも大阪伊丹空港は無事でした。

　熊本に帰ると、母がお世話になっている病院にすぐ電話して、母の延命措置を中止していただき家に連れて帰りたいと主治医にお願いしました。そして病院へ行きますと主治医とは異なり、前例のないことですから婦長さんが激しく抵抗します。

　私は母を自宅で死なせたい、私の 4 人の子どもたちに祖母の死を身近に体験させたい、すべての責任は私がもちますからと誠意を披瀝し懸命にお願いし、ようやく了解してもらいました。明くる 19 日、母の人工呼吸器は外され救急車を出してもらいサイレンは鳴らさず、私は意識のない母を自宅へ連れて帰りました。酸素吸入用のチューブも点滴静注用のチューブもすべて私が取り外しました。

　19 日の午前中に自宅に連れて帰った母が、息を引き取ったのはその日の夜半でした。その間、妻と 4 人の子どもたちが入れ替わり立ち替わりして、死に逝く母を見守りました。母の横で仮眠をしていた私が 20 日の午前 0 時半に目を覚ましたときには、母の心拍はすでに止まり呼吸も停止していました。まだ温かい体でした。

　夜が明けると私は母の死亡診断書を書き、その後は予て手配していたとおり、私自ら手作りの葬儀を一族のものたちとともに営みました。

3. 死に場所
死に場所の選択

　通常私たちの死に場所は3つほどあります。第1は自宅です。昔はこればかりでした。自宅での死に方には最近では末期がんなどの場合、医師・看護師（訪問看護ステーション）・ホームヘルパーの人たちがチームワークによって往診をし、最後に死亡診断書を書くまで面倒を見るシステムがあります。

　まず患者さんは、ある程度元気なうちに自分に相性の良い先生を、弱っていく自分を最後まで診てもらうために見つけることが大切です。これは容易なことではありません。

　次の死に場所は病院と老健施設等の各種施設です。病院には、一般病棟（一般病院）と緩和ケア病棟に大別されます。生命の危険にかかわるような事態が発生したときに、何とかして助けてほしい、延命措置をしてほしいと思うのであれば、一般病院の一般病棟を選択しなければなりません。ひとむかし前には「過剰医療」がありました。いよいよ患者が死ぬとわかれば高価な薬剤を沢山投与し、しなくてもよい検査を行ったりして保険点数を稼ぐ、ということが行われていました。現在は、病院が荒稼ぎをすることができないように、診療行為に種々の制限が加えられています。

　病院によって死に方が管理されるというのは次のような事例で分かります。阿蘇カルデラの研究では世界一の地質学の碩学であられた故松本唯一先生は脳梗塞で、昭和59年に91歳で亡くなられました。先生は最後の入院中の間、早く退院して自宅に帰りたい、帰りたいと言っておられたそうです。まことにお労しいことでした。亡くなられる直前のことを長女になる方が書いておられます。

　父が、突然大きい声で『君が代』を歌いはじめました。ICUの部屋でしたのでほかに患者さんもおられますし、夜もおそいので、看護婦さんが来られ、「もう、今日はおそいから明日歌いましょうね」と鎮静剤の注射をされましたので『君が代』は中途で終わりました。翌日隣の、おばあさんに付き添っておられたおじいさんに、「昨夜はおやかましゅうございました。すみませんでした」とあやまりましたら、「いいえ、久しぶりであんな立派な『君が代』を聞きました。私は嬉しゅうございました」と申されました。すでに体力は衰え、話す声も聞きとりにくい時もあり、流動食だけをとっている状

態でしたので、よくもあんなに大きい声が出たものと不思議な思いでござい
ます。この日が、途中までではありましたが父があれほど愛した最後の『君
が代』となってしまいました⁴⁾。

　人がこの世を去るにあたり最後は称名を唱えるなり、松本先生のように国
歌を歌うなり、あるいは家族の人たちは泣き悲しみながら、臨終を迎えるこ
とは自然です。在宅であれば誰に気がねすることもなく、それができますが、
病院や施設では困難であると思われます。

　どうせ余命幾ばくもないのであれば延命措置は一切して欲しくない、と考
えるのは自然です。この場合、がんであれば緩和ケア病棟を選ぶことができ
ます。一般病棟に入院するにしても、延命措置の不要を確約しておかねばな
りません。生き延びるためにではなく、安らかに死ぬために入院するのだと、
最初から腹をくくるわけです。

　緩和ケア病棟では、一般病棟では疎かになりがちな丁寧な介護に重点が置
かれ、医師・看護師と患者さんとの対話による、心のケアが丁寧に行われる
ことになっております。例外はありますが、あくまでも病院側の意向にした
がって死に方が、管理されていることに変わりはありません。食べ物、飲み
物も管理されます。死に方を管理されたくない、自分なりの自由な死に方を
したいと思えば意識して、自主的な死に方をさせてくれる病院を探さなけれ
ばなりません。それが見つからなければ在宅ホスピスのみちを選ぶ他にはあ
りません。

　日本ホスピス緩和ケア協会によると、2018 年 10 月現在で全国に 403 施
設 8197 床の、緩和ケア病棟入院料届出受理施設が運営されています。熊本
県には 14 施設、289 床があります。熊本県の場合、緩和ケア科病棟では、
どこにも一時的にせよ延命措置をしてもらう余地はありません。入院前の説
明の段階で病院側から、主病のがんによるだけでなく脳出血・心筋梗塞・肺
炎等々により急に意識が消失し呼吸が停止しても延命措置（気管挿管による
人工呼吸器の装着等）をしないことが本人や家族に伝えられている、という
建て前になっています。しかし患者側が、この説明を承知したことを署名捺
印して残すような文書はありません。これでは後日、問題が発生するかもし
れません。

　もし家族不在のときに入院患者さんの意識が消失した場合、そのまま放置

していれば気道は閉塞して呼吸は停止します。急の知らせを受けた家族が到着するまで死なせないようにするには、救命・蘇生法を講じなければなりません。したがってこういう事態を予測し、病院側に救命措置をして人工呼吸器をつけてもらおうと思えば、初めから救命措置が可能な一般病棟に入院しなければなりません。しかし一般病棟であっても、いったん装着した人工呼吸器を後で外すことは難しいことです。そういう危急の場合には如何するか、あらかじめ患者側は意思の統一をはかっておかねばなりません。そうはいっても、臨死が有する諸問題の想定と判断を、死については素人の患者や家族があらかじめ承知することは無理と思われます。

　23年前の前述の私の母の場合のように、こちらの都合で人工呼吸器をつけてもらい、こちらの考えで6日目にそれを取り外して退院させてもらったのは極めて例外的なことで、普通にはできないことであったと、あらためて当時の主治医・婦長のご厚意に深く感謝申し上げる次第です。

　緩和ケア科の性質は、そこに勤務している医師のキャリアによっても異なります。麻酔科、外科、内科、婦人科等さまざまな科の出身の医師が配属されており、医師たちのセンスはその出身科によりそれぞれ異なると思われます。そこの医師や施設が、患者さん自身の性に合うかどうかが重要であり、それを見るために1度そこの緩和ケア外来に相談に行く必要があります。またその施設の内部情報を知っている人に教えてもらいます。症状が急速に悪化してから救急患者のようにして緩和ケア科に入院するのではなく、まだまだゆとりのあるうちに、緩和ケア科に入院する心構えが必要です。

　我々は、自分の思う通りの死に方をさせてもらいたいものです。そのためには、あらかじめ死に方を設計し、相当に深く研究しておかねばなりません。

　死に場所には、一般病棟・緩和ケア病棟・各種施設・在宅等々がありますが、さらに、医師や看護師だけではなく地域の住民たちが独居老人などの看取りを徹底的にサポートしていくというやり方をしている僻地の村があります。その長野県泰阜村の事例は後述します。そういうところは医療費が安く、村からの補助で介護保険料も安くなっています。そういう、質的にはいわば最先端のシステムをもつ過疎地の村が実在するというのは、驚くべきことであります。

がんの進行が早く死の準備が間に合わなかった場合

●この方は、64 歳の独身の女性で末期の膵がんの患者さんです。

2012 年 9 月、黄疸が出ていることに気づき、基幹病院の救急外来を経て消化器内科で減黄処置（金属製のステント挿入）が行われました。膵頭部がんの肝転移でⅣ期です。手術はできません。最後の段階です。こういう場合の一般的な、全身化学療法が病院側からはすすめられました。

私にも意見を求められましたが、腫瘍選択的な高分子の制がん剤でないかぎり、通常の制がん剤の全身投与には反対です。ご本人もそれに同意されて化学療法はしないことになりました。腫瘍マーカー CA19-9 値は 9393U/mL（基準値 37 以下）と著しく高値です。

ビタミン C の血清濃度は 3.3μg/mL と少なく（基準値 8.7μg/mL）、ビタミン C パルミテート他のビタミンサプリメントの補給と、漢方煎剤 補中益気湯等を処方しました。

自宅の近くの有床診療所で緩和医療（疼痛管理・栄養管理・在宅支援・訪問看護）をうけながら、時々私のところへお出でになるということが 2012 年 11 月、12 月とつづいています。腹痛に対しは合成麻薬の貼付剤フェントステープ 2mg が、食欲不振には副腎皮質ホルモン剤が処方されています。

病院の緩和ケア科への初診が 2013 年 1 月 16 日です。身辺の整理をしたいということで入院が延引されるうちに、ついに 1 月 29 日腹満・腹痛のため緊急入院となりました。脱水・低栄養・悪疫質のうえに腸閉塞が発生しました。増大した腫瘍が小腸を圧迫したものと考えられます。噴水状の嘔吐が認められています。入院 3 日目の夕刻に亡くなられました。

この方の場合、発症後わずか 4 ヵ月での死去は、死に対する備えをするには十分ではなかったと思われます。ひと口に死ぬと言いましても、私たちには気持ちを整理し、本人も周りも腹がすわり覚悟を決めるというのに半年、1 年と時間がかかるものです。

しかし膵がんは浸潤性で進行が速く、末期の段階で発見された場合には、気持ちを整理する時間が与えられずに死を迎えねばならないことが多く悲劇的です。

●この方は 63 歳の主婦で肺の腺がんです。2011 年 7 月の検診で発見され、すでにⅢ b 期ないしはⅣ期でした。BCG-CWS の皮内接種による免疫療法

をしながら病状は進行しました。2013年8月6日に呼吸困難のため緩和ケア病棟に緊急入院をし、2日後の8月8日に肺炎とがん性リンパ管腫による呼吸不全で亡くなられました。わずか2泊3日では、介護を主とした医師やスタッフとの心のつながりの中で安らかに死を迎えるという緩和ケアの特徴を生かすことは不可能です。

　病状が急速に進行し1週間や10日、1ヵ月そこらでストンと逝ってしまうと、遺言もできず、自分の生きてきた道を振り返ることもできず、死ぬための準備が何もできません。一般的に脳出血、心筋梗塞など動脈の傷害による疾患の死は、ピンピンコロリのコロリの傾向があります。それに比べると一般的には、がんによる死は必ずしもコロリとはいきません。

　そういう意味では、動脈の傷害によるよりも一般には、がんによる死に方のほうが理想的であると私は思います。決してがんを忌み嫌うものではありません。これまで人様にしてきた己の言動の誤りを、よく反省し懺悔します。残していかねばならない財産や家族に対する未練・執着を取り除き、すべての事柄と訣別し、この世のことに何も未練のないスカッとした気持ちとなり、心を穏やかにして死んでいくための時間が与えられます。

　これに対し、何の反省もしないどころか、この世との訣別ができず、死ぬという自覚をもつことさえできずにコロリと死んでしまう「ピンピンコロリ」という死に方は、まことに不幸であると考えられます。

有床診療所の医師の精神性によって救われた死

　この方は、49歳の男性で大腸がんです。1991年、検診の検便で潜血反応が陽性でした。諸検査の結果、上行結腸がんであり、それの肝臓・肺への転移と思われる病像が検出されました。右半結腸切除術が施行されました。病巣は上行結腸のほぼ中央にあり、全周性で潰瘍浸潤型性（中分化腺がん）でした。所属リンパ節転移は第2群にまで認められました。肝転移は左右両葉に直径6および4cm大のもの他3個が認められました。これに対しては肝動脈塞栓術が行われています。右肺に1個認められた肺転移には、化学療法（フルツロンの内服）が行われています。

　この方の私のところへの初診は手術の5ヵ月後、1991年8月でした。すでに病名は患者さんに告知してありました。この方は20年以上も毎日5合

のお酒を飲んでおられたそうです。

　私は十全大補湯・桂枝茯苓丸・サフラン等を処方しました。すでに玄米菜食をはじめているとのことでした。手術 7 ヵ月後の腫瘍マーカー CA19-9 値は 8218U/mL（基準値＜ 37）、CEA 値は 1204ng/mL（基準値＜ 5）と増加し、病変は拡大の一途をたどっていきました。

　自然療法を趣旨とする海辺の有床診療所に入院することを希望されたので、私は紹介状を書きました。1992 年 4 月に亡くなられるまでの 5 ヵ月を過ごした診療所の医師は、仏教に帰依しておられ、精神的なものをもったお方でした。彼はその医師により精神的に救われたようです。本人も家族も十分に納得するような死に方でありました。人は肉体的には救われなくても、精神的に救われることが如何に重要であるかを教えられます。

在宅緩和ケア（在宅ホスピス）

　この方は、85 歳の男性で末期の肺がんです。私のところへは 2013 年 1 月に初めて来られました。アスベストを吸い込んだ経験がある上に煙草を 45 年間、1 日 45 本も吸っており、現在も吸っているとのことでした。私は、この期に及んでまだ喫煙をしているとは何事ですかと説教して喫煙を止めてもらいました。死期の迫った人に対して、余計なおせっかいであったかもしれません。

　2012 年 3 月に肺の左下葉に結節が見つかりましたが、当初は精検を拒否しています。結節の陰影が増大してきたためにいよいよ精検を受けたところ、扁平上皮がんであることがわかりました。切除手術は不可能ではないけれども、肺気腫と間質性肺炎があり、放射線治療は危険である、といわれています。意見を求められたので化学療法には私が反対しました。老夫婦で 2 人の障害者の娘さんの面倒を見て暮らしているので、入院治療などできないと言われます。

　在宅で、医師・看護師の訪問診療を、ホームヘルパーの訪問介護を受けながら療養するみちが選ばれました。合成麻薬フェントステープを貼付して胸痛をおさえ、副腎皮質ホルモン剤を服用して食欲を維持されていました。副腎皮質ホルモンは免疫抑制剤ですが、その副作用の一つに異常食欲昂進があります。その副作用を逆手に取って、副腎皮質ホルモン剤が進行がんの食欲減退に用いられます。この方はまもなく在宅のまま、亡くなられています。

4. 長野県泰阜村の在宅医療
在宅での終末医療に取り組む小さな安心の村は自律の村

　長野県の泰阜村は、村民の 80% が自宅で死を迎えるという村でした。そ
れが現在は 40% に低下しているよしです。お年寄りを大切にする村として
全国的にも有名です[5]。

　後期高齢者医療費が安く、国保税も介護保険料も安い。唯一の村立診療所に
はベッドはありません。医療費は、入院よりも在宅の方が安くあがります。
村直営の診療所を中心に医療・保健・福祉の一体化がはかられており、医師・
訪問看護師・ホームヘルパーのチーム力でそのシステムを支えています。こ
の村の属する長野県は、日本で最も平均寿命が長い県です。

　泰阜村は赤石山脈（南アルプス）の西側の、伊那谷を流れる天竜川沿いに
位置する村です。町や村々が深い谷と高い山にさえぎられていると、町村合
併は困難です。国による強制的な町村合併の嵐の中でも合併をせずにきた小
さな村の一つに、この泰阜村があります。

　前 泰阜村村長の松島貞治氏は、行政は小さな規模の方が福祉の増進のため
にはよいのだ、ということを述べておられます。よく行われているような立
派過ぎる庁舎等の建築をせず、スポーツ施設などの箱ものをつくらず、在宅
福祉のために主たる財源をつぎ込むという基本方針を持っています。松島村
長には著作があります。信念のある村長です。町村合併の嵐に抗して合併し
なかったので、あちこちの合併反対派から呼ばれて講演しておられました。

　いま、松島村長は引退されましたが、次の村長により、その福祉政策は継
承され、発展することが期待されます。

　少し古いデータですが表2は平成 26 年度の、1 人当たりの後期高齢者医
療費[6]、および 1 人当たりの国保税の調整額[7] です。後期高齢者医療費を

表2：後期高齢者医療費　国保税調定額
（1 人当たり平成 26 年度）

後期高齢者医療費		国保税調定額		
全国平均	932,290円	全国平均		84,952円#
長野県　42位	804,423円		38位	77,487円
泰阜村　76位	568,264円	（長野県市町村数77）72位		60,183円

全国平均および長野県の国保税調定額は介護納付金を含んでいない。

平成 20 年度とくらべるとその 6 年後の平成 26 年度には、全国平均で 8 万円弱、長野県の場合でも 9 万円以上増えています。いま医療費は増加の一途をたどっています。日本の国民皆保険制度は、その野放しの使用によって制度の崩壊という破局に向かってつきすすんでいると思われます。

　泰阜村の後期高齢者医療費は 568,264 円で、全国的に最下位に近い長野県（42 位　804,423 円）の、そのまた最下位（76 位）に近い村です。

　平成 26 年度の 1 人当たりの国民健康保険税 1 人当たりの調定額の全国平均は 84,952 円ですが、長野県は 77,487 円で上位から 38 番目、泰阜村は 60,183 円で同県内の最下位から 6 番目でした。国保税 1 人当たり調整額は平成 23 年度と 26 年度を比較すると、全体的に減額されている傾向です。長野県の後期高齢者医療費は全国的にも最低に近いうえに、国保税も安いようです。いずれにおいても泰阜村は、その長野県内でも最低に近いのです。

　介護保険料額についても調べてみました。第 6 期計画期間（平成 27 年度〜平成 29 年度）における全国都道府県平均保険料基準額（月額）の平均値は 5,514 円で、長野県のそれは 5,399 円で上位から 39 番目です。泰阜村のそれは長野県の 64 行政単位中、最下位から 5 番目の 4,600 円です。

　平成 27 年度の 1 人当たりの後期高齢者医療費の都道府県順位をみると（**表 3**）、1 位の福岡県と 44 位の長野県の後期高齢者医療費の差は 37 万円もあります。入院医療費は 1 位の高知県と 31 位の長野県の差は 29 万円弱です。上位 3 県は福岡・高知・北海道であり、この 3 県の上位は平成 20 年度と変わりありません[8]。

　しかし後期高齢者医療費と入院費が高いから長生きする、これら医療費が低いから長生きしない、というのでは決してありません。むしろその逆です。

表 3：後期高齢者医療費と入院医療費の都道府県順位

(1 人当たり平成 27 年度)

❶福岡県	1,195,497円	❶高知県	665,057円
❷高知県	1,184,293	❷福岡県	611,049
❸北海道	1,103,032	❸北海道	567,211
㊹長野県	824,529	㉛長野県	376,092
㊼新潟県	756,425	㊼岩手県	323,942
全国平均	949,070	全国平均	434,127

九州では最も富裕で人口が多く、多数の重装備の大病院が集中する福岡市を県都とする福岡県の、平均寿命・平均余命（＞65歳）は全国的に下位（男性36位、女性24位）であり、悪性新生物の死亡率は上位（男性7位、女性4位）です。これと対蹠的な所が沖縄県と長野県です。

　北海道の夕張市は2007年の財政破綻後、それまであった171床の総合病院を閉鎖し19床の診療所に縮小して、救急医療指定を返上しました。余った病床で老人保健施設を開設しました。慢性期疾患管理は主に外来診療で対応し、終末期医療については近隣の特別養護老人ホームとの連携で対応、さらにはそれまでやっていなかった在宅医療（24時間救急往診）を展開します。これは「たたかう医療」（救急医療）の縮小から、主に高齢者の慢性期〜終末期を対象とする「ささえる医療」の特化の拡大であるといいます[9]。

　その結果、夕張市民の各種疾患の標準化死亡率は横ばいか低下し、高齢者医療費（1人当たり）も激減しました。市の財政破綻という不幸をバネに夕張市民は総合病院への依存・呪縛から脱却し、病気になりにくい生活習慣と、病気を予防する自由を獲得した、といいます。救急指定をふくめて病院が廃止されたにもかかわらず、夕張市民の健康はおびやかされたどころか、むしろ健康度は増進したかのようです。

　夕張市民は「高度医療の不在」という不安をかかえながら、胃のピロリ菌の除去や肺炎球菌ワクチン接種を受け入れ、さらに禁煙をふくめた生活習慣病の改善に努力しました。標準化死亡率の低下と高齢者医療費の減少という成果の背景には、関係者一同の血のにじむような努力があったそうです。やればできるのです。低所得層は除き、日本人はあまりにも安易に医療にたかり過ぎている、ともいえます[10]。

　厚労省は国勢調査に基づき「市区町村別生命表」を5年ごとにまとめていますが、発表された平成22年度の調査結果によると、平均寿命の全国上位5市区町村と泰阜村と最下位は**表4**（439頁）の通りです[11]。

　市区町村別に見ても上位のところは当然、都道府県別の平均寿命よりも長くなっています。泰阜村は、後期高齢者医療費が全国的に最低水準にありながら、その平均寿命はかなり上位にあるようです。平成22年度の泰阜村の平均寿命は、都道府県全国平均の男（79.59歳）女（86.35歳）をともに上回っています。

表4：全国市区町村別と長野県、泰阜村の平均寿命（平成22年度）

〈男性〉		〈女性〉	
❶長野県松川村	82.2歳	❶沖縄県北中城村	89.0歳
❷川崎市宮前区	82.1歳	❷島根県吉賀町	88.4歳
❸横浜市都築区	82.1歳	❸北海道壮瞥町	88.4歳
❹長野県塩尻市	82.0歳	❹熊本県菊陽町	88.3歳
❺沖縄県南風原町	81.9歳	❺福岡県太宰府市	88.3歳
①長野県	80.88歳	①長野県	87.18歳
泰阜村	81.1歳	泰阜村	86.9歳
最下位 大阪市西成区	72.4歳	最下位 大阪市西成区	83.8歳

　泰阜村には入院すべき病院も有床診療所もないのです。集団検診も行われていません。あるのは介護と福祉に重点を置いた行政の基本方針と、村民たちの働きです。もちろん各人の健康法のレベルもかなりのものと思われます。参考までに平成27年度の全国都道府県の平均寿命の上位と下位を下記の**表5**に挙げます。上位県の差は非常に僅少であり大差は無いといってよいと思われますが、長野県は男女で1、2位を占めています[12]。

表5：全国都道府県の平均寿命（平成27年度）

〈男性〉		〈女性〉	
❶滋賀県	81.78歳	❶長野県	87.67歳
❷長野県	81.75歳	❷岡山県	87.67歳
❸京都府	81.40歳	❸島根県	87.64歳
㊱沖縄県	80.27歳	⑦沖縄県	87.44歳
㊼青森県	78.67歳	㊼青森県	85.93歳
全国平均	80.77歳	全国平均	87.01歳

　平均寿命（0歳から何年生きられるか）だけでは高齢者の余命が長いのかどうかは分かりませんので、75歳以上の平均余命をみます。75歳以上の平均余命とは、75歳以上からあと平均何年生きられるという数字です。平成27年のデータ（**表6**[440頁]）では長野県の上位は変わらず（女性は5位）、沖縄県は最上位になっています。沖縄のとくに男性の平均寿命（0歳の平均余命）を引き下げている原因の一つには、青壮年の男性が外食をすることが

表6：75 歳の平均余命の上位 3 県

(平成 27 年度)

〈男性〉		〈女性〉	
❶長野県	12.63歳	❶沖縄県	16.51歳
❷沖縄県	12.61歳	❷島根県	16.19歳
❸熊本県	12.37歳	❸熊本県	16.08歳
全国平均	12.06歳	全国平均	15.68歳

多くファーストフードを摂取してきたからではないかと考えられています。

(参照：本書 334 頁)

　因みに平成 27 年度の沖縄県の 40 歳男性の平均余命は❸❽位と下位であり、40 歳女性のそれは❹位と上位です [12)]。

5. 死に備えて

　一般に病院というところは急性期疾患から患者の命を救うために、規律をもって患者を管理（支配）し治療する、閉鎖された組織（ブラックボックス）です。この組織は命をかけて戦争をするところの軍隊に似ています。そこは伝統的にヒエラルキー（独Hierarchie: ピラミッド型の権威主義階層組織）の世界です。

　ところが時代がうつり変わり、慢性疾患の最たるものであるがんの末期や、脳卒中の末期や重度の認知症等々の、死期が迫りつつある患者が増えてくると病院においても、生きがいの延長線上にある人間らしい死に方をさせてあげることが重要になってきます。これは診療の主体性の相当部分を患者側に譲ることを意味し、それは医師が患者を管理支配するという理念とは異なります。死にゆく患者には人間としての尊厳があり、それを尊重するという理念はいわば宗教的な理念にちかくなります。現代はこれら相異なった2つの理念が融合されることなく雑然と混在した、混沌とした時代であるといえます。

　本来、全ての人間は食・息・動・想という生き方の基本を身につけて生きていくべきであると考えられます。これまでがあまりにも医療側がその守備範囲を拡大し過ぎて人々に、風邪一つひいても、腰が痛くなっても、何があっても病院（診療所）へ行くように仕向けてしまいました。その結果日本人は、精神はもとより自分で自分の心身を維持・管理する能力を喪ってしまいまし

た。医師自身が患者となれば同じことで、自分の息・食・動・想を総括的に把握しておらずどうしてよいかわかりません。家庭療法が欠如した生活、それが当たり前になっています。医師自身が、己の微症状を治す技術をもたず、健康法を知らずに生活しているのです。

　病院の救急外来にくる患者の大半は軽症です。住民が医療能力をもっていれば家庭療法によって自ら解決できる軽症が、救急患者に相当数含まれています。

　本来人間は、食・息・動・想 /（食べ物、飲食の仕方）・（呼吸法、呼吸の仕方）・（姿勢、手足の使い方）・（心の持ち方）という生きる基本を身に付けることによって、相当なところまで自分で自分の心身を維持・管理することができるものです。人工頭脳やロボット技術がもてはやされるのは間違っています。インターネットやスマートフォンが大流行であるのは、皮相な社会である所以です。人々は、若者たちは、自分で物を考えることができなくなっています。

　本質的なことが無視されて皮相なことが流行るという現象は、現代文明が根元のところで崩壊しつつあって末期的であることを示している証拠であると考えられます。

「ささえる医療」の理念の奥に哲学があるとすれば、それは資本主義的生産様式をもとにした高度先進医療を含む国民皆保険制度が崩壊する、という見通しです。現在は、基本的に経済が権力に従属している官制経済体制であるため、市場が死亡状態に陥っており回復不能の、借金が借金を呼ぶ財政破綻構造になっています[13]。国家財政および健康保険制度の破綻は不可避のものです。そうなれば否応なしに、自助・相互扶助をむねとした民間療法・息食動想の健康法が必要不可欠となります。高度先進医療だけが、これからの医学・医療ではないのです。

　老化にともない炎症反応が亢進（CRP 値の微増）することが基本的な現象であり、低栄養（低アルブミン血症）をきたし、これが認知機能や日常の生活力を低下させると考えられています。如何に現代医学的に最善の治療を尽くしても、人の寿命は尽きるものです。百寿者の研究者が発表した、百寿者の食生活・運動・精神等々の研究結果は大変参考にはなります。それ等は一面の真理ではあります。しかし 100 歳を超える長寿者（百寿者）は、必

ずしも諸種の医学的な治療効果によって生まれるのではなく、病気にならないことで長生きしていると理解されます。

　一般に重装備をもつ基幹病院をはじめとする医療機関・病床数が多いところほど、医療費が多くかかるという傾向にあります。そしてその地域の住民が健康で長生きしているとはかぎりません。後期高齢者の医療費が高いから長生きする、この医療費が低いから長生きできない、ということではなくむしろその逆であることは先述しました。

　病院群が競合している都市は、建物の外装を新しくし機械を更新し、いまやおたがいに生存競争で鎬（しのぎ）を削（けず）っています。健康保険制度上の制約の中で医療機関の多くは、（料金を）取れるところから取れるだけ取ろうと必死にもがいています。許容されている保険外の料金についても同様です。このままでは新専門医制度となって、一般病院の医師の確保が困難になり病院群が淘（とう）汰（た）され、保険診療と自由診療との併用が全面解禁となれば、生き残りのために病院の金儲け主義はさらに一層すさまじいものとなるでしょう。

　いまの医療制度では、患者は勝手に医療機関のハシゴができるようになっており、自己負担金さえ支払えば医療機関をいくつ受診しようとそれはやり放題です。設備が整った新しい大きな病院が建つほど、また医師数が増えるほど医療費は上がっていきます。医療費の増加と国民の健康増進の程度とは、必ずしも関係はありません。

　死期を迎える老人医療においては病院治療よりも、健康法の研鑽（けんさん）のうえに、介護と福祉に重点を置くという考え方が、正しいものと思われます。超高齢化社会においては、病院医療サービスから介護系サービスに社会資源をシフトさせることによって、住民の健康被害を最小限に抑えながら医療費、または医療費＋介護費の合計額を削減できる可能性があります 14)。近い将来、医療を支える健康保険制度が崩壊した暁には、必然的に、そのような方向へおもむかざるを得ないだろうと思われます。長野県泰阜村と北海道夕張市の先行例は、けだし貴重なものとなります。

　泰阜村では独り暮らしの老人が自ら求めれば、介護保険のサービスを利用して医師や看護師、ヘルパーの訪問を受けながら独り暮らしのまま在宅で終焉を迎えることができるといいます。決して孤独死ではありません。介護保険では必要なサービスを必要なだけ供給し、そのサービスが許容限度を超え

てもその部分は村が全額を負担しています。村長がその気になりさえすれば
このようなことが可能であることが示されています。このようにして訪問診
療・看護や介護を受けながら、自宅で人々に見守られて人生の終焉を迎える
ことができれば、それが理想的ではないかと思わされます。

参照

1）佐野三治『たった一人の生還　「たか号」漂流二十七日間の闘い』新潮社、1992
2）アラン・ボンバール、近藤等訳「実験漂流記」『ノンフィクション全集2』筑摩書房、1972
3）トレヴァー・ノートン、赤根洋子訳『世にも奇妙な人体実験の歴史』文藝春秋、2012
4）山口洋『追憶 松本唯一先生』169頁、「追憶 松本唯一先生」編集委員会、平成8年
5）松島貞治「国保を高齢社会の支えに、山村に築いた福祉」*月刊保団連*、No.**47**、19頁、1995, 3、：
　松島貞治・加茂利男『『安心の村』は自律の村 平成の大合併と小規模町村の未来』自治体研究
　社、2004、新版
6）厚生労働省保険局「国民健康保険事業年報 平成26年度」：長野県健康福祉部健康福祉政策課「平
　成26年度後期高齢者医療事業年報」
7）厚生労働省保険局「国民健康保険事業年報 平成26年度」：長野県健康福祉部健康増進課国民
　健康保険室「平成26年度国民健康保険事業状況データ一覧」
8）厚生労働省保険局「平成27年度後期高齢者医療事業年報」
9）夕張市立診療所長 森田洋之「夕張希望の杜の軌跡」*日本医事新報*、2012年4月14日号から
　2013年2月9日号まで11回連載
10）村上智彦『医療にたかるな』新潮新書、2013
11）厚生労働省大臣官房統計情報部人口動態保健社会統計課「平成22年市区町村別生命表の概況」：
　「第22表 平均寿命 年次・都道府県（20大都市再掲）別」『国民衛生の動向 2015/2016』*厚生
　の指標増刊*、430頁、厚生統計協会、2015
12）「第21表 平成27年都道府県別生命表―主な年齢の平均寿命―」『国民衛生の動向
　2018/2019』*厚生の指標増刊*、433頁、厚生統計協会、2018
13）石井紘基『日本が自滅する日』PHP、オンデマンドペーパーバック、アマゾン、2016
14）森田洋之「夕張市の高齢者1人あたり診療費減少に対する要因分析」*社会保険旬報*、No.
　2584、12頁、2014, 11, 1

最終章　「死に方」の研究

1．心筋梗塞による急死

　人はピンピンしていて、コロリと死ぬおそれがあります。私の高校時代の同期生で親しくしていた友人が2019年の夏、急死しました。家人によると、彼は自宅から少し離れた家庭菜園の草取りに出かけています。なかなか帰って来ないので行って見ると、彼は草をにぎったまま畑の中で死んでいました。病歴に心筋梗塞がありますから、多分その再発と思われます。即死だったでしょう。遺体は警察へ運ばれて検死が行なわれ、家族に遺体が引き渡されたのは深夜でした。

　彼は84歳でしたが、死ぬことに対する備えが全く無く、彼には遺される家族に対する訣別の言葉、財産の分割法などに関する遺言がまったくなかったのです。4年前の心筋梗塞に対する冠動脈バイパス術が行なわれたときに、万一のことを考慮して、遺言を書いておくべきであったと思われます。

　医師側は冠動脈の動脈硬化の進展状況をチェックするために頸部血管エコー検査を定期的に反復しなければなりませんが、日本の循環器科ではこれがルーチンワークになっていないようです。心電図や超音波心臓エコー検査だけでは心筋の傷害は見ても、心筋梗塞に至る前の冠動脈等の動脈硬化・狭窄の進行の程度は分かり難い。

　脳梗塞と同じように心筋梗塞も動脈硬化がもとになります。動脈硬化は全身性の老化現象ですから、いちど梗塞という血管傷害がある部分に発生したら、やがて同様な現象が別の動脈にも発生する可能性は高いと思います。

　またアルコールの多飲によっても冠動脈が攣縮性の狭心症をきたし、心筋梗塞にいたる場合があります。飲酒と喫煙が重なると心筋梗塞発症の危険性はさらに大となりますが、この友人はタバコを吸わなかったけれども酒は好きでした。

　いちど心筋梗塞を経験したら、その再発がくるという危機感が大切です。本来、医師はその危機感を患者に植え付け患者をして飲酒を控えさせ、動脈硬化の進展防止のための活性酸素種フリーラジカルの消去剤スカベンジャー

（ビタミン C ＋ビタミン E、野菜スープ）と良質の蛋白質の、十分量の摂取を習慣づけさせなければなりません。

2. 航空機事故による即死

　私の亡父はかつての日本陸軍の航空兵でした。偵察機に搭乗しており、空中戦の演習をしていて相手方の戦闘機とニアミス（異常接近）での衝突事故が発生しました。即死であり、二人乗りの 2 機とも乗員はパラシュートで脱出できず墜落し、4 名死亡しています。

　まだ 29 歳であった父には遺書がありました。まず、生まれたばかりの私を陸軍将校に仕立てるように、ということが書かれてあったそうです。父は薄幸な生い立ちでした。3 人兄弟の末子で母親が出産後に亡くなり、幼児の父は里子に出され、養家に育てられています。それで死後、国家から遺族に交付されるであろう弔慰金を、未亡人となる妻と養家と実家に配分することが遺書には記されていたそうです。

　当時の職業軍人には国家のために一命を捧げるという大前提がありましたから、父も初めから死ぬ覚悟で生きていたのは当然でした。この父の早世は、私の死生観に決定的な影響を与えています。死を意識していくということです。まだ結婚後わずか 2 年未満であり 23 歳余であった母は生涯、亡夫に操を立て貫ぬいて二夫に見えることはありませんでした。

3. 昭和天皇の死：十二指腸乳頭部癌ないしは膵頭部癌を切除せず、輸血

　昭和天皇のご発病は、昭和 62 年 (1987) の天皇誕生日 (4 月 29 日) の祝宴の最中の嘔吐でした[3]。ふだんから時折、嘔吐されることがあったというので、この症状は看過されています。6 月に天皇の侍医長の人事異動があり、外科医だった星川光正氏から内科医の高木顕氏に替わっています。侍医団は高木氏をふくめて 5 名、東大系の内科医ばかりであり、練達の外科医が 1 人もいなかったことが出発点における宮内庁人事の致命的な誤りであったと思われます。昭和天皇の致命的な疾患は、外科的な疾患だったのです。

　7 月に CT 検査が行われており、異常はなかったと記されていますが、血液検査をふくめ、詳細は不明です。

7月19日、那須御用邸で1分ほどの間、意識が消失しておられます。一過性脳虚血発作(TIA)の疑いは考慮されておらず、心電図だけとられています。異状なし。しかし脳の動脈硬化も内臓の癌も、分子生物学的な成因はフリーラジカル傷害であることに於いて共通と考えられます。

　8月になると腹鳴・腹満を訴えておられ、何度か嘔吐が繰り返されています。これらは明らかに、腸（小腸か）の通過障害を示唆しています。しかし内科の侍医たちはこれを静観しており何もせず、これが重大な事態であるという認識を持てなかったようです。

　9月になり天皇は連日のように嘔吐され、腹が張ると訴えておられます。この異常事態に接し、漸く実施された9月13日のX線検査で、十二指腸末端からから小腸の初めにかけて通過障害があることがわかりました。

　高木侍医長はこの部分には通常、癌はできないと書いておられます 3) 42頁。滑平筋（平滑筋）腫ではないだろうかと。しかしそこには本論の次の4.の症例のような十二指腸乳頭部癌というものが発生します。

　遅まきながら9月22日に、十二指腸下行脚と空腸を吻合する姑息的な小腸のバイパス手術が、東京大学医学部第一外科森岡恭彦教授の執刀で行われました。膵臓の一部が2倍ぐらいに腫大して（CT像の比較?）鶏卵大になっていました。その膵臓の部分ではなく、十二指腸粘膜の一部が生検され 4)、病理組織診断のために調べられています。膵臓の切除は術前の予定にはなかったので、小腸のバイパス手術のみ行われ、2時間35分で終わっています。このとき内視鏡で十二指腸内部も調べられていますが、異常が認められたという記載はありません。しかし膵臓ではなく十二指腸粘膜の一部が生検されていますから、そこに異常は認められたのでしょう。

　原発巣は膵臓ではなかろうかと術者と高木侍医長は話し合われたと書いてあります 3) 44頁。当然のことながら、癌が疑われているはずです。現在では術中の病理組織標本の迅速診断ができますが、当時はできず後日、腺癌という診断が得られています。

　膵臓癌の切除手術は当時も今も、外科医にとっては最も難しい仕事の一つです。豊富な経験に裏打ちされた技術的な自信がなければできるものではありません。侍医たちには初めから膵臓癌の切除という予定はなかったのです。

　天皇における膵臓癌の切除手術が回避されたのは、常人にならいざしらず、

天皇に対して敢行する自信がなかったからでありましょう。当然です。それ
ならそれで術者を東大外科教授に限定せず、広く人材を天下に求め、優秀な
外科医を選定するみちもあったと思われます。ちょうど後年、平成天皇の冠
動脈バイパス術を東大出身者ではない他大学の専門家に依頼したように。

　昭和天皇の場合、膵頭部の腫大は認められていまが、腹部内臓への遠隔転
移は認められていませんでした。現在ならば、遠隔転移のない膵頭部癌は切
除手術の適応となります。

　東大の学長室で、開腹手術時の病理検査の結果についてどのように公表
すべきかを、森亘学長（病理学）・森岡恭彦教授（外科）・高木顕侍医長（内科）・
浦野順文教授（病理学）の４名の医師たちが相談しておられます。浦野教授の
みが、癌という事実を公表すべきであると主張されましたが、高木侍医長は
それを受けいれませんでした [4]。

　十二腸乳頭部癌あるいは膵頭部癌であることは天皇ご本人にも対外的に
も、ひた隠しに隠されました [3] [46頁]。天皇ご自身もご自分の病名と予後につ
き、ご下間をなさらず、「俎の上の鯉」のようであられたと記されています。
高木侍従長の考え方は、癌の告知は百害あって一利なし [3] [49頁] という当時の
風潮であり、天皇には何も伝えられませんでした。

　しかし天皇は決して侍医たちに総てをまかせて何もご下間をなさらなかっ
たのではなく、迫りくる御自身の死期を自らさとり、心中深くご覚悟を決め
ておられたのではないかと思われます。

　大東亜戦争により日本人三百数十万、国外無数の死者が発生しました。そ
れら民草の犠牲に対し、帝王学で教育され超絶的なエリート意識をお持ちの、
壮年時代の昭和天皇に良心の呵責はなかったと思われます。貴族階級の頂点
にある天皇にとっては民草の一人一人は、雑草にしか過ぎなかったのです [5]。

　しかし遂に致命的な病気になられて衰弱し、やがてお亡くなりになられる
前の天皇にとり内心の奥深いところの、良心の呵責によるご懊悩は避けられ
ませんでした。「細く長く生きても仕方がない。辛いことを見たり聞いたり
することが多くなるばかり。兄弟など近親者の不幸にあい、戦争責任のこと
をいわれる。」[6]

　いまなお戦争責任を追及する声が一部にはあることを気にし、自信を失っ
ておられる天皇を、小林忍侍従がお慰めしています。臣下の者からいくら慰

められても、人生の最後の段階で心の奥底では、やはり天皇は良心の呵責に苦しんでおられたように推察されます。それが魂の働きというものです。

　天皇はもはや医療によって助かることを求めてはおられず、むしろ死ぬことをお求めになっておられたものと思われます。消化器のがんについても、患者の精神についても、皮相な見方しかできなかった侍医たちは、天皇の内面のご苦悩を知る由もなかったようです。

　昭和天皇の死因となった癌の原発巣の特定は困難であるとし、術後診断は「膵臓腫瘍による十二指腸閉塞」であり、崩御後の最終診断は「十二指腸乳頭周囲腫瘍（腺がん）」と発表されています[3) 194頁・4)]。しかし一般にそれは、とりも直さず「十二指腸乳頭部癌」のことであると容易に考えられます。

　それならなぜ癌の膵頭部への浸潤とともに十二指腸乳頭部癌を早期に発見し、宮内庁病院乃至は東大病院等へ移して外科手術に踏み切らなかったのか、という責任追及の火の手があがります[3) 136頁]。高木侍医長の秘密主義は徹底しており、真実を隠蔽することによって、最後はこの責任追及の火の手を揉み消すという保身に徹していったように見受けられます。

　天皇に対し、抗癌剤による化学療法はちょっと行われましたが、副作用が出る前に中止されています。切除されずに存在している癌は当然増大し、天皇は次第に衰弱していかれます。翌年の9月には黄疸が表われ、大量の吐血・下血がはじまり、それが繰り返されました。それから100日以上もの間、常人ではとてもこれだけの治療は受けられないほどの、3万cc（30リットル）を越える大量の輸血（新鮮血と思われます）が反復して行なわれました[7)]。途中で中心静脈[3) 142頁]が使用されるようになりましたが、凄惨な現場だったのではないかと思われます。

　癌組織の傷口が、切除されずに温存されていたのですからそこから、輸血しても「笊に水」を入れるように片端から血液は漏れる。また切除されずに存在している腫瘍に対し輸血は栄養を供給しているようなものです。多くの献血者に供血してもらい、ご本人には苦痛を与え、結局は無駄な大量の輸血などしない方がよかったのではないかと愚考されます。無意味な延命策でした。

　11月から意識が混濁し傾眠傾向となられます[3)]。ご薨去はその年が明けてすぐでした。国民に対してはもとより、ご遺族の方々との間にも、お別れ

のお言葉が交わされた形跡はありません。昭和天皇は波乱多きご自身の人生の総括・清算をなさることなく亡くなっていかれたようであります。

この点、最後は極度の貧血になりましたが、それ故にこそ安らかな終焉を迎えられた、次の「4. 十二指腸乳頭部癌と膵頭部への癌の浸潤」の症例と対照的です。水分も食物も摂取せず、脱水と低栄養・貧血により衰弱していくのは、安らかな自然死へのみちです。

過ぎ去った己が人生を深く顧みてこの世に別れを告げる心境は、永年培った信念と人生哲学が基礎になければ出来るものではありません。この世の現世的な権威・権力は、そのとき限りの虚構に等しいものでありました。

4. 十二指腸乳頭部癌と膵頭部への癌の浸潤を総て切除し、化学療法をせず免疫療法をつづけ在宅で6年以上生存

昭和14年生まれの主婦。2013年2月に黄疸で発症し、造影CT・同MRI・ERCP等の精密検査のうえ診断が確定しています。同年3月、膵臓癌の切除手術の成績（術後の生存率）が世界一である、熊本地域医療センター外科の廣田昌彦医師[8] により、十二指腸乳頭部癌およびその膵頭部浸潤の切除手術（亜全胃温存膵頭十二指腸切除術）が行われました。

切除されたリンパ節標本42個中の、膵頭部の1個にリンパ節転移が認められています。この1個のリンパ節転移が、やがて起こり来る癌の再発の可能性を示唆していました。$T_4N_1M_0$で Ⅳa 期ということでした。

外科からは再発防止のための化学療法をすすめられましたがお断りして#、樹状細胞を活性化する非特異的な免疫療法である BCG-CWS の、皮内接種によるアジュバント単独療法をつづけました。腹部の癌の再発腫瘍は漸次増大していきましたが、鎮痛剤が必要なほどの苦痛等はなく術後満6年以上、在宅で生活することができました。

#（理想的な制癌剤は分子量が万単位の高分子製剤でなければならず、通常のそれは分子量数百の低分子であって癌の局所には滞留せず全身の組織に流れ、有害無益なことが多い。）

最後になった2019年の5月9日の造影CT検査では、❶膵空腸吻合部には局所再発と思われる腫瘍が直径3cmに増大、❷腹部大動脈・上腸間膜動脈近傍のリンパ節転移が直径4cm大に増大、❸残胃にも癌の浸潤があり、胃の裏側にはリンパ節や癌の播種と思われる結節が散在している、❹肺のS3の

小結節が緩徐に増大、等々の所見が記載されています。なおこの日に採血した血液生化学検査では、腫瘍マーカー CA19-9 値は 500u/mL（基準値 <37）、CEA 3.0ng/mL（基準値 <5）でした。

お子さんは二人おられ、長女は別所帯をもっており、弟は精神疾患のため独身で、患者さんはこの息子さんとの二人暮らしでした。お母さんはこの息子さんを独り遺しては、死んでも死に切れない気持であったと思われます。

潔癖な方で、他人のヘルパーさん等が家の中に入ることが嫌だったのでしょう。最後は次第に食欲が低下し、衰弱し、介護保険のお世話になるべきであるとの意見もなかなか受け入れられませんでした。ついに 2019 年 5 月 28 日夜、足腰が立たなくなった、もう限界ですという電話があり、熊本地域医療センターに緊急入院をさせてもらいました。

血色素量が僅かに 5.2g/dL（基準値：11.3 〜 15.2g/dL）であることに当直医は非常に驚きました。血色素量が 5g/dL を割るような例は、どんな出血、腎不全、甲状腺機能低下等においてもほとんど見られないといわれます。その 5g に近い値になるまで弱音を吐かなかった患者さんの精神力には驚きます。

そのあと廣田昌彦先生に立ち会っていただき、かねて予約し申し込んでおいた熊本で最も優れたホスピスであると思われる A ホスピス（緩和ケア病棟）への転院をお願いし、そこに患者さんは落ち着くことになりました。

この際、ホスピスへの転院が終末医療を意味することを患者さん本人に理解させ、納得ずくで行われなかったことには批判があると思われます。ふつうはホスピスに入院するということは、すなわち終末医療を意味することであると暗黙のうちに了解されるものです。しかしこの患者さんは、そういうこととは思っていなかったようです。そうは思いたくなかったのです。

地域医療センター一般病棟においてしばらく対症療法の加療を受け、全身状態がいくらかでも改善されたところで一旦自宅へ退院し、介護保険のお世話になって自然に最後を待つようにする方法もあった、と思われます。

A ホスピスに入っても全身状態がいくらかでも改善されれば、いったん退院して自宅療養をするというみちもありました。担当医も本人自身もその機会をうかがってはいましたがついに、生きて退院することはできませんでした。

患者さん本人は、まだ己の死を受容する気持ちにはなっていないのでした。

彼女は、死が迫っているという現実を受容することを拒否していました。癌の再発は告知されていましたが、その予後が不良であることは、死を拒否している本人が質問しない限り、そのまま伝えることは至難であります。そういう人は、己の病が死に至るという見通しなど聞きたくもなく、訊ねようともしません。

　ただ子供さんたちには予後が不良であるということは早くから伝えてありました。Ａホスピスの外来に患者さん本人と同伴して受診してもらい、入院申込の予約はしてありましたが本人は、ホスピス入院が終末を意味するものとは理解していなかったようです。人は自分が受け入れ難い事実を、理解したくはないのです。

　患者さんが受け入れたくない事実を医師が、尋ねられもしないのに患者さんに突き付けることはできません。そういう不用意な発言を平気する医師もいますが、死に逝く人に向かっては慎むべきです。

　しかし、Ａホスピスでの53日間の入院生活をするうちに、自ずから彼女は己の死を受容するようになっていきました。時間がたてば、人は厳粛な迫りくる死を受容せざるを得ないようになっていくようです。そこで遺言をすることができ、そうして親子水入らずの話し合いがありました。最後にお母さんは二人の子供さんに向って、「質問はないか」と言われたそうです。鮮やかな変化でした。理想的なホスピスの真の意義は、患者さん本人が自ずからこのように己の死を受容して悟るようになるところにあります。

　癌の患者さんには最後まで非特異的な免疫療法を続け、通常の低分子の制癌剤の有害無益な全身投与さえしていなければ、癌性疼痛の発現は激減します（癌性疼痛は制がん剤によるフリーラジカル傷害の結果であると考えられる）。癌は治らなくても、それが非特異的な免疫療法の絶大な効果であります。安らかな精神状態に到達しやすいのです。終末期の非特異的な免疫療法の意義は、癌腫を縮小させあわよくば治すという（不可能な）目的を超えて、癌性疼痛を予防するという効果にあります。

　癌性疼痛に対する麻薬の効果、感覚の鈍磨は必ずしも健全なものではありません。遺される家族とのデリケートな最期の大切な話し合いができなくなります。死に逝く人には、繊細でありかつ安らかな精神状態に到達させてあげることが求められます。

理想的なホスピスとそうでないホスピスとの違いは、奈辺にあります。その違いを知る者が、患者本位とはいえ何も分からない患者さんと家族を初めから、理想的な終末を迎える環境へ誘導する必要があると思われます。

　このＡホスピスの方針には、一般病棟にはつきものである"医療者が患者を管理し支配するのは当然である"という考え方が無いようです。このＡホスピスの方針を私は高く評価しています。患者の人格の尊厳と自主性を尊重することは、死に逝く人に対する医療者側の最も重要な姿勢であると思われます。ここが、あるべき緩和ケア病棟の理念と一般病棟のそれとの最も異なるところです。Ａホスピスでは病院への出入りは24時間自由であり、個室のドアは閉められています。そこでは、個室の病室で患者のために家族が家庭療法をすることができます。家庭療法というものをやったことがない、見たこともない、付き添う家族が家庭療法を施術することを否定する、という医師は不幸です。家庭療法は医療の原点です。

　息子さんは毎日、大きな腫瘍が触れる母親の腹壁にビワの葉の温湿布を施術しました。この快い温もりと誠のこもったスキンシップが、死に逝く患者さんの魂を救うためにどれほど重要か、計り知れないものがあります。ひとは感謝の念をもって死ぬことで、その魂は救われます。

　心配していた典型的な壁外性のイレウス（その予防のため大建中湯をあらかじめ投与）は発生しませんでした。2019年5月30日にＡホスピスへ転院したあと、53日目の同年7月21日に、この方の安らかな終焉がありました。

　この方は、最後は極度の貧血になりましたが、それ故にこそ安らかな終焉が迎えられました。一般的に最後は、水分も食物も摂取せず、脱水と低栄養・貧血により衰弱していくのは、実は高く評価されるべき安らかな自然死へのみちであろうと考えられます。後述する西行法師の自寂の仕方がそれだと思われます。

「（前略）母の葬儀では弔電をいただき、ありがとうございました。そして何より安らかな母の最期を導いていただき、私も弟もそして母も幸せです。木が枯れていくように死んでいった母。話せなくなってからの数日間も私たちの気持ちを分かっているかのような姿で、最期は目をしっかり見開いて弟の顔をじっと見つめて逝ったということです。私も弟もしっかりお別れが出来たことを幸せに思います。母は痛みに苦しむことなく、ただ弟のこと

を心配しながら逝きましました。最後の最後までビワ葉と温タオルで手当て
をしていた弟に感謝しながら。

摘みたてのブルーベリーのジャムと知保窯の陶器、どちらも母の好きだった
ものです。母と私たちの感謝の気持ちをこめてお届けいたします。先生方に
東洋医学と西洋医学の両方から母の病気をみていただけたことを感謝しま
す。そうして、より多くの人々がそのような環境で治療を受けたり、死に向
かい合ったりできたらと願います。(後略)」

5. 肝細胞癌の再発：野菜スープのみ

　昭和20年生まれの主婦。C型の肝硬変症であり、2013年2月に済世会熊
本病院で肝臓の4カ所に肝細胞癌が発生していると指摘されました。同院
でのTACE(肝動脈化学塞栓療法)を行うという治療方針を主治医の私が忌避し、
熊本大学病院消化器外科に入院のうえ肝動脈造影下CT(CTHA)、経動脈的門
脈造影下CT(CTAP)という悪性腫瘍に対する検出能の最も高い造影検査を
やってもらいました。

　その結果、肝細胞癌が認められたのは4カ所ではなく2カ所であり、こ
ちらの希望通りRFA(ラジオ波焼灼療法)が行われました。TACEという、肝硬
変症には有害と思われる低分子製剤の化学療法は、回避することができまし
た。そうして5年間もったあと、肝細胞癌は再発します。

　しかし再発癌に対する治療法は野菜スープの飲用のみで、患者さんは他に
特別な治療法を行うことを希望しないのでした。もういつ死んでもよい、と
いわれます。本当は在宅での終焉を希望しているのですが、家族の協力が得
難いので、前述のAホスピスに入院の予約をしました。

　時々、AFPとPIVKA-Ⅱという癌の腫瘍マーカー値が測定され、その値が
数千単位に増加している報告書が本人に手渡されますから、腫瘍が増大して
いくのはよく分かります。それでいて、彼女の表情は明るく淡々としていま
す。ご自分の死後のこともすべて3人の子供たちと打ち合わせ済みであると
言って、人生において悟りきっておられます。この方には『天使の聲』[9]を
お見せしました。霊界が存在するということを知りとても安心した、良かっ
た、ということでした。

　この方は事情があって、現世的な事柄に対し執着が無くなっていました。

その家庭的事情は災いでしたが、転じて彼女にとっては福となります。

　肉体の死に臨んで人は、霊界の上位の世界に移行するために、人生に対する諸々の執着から離脱（解脱）することが最も重要である、と教えられています。

　次第に体力が低下し腹水が貯留するようになって、2019年12月24日、Aホスピスに入院しました。見舞いに行くと彼女は、（自宅にくらべて）ここは天国のようだ、と言います。ホスピスでの生活に満足しきっているのでした。

　そうこうしながらホスピスでの生活は5カ月の長きにわたりました。飲食は死の2、3日前までつづけられました。最後（2020年5月29日）は意識が混濁し呼吸困難におちいって麻薬が注射され、まもなく終焉となった由です。

6. 脱ぎ捨てて身も軽々と更衣

「脱ぎ捨てて身も軽々と更衣」（竹の家）

　この句は戦前、40年の長期にわたり肥後大津の町政に携わった故宇野忠吾氏（雅号：竹の家）の辞世の句です。最後に脳卒中で倒れた同氏が人生を振り返り、ご自身が遺した数々の社会的公共的な業績を超え、総ての事柄への執着から解脱し、精神的に高みの境地に至られたことを示しているように思われます。

　氏は町長になった翌年から、町財政の百年の大計として基本財産町有林の植林事業を計画し、百余町歩の造林を遂行しました。植林の日、手も足も凍りつくような吹雪の中を自ら人夫に交じって作業に従事し「瀬田裏の吹雪ものかはひたすらにのちの為とて植うるこの木々」、と詠んでいます。（大津町史）

　同町には同氏がその建設を主導したつつじの大庭園（昭和園）がありますが、どこにも同氏の姓名を刻んだ石碑は残されていません。わずかに、同氏が遷座につとめた日吉神社境内に後年有志等が建てた、小さな顕彰碑と上記俳句の句碑があり、上大津の集合墓地に小さな墓碑があるのみです。旧居はとっくの昔に人手に渡り、宇野家の物は井戸塀どころか一物も残されていません。

7. 魂の故里

　人は心安く満たされて生きそして死ねば予て先祖供養をしてきた父や母の霊にも逢うことができる、と承ります。魂にとって死は決して怖いもので

はなく、それは魂の懐かしい郷里への帰郷であると思われます。魂には肉体のような死は無く、魂は永遠に生きるということを魂自身がよく知っています。

人は死に、精霊となって霊界に入ると、先に霊界に来ていた最も縁のある近親者が出迎えてくれることがあるといわれます。霊界に於ける先輩として、新人である当方を慰め励ましてくれるそうです。それが懐かしい父や母であれば、そこは魂にとっては故郷であります。

懐かしい故里を恋い慕う郷愁として、私には忘れ難い二つの記憶があります。

ひとつは昭和41年の暮、オーストラリアでの研究生活を切り上げ2年ぶりに帰国しました。ときのことです。私は妻と2人の幼児を連れ、メルボーン港から少数の乗客たちとともに、運賃の安い小さな貨物船に乗りました。日本への観光に行くオーストラリア人たちに毎日、甲板上の簡易サロンで私は日本語の会話を教えました。彼らは明るく陽気で賑やかで、一日中大騒ぎでした。船は1カ月を費やして赤道を越え太平洋を縦断し、私たちは懐かしい祖国日本に帰ってきました。船は伊勢湾の四日市港に入ったのですが、甲板上から水平線の彼方に紀伊半島の黒々とした陸地が見えてきたとき、私は胸がしめつけられるような感動に打ち震えたのを忘れることはできません[10]。

二つ目の記憶は、17年間大阪府下に住んだあと、病母をふくむ家族四人を連れて熊本に帰り、熊本と大阪を往復するようになった当初のころでした。私は熊本で主たる診療をし、残してきた大阪府下の家でも月に数日の診療をする（2カ所兼任管理）ために通っていました。その頃は、電車で帰ることがありました。電車が玉名を過ぎ車窓の右手に三の岳が見えてくると、17年間離れていた熊本が懐かしく熊本に帰ってきたという実感が湧きおこり、その郷愁の切ない気持で胸が一杯になるのでした。傍から見れば何の変哲もない平凡なことでありますが。

郷愁という深い感傷は、魂から湧いてくるもののように思われます。それは魂の働きであります。なぜなら、その感情は自分の心の非常に深いところから湧いてくるからです。心には深さがあります。魂はその深奥部に存在します。

室生犀星に、人口に膾炙する絶唱があります。

「ふるさとは遠きにありて思ふもの
　そして悲しくうたふもの

よしや

うらぶれて異土の乞食<ruby>（かたい）</ruby>となるとても

帰るところにあるまじや

ひとり都のゆふぐれに

ふるさとおもひ涙ぐむ

そのこころもて

遠きみやこにかへらばや

遠きみやこにかへらばや」（小景異情）

　故郷は遠く離れているほどに、想い出は純化され懐かしく恋しいものでありますが、いざ帰ってみれば幻滅の悲哀を感じるところであります。そこが中有界<ruby>（ちゅうゆうかい）</ruby>か地獄に相応するところだからです。そういう故郷へは帰らずに、遠くから遙かに偲<ruby>（しの）</ruby>ぶだけにしておけばいい。そう慰めてくれる室生犀星の詩は、望郷の念にもだえる多くの人々の心を打ちつづけたと思われます。かつて幾つかの異郷に移り住んだことのある私もその一人でした。

　しかし、帰るべき故郷が天界であれば、話はまた別であります。人間が死後、帰るべき魂の郷里<ruby>（ふるさと）</ruby>が天界であれば、幸せの極みであります。そのためには、生きているうちにその人の内面が天界か天界的であるように努めていれば死後、彼の魂は自ずから相応せる天界に赴くことができるといわれます。

　今から900年前の人（1118~1190）、西行<ruby>（さいぎょう）</ruby>こと佐藤義清は己の死を、厭うべき忌むべき<ruby>（いと）</ruby>ものとは考えておらず、むしろ死を肯定し、その先にある霊界の極楽浄土への往生<ruby>（おうじょう）</ruby>をめざしていたようであります。

　「西」は西方浄土<ruby>（さいほうじょうど）</ruby>・極楽浄土の方角であり、「西行」<ruby>（さいぎょう）</ruby>という雅号は、生前においてすでに、死後は西方浄土に逝<ruby>（ゆ）</ruby>くことを志向する強い意思を示しています。「西行」とは見事な雅号です（法名は大本坊円位）。

　西行は何故か、妻子がありながら23歳の若さで出家しています。修験道の荒行に耐え、京都および伊勢から岩手県平泉までの2往復のほか、徒歩で全国的に数々の長途の旅をしています。

　彼は怪我をしても、ちょっとした病気になっても、自ら治すことができたと思われます。たとえ強盗に襲われても、かつて武術を極めた北面の武士であり、荒行をして宗教的に心身ともに鍛えた彼に恐れるものは何もなかったはずです。

　「年たけてまたこゆべしと思ひきや命なりけり佐夜の中山<ruby>（さや）</ruby>#」[11] 羈旅歌、295頁

　当時の長途の旅は、途中で死ぬことも覚悟しておかねばならないほどの重い、命懸けのものでした。最後の平泉行き（伊勢発）のとき西行はすでに69歳という高齢であり、示寂はその3年後の72歳でした。西行は強靭な肉体と精神力をもった人でした。

　次の有名な歌は西行の辞世ではなく、尻に死の20年ぐらい前につくられたものとされています。

「願はくは花のした（本）にて春死なんそのきさらぎの望月の比」[11) 雑歌下、537頁]

わたしが願うことは桜花の下で春死のうということ。それも釈尊が涅槃に入られた如月の十五夜の頃。[12)]

「如月の望月」とは陰暦2月15日のことであり、西行の示寂は彼の願い通り如月の満月の日で、陰暦2月16日（その年の太陽暦3月30日[13)]）であったといわれます。「花」は桜であり、「春」は盛りであります。西行は生前に涅槃を己が命日として歌い、ほぼその通りにこの世を去りました。西行の命日が本人の予告通りになったということで、当時の知識人たちに大きな感動を与えました。しかしそれは決して偶然ではなく、西行は己の命日を計画的に定めて絶食し、水も飲まなかったのではないかと思われます。ひとは自らの意志で完全に飲食を断てば、残された体力が尽きるまで生き、そして大往生を遂げることができるのではないか、と思われます。

　西行の最晩年の辞世の句（結句）[14) 340頁]は、「鳰てるやなぎたる朝に見渡せば漕ぎ行く跡の浪だにもなし」と、「風になびく富士のけぶりの空に消えて行方も知らぬわが思ひ哉」、です。いずれも極めて重厚な思想的な歌であると、絶賛されています。とくに後者は、西行自身の第一の自賛歌とされます。西行は和歌をもって思想を捕捉する道を開き、重厚な思想を和歌に歌いこむ道の開拓者であった、といわれます[15)]。

　2度目の平泉行きの前に西行は、自作の歌72首を抄出し左右の対にして組み合わせ36番の思想的な歌合をつくり、『御裳濯河歌合』と名づけて、伊勢神宮の内宮に奉納しました。これが西行にとって自著の永久保存という、畢生の大仕事となります。

　その歌合の7番の「左」が先の「願はくは花の下に春死なむ〜」であり、「右」が次の「来む世には心のうちにあらはさむ飽かでやみぬる月の光を*」が対となって編集されています。

＊現世では追ひ求めて得ることのできなかった月の光《菩提心》であったが、来世では心のうちから自づと現はれ出るやうにしよう。浮かれ出た心を追って、僧として歩み始めたが、さうして生を終へる時、自づと己が内から本来の心一人に備はる**仏性**が**菩提心**となって出現、**即身成仏**を遂げるやうにしよう。かうなってこそ、釈迦が入滅したと同じ、花の下の望月の日の己が死となるのだ。[14) 314頁]

　この「右」の歌は空海の密教思想の核心を述べたものとされ[14) 314頁]、きわめて難解であり、単なる和歌ではありません。西行は思想を歌に歌い込む、いわば思想詩の道を和歌の上にきりひらきました。上記の歌の註解＊のうち三つのキーワード（太字）を、仏性（ぶっしょう）＝本霊、菩提心（ぼだいしん）＝神心（かみごころ）、即身成仏（そくしんじょうぶつ）＝神人合一（しんじんごういつ）と置き換えて考えれば、惟神のお道[9)]に照らし合わせて理解されます。西行の上記7番「右」の歌を、牽強付会（けんきょうふかい）の謗り（そしり）を恐れず深読みをすれば、次のように表現できるかもしれません。

　ひとは、この世を去るときには、己が内面から本来の自分自身である本霊がその全存在を顕わし（あらわし）神心に満たされて、己が**本霊との神人合一**[10)「大谷司完先生御講話録」23頁]を果たさせていただく。そうして死後は、相応せる天界のどこかに導き入れられる。願わくは、そのような最高の理想的な死に方をさせていただきたいものである。

参照

1）玉置妙憂『死に逝く人の心に寄りそう』光文社、2019
2）小堀鷗一郎『死を生きた人びと』みすず書房、2018
3）高木顯『昭和天皇最後の百十一日』テレビ朝日、平成3年
4）[昭和天皇へのがん告知を主張した「病理医師」の「カルテ遺書」]『週刊新潮』、2016年3月3日号
5）赤間剛『フリーメーソンの秘密』三一書房、1998
　　高橋五郎『天皇のスパイ』学習研究社、2009
　　橋本行生『魂が救われるために第七巻』「信じるということ」自家出版、2021
6）「小林忍侍従日記」『朝日新聞』、平成30年8月24日
　　小林忍他『昭和天皇 最後の侍従日記』192頁、文春新書、2019
7）柳田邦男『新・がん50人の勇気』昭和天皇の最期、文藝春秋、2009
8）M.Hirota, et al. No-touch pancreatectomy for invasive ductal carcinoma of the Pancreas. *JOP. Pancreas* (Online) 2014 May 27; 15(3): 243-249
　　廣田昌彦ほか「No-touch isolation technique による total mesopancreas excision (no-touch TMPE)」、『肝と膵』、Vol. 38(1) p81-86. 2017
9）大谷司完『天使の聲』ことしろ舎、平成8年
10）橋本行生『魂が救われるために第六巻』「日本人であるということ」自家出版、平成23年
11）『新 日本古典文学大系11 新古今和歌集』岩波書店、1992
12）久保田淳『西行の世界』日本放送出版協会、1988
13）石川雅一『平清盛の盟友　西行の世界をたどる』鳥影社、2012
14）松本徹『西行 わが心の行方』鳥影社、平成30年
15）山田昭全『西行の和歌と仏教』明治書院、昭和62年

あとがき

　近畿免疫療法研究会は 1999 年から 2016 年までつづけられた。本会の立ち上げと維持にご協力くださった故稲岡幸司様ご夫妻、有元章博様ご夫妻、長船三枝子様、柳原亜木様、会場をご提供下さった横井伸様、毎回の講演内容を録音してそれを起こし会報の編集・発行という煩瑣な事務に終始一貫、真摯に従事して下さった釟克志様他、会員ご一同のご協力に厚く御礼申し上げる。

　通算 102 号で終わった本会の会報の前半は集約して、故畑田勲氏と釟克志氏との共編著『あなたにもできるがんの基礎療法』(農文協、2005) として出版している。後半の会報を集約したものが本書の基になっている。2016 年 1 月の最後の会のあと、釟克志氏からワードに入力された会報のデータを頂いて始めてより、本書の作成作業は足掛け 4 年にわたっている。文章を書いて自らそれを編集していくという作業は創作活動であるから、精神が高揚し乗っていかなければなかなか進捗しない。時間があっても出来ないときは出来ない、時間が無ければなお出来ない。そういうわけで足掛け 4 年もかかってしまった。

　本書の序論で述べているように、これは科学的であるべき医学の一種の思想的・哲学的な論考である。ものの考え方を追求している。診断学も治療学も健康法もそこから生まれる。そういう考え方を具体的に提示している。

　本書の上梓に当たっては少なからず苦労した。はじめ本書の叩き台となるものを熊本のかもめ印刷に作成してもらった(2018 年 8 月末)。花岡孝仁氏には、その書の一字一句を精読のうえ誤字・脱字等の誤りをご指摘いただいた。出版は、最終的には鳥影社の代表百瀬精一氏に引き受けていただき、かつ編集上の有益なご助言を頂戴した。そして編集者北澤晋一郎氏と矢島由理氏の繰り返された精緻な校正のお蔭により、ここにようやく上梓するところまで漕ぎ着けることができた。厚く御礼申し上げる。(2019 年 7 月 23 日)

　増補改訂にあたり煩瑣な作業を一手に引き受けてご協力いただいた北澤晋一郎氏に感謝する。

2021 年 6 月 5 日

橋本　行生

〈著者紹介〉

橋本行生　本籍名　橋本行則
はしもとゆきのり
熊本市中央区水前寺2丁目25−16

（略歴）

昭和10年生まれ、本籍熊本県、医学博士。

昭和35年、熊本大学医学部卒、同大学院およびオーストラリア・モナシュ大学で骨格筋・平滑筋の電気生理学の研究、東大医学部物療内科から社会福祉法人毛呂病院（現埼玉医大）第二内科、国立東静病院内科、岩手県衣川村国保診療所を経て、昭和49年より大阪府枚方市で橋本内科医院・みずほ漢方研究所、平成3年より熊本市で橋本行生内科を開設、現在に至る。

（著書）

誤れる現代医学、創元社、昭和46年
病気を直すのは誰か、創元社、昭和49年
あなたこそあなたの主治医、農文協、昭和54年
医者がすすめる民間療法、講談社、昭和54年
自立こそ治癒力の源泉、柏樹社、1979年
治療学への提言、創元社、昭和55年
病気は自分で直す、三一書房、昭和59年
病からのひとり立ち、三一書房、1984年
操体・食・漢方・現代医学　家庭医療事典、農文協、昭和61年
病気を治す着眼点、柏樹社、1988年
医療をささえる死生観、柏樹社、1988年
魂が救われるために、勁草出版サービスセンター、1991年
病いを知り己れを知る、農文協、1994年
いっしょに治るいくつもの病気、農文協、1996年
共著：私こそ私の主治医、緑風出版、2001年
症例による現代医学の中の漢方診療、医歯薬出版、2003年
新版・あなたこそあなたの主治医、農文協、2003年
病気を直す心意氣、農文協、2004年
共編著：あなたにもできるがんの基礎療法、農文協、2005年
魂が救われるために第六巻、自家出版、平成23年

新版 誤れる現代医学
〈第2版〉

定価（本体2200円＋税）

乱丁・落丁はお取り替えします。

2021年 6月16日第2版第1刷印刷
2021年 6月28日第2版第1刷発行
著　者　橋本 行生
発行者　百瀬 精一
発行所　鳥影社 (www.choeisha.com)
〒160-0023 東京都新宿区西新宿3-5-12トーカン新宿7F
電話 03-5948-6470, FAX 0120-586-771
〒392-0012 長野県諏訪市四賀229-1(本社・編集室)
電話 0266-53-2903, FAX 0266-58-6771
印刷・製本　シナノ印刷
© HASHIMOTO Kosei 2021 printed in Japan
ISBN978-4-86265-903-3　C0047